FORMULAIRE PATHOGÉNÉTIQUE USUEL

OU

GUIDE HOMŒOPATHIQUE

POUR TRAITER SOI-MÊME LES MALADIES

PAR

J. PROST-LACUZON

MEMBRE CORRESPONDANT DE LA SOCIÉTÉ MÉDICALE HOMŒOPATHIQUE DE FRANCE

Membre titulaire de la Société d'émulation du Jura,

De la Société d'archéologie, de zoologie.

Troisième édition corrigée et augmentée.

PARIS

J. B. BAILLIÈRE ET FILS

LIBRAIRES DE L'ACADÉMIE IMPÉRIALE DE MÉDECINE

Rue Hautefeuille, 19.

LONDRES	MADRID
HIPPOLYTE BAILLIÈRE	C. BAILLY-BAILLIÈRE

1866

FORMULAIRE

PATHOGÉNÉTIQUE USUEL

Dictionnaire vétérinaire homœopatihque, ou Guide homœopathique pour traiter soi-même les maladies des animaux domestiques, par J. PROST-LACUZON et H. BERGER, élève des Écoles vétérinaires, ancien vétérinaire de l'armée. Paris, 1865, in-18 jésus de VIII-496 pages. Prix : 4 fr. 50.

C'est dans la pensée de faire participer les animaux domestiques aux bienfaits de l'homœopathie que j'ai écrit ce livre. Je le présente comme un vade-mecum indispensable aux vétérinaires praticiens, aux propriétaires de bestiaux, aux cultivateurs, aux officiers de cavalerie et, en général, à toutes les personnes qui, chargées du soin des chevaux, des chiens, des bœufs, des vaches, des moutons, des chèvres, des brebis, des porcs, des poules, etc., ont le désir et le besoin de traiter facilement et promptement les maladies de ces animaux.

J'ai analysé avec soin les causes, les symptômes et les médications : les causes, qui permettent de prévenir le mal ; les symptômes, qui le font reconnaître ; les médications, qui donnent les moyens de les guérir. J'ai mis à profit, pour la composition de cet ouvrage, les observations de mes devanciers Lotzbeck et Gunther ; mais j'ai regretté que l'un n'ait pas suffisamment détaillé les symptômes, et que l'autre ait séparé l'étude de telle ou telle affection chez le bœuf, chez le cheval, chez le chien, etc. Il y a dans une même maladie, observée chez des sujets divers, une analogie de symptômes et d'indications thérapeutiques, qui reçoit de la comparaison une lumière nouvelle. J'ai voulu être plus complet que l'un, plus méthodique que l'autre.

Mais je ne me suis pas contenté de réunir les observations de Lotzbeck et de Gunther ; j'ai contrôlé les données qu'ils me fournissaient, et j'y ai ajouté les résultats d'une expérience personnelle, qui remonte déjà à de longues années, et qui me permet de livrer avec confiance au public des formules dont j'ai vérifié l'efficacité.

J'ai cru devoir, pour la rédaction de ce dictionnaire, m'assurer le concours d'un praticien consommé, M. Henri Berger, élève des écoles vétérinaires, et ancien vétérinaire de l'armée. Mon livre n'a pu que gagner à ses précieux conseils.

(Extrait de la préface de l'auteur.)

CORBEIL, typ. et stér. de CRÉTÉ.

FORMULAIRE

PATHOGÉNÉTIQUE USUEL

OU

GUIDE HOMŒOPATHIQU

POUR TRAITER SOI-MÊME LES MALADIES

PAR

J. PROST-LACUZON

MEMBRE CORRESPONDANT DE LA SOCIÉTÉ MÉDICALE HOMŒOPATHIQUE DE FRANCE

Membre titulaire de la Société d'émulation du Jura,

De la Société d'archéologie, de zoologie.

Troisième édition, corrigée et augmentée.

PARIS

J. B. BAILLIÈRE et FILS

LIBRAIRES DE L'ACADÉMIE IMPÉRIALE DE MÉDECINE

Rue Hautefeuille, 19.

LONDRES		MADRID
HIPPOLYTE BAILLIÈRE		C. BAILLY-BAILLIÈRE

1866

PRÉFACE

DE LA PREMIÈRE ÉDITION.

Cet ouvrage est spécialement destiné aux personnes étrangères à l'art de la médecine ; cependant nous avons voulu que l'homme de science, tout aussi bien que l'artisan et le chef de la famille, pût y puiser en toute assurance.

Pour arriver à ce double but, nous avons compulsé avec soin tous les ouvrages homœopathiques qui ont paru jusqu'à ce jour ; nous avons examiné les causes qui, jusqu'ici, les avaient rendus si difficiles à comprendre de la majeure partie des lecteurs. Ces causes sont au nombre de deux : ou ces ouvrages sont trop scientifiques, ou bien ils sont trop brefs et trop avares de détails.

Dans le premier cas, ils sont inintelligibles pour la masse ; dans le second, ils sont tellement insuffisants, que le lecteur marche d'hésitation en hésitation à chaque page, et finit tout bonnement par ne savoir que faire.

Les écueils que nous devions éviter étant une fois reconnus, nous nous sommes décidé, tout en tremblant, à l'écrire.

Nous allons exposer maintenant le plan de l'ouvrage, tel que nous l'avons conçu et exécuté :

Dans une introduction rapide, nous avons tracé le tableau historique et critique de la doctrine de Hahnemann comparée à celle des écoles officielles ; nous avons formulé quelques préceptes sur le régime à suivre pendant le traitement homœopathique, et sur l'emploi des médicaments dont nous avons donné un tableau alphabétique, avec l'indication de leurs antidotes ; enfin, nous avons esquissé la physionomie symptomatique et morale des principaux médicaments.

Arrivant alors au Formulaire, nous avons classé les maladies d'après un ordre clair et méthodique, créé par M. le docteur Grisolle, qui en permet de suite la recherche ; elles comprennent quatorze classes, qui sont subdivisées en ordres et genres.

Pour chaque maladie nous donnons :

1° Une symptomatologie minutieusement détaillée, et tous les termes scientifiques sont suivis de leur traduction en langue vulgaire, mise entre parenthèses ;

2° Le diagnostic différentiel, c'est-à-dire les signes auxquels on distingue une maladie différente d'une autre qui lui ressemble, et de plus, la durée probable de l'affection ;

3° Le pronostic sur l'issue de la maladie, et les symptômes indiquant le danger ou l'approche de la mort chez le malade ;

4° Vient ensuite le traitement qui comprend :

Le nom des médicaments à employer pour chaque maladie ;

Les symptômes pathogénétiques de chacun de ces médicaments, afin qu'on puisse aisément choisir celui qui convient contre l'affection dans laquelle on les désigne, et sous laquelle ils se trouvent placés ;

La quantité de globules qu'il faut du médicament, sa dilution la plus convenable, et la quantité d'eau dans laquelle on doit le faire dissoudre ;

Son mode d'administration, c'est-à-dire le nombre de

cuillerées qu'on devra en donner par jour, et les tempéraments auxquels il convient de préférence ;

Les indications qui exigent la répétition, la suspension ou le changement du médicament ;

Enfin, les antidotes de tous les remèdes employés.

Chaque maladie ayant son traitement détaillé au-dessous d'elle, il n'y a plus d'incertitude ni d'hésitation possibles pour celui qui voudra se servir des indications contenues dans ce livre.

Nous avons exclu de ce traité les maladies étrangères au climat que nous habitons ; nous avons omis en outre celles qui exigent la présence du médecin, ou la nécessité de pratiquer l'auscultation.

Comme nous avons l'espoir que notre livre recevra un accueil favorable de ceux pour lesquels nous l'avons écrit (pères et mères de famille, chefs d'établissements et communautés religieuses, etc.), nous nous sommes fait un devoir de conscience d'éviter tout ce qui aurait pu porter ombrage à la pudeur la plus scrupuleuse.

Dôle, juillet 1857.

PRÉFACE

La première édition de ce Formulaire rapidement épuisée et la demande de sa traduction en langue étrangère, ont prouvé une fois de plus que la science de Hahnemann n'est point une illusion mensongère, comme ont bien voulu l'avancer certains docteurs que l'esprit de parti aveugle. S'ils trouvent la thérapeutique homœopathique inadmissible (pour ne pas dire plus), je trouve, moi, bien plus extraordinaire encore que des *milliers* d'individus qui s'en sont servis avec succès se soient trouvés guéris, bien que la plupart n'eussent pris les médicaments homœopathiques *qu'en désespoir de cause, et avec la ferme persuasion que cela ne pouvait rien leur faire ;* tandis qu'ils ne s'étaient guéris qu'imparfaitement, ou même pas du tout, avec les médicaments allopathiques, *lorsque leur imagination leur persuadait que ces remèdes seuls pouvaient leur rendre la santé.* C'est là une énigme médicale que je propose à ces messieurs, et dont je les mets au défi de me donner la solution.

Et, en effet, si vous niez l'efficacité thérapeutique homœopathique, les malades guéris par elle (et ils sont nombreux) vous démentiront; or, un fait ne se détruit pas.

En attribuant le guérison des malades, non aux médicaments homœopathiques, mais à leur imagination, vous faites preuve d'impolitesse, en les faisant passer pour dés niais qui se sont laissé abuser.

En effet, *si l'imagination seule guérit*, ainsi que vous le soutenez sans preuve aucune, *les enfants à la mamelle, ou ceux nouvellement sevrés*, ont alors *la prescience des médicaments et de leurs vertus curatives ;* cela ne peut se mettre en doute sans détruire votre assertion : or, je ne sache pas que la physiologie ait jamais avancé une semblable proposition qui peut se formuler ainsi : *lors du passage de la vie intra-utérine à celle du monde réel, l'enfant possède déjà la connaissance de l'action des substances médicamenteuses sur le principe vital, et, lorsqu'il est malade, son imagination est susceptible d'en être influencée de façon à produire une réaction salutaire, quand bien même on serait obligé* (ce qui arrive souvent) *de lui administrer forcément les substances médicinales hahnemaniennes.*

La même proposition s'appliquerait également aux animaux domestiques, ce qui est plus fort encore !

Nierez-vous les guérisons homœopathiques (seul argument qui vous reste) ? Si vous le faites, je m'engage, moi, qui jadis étais plus incrédule que vous encore, qui expérimentais la méthode de Hahnemann avec la ferme conviction d'une non-réussite, et qui, dans le principe, rapportais toutes les guérisons à une autre cause qu'à celle de l'action des globules ou des gouttes ; je m'engage, dis-je, à vous prouver sans réplique la guérison de plus de *cinq cents* malades, qui ne seront pas choisis parmi les femmes hystériques, ou les hypochondriaques, mais parmi des gens de la campagne, dont l'imagination n'entre pas facilement en effervescence, quoi qu'en dise un plat et médiocre écrit pompeusement gratifié du titre de mémoire.

Quelques-unes de ces cures sont remarquables quant aux lésions organiques que les sujets présentaient; je puis vous mettre en rapport avec les individus, ou vous faire attester ces faits par une multitude d'habitants qui en ont été témoins, voire même les maires. Faites une enquête, je ne la crains pas; bien au contraire, je la provoque.

Je ne suis qu'un atome, comparativement aux grands flambeaux de l'école allopathique, qui n'éclairent malheureusement qu'un quasi-chaos et qui ont si mal expérimenté la méthode de Hahnemann; mais je n'ai pas hésité à la choisir pour le plus grand bien des malades, sans être pour cela le moins du monde un illuminé, ainsi que le prétend certain docteur, dans ses moments de désespoir.

Et de fait, que faut-il à un médecin pour réussir ?... Il faut qu'il guérisse, n'est-il pas vrai ? Or, pour guérir, vous m'accorderez bien qu'il faut qu'il ait à sa disposition des remèdes certains et efficaces : il serait donc bien sot, celui qui *choisirait précisément des médicaments inertes, ne lui offrant nulle chance de réussite, tandis qu'il en aurait d'autres plus certains sous la main;* eh! mais, il combattrait contre lui-même, et travaillerait à sa propre ruine.

Si donc je n'ai pas hésité à choisir l'homœopathie, bien qu'en le faisant, je susse que j'allais briser toute relation sociale ou amicale avec mes confrères allopathes, m'attirer leur animosité, et vivre seul, comme un lépreux ou un excommunié du moyen âge, c'est qu'il fallait que ma conviction fût profonde et bien fondée.

Ce n'est point non plus le charlatanisme ou l'espoir du lucre qui m'ont guidé dans ce choix, car je suis pauvre, et ne prends que peu de chose à mes clients; le *tolle* public général est que je ne sais pas me faire payer : je n'ai donc suivi dans mon choix que l'impulsion de ma conscience, et si l'homœopathie m'eût laissé un seul doute et n'eût pas satisfait pendant longtemps à mes nombreuses expérimentations, je l'aurais rejetée avec dédain.

Mes confrères en homœopathie, je n'en doute pas, ont fait et feraient de même que moi.

Hélas! l'orgueil habillé d'amour-propre est la barrière qui arrêtera longtemps encore la marche du progrès en médecine ; on veut tout expliquer, tout palper; on nie, on traite de charlatanisme ce que, faute d'expérimentations suffisantes et bien faites, on n'a pas vu.

Mais qui de vous m'expliquera le pouvoir toxique des miasmes, et le mécanisme de la médication dite *substitutive*, pour ne pas lui donner son vrai nom ?

En vertu de quelle loi un atome 1/100e de grain du virus vaccin est-il le remède prophylactique de la variole ?

En vertu de quelle loi l'ipéca guérit-il ou arrête-t-il les vomissements incoercibles ; certains purgatifs, la diarrhée, et les préparations mercurielles, les ulcérations d'une nature particulière ?...

Ou plutôt, retournons la question et disons : pourquoi l'ipéca, qui est apte à produire le vomissement, arrête-t-il ceux qui ne proviennent pas d'une lésion organique ?...

Pourquoi l'arsenic arrête-t-il certaines diarrhées semblables à celles qu'il provoque ?

Pourquoi le mercure et ses composés, qui produisent des ulcérations locales caractéristiques, sont-ils aptes à guérir celles qui y ressemblent le plus?...

Pourquoi le virus-vaccin, qui développe une variole artificielle des plus bénignes, prémunit-il contre la variole confluente ?...

Est-ce en vertu de l'axiome : *Contraria contariis curantur*, ou de celui : *Similia similibus curantur?*... expliquez-vous.

Pourquoi enfin un cri inattendu et brusquement émis, une surprise fâcheuse, une mauvaise nouvelle, etc., peuvent-ils causer une impression telle, chez certains individus, qu'elle peut amener chez eux une perturbation complète dans les fonctions de l'intelligence, et même dans celles de la vie animale? Comment donc agissent ce cri ou ces mots, qui n'ont ni poids, ni couleur, ni saveur?... Par quelle route vont-ils perturber ou anéantir une des facultés du cerveau, et même toutes quelquefois?... Quel mécanisme est mis en jeu pour amener ce dénoûment dans lequel la matière proprement dite joue le rôle le plus insignifiant?

Il faut donc bien peu pour déranger l'équilibre de la force vitale et lui donner une direction bonne ou mauvaise !.....

Les faits seuls peuvent nous révéler les phénomènes médicamenteux des préparations hahnemaniennes, dont la cause, quoique connue, laissera peut-être toujours ignorer son mode et son étendue d'action : les miasmes morbifiques, *qui minent l'économie ou tuent si sûrement et si rapidement*, ne se mesurent *ni au milligramme ni au gramme* ils échappent à tous nos sens et à tous nos réactifs. Pourquoi donc les préparations hahnemaniennes ne serait-elles pas *des antagonistes vitaux de cette nature, qui pourraient leur être opposés?* Je ne vois rien de déraisonnable dans cette supposition, qui devrait, malgré son étrangeté apparente, être étudiée sérieusement et expérimentée de même.

Dôle, 15 mai 1866.

FORMULAIRE
PATHOGÉNÉTIQUE
USUEL

INTRODUCTION

Ce livre, dont les formules sont le fruit d'expérimentations particulières, d'observations prises au lit des malades, et d'emprunts faits aux meilleurs auteurs, a été écrit dans le but de propager la *seule et vraie méthode* de guérir *rapidement, doucement et sûrement* les malades.

Je sais que nos adversaires se plaisent à répandre le bruit que l'homœopathie est du pur charlatanisme, et que cette manière de traiter est des plus dangereuses, vu qu'elle comporte l'emploi de poisons actifs qui peuvent tuer le malade ; ou encore, que c'est une médecine nulle, dont les médicaments sont sans action.

Je tiens à prouver que l'homœopathie *est la seule et véritable médecine.*

Toutes les sciences progressent, hors la médecine ; pourquoi cela ? On ne guérit pas mieux, sinon moins bien, les maladies qu'on ne le faisait il y a plus de mille ans ; pourquoi cela ?...

A voir les imposants arsenaux de médicaments dont dispose la médecine ancienne ou allopathique, et la quatrième page de nos journaux, un sauvage transporté dans notre pays doit supposer que nous devons être à l'abri du mal, et mourir centenaires ; pourquoi le contraire a-t-il lieu ?...

A voir l'air d'importance de certains docteurs, à entendre leur langage obscur et emphatique, leurs théories vagues et erronées quand elles ne sont pas ridicules, ne doit-on pas supposer qu'ils sont les distributeurs de la santé ; pourquoi n'en est-il rien ?...

Hélas ! un diplôme de *docteur en médecine* ne fait pas plus un médecin que l'habit ne fait le moine. Hippocrate n'avait pas de diplôme, et de nos jours il serait sans doute poursuivi comme exerçant illégalement la médecine.

Non, un diplôme ne fait pas plus un médecin que l'épée ou le fusil ne font le soldat et la selle le cheval : un diplôme est l'attestation qu'on a écouté ou non écouté, pendant quatre ans, les quelques vérités perdues au milieu des erreurs qui se débitent dans nos facultés de médecine, et qu'on a soigné pendant deux ans quelques malades dans un hôpital, voilà tout ; ce n'est pas autre chose ; aussi, je n'ai jamais compris qu'on pût se glorifier d'un diplôme, bien que j'en aie trois ou quatre qui dorment au fond d'un tiroir.

Je sais qu'on peut caresser une erreur de bonne foi, qu'on peut se croire dans le vrai n'y étant pas ; mais je n'ai jamais pu comprendre que, lorsqu'une chose est présentée comme meilleure que celle que l'on possède, quelques esprits poussent la mauvaise foi, la paresse, la routine ou les préjugés, jusqu'au point de ne vouloir pas même expérimenter si cela est vrai ou faux.

Oui, je le répète, il n'y a pas de médecine vraie, hors la

médecine des semblables ; je prouverai que la médecine des écoles, qui se dit officielle, ne connaît les maladies ni quant à leur essence, et encore moins quant aux médicaments à leur opposer. En veut-on des preuves ?... Écoutez ce qu'ont écrit à ce sujet quelques-uns des princes de la médecine officielle (1).

§ 1ᵉʳ. — L'homœopathie jugée par l'allopathie.

Voyons ce que dit le célèbre Boerhaave : « Si l'on vient « à peser mûrement le bien qu'a procuré aux hommes une « poignée de vrais fils d'Esculape, et le mal que l'im- « mense quantité des médecins a fait au genre humain de- « puis l'origine de l'art jusqu'à ce jour, on pensera sans « doute qu'il serait plus avantageux qu'il n'y eût jamais eu « de médecins dans le monde (2).

Stahl évalue à 7 sur 10 le nombre des malades qui succombent sous les coups des médecins. Voici ce qu'il dit, en parlant de la thérapeutique allopathique : « Je voudrais « qu'une main hardie entreprît de nettoyer cette étable « d'Augias ; j'ose pénétrer dans cette science peuplée d'er- « reurs, où la langue est aussi défectueuse que la pensée, « où tout est à refondre, les principes et la matière (3). »

Pierre Frank regardait les médecins comme dangereux, invitait les gouvernements à les rendre responsables des milliers de meurtres qu'ils commettent, ou bien encore, de leur interdire l'exercice de leur profession.

---

(1) Je puise mes arguments dans le *Guide des gens du monde dans le choix d'une médecine*, par M. Auguste Guyard, et dans d'autres ouvrages dont je cite les auteurs.

(2) Boerhaave, *Institut. méd.*, p. 401.

(3) Alibert, *Nouveaux éléments de thérapeutique et de matière médicale. Prolégomènes.*

Girtanner prétend que l'obscurité qui entoure la médecine est trop profonde, pour qu'il puisse y pénétrer un rayon de soleil à l'aide duquel il soit permis de s'orienter : « Hélas ! dit-il, qui parviendra à découvrir le peu de bon « grain perdu dans l'immense fumier que les médecins en « tassent depuis deux mille ans (1) ? »

Bordeu s'écriait : « Voilà trente ans que je devine, et je « suis las de deviner. »

Gilibert, premier médecin de Stanislas, roi de Pologne, médecin en chef de l'Hôtel-Dieu de Lyon et des épidémies, a prouvé (2) que les médecins les plus savants sont les plus dangereux et ceux qui tuent le plus de malades, vu qu'ils ne doutent de rien.

Barthez, non moins célèbre que Bordeu, disait gravement qu'il ne croyait pas à la médecine : « Nous sommes, « disait-il, des aveugles qui frappons avec un bâton sur le « mal ou sur le malade ; tant mieux pour le patient, si c'est « le mal que nous attrapons (3). »

Un médecin de Paris, aujourd'hui en grand renom, et que je ne nomme pas, disait : « Quand on a fait la méde « cine pendant dix ans, on ne peut plus avoir de conscience. »

Bichat, une des gloires de la Franche-Comté, s'écrie : « La matière médicale est de toutes les sciences celle où « se peignent le mieux les travers de l'esprit humain ; que « dis-je ? ce n'est point une science, c'est un mélange in « forme d'idées inexactes, d'observations puériles, de « moyens illusoires, de formules aussi bizarrement con-

---

(1) *Discours du député Wolf à la chambre des représentants de Hesse,* 1839. (*Archives de médecine homœopathique.* Paris, 1837, t. VI, p. 264.)

(2) Gilibert, *L'anarchie médicale, ou la médecine considérée comme nuisible à la société.* Neufchâtel, 1772.

(3) *Mémoires de madame Dubarry,* t. VI.

« çues que fastidieusement assemblées. On dit que la pra-
« tique de la médecine est rebutante ; je dis plus : elle
« n'est pas, sous certains rapports, celle d'un homme rai-
« sonnable, quand on en puise les principes dans la plu-
« part de nos matières médicales (1). »

Rostan pense comme Bichat : « Chaque dénomination de
« classe de médicaments, chaque formule même est une
« erreur (2). »

Broussais, le célèbre Broussais, définit la médecine, en
disant : « Qu'elle est l'art de bercer les malades d'un es-
« poir chimérique (3). » Son élève et son ami, le savant médecin Frappart, s'écrie : « Médecine, pauvre science ! méde-
« cins, pauvres savants ! malades, pauvres victimes ! » Puis
il reprend : « Tous les vingt ans au plus, la même école
« change de système ; parfois il y a deux ou trois systèmes
« dans la même école ; bref, parmi les médecins sortis d'une
« même école et ayant le même système, il n'y en a pas
« quatre qui puissent s'entendre au lit du malade. Votre
« science est dans l'anarchie, votre profession en décadence,
« votre métier sur le bord de l'abîme ; vous n'avez point
« de corps médical ; vous vivez dans l'isolement, la haine
« et le mépris les uns des autres ; la déconsidération vous
« envahit de toutes parts ; vous êtes sans résistance comme
« sans puissance, et le moindre choc, longtemps et coura-
« geusement répété, achèvera de vous perdre. J'ai donc un
« profond dégoût de la médecine et des médecins (4). »

Voyons maintenant ce que messieurs de la Faculté pensent
de nos jours de leur art. D'abord, je ferai grâce au lecteur

<hr>

(1) Bichat, *Anatomie générale. Considérations générales,* t. VI, p. 18.
(2) Rostan, *Cours de médecine clinique,* t. I, p. 85 et 107.
(3) Boussais, *Examen des doctrines médicales,* p. 287 et 838.
(4) Frappart, *Lettres sur le magnétisme,* p. 141.

d'une foule de citations qui ne pourraient que l'ennuyer ; qu'il lui suffise de savoir qu'après le renversement successif d'une foule de systèmes prônés tour à tour, et dont le dernier venu s'établissait sur les ruines de son prédécesseur, l'école de Paris professe en ce moment *l'éclectisme*, c'est-à-dire la *négation de tout système propre ;* c'est un protestantisme médical dans lequel chaque individu puise dans une foule de systèmes ce qui lui plaît et ce qui flatte sa manière de voir, comme le protestantisme religieux commente la Bible et l'Évangile d'autant de manières différentes qu'il y a d'individus. Qu'en résulte-t-il? Que l'École de Paris a autant d'éclectismes ou de sectes différentes qu'il y a d'éclecteurs. Dites-moi alors quelle différence il y a entre cet état et une anarchie médicale.

Écoutez maintenant ce que dit de la médecine soi-disant officielle M. Marchal (de Calvi), professeur agrégé de la Faculté de Paris (2) : « Nous construisons une tour de Ba-« bel, ou plutôt nous n'en sommes pas même là ; nous ne « construisons rien ; nous sommes dans une vaste plaine « où se croisent une multitude de gens, ceux-ci portant « des assises, ceux-là des cailloux, d'autres des grains de « sable ; mais personne ne songe au ciment ; nulle part le « terrain n'est creusé pour recevoir les fondations de l'é-« difice, et, quant au plan général de l'œuvre, il n'est pas « même esquissé.... La doctrine la plus générale qui existe, « est la doctrine homœopathique ; cela est étrange et dou-« loureux ; c'est une honte pour la médecine, mais cela « est. Cette doctrine est la plus compréhensible et la plus « générale qui existe ; il faut avouer que nous lui avons « fait un bon emprunt pour le traitement prophylactique

(1) Marchal (de Calvi), *France médicale et pharmaceutique,* juillet 1855.

« de la scarlatine, et il ne serait pas impossible qu'on pût
« lui en faire encore d'autres aussi utiles. »

C'est cependant un allopathe qui parle ainsi.

Si vous êtes désireux de savoir comment un autre homme
de science bien connu, M. Louis Jourdan, stigmatise les
émissions sanguines de la vieille école, et proclame sa
sympathie pour la médecine homœopathique, lisez ce qu'il
dit à propos de la conservation des sangsues (1).

M. Bouchardat, professeur à la Faculté de Paris, dit for-
mellement (2) « que la science médicale n'est pas faite, et
« qu'elle est, pour ainsi dire, tout à édifier. »

M. Malgaigne, professeur à la même Faculté, dans la
séance tenue à l'Académie de médecine, le 8 janvier 1856,
s'exprimait ainsi : « Absence complète de doctrines scien-
« tifiques en médecine ; absence de principes dans l'ap-
« plication de l'art ; empirisme partout : voilà l'état de la
« médecine. »

Et le médecin de l'hospice de la Pitié, le docteur Valleix, savez-vous ce qu'il dit ? Écoutez : « Que de regrets on
« éprouve, en voyant tant d'études, de veilles, de génie,
« dépensés pour obtenir d'aussi faibles résultats ! que d'er-
« reurs pour quelques vérités (3) ! »

J'en passe, et des meilleurs. Je pourrais citer Magendie,
Broussais, Récamier, Bérard, Chomel, Barbier (d'Amiens),
Munaret, etc., etc., qui ont justement stigmatisé les abus
ou les erreurs de leur école, et dont plusieurs ont témoigné
hautement de leur prédilection pour l'homœopathie. Quoique minime médecin de province, j'ai eu des relations ver-

(1) *Le Siècle*, n° du 5 janvier 1856.
(2) Bouchardat, *Manuel de matière médicale, de thérapeutique et de
pharmacie*, p. 9.
(3) Valleix, *Guide du médecin praticien, ou Résumé général de pathologie interne et de thérapeutique appliquées*. Paris, 1842, t. I, p. 4.

bales et écriles avec les hautes sommités médicales de notre époque, tant en France qu'à l'étranger, et ces relations ont formé mon jugement sur la valeur de cette science; c'est pour cette raison que, riche de faits, je me suis permis d'énoncer tout haut mon opinion en fait de médecine.

Des médecins disent, et des gens du monde pensent que l'homœopathie est du charlatanisme ; que c'est une médecine nulle, abandonnée; ou bien, pour mieux en dégoûter les malades, les premiers font courir le bruit que l'homœopathie n'emploie que des poisons actifs qui tuent le patient. Ceux qui tiennent ces propos n'y entendent rien ; tout médecin qui parle ainsi ne connaît pas un mot d'homœopathie; cela est si vrai, que je le mets au défi de m'en expliquer les principes, et de me décrire l'action pathogénétique d'un seul des médicaments qu'elle emploie ; et cependant, il y en a qui se vantent de la connaître, mais de n'en pas faire, à cause du mépris que la méthode leur inspire. O mensonger orgueil !

Malheureusement ces calomnies se répandent sourdement et excitent de la crainte et de la répulsion chez les malades pour ce mode de traitement. Je vais donc démasquer ces basses et jalouses calomnies: pour cela, les preuves sont surabondantes. Examinons d'abord la question, qui consiste à savoir si l'homœopathie est du charlatanisme.

Qu'entend-on par charlatanisme, sinon l'art de présenter comme science ce qui n'en est pas une; ou bien, d'attribuer à des préparations quelconques des vertus qu'elles ne possèdent pas, ou dont on n'est pas sûr? L'homœopathie, bien plus que la doctrine des écoles, est à l'abri de ce reproche ; la médecine des Facultés, qui se donne comme la science infuse, n'a ni bases, ni principes, ni dogmes vrais ; l'erreur est sa boussole, et l'incertain son horizon. Demandez à cette soi-disant science où elle va : elle n'en sait rien ; arbre abâtardi, sur le tronc duquel chaque siècle, et plus tard chaque individu, est venu greffer un système et retrancher celui que l'on admirait la veille, il est maintenant sans fruit, sans séve et sans vigueur ; c'est un arbre stérile, un manteau d'arlequin fabriqué de mille pièces, ou mieux encore, un œuf non fécondé qui, depuis deux mille ans, attend en vain qu'un rayon de soleil le fasse éclore. N'accuse donc pas l'homœopathie de charlatanisme, ô science vaine, dont le sceptre erre au hasard, portant dans son sein le démon du scepticisme et de la jalousie, quand ce n'est pas celui de la haine !

La médecine officielle connaît-elle mieux l'essence des maladies?... Non ; aveuglée par un grossier matérialisme, elle veut voir et palper ; or, l'essence des maladies est impondérable, et leur diversité de symptômes n'est que la manière pathologique d'être, d'une force inconnue dans son essence, espèce d'éther invisible et impalpable, intermédiaire entre l'âme et la matière, que l'homœopathie désigne sous le nom de *dynamisme vital*. Or, comme l'état pathologique modifie cette force de mille manières différentes, selon les individus et les tempéraments, il est absurde de croire à l'identité parfaite des maladies. C'est aussi l'avis de M. Amédée Latour.

Voilà pourquoi les méthodes curatives doivent varier ; voilà pourquoi l'allopathie agit en aveugle et cache, sous quelques mots sonores et vides de sens, la pauvreté ou la nullité la plus complète et la plus dérisoire.

Croyez-vous que la médecine ordinaire connaît beaucoup mieux l'action des médicaments qu'elle emploie ? Pas le moins du monde ; elle expérimente les médicaments sur l'homme malade, au lieu de les expérimenter sur l'homme

·en' santé ; aussi, demandez aux médecins comment ils feront pour démêler les symptômes pathologiques ou propres de la maladie, d'avec les symptômes pathogénétiques ou médicamenteux de la substance ingérée ?... Ensuite, ne faut-il pas que cette même substance soit expérimentée dans toutes les maladies, si l'on veut savoir quelles sont celles qu'elle est apte à guérir ?... Qui donc entreprendra ce travail que je dis impossible ? Elle ressemble à un fou qui, voulant juger de la beauté d'un morceau de musique, se servirait pour cela d'un instrument brisé ou faux.

L'expérimentation sur les animaux ne prouve rien non plus ; chacun sait que plusieurs d'entre eux broutent impunément des plantes qui sont des poisons pour l'homme, et que certains végétaux, toxiques pour le cheval, sont sans effet sur le bœuf ; rien ne peut être conclu à cet égard. Vous voyez donc que les médecins des écoles appliquent les médicaments sans en connaître les effets, et sans savoir même en vertu de quelle loi ils peuvent ou doivent guérir ; posez-leur cette question, et je les mets au défi de vous répondre, sans tomber dans la loi de similitude ou homœopathique ; demandez-leur pourquoi ils vaccinent ; pourquoi sur une partie déjà irritée ils provoquent une seconde irritation artificielle, au moyen d'un vésicatoire ou d'un emplâtre ; pourquoi ils ordonnent l'ipécacuanha contre les vomissements, les purgatifs contre certaines diarrhées, etc., etc. ; qui donc, mieux que votre médecine, qui a la prétention de se dire exacte, mérite le titre de médecine fausse et fallacieuse ?

Oh ! qu'il est pénible et douloureux de savoir qu'une foule d'hommes érudits et consciencieux, d'hommes savants et respectables à plus d'un titre, sacrifient leurs années et s'épuisent à tourner dans un cercle routinier qui les ramènera sans cesse au point d'où ils sont partis, sans qu'ils avancent jamais d'un seul pas vers le progrès !

L'homœopathie, plus heureuse que sa rivale, étudie minutieusement les symptômes de la maladie qu'elle a à combattre; elle saisit, dans tout leur ensemble, ces manifestations perturbatrices de la force vitale ou dynamique, qui sont les signes muets par lesquels elle traduit au dehors le danger que court l'organisme ; puis, après avoir esquissé exactement le tableau de ces symptômes pathologiques, elle choisit parmi ses médicaments, *tous expérimentés sur l'homme en santé*, et dont elle connaît d'avance tous les effets, celui qui, par ses symptômes médicamenteux, offre le plus de ressemblance, ou est le plus homœopathique à la maladie, pour l'administrer au malade : or, quand ce choix est bien fait, la guérison, surtout dans les cas aigus, est pour ainsi dire certaine, et étonne par sa rapidité.

Mais, s'écrient nos fougueux adversaires, ces médicaments sont tous des poisons ; ou bien ils disent : vos globules sont trop petits ; ils ne peuvent rien faire ; j'en avalerais plein un chapeau.

Nous allons leur répondre, afin d'édifier le public sur la loyauté de leurs assertions, et le mettre à même de voir combien elles ne sont pas mieux fondées que les autres.

Dites, messieurs les allopathes, n'employez-vous pas l'*opium* et ses sels, tels que l'*acétate* et le *chlorhydrate de morphine ;* la *codéine*, et cela à des doses *mille fois plus fortes que les nôtres ?* Vous savez bien pourtant que ce sont des poisons narcotiques très-violents; j'en dis autant pour le *mercure*, la *belladone*, le *datura*, la *jusquiame*, etc. Que dire aussi de l'emploi des *cyaniques* ou *tétaniques*, tels que le *cyanure de potassium et de zinc*, l'*eau de laurier-cerise*, la *noix vomique*, la *fève de Saint-Ignace* ou *strychnine*, etc. ? Je ne parle pas non.plus des *solutions arsenicales* et du *nitrate d'argent*, des *pilules* préparées au moyen de ce dernier sel, qui est un caustique des plus redoutables ; tous ces poisons sont administrés par vous jusqu'à saturation, à des doses telles, qu'avec *une seule* de celles que vous ordonnez à un malade, nous aurions de quoi *en traiter mille*.

Que dirai-je aussi de vos émissions sanguines, de ces saignées locales et générales, poussées souvent jusqu'à la syncope, pour soi-disant *juguler le mal*? N'est-ce pas là une plaie terrible, dont la médecine routinière de certains docteurs toujours en herbe, frappe la pauvre population des campagnes ? Combien de malheureuses familles qui, n'ayant pour ressources que le travail de leur chef, tombent dans la misère par suite des convalescences interminables de ce dernier, que la lancette du routinier docteur, ou l'application de nombreuse sangsues, a rendu *exsangue !* A juger de la pratique vicieuse et meurtrière de certains médecins de campagne, et même de ville, on pourrait supposer que l'étude de la pathologie est inutile, et que les ressources de la thérapeutique se réduisent à quatre, savoir : *lancette* et *sangsues, opium, sulfate de quinine* et *purgations ;* car dans tous les cas, quels qu'ils soient, la majeure partie d'entre eux font usage de ces quatre moyens, qui sont, je l'avoue, très-commodes pour eux, en ce que cette espèce de passe-partout vulgaire les dispense de toute étude et de toute recherche. Pauvres humains ! Ce traitement critiqué avec raison par les vrais médecins est tellement illogique que l'on en sera frappé par l'exemple suivant :

Prenez l'homme le plus robuste et le mieux portant que vous trouverez ; mettez-le à la diète, couvrez-le de sangsues et de vésicatoires, saignez-le par-dessus le marché ; faites-lui subir enfin le traitement que, dans la plupart des maladies, des médecins imposent à leurs patients, et avant peu cet homme, plein de force et de vie, sera réduit à la dernière extrémité. Comment voulez-vous qu'un traitement qui tue un homme bien portant, guérisse celui qui est malade?... Me dira-t-on que l'état pathologique du sujet peut permettre des choses que l'état ordinaire ne tolère pas? Tout cela n'est qu'une vaine excuse qui ne détruit pas les faits, et si quelque chose m'étonne, c'est que la nature ait quelquefois assez de puissance pour contre-balancer l'influence meurtrière de la médication, et sauver le malade malgré le médecin ; alors, quand cela arrive, il dit majestueusement à qui veut l'entendre : *J'ai guéri un tel, de tel cas, par tel moyen.* O dérision !...

De quel côté est donc le danger, sinon du vôtre ?... Quand la médecine homœopathique ne soulage pas le malade, elle ne lui fait au moins point de mal; encore, cela n'arrive-t-il que dans quelques maladies chroniques, car dans les maladies aiguës *elle réussit toujours.*

J'avalerais plein un chapeau de globules, dites-vous; je n'appelle pas cela raisonner. D'abord, vous pourriez vous en repentir ; je me fais fort d'en donner la preuve à qui voudra tenter l'expérience, et ce, avec une quantité bien moindre. Si vous voulez vous convaincre de bonne foi, éprouvez scientifiquement les médicaments en suivant ou faisant suivre le régime voulu, afin que rien n'en contrarie les effets; et vous ne tarderez pas à en reconnaître de certains ; essayez-les surtout dans la pleurésie, la pneumonie, la fièvre typhoïde, le choléra, etc., etc.; mais expérimentez-les d'après le principe *similia similibus*, et vous verrez s'ils n'agissent pas.

Abordons la question sous un autre point de vue, et maintenant, ô doctes d'entre les doctes, daignez vous abaisser jusqu'à me répondre. Pensez-vous qu'un médicament agisse par son poids ou par sa masse, et qu'une goutte d'eau ne jouisse pas des mêmes propriétés que celles de la source d'où elle est tirée ? Si vous me dites que *oui*, j'ai en main des autorités suffisantes pour vous confondre, et la nature elle-même m'offrira son concours pour cela.

Le célèbre Récamier (1) dit positivement : « Que c'est « aux principes impondérables seuls, que chaque médica- « ment doit sa façon d'agir, sa puissance et son effica- « cité. »

C'est précisément cette force médicamenteuse que l'homœopathie développe au moyen de la dynamisation ou division excessive de ses médicaments, préparation en vertu de laquelle certaines substances, regardées jusqu'ici comme inertes par la vieille médecine, deviennent excessivement actives ; je citerai, entre autres, le *lycopode* et la *silice*. Or, chacun sait que la divisibilité de la matière est infinie, et que cette dernière ne peut être annihilée ; un grain de musc qui répand son odeur pendant des vingt années sans perte de poids apparent, répand dans l'air, d'après les calculs les plus approximatifs, *trois cents millions deux cent mille milliards de milliards de molécules !*...

Une dose infinitésimale telle que nous l'employons, n'est donc pas *nulle*, comme on le croit ou veut le faire croire ; mais au contraire, elle renferme une grande quantité de molécules de médicament. On sait, en thèse générale, que l'action d'un corps sur l'économie est en raison directe de la divisibilité et de la mobilité de ses molécules ; or, il sera d'autant plus mobile et divisible, que sa cohésion sera moins parfaite.

(1) *Journal des connaissances médico-chirurgicales* du 16 janvier 1851, p. 34.

Les savants n'ignorent pas que la physiologie enseigne qu'une substance agit sur le système nerveux et est curative, non pas en raison de sa masse, mais bien en raison de sa superficie, et, par conséquent, de sa plus ou moins grande absorption ; or, les préparations homœopathiques sont les seules qui augmentent la superficie d'un corps, et cette superficie est telle dans les médicaments qui dépassent la 30e dilution, que, selon M. Doppler, professeur de mathématiques à l'Institut royal de Prague, *elle effraye l'imagination.* Nous en concluons donc que, *plus la divisibilité d'un corps est grande, plus sa surface et, par conséquent, son action l'est ;* voilà pourquoi les médicaments homœopathiques, *pris à plus fortes doses, ou sous un plus gros volume,* deviendraient dangereux, tant par leur préparation que par leur homœopacité ; au reste, la base de l'homœopathie n'est point fondée sur la petitesse des doses, mais bien sur la loi des semblables.

Autre remarque encore, qui vient à l'appui de ce que je viens d'avancer ; c'est que les maladies les plus meurtrières, celles enfin qui tuent le plus rapidement, *sont celles dont les miasmes sont les plus insaisissables et invisibles.* Qui de vous me dira le poids du miasme qui inocule la pustule maligne, la variole, la rougeole, la peste, le choléra. Quelle est sa forme, sa couleur ? et comme les symptômes qu'il développe sont variés et distincts les uns des autres, qui me dira si cela tient à sa configuration ou à sa composition, et qui, malgré la négation de nos sens, voudra nier ses épouvantables ravages ? Allons, adorateurs de la matière, lequel d'entre vous sera assez hardi pour s'inoculer le virus rabique ou de la rage, n'y en eût-il qu'une fraction insaisissable à la pointe de la plus fine aiguille ? Enfin, qui me dira encore combien pèse l'atome variolique que vous inoculez à l'enfant dans l'opération de la vaccine?... Cependant vous voyez que l'organisme entier en est infecté, et que son action prophylactique se traduit au dehors par des signes visibles. Par quels poids exprimerez-vous celui d'un courant électrique ou magnétique?... Et cependant, quels effets ne produit-il pas?... Que pèsent aussi les émanations odorantes de certaines plantes qui, cependant, affectent les nerfs olfactifs d'une manière souvent très-désagréable?... Répondez...

Vous dites, messieurs, que l'imagination fait tous les frais de la guérison chez les malades traités homœopathiquement, ou bien encore, que c'est le régime seul qui les guérit. Je vais réduire à l'impuissance ces deux misérables objections, et les tuer par le ridicule.

Quand les vétérinaires homœopathes traitent un cheval, un bœuf, un veau ou un mouton et les guérissent, croyez-vous que ce soit au moyen des frais de l'imagination de ces animaux, et que le cheval, le bœuf, le veau ou le mouton se disent : « Voilà des globules qui nous feront grand « bien ; nous sommes presque assurés de guérir ; en vé- « rité ! il semble déjà que nous allons mieux?... »

Croyez-vous que l'enfant à la mamelle, ou l'enfant chez lequel le raisonnement est encore à l'état latent, fasse de grands frais d'imagination pour arriver à se croire guéri? sait-il seulement si on le traite?.....

Enfin, si le régime homœopathique peut seul opérer nos cures, pourquoi ne l'employez-vous donc pas vous-mêmes?...

Pourquoi certains venins animaux sont-ils plus dangereux en été qu'en toute autre saison, si ce n'est que, rendus plus fluides par la chaleur, ils sont plus susceptibles d'être divisés ou volatilisés, et par conséquent produisent des accidents plus redoutables. Aussi l'homœopathie, en opposant des forces médicamenteuses dynamisées aux miasmes morbides dynamiques, ou aux perturbations de la force du même nom qui préside aux actes vitaux de l'organisme, est dans le vrai ; ses nombreuses cures, ainsi que son unité d'action et de principes, le prouvent et le prouveront toujours.

§ 2. — Conquêtes de l'homœopathie.

L'homœopathie est abandonnée et morte, dites-vous ; je tiens à faire jaillir la lumière sur ce point, et mettre le public à même de juger si les semeurs de cette calomnie sont véridiques, ou s'ils savent ce qu'ils disent ; et ici encore, je mets au défi de démentir ce que j'avance. Écoutez donc, voici pour la France.

Presque tous nos départements ont actuellement un ou plusieurs médecins homœopathes ; Lyon, Bordeaux, Marseille, Rouen, Nantes, Lille, Paris, etc., etc., possèdent des sociétés, des journaux, des dispensaires ou des pharmacies homœopathiques. Plusieurs professeurs dans les écoles secondaires de médecine (et j'en connais), sont partisans de l'homœopathie. L'homœopathie possède à Paris, outre plusieurs sociétés, des journaux, de nombreux dispensaires, trois et même quatre pharmacies homœopathiques spéciales, et près de trois cents médecins. Messieurs les docteurs allopathes de Paris pressentent tellement l'avenir de la nouvelle doctrine, que beaucoup commencent à traiter par l'une ou l'autre méthode, selon que le malade le désire, et des pharmaciens ordinaires tiennent des médicaments homœopathiques, tandis que d'autres imitent les globules et les pharmaciens de poche hahnemanniens. Non-seulement la classe noble et riche, mais encore la foule nombreuse de la classe ouvrière, se déclarent prosélytes de la doctrine de Hahnemann, à qui l'Allemagne, tardivement reconnaissante, élève actuellement une statue.

Voici maintenant pour l'Europe.

. A Turin, l'homœopathie a un hôpital et douze médecins, parmi lesquels se trouve le célèbre praticien Chio, membre de la Faculté.

A Padoue, le docteur Lambrecht, professeur d'obstétrique à l'École de médecine, et le docteur Sonneberg, médecin en chef de l'Hôpital militaire, sont tous deux homœopathes.

A Milan, le docteur Lunghi, médecin de l'Hôpital général, et l'un des plus fougueux adversaires de l'homœopathie, vient de se convertir à la nouvelle doctrine, et il est à la tête des docteurs homœopathes de cette ville.

Gênes, Venise, Florence, Naples, Palerme, etc., ont accueilli l'homœopathie ; une seconde pharmacie homœopathique spéciale vient d'être érigée à Naples, et Palerme possède une Académie royale d'homœopathie, qui délivre des diplômes. Rome a suivi la même impulsion.

En Espagne, l'homœopathie est noblement représentée ; elle est pratiquée à la Faculté de médecine de Barcelone par le docteur Saner, doyen de la Faculté, et par le docteur Folch, professeur à la même Faculté.

A la Faculté de médecine de Madrid, elle est représentée par les docteurs Hysern, professeur de physiologie ; Sanchez Toca, professeur de clinique interne ; d'Obrador, professeur de clinique externe ; Drumen, professeur de pathologie générale, et en outre, plus de quarante médecins la pratiquent dans cette ville, qui possède une société homœopathique.

Les provinces de Castille, de Murcie, d'Andalousie, de

Valence et de Catalogne, cultivent aussi l'homœopathie.

Londres, Dublin, Édimbourg ont leurs dispensaires, leurs hôpitaux, leurs sociétés et leurs journaux homœopathiques, patronnés par les plus illustres noms de l'Angleterre.

L'homœopathie a envahi toute l'Allemagne ; elle a des chaires ou des hôpitaux à Vienne, Berlin, Linz, Prague, Munich, Leipzig, Dresde, Darmstadt, Gœttingue, Iéna, Hesse, Weimar, Gotha, Munster, Hanovre, Brunswick, Magdebourg, etc., etc.

Elle est en honneur en Illyrie, en Hongrie, en Pologne et en Russie ; des ukases de l'empereur ont fondé à Saint-Pétersbourg des pharmacies homœopathiques.

La Suède, la Norwége, le Danemark, la Hollande et toute la Belgique ont ouvert leurs bras à la médecine de Hahnemann.

L'Amérique a fait comme l'Europe : New-York et Philadelphie ont leurs hôpitaux et dispensaires, leurs académies, leurs écoles et leurs journaux homœopathiques.

Le Brésil tout entier a adopté aussi cette médecine, et Rio-Janeiro, sa capitale, a une Faculté homœopathique qui décerne des diplômes. Ces succès sont dus à l'intrépide docteur Mure (1), dont les nombreux disciples viennent encore de porter la doctrine nouvelle à Bahia, Fernambuco, à la Plata, au Chili, au Paraguay, aux Açores, à Angola, à Mozambique et en Chine (2).

Dites donc que l'homœopathie est morte ; niez donc ses

(1) Voy. son ouvrage : *Doctrine de l'école de Rio-Janeiro et pathogénésie brésilienne*, *contenant une exposition méthodique de l'homœopathie*, etc. Paris, 1840, in-12.

(2) Catellan frères, *Annuaire homœopathique*. Paris, 1863, p. 419. — Croserio, *Statistique de la doctrine homœopathique*. Paris, 1848. — Perrussel, *Guide du médecin dans le choix d'une méthode pour guérir les maladies aiguës et chroniques*. Paris, 1860. *Marche progressive de l'homœopathie à travers le monde*, p. 438 à 477.

progrès ; traitez donc le sublime Hahnemann, inventeur de cette médecine qui vous envahira tous, de *fou* et de *rêveur* ; essayez de rêver comme lui, et, plus heureux que bien d'autres, vous irez à la postérité en dormant.

Je parle ainsi, parce que je comprends toute l'importance du sujet qui m'occupe ; la plus grande partie des médecins homœopathes sont des praticiens d'un talent éprouvé et du plus grand mérite ; beaucoup d'entre eux ont été honorés de croix et autres décorations, qui témoignent de leurs talents et de leurs services, et j'en connais qui ont l'insigne honneur d'être appelés souvent auprès du lit royal de quelques souverains de l'Europe.

Si j'ai étudié moins longtemps que vous les théories des écoles, j'ai, ainsi que vous, la science de l'observation acquise par de pénibles et lointains voyages, et, de plus encore, la médecine de Hahnemann.

Loins de vous persuader de croire aveuglément, docteurs qui voudrez bien me lire, je vous répéterai ce qu'un grand homme disait lui-même aux médecins de son temps : « Ne « me croyez pas, mais expérimentez. » J'adresse les mêmes paroles au public, et j'arrive à la conclusion que voici :

Ou l'homœopathie est une science vraie, ou elle est une science fausse ; c'est un doute dont vous devez sortir, sous peine d'être indifférents, pour ne pas employer un autre terme. Or, si vous ne mettez pas en usage les moyens qui sont nécessaires pour vous en assurer, vous êtes doublement coupables : coupables d'abord, en négligeant les moyens de faire le bien en guérissant si elle est vraie, et coupables encore, en ne prouvant pas qu'elle est une hérésie dangereuse si elle est fausse. Sachez aussi que ce n'est pas au moyen de fades plaisanteries et de lazzis du plus mauvais goût, qu'on persuade un public ; vous voyez que, malgré tous les quolibets dont on s'est plu à l'accabler, l'homœopathie marche toujours. Si je poursuis le chemin que j'ai adopté, c'est parce qu'il n'y a nul accord dans votre école : dix médecins consultés pour un même cas, donnent dix avis différents ; il n'y a pas d'harmonie ni de solidité chez vous, parce qu'il n'y a pas de base ; tout est laissé au caprice ou à l'arbitraire de chaque individu, tandis que nous, nous avons l'unité, et nous marchons comme un seul homme.

Que le public qui, en remplacement de la science médicale, a le bon sens en partage, veuille bien se rappeler ce vieil adage : *où il n'y a pas d'unité, il n'y a pas de vérité;* puis, qu'il décide dans sa sagesse *s'il est vrai ou faux.*

§ 3. — Régime à suivre pendant le traitement homœopathique.

On s'abstiendra scrupuleusement, pendant toute la durée du traitement, et même quelques jours après, des aliments et boissons qui suivent :

Boissons. — Café au lait ou à l'eau ; liqueurs, vinaigre, jus de citron, vin pur trop acide, orgeat, sirop de groseilles, verjus, punch, thé, eau de Seltz, eau de fleurs d'oranger, limonade, et toute tisane ou infusion, de quelque plante que ce puisse être.

Viandes. — Veau trop jeune, canard, charcuterie, pâtés de foies gras, anguilles, harengs, sardines à l'huile, thon, moules, écrevisses, huîtres, poisson préparé au court-bouillon et viandes marinées.

Herbages ou légumes. — Persil, cerfeuil, laurier, thym, radis, ail, oignon, ciboule, cresson, oseille, pourpier, estragon, chicorée trop amère, câpres, cornichons.

Épices. — Poivre, piment, clous de girofle, muscade, safran, moutarde.

Entremets et desserts. — Crème au café, à la vanille, à la fleur d'oranger ; fromage trop vieux ou de haut goût ; miel, pain d'épices, mélasse, et tout gâteau de pâte grasse ou feuilletée ; glaces, autres qu'à la framboise, truffes, olives, champignons, cerises aigres, épine-vinette, groseilles à grappes, gelée de groseilles, bonbons parfumés.

Médication. — Vésicatoires, emplâtres, purgatifs, sangsues, saignées, bains composés d'eaux minérales.

Toilette. — Savons odorants, dentifrices, ni pommades parfumées; éviter toute odeur ; l'essence de Portugal est seule tolérée.

On peut prendre pour boissons : le sirop de gomme, de cerises ou de framboises, l'eau sucrée légèrement rougie ; l'eau d'orge ou de riz; le lait coupé d'eau.

Les fumeurs ne prendront la pipe ou le cigare que deux heures avant de prendre, ou après avoir pris le médicament.

§ 4. — De l'emploi des médicaments.

Je me suis servi du *gramme* comme unité de poids, pour désigner la quantité d'eau à employer en véhicule dans les formules.

Comme chacun n'est pas familier avec la manière de faire la tare des vases et les pesées, et qu'en outre, tout le monde n'a pas des balances à sa disposition, nous allons réduire nos grammes en cuillerées à bouche.

15 grammes d'eau équivalent à peu près à une cuillerée à bouche d'eau.

30 grammes d'eau équivalent à 2 cuillerées à bouche d'eau.

60 grammes d'eau équivalent à 4 cuillerées à bouche d'eau.

90 grammes d'eau équivalent à 6 cuillerées à bouche d'eau.

120 grammes d'eau équivalent à 8 cuillerées à bouche d'eau.

En général, 1 once ou 32 grammes sont représentés par 2 cuillerées à bouche d'eau.

Quant à la conduite à tenir relativement à la répétition ou non-répétition du médicament au malade, il n'y a d'autres règles à suivre que celles que la marche même de la maladie indique.

Ainsi, dans les cas aigus, *plus la maladie augmentera, plus on donnera souvent du médicament.*

Plus les symptômes, au contraire, *diminueront,* ou *perdront de leur intensité, moins on donnera souvent* de la potion au malade.

Il faut donner le médicament homœopathique d'une manière homœopathique aussi à la marche de la maladie.

En ayant cet axiome présent à la mémoire, et en suivant les indications prescrites dans cet ouvrage, on ne sera jamais embarrassé à cet égard.

Dans quelques formules, j'emploie la cuiller à dessert, comme dose à administrer; or, pour ceux qui ne connaîtraient pas sa capacité, nous leur dirons que cette cuiller tient le milieu entre la cuiller à bouche et celle à café; aussi on peut la remplacer par deux fortes cuillerées à café, qui représentent, à peu de chose près, son contenu.

Les médicaments se font dissoudre dans de l'eau de rivière ou de fontaine; la filtrée est surtout excellente; on ne se servirait d'eau de puits ou de citerne qu'à défaut d'autre.

L'eau distillée qui se trouve chez les pharmaciens ordinaires, *ne vaut absolument rien;* ainsi on se gardera de s'en servir, toute autre étant préférable.

Les solutions de médicaments doivent se faire de préférence dans des fioles de verre neuf; elles doivent n'avoir jamais servi; les vieilles fioles de pharmacies sont à rejeter, ainsi que celles qui sont suspectes: on devra donc les choisir de préférence chez les marchands de verres ou de cristaux.

Faute de fioles, on prendra des verres très-propres, surtout de ceux dont on se sert le moins souvent; et une fois les médicaments dissous, il faudra tenir fioles ou verres bien bouchés et au frais s'il fait trop chaud, ou à l'abri de la gelée l'hiver.

Une fiole ou un verre dans lesquels il y a eu un médicament quelconque, peut servir plusieurs fois pour ce même médicament, mais jamais pour un autre, à moins d'avoir lavé trois ou quatre fois dans l'eau chaude la fiole ou le verre qui le contenait, et les avoir exposés un instant dans un four, en même temps qu'on y met le pain, ou lorsqu'on l'en retire. On se contentera de laver les cuillers à l'eau bouillante, et de bien les essuyer avec un linge blanc.

Nulle odeur ne doit exister dans la chambre où l'on tiendra les médicaments; il en sera de même pour celle du malade.

Je vais donner maintenant le tableau de tous les médicaments employés dans cet ouvrage, ainsi que leurs *antidotes*, afin que, si quelques-uns d'entre eux venaient à produire des aggravations trop fortes ou trop prolongées chez le malade, on pût les détruire ou les atténuer en administrant l'antidote voulu, à la dose d'*un* ou *deux globules pour une cuillerée d'eau*, et qu'on répétera s'il en est besoin, car presque toujours la dose d'un médicament homœopathique produit une aggravation de la maladie; *mais cette aggravation est sans danger aucun, et cesse seule* (1).

---

(1) Ces médicaments se trouveront :
A Paris, chez MM. CATELLAN frères, pharmaciens homœopathes, rue du Helder, 15.
A Lyon, chez M. BORRELLY, pharmacien, rue Impériale, 45.
A Marseille, chez M. TRICHON, pharmacien.
A Nice (Alpes maritimes), chez ARNULPHY, pharmacien homœopathe.
A la Nouvelle-Orléans, chez J. A. d'HÉMÉCOURT.
A Montevideo, chez OTTO WALMSTED.

Tableau des médicaments.

NOMS LATINS.	ANTIDOTES.
Aconitum, 6e, 12e et 30e dilution.	Vin pur, jus de citron, vinaigre.
Agaricus muscarius, 12e dilution.	Camphora, nitri acidum.
Allium sativum, 30e dilution.	Lycopodium.
Alumina, 30e dilution.	Bryonia, chamomilla, ipeca.
Ambra grisea, 30e dilution.	Camphora, pulsatilla.
Ammonium carbonicum, 30e dilution.	Camphora, arnica.
Anacardium, 30e dilution.	Camphre.
Angustura, 30e dilution.	Coffea cruda, causticum.
Antimonium crudum, 15e dilution.	Hepar sulfur, calcarea et mercurius solubilis.
Apis mellifica, 3e dilution.	Ledum.
Argentum, 15e et 30e dilution.	Mercurius solubilis.
Argentum nitricum, 15e et 30e dil.	Mercurius corrosivus, mercurius solubilis.
Arnica montana, 6e, 12e et 30e dilution.	Cocculus, camphre.
Arsenicum, 6e, 12e, 30e et 100e dilution.	Camphora, ipeca, china.
Arum maculatum, 15e dilution.	Coffea, camphora.
Asa fœtida, 9e dilution.	Causticum, china.
Asterias rubens, 30e dilution.	Plumbum, zincum.
Aurum foliatum, 9e, 12e et 30e dilution.	Belladona, china, mercurius.
Baryta carbonica, 12e et 30e dil.	Mercurius solubilis.
Belladona, 6e, 12e et 30e dilution.	Opium, camphora, mais surtout une cuillerée de café à l'eau.
Berberis vulgaris, 30e dilution.	Camphora.
Bismuthum, 15e et 30e dilution.	Colchicum, camphora.
Borax veneta, 12e dilution.	Coffea, chamomilla.
Bovista, 15e dilution.	Camphora.
Bromum, 15e et 30e dilution.	Ammoniaque (alcali volatil), répandre une goutte sur du linge, et flairer.
Bryonia alba, 6e, 12e et 30e dil.	Ferrum muriaticum, chamomilla, aconitum.
Buffo, 6e dilution.	
Calcarea carbonica, 12e, 24e et 30e dilution.	Nitri acidum.
Camphora, 3e et 6e dilution.	*Nul*, l'action en étant éphémère.

NOMS LATINS.	ANTIDOTES.
Cannabis sativa, 6e et 12e dilution.	Camphora, belladona.
Cantharis, 6e et 12e dilution.	Camphora.
Capsicum annuum, 6e et 12e dil.	Camphora.
Carbo animalis, 30e dilution.	Camphora.
Carbo vegetabilis, 6e, 12e et 30e dilution.	Ferrum metallicum.
Causticum, 12e et 30e dilution.	Laurocerasus.
Cedron, 6e dilution.	Belladona, lachesis.
Chamomilla vulgaris, 6e, 12e et 30e dilution.	Causticum, cocculus, pulsatilla.
Chelidonium majus, 6e et 12e dilution.	Camphora.
China, 3e, 12e, 30e et 100e dil.	Arsenicum, ferrum metallicum, ipeca.
Chininum sulfuricum, 15e dilution.	Arsenicum, ferrum, pulsatilla.
Cicuta virosa, 6e et 12e dilution.	Camphora, opium.
Cina, 6e dilution.	Camphora.
Cinnabaris, 12e et 30e dilution.	Sepia.
Clematis erecta, 12e et 30e dilution.	Camphora.
Clematis vitalba, 6e dilution.	*Inconnu.*
Cocculus, 12e et 30e dilution.	Staphys agria.
Coffea cruda, 6e et 12e dilution.	Tabacum.
Colchicum autumnale, 12e et 30e dilution.	Camphora.
Colocynthis, 12e dilution.	Camphora, coffea, chamomilla.
Conium maculatum, 6e, 12e et 30e dilution.	Vinaigre, jus de citron, de groseilles.
Copaivæ balsamum, 15e dilution.	Mercurius corrosivus chez l'homme, et mercurius solubilis chez la femme.
Coralia rubra, 30e dilution.	*Inconnu.* Le vinaigre semble cependant en neutraliser les effets.
Croton tiglium, 6e et 12e dilution.	Dulcamara.
Cuprum metallicum, 6e, 12e et 30e dilution.	Belladona, china, mercurius solubilis.
Digitalis purpurea, 12e et 30e dil.	Opium.
Drosera rotundifolia, 15e dilution.	Camphora.
Dulcamara, 3e, 12e et 30e dil.	Capsicum et camphora.
Euphrasia officinalis, 30e dilution.	Camphora.
Ferrum magneticum, 3e dilution.	*Inconnu.* Rhus peut être utile.

NOMS LATINS.	ANTIDOTES.
Ferrum metallicum, 15ᵉ et 30ᵉ dilution.	China, kreosotum.
Fluoris acidum, 15ᵉ et 30ᵉ dil.	Silicea.
Gadus, 15ᵉ dilution.	Camphora.
Glonoïnum, 15ᵉ et 30ᵉ dilution.	*Inconnu.*
Gossipium, 1ʳᵉ dilution.	*Inconnu.*
Graphites, 15ᵉ et 30ᵉ dilution.	Arsenicum album, nux vomica.
Helleborus niger, 12ᵉ dilution.	Camphora.
Hepar sulfur, 12ᵉ et 30ᵉ dilution.	Belladona, silicea, chamomilla.
Hydrocyani acidum, 3ᵉ dilution.	Camphora, coffea, opium.
Hyoscyamus niger, 12ᵉ et 30ᵉ dil.	Camphora.
Ignatia amara, 12ᵉ et 30ᵉ dilution.	Chamomilla, pulsatilla, coffea.
Iodium, 30ᵉ dilution.	Camphora.
Ipecacuanha, 3ᵉ, 6ᵉ et 12ᵉ dil.	Veratrum album, arsenicum, china.
Kali nitricum, 3ᵉ dilution.	
Kousso, 4ᵉ et 6ᵉ dilution.	*Inconnu.*
Kreosotum, 12ᵉ dilution.	Ferrum metallicum.
Lachesis, 12ᵉ et 30ᵉ dilution.	Cédron.
Laurocerasus, 6ᵉ et 15ᵉ dilution.	Camphora, coffea, opium.
Ledum palustre, 6ᵉ et 12ᵉ dilution.	Rhus toxicodendron.
Lobelia inflata, 6ᵉ dilution.	Camphora, ipeca.
Lycopodium, 18ᵉ et 30ᵉ dilution.	Lachesis.
Manganum, 30ᵉ dilution.	Coffea cruda.
Mercurius corrosivus, 12ᵉ et 30ᵉ dilution.	Mercurius solubilis, sepia, lobelia inflata.
Mercurius præcipitatus ruber, 3ᵉ dilution.	Sepia.
Mercurius solubilis, 6ᵉ, 12ᵉ et 30ᵉ dilution.	Mercurius corrosivus, nitri acidum.
Mercurius vivus, 12ᵉ, 30ᵉ et 200ᵉ dilution.	Sepia, nitri acidum.
Moschus, 12ᵉ dilution.	Camphora, vinaigre.
Muriatis acidum, 4ᵉ et 15ᵉ dil.	Ipécacuanha, bryonia, camphora.
Natrum muriaticum, 30ᵉ dilution.	Éther nitrique en olfaction (respiré).
Nitri acidum, 6ᵉ, 12ᵉ et 30ᵉ dilution.	Camphora, calcarea carbonica, mercurius corrosivus.

NOMS LATINS.	ANTIDOTES.
Nux jugulans, 15e et 30e dilution.	Camphora, coffea.
Nux moschata, 30e dilution.	Cumin, infusion d'anis.
Nux vomica, 12e, 18e et 30e dil.	Camphora, chamomilla, et surtout, lachesis.
Oleander, 15e dilution.	Camphora, nux vomica, coffea.
Opium, 3e, 12e et 30e dilution.	Plumbum.
Petroleum, 12e et 30e dilution.	Camphora.
Phosphorus, 12e, 18e et 30e dil.	Chamomilla, camphora ou coffea.
Phosphori acidum, 6e et 12e dilution.	Camphora, coffea cruda.
Platina, 6e, 15e et 30e dilution.	Colchicum.
Plumbum, 24e et 30e dilution.	Alumina, ou plutôt æthusa cynapium.
Prunus spinosa, 12e dilution.	*Inconnu.*
Psoralea bituminosa, 2e dilution.	Camphre.
Pulsatilla, 12e et 30e dilution.	Chamomilla, sulfur, coffea.
Ranunculus bulbosus, 10e dilution.	Camphora, rhus toxicodendron.
Ranunculus glacialis, 6e, 12e et 18e dilution.	Camphora.
Rheum, 12e dilution.	Camphora.
Rhus toxicodendron, 6e, 12e et 30e dilution.	Ledum, bryonia, coffea, camphora.
Ruta graveolens, 12e dilution.	Camphora.
Sabadilla, 12e et 30e dilution.	Camphora, pulsatilla.
Salamandra, 6e dilution.	*Inconnu.*
Sambucus nigra, 10e et 30e dil.	Camphora.
Sanguinaria canadensis, 15e dil.	*Inconnu.*
Secale cornutum, 6e et 12e dil.	Camphora, dulcamara.
Sepia, 15e et 30e dilution.	Chez l'homme, mercurius corrosivus ; chez la femme, mercurius solubilis.
Silicea, 12e, 30e et 100e dilution.	Hepar sulfur, sulfur.
Spigelia, 12e et 30e dilution.	Cocculus, camphora.
Spiritus camphora Hahnemann. Teinture mère.	*Inutile,* l'action étant passagère.
Spongia tosta, 12e et 30e dilution.	Camphora.
Squilla maritima, 15e dilution.	Camphora.
Stannum, 30e dilution.	Pulsatilla.
Staphys agria, 15e et 30e dilution.	Camphora.
Stramonium, 12e et 30e dilution.	Vinaigre, citron, mais surtout camphora.
Sulfur, 3e, 12e, 30e, 100e et 200e dilution.	Camphora, pulsatilla, coffea.

NOMS LATINS.	ANTIDOTES.
Sulfuris acidum, 15ᵉ et 30ᵉ dil.	Pulsatilla.
Tabacum, 6ᵉ dilution.	Camphora, ipecacuanha, coffea.
Teucrium marum, 30ᵉ dilution.	Camphora, coffea.
Valeriana, 12ᵉ et 30ᵉ dilution.	Camphora, coffea.
Veratrum album, 3ᵉ, 12ᵉ et 30ᵉ dilution.	Staphys agria.
Viola odorata, 6ᵉ dilution.	Camphora.
Viola tricolor, 12ᵉ dilution.	Camphora.
Zincum metallicum, 12ᵉ dilution.	Lobelia inflata.
Zincum sulfuricum, 12ᵉ dilution.	Lobelia et pulsatilla.
Zingiber, 6ᵉ, 12ᵉ et 30ᵉ dilution.	Camphora.

§ 5. — Physionomie symptomatique et morale des principaux médicaments.

ACONITUM. — Ce médicament modifie surtout le système sanguin.

Il s'emploie avec succès dans les maladies essentiellement inflammatoires, principalement chez les personnes replètes, sanguines, au teint coloré, aux yeux et aux cheveux bruns ou noirs, d'un tempérament bilioso-nerveux, et d'un caractère vif et emporté.

Il est essentiel que les symptômes pathogénétiques moraux de l'aconit correspondent aussi exactement que possible à ceux du malade, pour retirer un fruit plus rapide de son administration.

Ces symptômes principaux sont :

Grande agitation, avec besoin de remuer continuellement, pleurs, cris, angoisse ou exagération que rien ne calme ; gémissements ou plaintes ; terreur, crainte de mourir bientôt ; effroi ; tendance à se fâcher, à sortir de son lit ; humeur alternativement riante et pleureuse ; délires nocturnes ; in-

quiétudes au sujet de sa santé, avec persuasion qu'on ne gué-
rira pas.

ARSENICUM ALBUM. — Il modifie profondément les
systèmes gastrique et nerveux ; son action sur les systèmes
lymphatiques et sanguins n'est que secondaire ; il convient
surtout contre les affections des personnes pâles, épuisées,
d'un tempérament lymphatico-nerveux ou leuco-phlegmatique, prédisposées aux affections catarrhales ou hydropiques,
aux éruptions, dartres et suppurations. Cependant il s'applique également aux personnes bilieuses, vives et colériques, ou disposées à la mélancolie, quand leurs symptômes
le réclament ; alterné avec *China*, il guérit presque toutes
les variétés de la fièvre intermittente.

BELLADONA. — Son action affecte spécialement le
système nerveux ; les autres systèmes élémentaires, sanguin, gastrique et lymphatique, ne sont modifiés par elle
que sous l'influence du système nerveux.

Ce médicament s'applique principalement contre les in-
dispositions des personnes lymphatiques ou replètes, prédisposées aux inflammations phlegmoneuses ou à l'engorgement des glandes ou ganglions : il convient surtout aux
affections des personnes blondes, à l'humeur douce et
tranquille des femmes et des enfants.

Une judicieuse remarque faite par M. le docteur Teste,
et que j'ai vérifiée plusieurs fois, c'est que plus le cerveau
est développé, c'est-à-dire plus la tête est volumineuse,
plus l'action de la belladone acquiert de puissance et est
spécialement indiquée quand ses symptômes concordent
d'ailleurs avec ceux de la maladie.

Ce fait se vérifie surtout chez les enfants.

BRYONIA. — Modifie spécialement les systèmes sanguin et lymphatique; son action sur les systèmes nerveux et gastrique n'est que secondaire.

Les symptômes de ce médicament concordant avec ceux de la maladie, il conviendra principalement aux adultes mâles, dont la constitution est sèche, nerveuse, maigre, bilieuse, cheveux et yeux noirs, teint basané, d'une nature colérique, prédisposés aux inflammations membraneuses. Il s'applique surtout aux douleurs que le mouvement aggrave fortement.

CALCAREA CARBONICA.—Remède de fond, à longue action. Il convient particulièrement aux personnes ou aux enfants maladifs, faibles, épuisés, atrophiés, prédisposés aux scrofules, aux engorgements ou suppurations des glandes, ou aux ramollissement, déviations des os et affections rachitiques; il s'emploie également avec succès contre l'inflammation chronique des muqueuses, telle que le coryza; contre l'ophthalmie scrofuleuse, la faiblesse musculaire; certains polypes de la matrice et du nez; quelques convulsions épileptiques nocturnes, surtout si le sujet est psorique, ou s'il y a eu rétrocession de la gale, etc., etc. Mais si l'on veut obtenir dans tous ces cas un effet certain et durable du *Calcarea*, il faut l'alterner avec *Sulfur*, en laissant quatre ou cinq jours d'intervalle (selon le plus ou le moins d'ancienneté de la maladie) entre la dose de *Calcarea* et celle de *Sulfur*.

Je regarde ces deux médicaments comme la base essentielle du traitement de la diathèse scrofuleuse, en y joignant *Silicea*, s'il y a nécrose des os ou trajets fistuleux quelconques, et *Gadus*, au lieu de *Silicea*, dans les tumeurs blanches du genou.

La mauvaise humeur, la tristesse, la disposition aux pleurs

pour peu de chose, la disposition à l'anxiété, l'angoisse et la frayeur au récit de lugubres histoires ou la terreur nocturne ; le désespoir, la crainte de devenir fou, de perdre sa fortune, de tomber malade, de mourir, avec aversion pour le travail ; l'absence d'idées et la paralysie de la mémoire : tels sont les symptômes moraux qui réclament *Calcarea carbonica*.

CARBO VEGETABILIS. — Agit en modifiant légèrement le système gastrique ; son action sur les organes génitaux est plus prononcée. Ce médicament sera particulièrement indiqué par les symptômes suivants : anxiété, caractère irritable avec désir de mourir ; rire spasmodique, tendance à s'effrayer avec convulsions partielles ; affaissement ou défaillance, avec envie de dormir le matin, dans l'aprèsmidi, ou au crépuscule ; réveils en sursaut la nuit, avec peur des spectres ; tendance à se refroidir, ou frissons et horripilations, ou bouffées de chaleur fréquentes ; amaigrissement ; ulcères fétides saignant facilement ; céphalalgie occupant surtout l'arcade sourcilière ou le dessus des yeux, les tempes et l'occiput ; douleurs et ardeur dans les yeux par suite de fatigue de ces organes ; manque de cérumen dans les oreilles ; saignements de nez fréquents la nuit et le matin, soit en se baissant, soit en faisant des efforts ; amertume de la bouche, rapports amers, excès ou manque d'appétit ; pesanteur et pression au creux de l'estomac après les repas, avec nausées. Élancements de tous les côtés et à la rate, douleur d'élancement au foie ; vents continuels par le bas ; affluence de pensées lascives ou voluptueuses, avec pollutions ; onanisme pendant le sommeil ; règles faibles et pâles ; excoriations à la vulve ; écoulement jaunâtre ou verdâtre par le vagin ; enrouement prolongé ou le matin seulement ; oppression par la marche ; toux avec crachats jaunes ou verts; répugnance pour les aliments gras et le laitage; lenteur de la marche des idées.

CHAMOMILLA. — Agit sur le système gastrique dans le sens de l'altération de la nutrition ou de son affaiblissement, et sur le système nerveux dans le sens de l'exaltation et de la mobilité.

Convient spécialement (lorsque l'ensemble des symptômes l'exige) aux maladies des femmes et des enfants, particulièrement aux femmes en couches et aux nouveau-nés.

Est très-utile pour combattre les effets nuisibles de l'abus du café et des narcotiques, ainsi que les suites d'une violente colère.

CHINA. — Convient surtout (lorsque les symptômes l'exigent) aux personnes maigres et bilieuses ou épuisées par des pertes débilitantes; s'emploie dans les cas d'hydropisies passives; d'hémorrhagies par suite d'atonie des tissus; de dyspepsie, par suite de déperdition d'humeur ou de fortes maladies aiguës; de diarrhées, par suite de faiblesse; de tuméfaction et d'induration du foie ou de la rate, etc., etc.

Mais c'est surtout en l'alternant avec *Arsenicum*, qu'il agit pour ainsi dire magiquement sur les fièvres paludéennes récentes ou chroniques, quel qu'en soit le rhythme.

Les symptômes moraux qui y correspondent, sont : un grand abattement avec une apathie morale et physique, de l'anxiété, du manque de courage, du mécontentement provenant de ce qu'on se croit malheureux, et que chacun cherche à vous tracasser; emportement excessif avec caractère peureux, et grande susceptibilité pour le moindre bruit; crainte nocturne (surtout celle d'animaux); lenteur dans les idées qui sont abondantes cependant, avec formation d'une foule de projets, bien qu'il y ait grande répugnance pour tout travail.

DULCAMARA. — S'emploiera surtout (toujours en se conformant à l'ensemble des symptômes) contre les affections causées par des refroidissements; les dartres de diverses espèces, les éruptions urticaires; le catarrhe vésical; quelques paralysies. *Dulcamara* alternée avec *Sulfur*, et ce dernier suivi d'*Hydrocotyle asiatica*, offre un puissant moyen pour détruire la plupart des dermatoses (maladies de la peau) en continuant ce traitement pendant quelques mois.

L'état moral qui, joint aux autres symptômes, comporte l'emploi de *Dulcamara*, est le suivant :

Agitation morale; impatience; désir de diverses choses qu'on ne veut plus dès qu'on les a ; disposition à se quereller de sang-froid; délires nocturnes.

HEPAR SULFUR. — En consultant toujours l'ensemble des symptômes, on appliquera surtout ce médicament contre les suites fâcheuses des traitements mercuriels; les érysipèles simples, phlegmoneux, les rhagades provenant surtout de l'abus du mercure; la teigne, quelques éruptions et dartres à la face; le panaris et le croup. Les symptômes moraux qui réclament également *Hepar* sont : angoisses et appréhensions nocturnes, qui portent aux idées de suicide; mauvaise humeur, indifférence pour les siens; faiblesse excessive de la mémoire; visions le matin étant couché; emportement pouvant aller jusqu'à l'assassinat.

HYOSCYAMUS. — En se guidant toujours sur l'ensemble des symptômes, on consultera ce médicament contre les affections causées par un refroidissement, une frayeur; contre

les convulsions, crampes, symptômes hystériques, chorée ;
épilepsie, surexcitation nerveuse avec insomnie ; manie ;
vésanie, rage et certaines aliénations mentales. Inflammation du cerveau ; convulsions et vomissements des nouveau-
nés ; toux convulsive ; toux chez les vieillards. Ce médicament convient principalement aux affections spasmodiques
des femmes enceintes ou en couches, ainsi qu'aux affections
nerveuses des enfants atteints de vers. Les symptômes moraux qui indiquent aussi ce médicament, sont : mélancolie,
peur, envie de s'enfuir de sa chambre ou de son lit la nuit ;
crainte d'être empoisonné ou trahi ; moqueries, jalousie ;
fureur avec envie de tuer ou de frapper ; stupidité avec
plaintes et cris ; perte de connaissance avec délire, accès de
convulsions épileptiques ; manie avec perte de connaissance ;
bouffonneries et contorsions ridicules ; rires insensés ;
manie lascive, démonomanie.

IPECACUANHA. — Ce médicament convient spécialement aux affections des enfants et des personnes blondes,
au tempérament sensuel ; il convient également, quand les
symptômes le réclament, aux affections causées par l'abus
du quinquina, du lard et des viandes grasses, ainsi qu'à la
suite d'une indigestion ou d'une débauche. Spasmes,
crampes, convulsions, surtout chez les enfants et les personnes hystériques. Hémorrhagies d'un sang liquide et
vermeil. Embarras et fièvres gastriques ; hématémèse,
affections gastriques à la suite d'indigestion, avec vomissements et diarrhée ; toux convulsive ; affections asthmatiques ; crampes de poitrine, surtout celles provenant des
vapeurs arsenicales ou de cuivre.

LACHESIS. — Il modifie puissamment tous les grands

systèmes organiques élémentaires ; le nerveux, le sanguin, le gastrique et le lymphatique.

Médicament qui, toujours en consultant l'ensemble des symptômes, convient aux affections des personnes chétives, maigres et épuisées, prédisposées à la mélancolie ou à la colère. Il s'applique contre les suites fâcheuses d'un chagrin, contre les souffrances provoquées par un temps chaud, humide, et par les changements de temps ou un grand vent. Il est essentiel dans les souffrances des ivrognes, et celles causées par l'abus des préparations mercurielles.

Les indications morales qui contribuent au choix de ce médicament, sont : anxiété et besoin impérieux de rechercher le grand air ; affaissement moral et tristesse, avec craintes sur sa maladie ; disposition à se chagriner, à voir toutes les choses en noir, et se dégoûter de la vie. Jalousie effrénée ; indolence et horreur pour tout travail de corps ou d'esprit ; frayeur, incertitude, apathie, imbécillité et faiblesse de mémoire telle qu'on ne se rappelle rien, et qu'on se trompe sur tout, même sur les heures du jour et les jours de la semaine. Extase, exaltation allant jusqu'aux larmes, ou besoin de parler constamment et rapidement de sujets incohérents n'ayant aucune suite ou relation entre eux. Méfiance et soupçons.

LYCOPODIUM. — A une action élective sur les voies digestives et les intestins, il agit également sur le système musculaire et les membranes synoviales.

En se basant toujours sur l'ensemble des symptômes, ce médicament s'administrera contre les affections des personnes (surtout des femmes) d'un caractère paisible et mélancolique, d'un tempérament lymphatique, prédisposées aux

rhumes de cerveau, catarrhes pulmonaires et autres affections des muqueuses.

Les symptômes moraux auxquels il correspond, sont :
susceptibilité avec pleurs et grande irritabilité ; caractère
soumis et bienveillant, ou opiniâtre ; humeur mélancolique
avec désespoir de son salut éternel : anxiété et sentiment
d'angoisse inexprimable dans la région de l'épigastre ; disposition aux pleurs, surtout à la vue d'autres personnes;
frayeur de la solitude ; impossibilité de se livrer à des travaux
intellectuels; aversion pour la parole. Ce médicament pris
alternativement avec *Sulfur*, un jour l'un, un jour l'autre,
est un des plus puissants traitements à opposer aux coliques
saturnines qui se développent chez les potiers de terre,
lorsqu'ils vernissent leurs pièces, ainsi que je l'ai souvent
expérimenté.

MERCURIUS. — Il modifie d'une manière spéciale les
systèmes lymphatique et nerveux ; son action atteint tous
les organes appartenant à ces deux systèmes.

Convient comme *Lycopodium*, aux personnes lymphatiques ou leucophlegmatiques, d'une constitution maladive,
phlegmatique, prédisposées aux sueurs et aux refroidissements.

Les symptômes moraux qui correspondent à ce médicament sont : forte angoisse, inquiétude et jactation avec
anxiété intérieure excessive, surtout la nuit ou le soir,
comme si l'on avait commis un crime; accablement, indifférence ; aversion pour le travail et dégoût de la vie; facilité
à se fâcher et s'emporter, avec grande susceptibilité; humeur querelleuse, méfiance et soupçons; morosité et
taciturnité; gémissements, distraction, inadvertance, inaptitude à la méditation, faiblesse de la mémoire et ten-

dance à se tromper en parlant; accès de manie et de démence.

NUX VOMICA.— Ce médicament modifie spécialement le système gastrique; les autres systèmes organiques n'en sont atteints que par sympathie avec le système gastrique. En se basant toujours sur les symptômes les plus saillants de la maladie, ce médicament s'administrera surtout aux personnes d'un tempérament vif, sanguin ou colérique, ayant les yeux et les cheveux noirs, le teint brun, jaunâtre ou très-coloré, la constitution bilieuse, sèche, pléthorique ou veineuse très-développée, et prédisposées aux hémorrhoïdes, à l'hypochondrie, à l'hystérie.

Il s'emploie surtout contre les affections périodiques ou présentant un type intermittent.

Ce médicament est propre à combattre les souffrances causées par l'abus du café, du vin, et autres boissons spiritueuses, ainsi que celles provenant de veilles prolongées, d'études forcées ou d'une vie sédentaire. Les symptômes moraux qui, joints aux autres symptômes, exigent l'emploi de ce médicament, sont :

Grande surexcitation avec impressionnabilité excessive de tous les organes: hypochondrie et chagrin, avec inquiétude sur son état; manie de parler à tout le monde de sa maladie avec crainte de mourir; angoisses, crainte et agitation excessives, allant jusqu'à l'idée du suicide et ayant surtout lieu le soir au lit, ou dans le milieu de la nuit; exaspération, cris, larmes et plaintes avec grande facilité à s'effrayer; humeur pleureuse ou acariâtre, avec disposition à se fâcher, à critiquer, à éclater en reproches, ou caractère craintif et défiant avec indécision; besoin de se quereller et de dire des injures; ennui et inaptitude pour tout travail manuel ou intellectuel ; divagations et manies, avec visions affreuses, ou perte de connaissance et délires.

PULSATILLA. — Agit de prime abord sur les systèmes sanguin et nerveux, puis sur les systèmes élémentaires organiques.

Ce médicament, en consultant toujours les symptômes, convient spécialement au sexe féminin ou aux personnes d'un caractère paisible, doux ou mélancolique, inclinées à la plaisanterie, aux rêves, ou à des pleurs qu'un rien fait couler, ayant une physionomie bienveillante et douce, un teint pâle, des yeux bleus et des cheveux blonds, une constitution lymphatique, et prédisposées aux écoulements muqueux, tels que : rhume de cerveau , flueurs blanches.

Les symptômes moraux qui, joints aux autres, en réclament l'emploi, sont :

Folie tranquille et rêverie calme, avec air morne, froid ou égaré ; mélancolie avec tristesse, pleurs, inquiétude excessive sur sa santé et ses affaires ; angoisse terrible dans la région précordiale, avec secret penchant au suicide ; anxiété venant par accès, avec crainte de mort subite ou d'être frappé d'une attaque d'apoplexie, avec tremblement convulsif des doigts ; peur nocturne des revenants ; découragement, indécision avec mutisme ; position assise et mains jointes, en ne se plaignant de rien ; prières presque continuelles, avec désespoir de son salut éternel ; humeur capricieuse, hypochondriaque ou morose, avec grande susceptibilité de caractère et répugnance pour la conversation ; dégoût et indifférence pour toutes choses ; état d'étourdissement qui fait qu'on ne sait ni où l'on est, ni ce qu'on veut faire ; divagations la nuit ; délires avec perte de connaissance, visions effrayantes ou stupidité; grande faiblesse de la mémoire.

PHOSPHORUS. — Agit spécialement sur le système glandulaire, sur les os et les tissus aponévrotiques ; il modifie aussi profondément la nutrition ; c'est, avec le *Calcarea carbonica*, un des puissants réparateurs des déperditions de l'organisme. On le consultera principalement, toujours en tenant compte de l'ensemble des symptômes, contre les affections des personnes fines et élancées, d'une constitution phthisique, ou faible et lymphatique, ayant les cheveux blonds et les yeux bleus, prédisposées à la vivacité ou à une exquise sensibilité, dont la constitution a été minée lentement par de longues maladies ou par toute autre cause débilitante; il convient spécialement aussi aux vieillards.

Les symptômes moraux propres à ce médicament sont : terreurs et inquiétude, surtout étant seul le soir, ou à l'aspect d'un orage. Disposition à la frayeur, inquiétude sur l'avenir, tristesse ou hypochondrie ; grande colère, avec violence et emportement ; répugnance pour tout travail ; état de clairvoyance comme dans le somnambulisme ; indifférence pour toutes choses, même pour ses parents et ses enfants.

RHUS TOXICODENDRON. — Il modifie spécialement les systèmes lymphatiques et nerveux, et a une grande analogie avec la bryone.

Une remarque assez singulière et que l'expérience clinique confirme, c'est que la bryone est propre aux douleurs rhumatismales qui s'aggravent par le mouvement, soit du corps, soit de la partie affectée, tandis que le *Rhus toxicodendron* s'applique spécialement aux douleurs rhumatismales qui sont soulagées par ce même mouvement.

Les symptômes moraux qui y correspondent sont :

Grande mélancolie ou tristesse, avec angoisse inexprimable, surtout le soir ou pendant la nuit ; envie irrésistible de pleurer et besoin d'être seul ; grande agitation qui fait qu'on ne peut rester en place, avec crainte de mourir ; grand abattement moral ; inquiétude sur sa famille, ses affaires, et sur l'avenir ; espèce d'imbécillité avec absence d'idées, ou idées confuses avec visions et délires.

SEPIA. — Médicament qui, toujours en tenant cas des symptômes, s'appliquera surtout contre les maladies du sexe féminin, particulièrement chez les femmes à peau fine, délicate, sensible, de faible constitution, et, surtout, portées à l'érotisme ou énervées par les abus de l'amour.

Les symptômes moraux qui répondent à ce médicament, sont : grande tristesse avec accablement et pleurs ; mélancolie, angoisse et crainte, avec chaleur fugace ; prédisposition aux rêveries, avec inquiétude continuelle sur sa santé ; disposition à s'effrayer, avec rêverie, découragement et indifférence pour toutes choses ; répugnance à s'occuper de ses affaires ; susceptibilité et humeur acariâtre avec colère et emportement ; inaptitude aux travaux d'esprit avec faiblesse de la mémoire.

SILICEA. — Médicament considéré comme inerte par la médecine dite officielle, mais dont les effets surprenants sont là pour lui donner un éclatant démenti.

Il convient spécialement, toujours en consultant les symptômes, aux individus scrofuleux ou lymphatiques, prédisposés aux affections des os, aux abcès à trajets fistuleux, ainsi qu'aux ulcérations de toute nature.

Les effets moraux qui y correspondent, sont en général :

nostalgie, anxiété compliquée d'agitation ; concentration de l'esprit, avec inquiétude et mauvaise humeur ; disposition à avoir des soubresauts, ou à s'effrayer aux moindres bruits ; découragement avec humeur morose et dégoût de la vie ; opiniâtreté et irritabilité. Apathie en matière d'intérêt ; faiblesse de mémoire avec impossibilité de réfléchir ; idées fixes ; on ne pense qu'à des épingles, on les voit, les cherche, et les trouve partout, tout en en ayant crainte. Ce dernier symptôme, tout invraisemblable qu'il paraisse, est presque caractéristique de tous ceux produits sur le moral par la silice.

SULFUR. — Il correspond à toutes les espèces de lésions chroniques, soit des grands systèmes organiques élémentaires, soit des tissus, des organes, soit des fonctions et de leurs produits.

En se basant toujours sur la concordance des symptômes, on administrera principalement ce médicament contre les affections des personnes scrofuleuses ou lymphatiques, prédisposées, ou ayant contracté des affections psoriques ou maladies de la peau ; ou aux personnes bilieuses atteintes ou étant prédisposées aux hémorrhoïdes ou à une mélancolie hypochondriaque, ou encore aux sujets leucophlegmatiques, faibles, épuisés, prédisposés aux refroidissements, aux sueurs, aux rhumes de cerveau, ou aux blennorrhagies.

Les symptômes moraux qui, joints aux autres symptômes, en réclament l'emploi, sont :

Grande tendance aux pleurs, avec rires involontaires ; lamentations et scrupules de conscience pour des riens. Angoisse excessive le soir avec frayeur ; caractère peureux, mauvaise humeur avec tendance à tout critiquer et répugnance pour la conversation ; fâcherie et emportement pour peu de chose ; grande faiblesse de mémoire pour les noms propres, ou difficulté de comprendre et de répondre juste aux questions; grande affluence d'idées avec prédisposition aux rêveries religieu·es et philosophiques; délires avec agitation des mains; idées fixes; erreur sur la nature des objets que l'on voit, désir d'avoir toutes choses en abondance.

VERATRUM. — Ce médicament qui, par ses effets pathogénétiques, correspond à *Arsenicum* et *Nux vomica*, convient aux jeunes sujets, aux enfants et aux femmes, généralement aux personnes de tempérament sanguin ou sanguin nerveux, de caractère gai, d'humeur mobile, non épuisés à la longue par les excès ou l'abstinence.

Les symptômes moraux sont : agitation et besoin de s'occuper; sagacité; rires immodérés; exaltation des facultés affectives; diminution des facultés intellectuelles; emportement, mélancolie douce et tranquille avec pleurs ; gémissements en dormant; trouble de conscience; souvenir pénible, surtout le matin au lit, des fautes qu'on a commises dans sa vie et de ce qui en est résulté ; taciturnité, timidité, défaillance et syncope ; délire calme, avec visage radieux ; aliénation avec divagations risibles ou terreurs paniques et envie de s'enfuir ; aliénation érotique ou religieuse, débutant par accès ; agitation affairée avec besoin de se donner du mouvement; disposition à s'effrayer; disposition au mutisme.

PREMIÈRE CLASSE DE MALADIES

FIÈVRES

On divise les fièvres en *continues*, en *éruptives* et en *intermittentes*; il existe aussi la *fièvre hectique* ou *chronique*.

CHAPITRE PREMIER

FIÈVRES CONTINUES.

Dans ces fièvres, l'accès fébrile persiste sans interruption pendant tout le temps de leur durée. Elles comprennent : la fièvre éphémère, la fièvre inflammatoire, la fièvre typhoïde, etc. ; nous ne parlerons que des trois ci-dessus.

ART. 1er. — FIÈVRE ÉPHÉMÈRE OU DE COURTE DURÉE.

Elle survient brusquement; débute par quelques frissons suivis de chaleur ; il y a douleur dans les reins, mal de tête, douleur de contusion dans les membres (vulgairement courbature), avec peau chaude, mais douce au toucher ; la face est rouge et les traits ont leur expression naturelle ; il y a absence d'appétit et grande soif ; la langue est large et blanche ; l'urine rouge et en petite quantité ; enfin le ventre ne ressent aucune douleur à la pression ; il y a en outre constipation ; le pouls est ample et fréquent, avec redoublement le soir et pendant la nuit.

Traitement.

L'*Aconit* en est le spécifique.

> **Aconitum**, 12e dilution...　4 globules.
> **Eau pure**................　4 cuillerées à bouche.

Faites dissoudre.

Doses. — Une cuillerée à bouche, de quatre en quatre heures pour les adultes, et une cuillerée à café pour les enfants de deux à six ans ; pour les plus jeunes enfants, c'est-à-dire de deux mois à vingt mois, un seul globule sur la langue, répété deux fois le jour seulement (matin et soir), est suffisant.

Antidote. — Un peu de vin pur, de jus de citron, ou de vinaigre.

ART. 2. — FIÈVRE INFLAMMATOIRE.

On donne ce nom à une fièvre qui ne se lie à aucune inflammation interne ou externe ; elle ressemble beaucoup à la précédente.

Elle se développe quelquefois tout à coup, au-milieu d'une santé parfaite ; mais quelquefois aussi, elle a pour avant-coureurs des vertiges, de la céphalalgie (mal de tête), des éblouissements, avec perte d'appétit, abattement et envie de dormir.

Puis, vient un léger frisson suivi de chaleur ; le pouls est ample et élevé (de 90 à 100 pulsations) ; la face et les yeux sont rouges (ces derniers sont larmoyants) ; il n'y a pas de stupeur ; le malade conserve toutes ses forces et sa vivacité ; la peau est rose et les veines sont plus pleines qu'à l'ordinaire. La respiration est un peu accélérée, la soif ardente, la langue blanche et la bouche pâteuse ; il y a constipation et rareté de l'urine qui est foncée en couleur ; enfin au mal de tête se joignent des douleurs dans les membres.

Traitement.

Il exige quelquefois l'emploi de plusieurs médicaments, quoique le plus souvent *Aconitum* suffise seul. Ces médicaments sont : *Aconitum*, *Belladona*, *Bryonia*, *Chamomilla*, *Mercurius solubilis*, et *Nux vomica*.

S'il y a chaleur ardente mêlée de frissons ; soif vive, face boursouflée, chaude et rouge, avec peau sèche et brûlante ; yeux enflammés et douloureux, rougeur du visage alternant avec pâleur quand on se redresse ; insomnie, grande agitation avec jactation (ou besoin continuel de changer de place), anxiété, pouls plein et dur ou supprimé ; violent mal de tête consistant en douleurs de pression, ou pulsations (comme un battement) ; vertiges, délire la nuit, bouche sèche, langue nette, humide, grande oppression avec respiration difficile et rapide ; points dans la poitrine ou dans les côtés ; battements de cœur, douleur dans les membres.

Aconitum, 12ᵉ dilution...   6 globules.
Eau pure ou **distillée**...   90 grammes.

Doses. — Une cuillerée toutes les quatre heures, en reculant les doses au fur et à mesure que la fièvre cessera. On donnera une cuillerée à café pour les enfants.

Si l'on observe, seuls ou s'ajoutant aux précédents, les symptômes suivants : chaleur interne ou externe ; rougeur foncée des yeux et de la face ; soif ardente avec dégoût des boissons ; peau humide et comme gluante ; envie de dormir le jour avec insomnie la nuit, ou bien, sommeil agité, avec sursauts, soubresaut des membres, perte de connaissance, murmures et carphologie (ou mouvements convulsifs des mains et des doigts) ; convulsions ou délire furieux ; visions effrayantes, envie de s'enfuir ; tête brûlante surtout au front, qui semble devoir éclater ; pupilles dilatées, avec horreur de la lumière et regards furibonds ; lèvres sèches, ulcération des coins de la bouche avec mal de gorge et impossibilité d'avaler ; urines rares, de couleur jaune ; apparition de taches rouges sur la peau.

Belladona, 12e dilution...   4 globules.
Eau pure ou **distillée**...   90 grammes.

Doses. — Une cuillerée à café d'heure en heure pour les adultes, et de quatre heures en quatre heures pour les enfants.

Antidote. — Un peu de café à l'eau.

S'il y a chaleur intense ou frisson des plus violents, avec rougeur et chaleur de la tête et de la face ; sueur la nuit ; délire, ou cris, dès que les yeux se ferment ; délire jour et nuit ; crainte de la mort ; répugnance pour la conversation, grande faiblesse générale ; pouls dur, accéléré ; mal de tête avec stupéfaction et vertiges en se redressant ; vue trouble et ouïe dure ; lèvres sèches ; pression au creux de l'estomac ; toux sèche ; points dans la poitrine et douleurs déchirantes dans les membres.

Bryonia, 12e dilution....   4 globules.
Eau....................   90 grammes.

Doses. — Une cuillerée à bouche de quatre en quatre heures. Une cuillerée à café, ou 1 globule à sec sur la langue pour les enfants.

Antidote. — Camomille ou muriate de fer, à la dose d'un centigramme.

S'il y a chaleur interne et externe, quelquefois précédée de frissons, ou chaleur au visage avec rougeur (surtout de l'une des joues) ; soif ardente, brûlement dans la bouche, agitation et inquiétude ; sommeil avec rêves anxieux ; mal de tête semi-latéral (n'occupant qu'un côté) ; vertige en se redressant, avec obscurité ou scintillement devant les yeux et évanouissements ; langue rouge et fendillée ; goût amer de la bouche et des aliments ; vomissements aigres ; grande anxiété, tension et pression à l'épigastre et aux hypochondres (côtés du ventre) ; coliques, diarrhée ; urines chaudes, brûlantes ; douleurs intolérables dans les membres et haleine fétide.

Chamomilla, 12e dilution...   4 globules.
Eau........................   60 grammes.

Doses. — Même que Bryonia (page 58).

Antidote. — Pulsatilla, ou un peu de café à l'eau.

Frissons alternant avec chaleur ; peau rouge, soif ardente ; douleurs de pression à la tête ; face rouge, bouffie ; lèvres sèches, brûlantes ; vertiges, langue humide, chargée d'un enduit blanc ou jaune ; sensibilité douloureuse de tout le ventre et l'épigastre ; angoisse, agitation nocturne avec insomnie ; envie de dormir le jour et humeur acariâtre.

Pour les hommes :

Mercurius corrosivus, 12e dilution...   4 globules.
Eau.................................   60 grammes.

Pour les femmes :

Mercurius solubilis, 12e dilution.....   4 globules.
Eau...............................   60 grammes.

Doses. — Une cuillerée à bouche de deux en deux heures, ou de quatre en quatre heures, selon la gravité des symptômes.

Antidote du *Mercurius solubilis* : *Mercurius corrosivus*, ou *Sepia*.

Antidote du *Mercurius corrosivus* : *Mercurius solubilis*, ou *Sepia*.

Chaleur, surtout à la face ; peau ardente et sèche ; pouls dur, fréquent ; grande faiblesse avec évanouissements ;

angoisse avec battement de cœur ; surexcitation de tout le système nerveux ; mal de tête pressif aggravé en se baissant ; face rouge, avec quelquefois froid au corps ; yeux rouges, ternes et troubles ; langue sèche et blanche ; soif, brûlement dans la gorge, douleur dans l'estomac et à l'épigastre ; constipation ; brisement dans les membres ; caractère colérique et susceptible.

Nux vomica, 12e dilution. ...   4 globules.
Eau........................   60 grammes.

Doses. — Une cuillerée à bouche de quatre en quatre heures.

Antidotes. — *Camphre, Vin,* et surtout *Lachesis.*

ART. 3. — FIÈVRE TYPHOIDE.

Elle offre trois périodes distinctes, et peut se présenter sous différentes formes dites : *inflammatoire, bilieuse, muqueuse, adynamique, ataxique,* etc., dont nous ne dirons que deux mots, vu que le simple exposé des symptômes suffit pour son traitement. Cette maladie aiguë présente pour symptômes dominants : une fièvre intense, accompagnée de diarrhée ou de constipation, avec ballonnement du ventre, délire, stupeur et prostration (air hébété, grande faiblesse), avec douleur plus ou moins vive et gargouillement dans la fosse iliaque droite (coin droit du bas-ventre), lorsqu'on y appuie la main un peu fortement. Elle s'accompagne aussi d'une éruption particulière de petites taches roses et de petites vésicules opaques et blanchâtres (sudamina).

Invasion du mal. — Elle débute ou brusquement ou graduellement ; il y a généralement au début, mal de tête, courbature dans les membres, perte d'appétit, frissons, tristesse, grande faiblesse avec épistaxis (ou saignement du nez) ; coliques et dévoiement.

§ 1er. — Première période.

Céphalalgie (mal de tête) des plus intenses ; physionomie pleine d'abattement et d'altération ; intelligence obscurcie ; les réponses des malades aux questions qu'on leur adresse, sont lentes et difficiles ; le regard est hébété ; il y a divagation ou délire ; affaissement complet des forces avec décubitus dorsal (couché sur le dos) ; vertiges, éblouissements, tintements dans les oreilles et épistaxis ; bouche amère, pâteuse, avec langue blanche et presque sèche, qui adhère aux doigts quand on la touche ; grande soif, appétit perdu, nausées et vomissements verdâtres ; ventre un peu enflé et sonore quand on le percute (ce qui se fait en frappant doucement avec un doigt de la main droite sur le dos des doigts de la main gauche appliquée à plat sur le ventre) ; la région ombilicale, le nombril, et surtout la fosse iliaque droite, sont douloureux à la pression, et du gargouillement se fait entendre dans cette dernière ; il y a diarrhée ou constipation ; et gonflement de la rate ; le sommeil est entremêlé de visions ou de rêves affreux, ou bien il y a insomnie complète.

C'est à peu près à cette époque (sept ou huit jours après le début de la première période) que l'éruption de taches roses et arrondies, qui disparaissent momentanément sous la pression du doigt, commence à se montrer sur le ventre ou sur la poitrine.

§ 2. — Deuxième période.

A la fin du huitième jour environ, la maladie revêt une autre forme ; le mal de tête diminue ou même cesse complétement, mais la stupeur redouble, les traits sont fixes, immobiles, comme ceux d'un masque de carton ; la prostration ou déperdition des forces a augmenté ; il y a de la surdité, des soubresauts dans les membres, et même des convulsions; il y a de la carphologie(mouvement des doigts que la malade exécute automatiquement, comme s'il s'amusait à ramasser de petits objets sur ses draps, ou à les saisir dans l'air), avec délire calme ou furieux, ou un coma vigil, permanent. (Dans ce coma, les malades sont comme dans un état de sommeil, mais ils rêvassent et murmurent des paroles inintelligibles en gesticulant; quelquefois ils sortent de leur lit sans motif ; mais en les secouant et en captivant fortement leur attention, ils reprennent leur bon sens, ouvrent les yeux, répondent juste, puis retombent peu après dans le même état.)

La langue est tremblotante, sèche, dure comme du liége et comme racornie; elle est recouverte d'un enduit brun ou noir, et offre des crevasses à sa face supérieure ; cet enduit noir recouvre aussi les lèvres et les dents, et à l'orifice des narines, on remarque une espèce de poussière grise qui s'y trouve adhérente ; le ventre est ballonné, les selles noires, fétides et involontaires ; la peau est rugueuse, ratatinée, et offre une chaleur sèche toute particulière ; les urines sont rares et brunes, et des eschares (ou plaies) se forment sur tous les points qui supportent le poids du corps (le sacrum ou croupion, les fesses, les coudes, le pli des cuisses, etc.).

§ 3. — Troisième période.

Si tous les accidents relatés plus haut augmentent; si les traits s'altèrent de plus en plus, que la face devienne cadavéreuse, la parole inintelligible et la respiration difficile ; si, avec une sueur gluante, les malades tombent dans un état comateux (sommeil profond), la mort est proche. Si, au contraire, la stupeur et l'indifférence du malade cessent, qu'un sommeil calme succède au délire; si la langue s'humecte et se nettoie, si le ventre diminue de volume et que le malade puisse retenir ses selles; si enfin le pouls devient moins fréquent (plus lent), la peau moins chaude et que l'appétit revienne un peu, il y a tout à espérer.

Forme inflammatoire. — Pouls dur, plein ; face rouge, mal de tête, éblouissements, soif vive, urine rare, rouge, et membres courbaturés. Elle offre les symptômes de la fièvre inflammatoire ; puis, au bout du premier septénaire (ou de sept jours), arrive l'état ataxique ou adynamique.

Forme bilieuse. — Bouche amère et pâteuse ; face et langue jaunâtres ; nausées et vomissements verdâtres, avec diarrhée bilieuse. Cet état persiste pendant sept ou huit jours, au bout desquels arrivent les transformations de la fièvre typhoïde en forme ataxique ou adynamique.

Forme muqueuse. — Face pâle et boursouflée; langue blanche, bouche pâteuse ; selles poisseuses ou glaireuses; yeux rouges et larmoyants.

Forme adynamique ou *putride.* — Elle débute instantanément, ou arrive après chacune des formes susdites; elle est caractérisée par l'air hébété du malade, la perte complète des forces, la petitesse et la lenteur du pouls, la somnolence continuelle, les selles fétides, le refroidissement des extrémités, l'enduit brun ou noir des dents et de la langue, les hémorrhagies par le nez ou l'anus, et les plaies des points sur lesquels le corps repose.

Forme ataxique ou *nerveuse*. — Les symptômes prédominants sont : le délire, les convulsions, les soubresauts des tendons, le mouvement automatique des doigts, les visions et les divagations.

Il y a aussi une *forme latente* dans laquelle une fièvre peu forte, mais continue, la perte de l'appétit, un peu de diarrhée et de faiblesse, sont les seuls symptômes dominants.

La durée de cette maladie est, en moyenne, de vingt-neuf à trente-quatre jours ; la mort n'arrive ordinairement que dans la deuxième ou troisième période, c'est-à-dire, du quatorzième au vingt et unième jour.

La fièvre typhoïde peut se compliquer de divers accidents, savoir : d'hémorrhagie intestinale, de perforation de l'intestin, de pneumonie, d'érysipèle, de parotides, d'inflammation de l'oreille et d'eschares.

Traitement.

Traitée allopathiquement, il y a peu de chance de guérison, quand elle revêt la forme ataxique ou adynamique, et la convalescence est interminable.

Les principaux médicaments à employer sont : *Bryonia, Rhus, Pulsatilla, Nux vomica, Dulcamara, Mercurius solubilis, Ipeca, Veratrum, Coffea, Belladona, Acidum muriaticum, Phosphorus, Arsenicum.*

Traitement de la première période ou début du mal.

Chez les individus d'une constitution molle, frêle et d'un tempérament lymphatique, lorsqu'il y aura : frissons avec anorexie et adipsie (absence d'appétit et de soif) ; bouche pâteuse et langue blanche, avec envie de vomir ou vomissements de glaires et de mucosités, et selles de même nature que les vomissements; tristesse, humeur chagrine, avec disposition à pleurer ou à se plaindre, on administrera :

> **Pulsatilla,** 12e dilution........   7 globules.
> **Eau**..........................   120 grammes.

Doses. — Une cuillerée de quatre en quatre heures.

On administrera : *Dulcamara*, si un refroidissement subit ou un chaud et froid a amené le début du mal, et que surtout il n'y ait ni nausées, ni vomissements; que la langue soit à l'état ordinaire; que le malade se plaigne de borborygmes (ou gargouillements dans le ventre) avec des tranchées (ou coliques); qu'il y ait des selles diarrhéiques jaunâtres, et que le ventre lui cause une vive douleur, en le lui pressant à l'endroit du nombril.

> **Dulcamara,** 3e dilution....   6 globules.
> **Eau**......................   90 grammes.

Doses. — Une cuillerée de trois en trois heures.

On donnera : *Mercurius solubilis* chez les malades au tempérament lymphatico-nerveux (c'est-à-dire d'une constitution très-faible et délicate, et cependant très-irritable), qui présentent les symptômes suivants : face pâle et décolorée; goût putride ou fade dans la bouche, avec langue chargée d'un épais enduit jaunâtre; absence de soif, ou soif peu intense; sensibilité du creux de l'estomac et du côté droit au-dessous des côtes (région hépatique); selles abondantes, liquides, en petits flocons, contenant un peu de sang; fréquentes envies d'uriner.

> **Mercurius solubilis,** 6e dilution...   6 globules.
> **Eau**..............................   90 grammes.

Doses. — Une cuillerée de trois en trois jours.

On prescrira : *Nux vomica*, toutes les fois que la fièvre

typhoïde revêt un caractère bilieux ou gastrique, c'est-à-
dire lorsqu'il y a bouche amère et pâteuse; teint et langue
jaunâtres; nausées, vomissements verdâtres et diarrhées
bilieuses; brûlement dans le ventre, ou simplement douleur au creux de l'estomac, avec coliques et besoin fréquent d'aller à la selle, sans pouvoir satisfaire cette envie;
urine rare et rouge.

Nux vomica, 12e dilution....   6 globules.
Eau........................   90 grammes.

Doses. — Une cuillerée toutes les six heures ou toutes
les quatre heures, selon la violence des symptômes.

On donnera : *Ipécacuanha*, s'il y a céphalalgie (mal de
tête) générale, ou seulement semi-latérale (occupant un
seul côté de la tête); remuement continuel de la tête,
comme si elle était mal placée sur l'oreiller : sueur à la
tête; langue jaune, avec nausées, vomissements et diarrhée
bilieuse (chargée de bile); forte chaleur, surtout le soir;
secousses dans les membres, avec humeur pleureuse.

Ipeca, 12e dilution.....   6 globules.
Eau.................   90 grammes.

Doses. — Une cuillerée de quatre en quatre heures.

Bryonia se prescrira dès le début, si les symptômes ataxiques ou nerveux se montraient de prime abord, tels que :
mal de tête déchirant, avec battements et élancements; nausées et dégoût, avec langue blanche; amertume de la bouche,
sécheresse de la gorge, avec alternatives de froid et de chaleur; ennui, irritation; langue jaune et fendillée; douleur dans
le ventre à la pression, ainsi qu'à l'épigastre; pouls fréquent;
constipation; insomnie ou sommeil anxieux, rempli de rêvasseries; dégoût ou désir d'aliments; légère altération des
traits; lassitude extrême, avec sueur froide à la tête; peau
sèche.

Bryonia, 12ᵉ dilution....   7 globules.
Eau....... ....   120 grammes.

Doses. — Une cuillerée toutes les trois heures.

S'il survenait une diarrhée abondante (plus de quatre selles par jour), avec fréquence excessive du pouls, il faudrait cesser le médicament pour en choisir un autre dans la série ; la *Bryone* suffit quelquefois à elle seule pour guérir la maladie.

S'il survenait du délire la nuit, ou même qu'il y eût seulement privation de sommeil à cause d'une trop grande agitation, on alternerait la *Bryone* avec la *Belladone*, en donnant la *Bryone* le jour et la *Belladone* la nuit, comme il sera indiqué plus bas.

Traitement de la deuxième période.

Si les médicaments administrés dans le cours de la première période (ou période d'invasion) n'ont pas enrayé le mal, et que la fièvre typhoïde soit arrivée à sa seconde période (huitième ou neuvième jour depuis le début du mal), on donnera :

Bryonia, quand le malade présentera les symptômes décrits dans la première période, p. 66. La prescription est la même.

Belladona, quand dans la seconde période il y aura : mal de tête intense, avec élancements derrière ou sur la tête, et sensation comme si le front allait éclater ; rougeur de la face alternant avec pâleur ; mains froides avec somnolence comateuse le jour ; rêvasseries, délire furieux, ou délire nocturne consistant seulement dans un flux de paroles incohérentes ; face violacée ou rouge et comme enflée, avec pupilles dilatées ; yeux rouges, fixes, brillants et quelquefois injectés de sang ; parole embarrassée, avec langue enflée, rouge, sèche, tremblante et fendillée ; constipation ou diarrhée fréquente, mais en petite quantité; urines rares et boueuses, ou claires et assez abondantes ; pouls large, plein, variant de fréquence.

Belladona, 12e dilution.... 8 globules.
Eau..................... 125 grammes.

Doses. — Une cuillerée toutes les quatre heures.

On peut l'alterner avec Bryone, en donnant *Bryone* le jour et *Belladone* la nuit.

Ainsi, la Bryone et la Belladone alternées conviennent spécialement dans la fièvre typhoïde avec symptômes ataxiques ou cérébraux.

D'après M. le docteur Teste, si aux symptômes de *Belladona* précédemment décrits, il se joint un délire uniquement composé de *chants*, d'*improvisations*, on doit cesser la *Belladone* et administrer *Agaricus muscarius*, aux mêmes doses et de la même manière que *Belladona*, si l'on veut procurer du calme et du repos au malade, sinon sa guérison. Je n'ai pas eu encore occasion de l'expérimenter.

Autre cas encore, d'après M. le docteur Teste. La maladie dure depuis une quinzaine de jours chez un sujet blond, de complexion délicate et à peau blanche; il est triste, abattu, silencieux et sans délire aucun; tout à coup, son teint s'anime, ses yeux sont brillants et ses joues colorées; il ne fait que rire et parler tour à tour, sans interruption et sans sujet ; de plus, il s'y joint un peu de toux sèche.

Ce délire particulier, dit M. Teste, sera suivi d'un affaissement énorme, et réclame spécialement *Coffea cruda*, administré comme suit :

Coffea, 6° dilution..... 8 globules.
Eau.................. 120 grammes.

Doses. — Une cuillerée à café d'heure en heure, jusqu'au retour du calme qui existait avant l'accès.

Rhus toxicodendron peut être administré dans toutes les phases ou périodes de la maladie, surtout lorsque les symptômes se rapprochent de ceux de *Bryone*, et que cette dernière n'a pas amené d'amélioration. Ainsi on l'administrera toutes les fois qu'il y aura : tête pesante, embarrassée, avec élancements dans le cerveau ; peau sèche, brûlante, avec roideur douloureuse de la nuque et des reins ; langue sèche, noirâtre et fendillée ; froid et frissons, malgré une forte chaleur dans l'appartement ; faiblesse extrême, et diarrhée aqueuse (liquide comme de l'eau), fétide ou inodore, avec borborygmes ; vertiges, sécheresse de la gorge ; yeux fermés, avec somnolence presque continuelle ; perte de la mémoire ; stupeur générale ; délire continuel ou marmottement de mots confus, inintelligibles ; carphologie, avec envie de s'enfuir de son lit ; dents et lèvres noirâtres ; soif ardente ; pouls faible, fréquent et intermittent , douleurs sourdes dans le ventre ; aggravation de tous les symptômes, surtout la nuit, en demeurant immobile ; selles et urines involontaires, saignement du nez et pétéchies sur le corps (taches jaune brun).

Rhus, 12e dilution........   7 globules.
Eau.....................   90 grammes.

Doses. — Une cuillerée de deux en deux, ou de trois en trois heures, selon la gravité de la maladie.

Phosphorus est applicable surtout quand le malade en bonne santé est d'un tempérament vigoureux en apparence ; qu'il a les yeux bleus, et qu'un rien suffit pour le rendre malade. On le prescrira quand il y aura les symptômes suivants : pouls fréquent, avec perte des forces ; diarrhée aqueuse, toux, sueurs, oppression, altération scorbutique de la bouche ; rêvasseries et épistaxis (saignement du nez) ; engouement des poumons (stase du sang dans les poumons), ou pneumonie confirmée. Dans ce dernier cas, rien ne peut remplacer le phosphore, et il amène une amélioration des plus rapides.

Phosphorus, 30e dilution. 6 globules.
Eau..................... 90 grammes.

Doses. — Une cuillerée toutes les quatre heures, jusqu'à cessation des symptômes désignés plus haut.

Traitement de la troisième période.

Rhus toxicodendron. (Voyez ses symptômes et son mode d'administration déjà décrits, page 58.)

On donnera : *Arsenicum album*, si à une faiblesse extrême il se joint : douleurs brûlantes dans le ventre, avec froid aux extrémités ; chaleur brûlante et agitation ; peau sèche, râpeuse et chaude ; soif inextinguible ; vertiges et bourdonnements dans les oreilles, avec ouïe dure ; visage décomposé et d'un jaune terreux ; langue noirâtre, gercée et tremblante ; nausées avec syncopes ; ventre ballonné ; selles aqueuses (comme de l'eau), d'une couleur jaunâtre et d'une horrible puanteur, qui brûlent l'anus en passant, et sont rendues involontairement.

Arsenicum album, 12e dilution... 6 globules.
Eau............................ 90 grammes.

Doses. — Une cuillerée toutes les cinq heures, jusqu'à cessation des symptômes décrits.

Ayant eu occasion d'expérimenter longuement ce médicament dans le cas qui nous occupe, j'ai reconnu que l'assertion de M. le docteur Teste était fondée, en ce qui concerne le tempérament et l'idiosyncrasie des individus auxquels *Arsenicum* convient. Voici ce qu'il dit : « Ce médicament « convient surtout aux individus bruns ou blonds, d'une « constitution lymphatico-nerveuse, irritables, portés à la

« tristesse, épuisés de longue date par une mauvaise alimen-
« tation ou de mauvaises habitudes, et digérant péniblement
« en bonne santé les aliments du règne végétal et les lai-
« tages; sujets aux aigreurs et aux diarrhées, et enfin, plus
« ou moins atteints de cette sorte de cachexie si fré-
« quente parmi les habitants des lieux bas et maréca-
« geux. »

Tout cela est textuellement vrai ; je pourrais en fournir plus de cent exemples tirés des habitants de la Bresse, que j'ai traités longtemps.

Voici une médication exceptionnelle du début, et même de la seconde période, dans laquelle ce cas peut survenir, comme je l'ai vu une fois.

Veratrum album, si la fièvre typhoïde débute par des vomissements et des selles liquides répétées souvent, avec sueur froide ; froid glacial des membres ; pouls à peine sensible ; ventre très-douloureux et comme rétracté (retiré ; selles et urines involontaires ; pétéchies sur les extrémités. (Cet état peut se rencontrer aussi dans la deuxième période.) *Veratrum album* fait cesser assez promptement ces symptômes.

Veratrum album, 12e dilution....   6 globules.
Eau..............................   90 grammes.

Doses. — Une cuillerée d'heure en heure ; puis, quand les symptômes s'apaisent, une cuillerée de deux en deux heures, en reculant les doses au fur et à mesure que le mieux se produit.

China ne doit s'administrer que dans la troisième période, lorsque le ventre n'est plus douloureux, qu'il n'y a plus que deux ou trois selles par jour, avec pouls faible, peu fréquent, sueurs presque continuelles, lèvres sèches, brunes et fendillées.

China, 6e dilution........ 6 globules.
Eau................... 90 grammes.

Doses. — Une cuillerée toutes les quatre heures.

Traitement des complications qui peuvent survenir dans le cours de la fièvre typhoïde.

S'il survient un engouement des poumons ou une pneumonie, on donnera : *Phosphorus*, comme il est prescrit dans le traitement de la deuxième période, page 69, ou bien *Ipécacuanha*.

Ipécacuanha, 12e dilution..... 6 globules.
Eau........................ 90 grammes.

Doses. — Une cuillerée de trois en trois heures.

S'il survient une hémorrhagie intestinale (écoulement de sang par l'anus), on prescrira encore *Ipécacuanha* de la même manière que ci-devant, et l'on donnera aussi le lavement suivant :

Ipécacuanha, 6e dilution.......... 20 gouttes.
Eau légèrement douce (20 cuillerées), ou 320 grammes.

Remuez, et donnez en lavement, qu'on prendra tout en faisant usage de la potion.

Contre les eschares des maladies typhoïdes (prescription de M. le docteur Teste) (1) :

Suif de chandelle............. 16 grammes.

Faites fondre à un feu doux, et ajoutez-y :

Teinture d'Arnica, 12e dilution.... 15 gouttes.

Mélangez bien le tout, et servez-vous-en pour le pansement des plaies du sacrum et autres points.

(1) Teste, *Traité homœopathique des maladies des enfants*. Paris, 1856, p. 327.

Si la gangrène s'emparait des parties atteintes d'eschares, on donnerait : *Carbo vegetabilis* à l'intérieur.

> **Carbo vegetabilis,** 12ᵉ dilution...   6 globules.
> **Eau.........................**   90 grammes.

On saupoudrerait les plaies avec le même médicament en trituration :

> **Carbo vegetabilis,** 6ᵉ trituration...   15 grammes.

S'il ne suffisait pas, ou ne produisait point d'amélioration, on donnerait à l'intérieur *China* et *Arsenicum album*, alternés comme on le verra plus bas.

Doses. — Une cuillerée de quatre en quatre heures.

Si *Carbo vegetabilis* n'arrêtait pas la gangrène, ce qui est rare, on donnera :

> **China,** 6ᵉ dilution.....................   7 globules.
> **Eau.............................**   90 grammes.
> **Arsenicum album,** 6ᵉ dilution......   7 globules.
> **Eau.............................**   90 grammes.

Doses. — Alterner ces deux médicaments (un jour l'un, un jour l'autre), à la dose d'une cuillerée à thé (trois quarts de cuillerée à bouche), de quatre en quatre heures.

Si l'altération ou l'inflammation attaquait les os, il faudrait prescrire *Silicea*, qui alors se prendrait seul, comme suit :

> **Silicea,** 12ᵉ dilution.........   7 globules.
> **Eau.......................**   90 grammes.

Doses. — Une cuillerée de cinq en cinq heures.

Une semblable potion peut servir pour laver les plaies.

Les *parotides* (gonflement dur et douloureux, situé vers l'angle de la mâchoire inférieure, provenant des glandes parotides tuméfiées), se dissipent par résolution, en suivant la prescription suivante :

> **Belladona,** 12ᵉ dilution.............   6 globules.
> **Eau...........................**   90 grammes.

Calcarea carbonica, 12e dilution..   6 globules.
Eau..............................   90 grammes.

Alterner ces deux médicaments à la dose d'une cuillerée, de quatre en quatre heures (c'est-à-dire, donner une cuillerée de *Belladona ;* quatre heures après, donner une cuillerée de *Calcarea;* quatre heures après, redonner *Belladona,* et continuer ainsi jusqu'à la disparition des tumeurs).

Contre la production interminable des furoncles (ou clous) qui se succèdent quelquefois sans interruption, on donnera :

Arnica, 12e dilution......   6 globules.
Eau....................   90 grammes.

Doses. — Une cuillerée de quatre en quatre heures.

S'il survient des abcès métastatiques, on donnera : *Belladona* et *Hepar sulfur*, alternés.

Belladona, 12e dilution.....   6 globules.
Eau....................   90 grammes.
Hepar sulfur, 12e dilution.   6 globules.
Eau....................   90 grammes.

Doses. — Alterner ces deux médicaments (un jour l'un, un jour l'autre) à la dose d'une cuillerée, matin et soir.

S'il survient une toux fatigante pendant le jour, on donnera :

Ipeca, 3e dilution........   6 globules.
Eau....................   90 grammes.

Doses. — Une cuillerée toutes les quatre heures.

Si cette toux survient la nuit, ce sera :

Sulfur, 3e dilution..........   6 globules.

mis dans une cuillerée d'eau ; prendre cette dose tous les matins.

Ce médicament arrête aussi les sueurs nocturnes qui affaiblissent tant.

La *diarrhée simple* et ordinaire qui persiste quelquefois (mais non due à un refroidissement), exige :

China, 12ᵉ dilution.......   6 globules.
Eau............. ....   90 grammes.

Doses. — Une cuillerée de quatre en quatre heures.

La diarrhée qui succède à une constipation de longue durée, et qui arrive souvent chez les convalescents, la nuit d'abord, puis nuit et jour ensuite, est fort à craindre (vu qu'elle amène *phthisie mésentérique* ou *intestinale*) ; elle se reconnaîtra aux symptômes ci-après : coliques périodiques, avec brûlement dans le ventre, surtout au-dessus du nombril ; appétit bon ; langue d'un rouge foncé, mais très-nette ; ventre à l'état presque ordinaire, avec bruit de liquide agité et douleur quand on presse le côté droit du ventre ; borborygmes ou gargouillements dans le ventre, surtout la nuit, semblables au glou-glou d'une bouteille qu'on vide. Les selles sont couleur brun clair d'abord, avec de légers filaments de sang ; plus tard, elles se composent d'une matière purulente (contenant du pus), mêlée à un sang noirâtre et infect ; l'urine est rare, rouge, et trouble comme celle des juments ; vient ensuite une petite fièvre lente, qui redouble le soir ; des sueurs nocturnes colliquatives (ou occasionnant un dépérissement), un amaigrissement considérable et la mort.

Les médicaments à opposer à cette affection, qui n'est qu'une espèce d'entéro-colite des plus graves, sont : *Calcarea carbonica*, *Phosphori acidum* et *Carbo vegetabilis*.

Calcarea carbonica, 12ᵉ dilution.   6 globules.
Eau........................,....   90 grammes.

Doses. — Une forte cuillerée à café de quatre en quatre heures pour les adultes, et une demi-cuillerée à café un peu forte pour les enfants. On éloignera les doses au fur et à mesure que l'amélioration se produira.

Dès que cette amélioration cessera, et que le mal reviendra comme auparavant (ce qui arrive quelquefois), on cessera *Calcarea* et on donnera :

Phosphori acidum, 12e dilution....   6 globules.
Eau..................................   90 grammes.

Doses. — Une forte cuillerée à café de quatre en quatre heures en observant les mêmes recommandations que pour *Calcarea*.

Si la maladie résistait à ces deux médicaments, ce qui est rare, on donnerait :

Carbo vegetabilis, 30e dilution....   6 globules.
Eau..................................   90 grammes.

Doses. — Une cuillerée à bouche de quatre en quatre heures.

Signes tirés des urines, qui indiquent si la terminaison de la fièvre typhoïde sera heureuse ou malheureuse, et quand on devra donner à manger au malade, si la convalescence s'établit (1).

Au début du mal, les urines sont troubles, blanchâtres, jumenteuses (comme l'urine d'un cheval), et restent telles dans le vase sans déposer.

Quand la maladie se confirme, elles deviennent très-

(1) Ayant eu maintes fois l'occasion de vérifier les faits ci-après, qui sont extraits de M. le docteur Rapou fils, de Lyon (*De la fièvre typhoïde et de son traitement homœopathique*, Paris, 1851), je puis en certifier l'exactitude ; il ne faudra qu'un peu d'habitude pour bien les saisir, et, pour cela, s'exercer à voir les urines des typhoïques aux diverses périodes de la maladie. On fera mettre les urines de la nuit dans un verre à Champagne ; c'est le vase qui convient le mieux pour les étudier. Consultez l'ouvrage de Lionel Beale, *De l'urine, sa composition chimique, ses caractères physiologiques et pathologiques*, traduit de l'anglais, Paris, 1865.

limpides, et leur couleur est naturelle : elles restent ainsi plusieurs jours, et il semble qu'elles ne changent point ; mais si on place le verre entre son œil et le grand jour, on remarque *un léger brouillard, répandu dans la partie supérieure de l'urine,* qui, les jours suivants, descend peu à peu quoique toujours suspendu, de façon que l'urine *à sa partie supérieure et au fond du verre est limpide, tandis que sa partie moyenne* (ou celle du milieu) *est louche, un peu trouble ou opaque, et forme une teinte bien distincte de celle du haut et du bas de l'urine.*

A mesure que ce nuage *descend,* on peut juger que la maladie approche de la *crise favorable.*

Dès que cet énéorème (ou nuage) est arrivé au fond du verre, il se transforme *en un dépôt sablonneux, d'un gris rose,* dont une partie s'attache après les parois du vase ; à ce signe, on peut prédire l'*approche de la guérison,* et rassurer le malade et sa famille.

Ce dépôt augmente de jour en jour, et se compose alors d'une *poudre rosée, déposée sur un fond de mucosités épaisses.*

Il faut à ce signe, faire prendre au malade du bouillon et de légers potages.

Lorsque le dépôt redevient *tout à fait sablonneux, et qu'il commence à diminuer,* la guérison est assurée. Alors il faudra prescrire de suite au malade des viandes rôties, de bons potages, et pour boisson de l'eau rougie (une cuillerée à bouche de vin dans un verre d'eau).

Si les urines étaient rouges et claires, il ne faudra rien donner à manger au malade.

Si elles deviennent pâles, légèrement troubles, avec un petit dépôt, il faudra nourrir abondamment le malade.

Si le dépôt des urines pâles, et légèrement troubles, est en grande quantité, il faudra être réservé sur la nourriture.

On aura soin de bien surveiller la convalescence, de ne pas écouter l'appétit du malade, de ne donner du bouillon gras, du veau, de la volaille, que lorsque les urines l'indiqueront : c'est un point des plus importants, si l'on ne veut pas tuer le malade.

En étudiant tous les matins les urines de la nuit, on aura un guide sûr.

Il survient quelquefois, pendant la convalescence, une éruption semblable pour la grosseur à des grains de millet, et qui occasionne un prurit désagréable.

On la fera disparaître au moyen de *Rhus* et *Ledum*, alternés. Voici la formule :

Rhus, 12e dilution................   6 globules.
Eau, ...   90 grammes.
Ledum palustre, 12e dilution....   6 globules.
Eau................................   90 grammes.

Doses. — Une cuillerée de *Rhus* matin et soir, puis le lendemain, une cuillerée de *Ledum* matin et soir. Continuer ainsi, en les alternant.

Le pronostic de la fièvre typhoïde est toujours fort grave, et l'on ne peut prédire son issue de prime abord ; mais en suivant exactement la série des symptômes de cette fièvre, et en leur opposant les médicaments qui leur correspondent de la manière dont ils sont prescrits, il est rare que l'on perde *un malade sur dix*, même dans les cas les plus compliqués.

Le typhus fever, la peste, la fièvre jaune, ne se rencontrant point dans notre pays, nous nous abstiendrons d'en parler ici.

CHAPITRE II

FIÈVRES ÉRUPTIVES.

ART. 1er. — VARIOLE, OU PETITE VÉROLE.

§ 1er. — Période d'invasion ou signes précurseurs de la variole.

Cette fièvre exanthématique (mot dérivé du grec, et qui signifie *fleurir*), annonce son invasion par les symptômes suivants : frissons; pouls fréquent, avec peau sèche et ardente; mal de tête violent ; membres comme brisés; vive sensibilité à l'épigastre (creux de l'estomac) ; envie de vomir; vomissements bilieux ; quelquefois délire, coma (assoupissement profond); convulsions; pissement de sang; mais surtout, comme signes caractéristiques : douleurs intolérables et quelquefois atroces dans les lombes (région des reins, au-dessus et derrière les hanches).

§ 2. — Période d'éruption.

Au bout de cet état qui dure deux ou trois jours, si l'on regarde attentivement la face, on observera, surtout au menton et aux lèvres, des taches rouges, au milieu desquelles il existe une petite élévation dure et pointue.

Ces taches envahissent successivement tout le corps, et sont quelquefois si abondantes, surtout à la face, que les petites élevures se trouvent côte à côte, et se confondent par leur circonférence (on dit alors que la variole est *confluente*) ; si l'éruption est disséminée, on la dit alors *discrète.*

Cette éruption se produit aussi dans la bouche, et occupe toute l'arrière-gorge ; aussi les malades y éprouvent de la chaleur et de la difficulté à avaler; ils ont de la toux et la voix très-sourde ou voilée.

Trois ou quatre jours après que l'éruption est parue, les petites papules ou élevures de la variole augmentent de volume; elles sont entourées d'une auréole (ou cercle) rouge; à leur sommet se trouve une vésicule (petite vessie) représentant un petit enfoncement rond à son centre (comme un petit creux); cependant dans la variole confluente, on ne peut reconnaître ces caractères des vésicules, car alors il semble que toute la face du malade soit recouverte d'une légère peau fine presque uniforme; elles ne sont point ombiliquées non plus à la paume des mains ni aux pieds, et sur ces derniers, elles ressemblent à des taches violettes, à peine lisérées de blanc. C'est alors, dans cette période, que la peau se tuméfie (s'enfle) à tel point, que les paupières recouvrent l'œil entièrement.

§ 3. — Période de suppuration.

Cet état peut durer de huit à neuf jours; puis, ce terme expiré, il y a redoublement de la fièvre; le gonflement de la peau augmente, ainsi que le volume des vésicules, qui se remplissent d'un liquide purulent : il y a alors grande salivation chez les adultes (elle est moins marquée chez les enfants); vives douleurs dans la gorge; la parole et la déglutition sont des plus difficiles; les pieds et les mains sont enflés.

C'est dans cette période que les plus dangereuses complications peuvent survenir, et que la vie des malades est le plus en danger; ainsi, si la suppuration est imparfaite, si les vésicules se rident, s'aplatissent, prennent une teinte violâtre et se remplissent de sang; ou bien si des tâches noires se forment dans les espaces laissés entre elles, ou qu'il survienne des épistaxis (saignement du nez), des hématuries (pissement de sang), ou des pertes chez les femmes, la mort est à redouter.

§ 4. — Période de dessiccation.

Enfin, au bout de sept à huit jours, les pustules et vésicules commencent à se dessécher, soit en se déchirant et en laissant échapper le pus qu'elles contiennent, soit en se ridant et en s'affaissant (s'abaissant) sur elles-mêmes, pour se transformer en des croûtes brunes, répandant une odeur des plus désagréables, et tombant d'elles-mêmes du quinzième au vingtième jour.

Si le pus des pustules se dessèche tout à coup, et que des frissons, de la stupeur, de l'oppression, de l'anxiété et du délire surviennent, avec langue sèche, noire, et diarrhée, cela annonce une résorption purulente (pus transporté ailleurs; au cerveau, par exemple), alors le péril est immense.

C'est pendant cette période de dessiccation que les malades éprouvent les plus vifs désirs de se gratter, par suite de l'atroce démangeaison qu'ils éprouvent sous les croûtes.

La variole peut se compliquer d'ophthalmie, de surdité, de pneumonie, pleurésie, et accidents cérébraux; il faut appliquer alors à chacune de ces affections secondaires le traitement voulu.

Traitement.

Je donne ici le traitement recommandé par le docteur Teste (de Paris); c'est, de tous ceux préconisés, celui dont j'ai obtenu les meilleurs résultats; il s'applique aux diverses phases ou périodes de la maladie.

Traitement des signes précurseurs, ou première période.

Ce traitement est prophylactique (préservatif) ; il détruit et fait avorter l'exanthème (l'éruption), mais il ne produit cet effet que quand les pustules n'ont pas encore paru; sinon, il est impuissant.

Zincum metallicum, 30e dilution....   6 globules.
Eau pure......... ....··..   90 grammes.

Doses. — Trois cuillerées par jour, ou même quatre, selon la violence des symptômes qui annoncent la prochaine apparition de l'éruption : une cuillerée le matin à jeun, deux heures avant de manger; une cuillerée deux heures après midi, et une cuillerée le soir. (Si on l'administre quatre fois par jour, on donnera de plus une cuillerée à dix heures du matin.) On se servira d'une cuiller à bouche pour les adultes, et d'une cuiller à dessert (trois quarts d'une cuiller) pour les enfants.

Le malade évitera ensuite, pendant une semaine au moins, de sortir à l'air frais, et il prendra les mêmes précautions que si l'éruption avait eu lieu.

Traitement de la période d'éruption et de dessiccation.

Ce traitement se continue pendant la deuxième et la troisième période, c'est-à-dire depuis celle où les pustules augmentent de volume et s'emplissent de pus, jusqu'à celle où elles se dessèchent.

On prescrira pour la matinée :

Causticum, 30e dilution.....   8 globules.
Eau pure.................   120 grammes.

Doses. — Une cuillerée le matin à 6 heures, et une seconde cuillerée à 10 heures.

On prescrira pour l'après-midi :

Mercurius corrosivus, 30e dilution....   8 globules.
Eau pure...........................   120 grammes.

Doses. — Une cuillerée à 2 heures de l'après-midi, et une seconde cuillerée à 6 heures du soir.

On continuera ainsi ce traitement, en donnant *Causticum* le matin, et *Mercurius corrosivus* l'après-midi, jusqu'à la dessiccation des pustules.

On peut même, dans beaucoup de cas, donner *Causticum* seul, quatre fois par jour, aux heures indiquées précédemment.

Si l'éruption se faisait irrégulièrement, ou qu'elle tendît à se répercuter (à rentrer) ; si les pustules, au lieu d'être d'un jaune blanc, étaient violettes, verdâtres ou noires, et remplies de sang, on agirait ainsi :

Sulfur, 12e dilution.....   8 globules.
Eau pure............   120 grammes.

Doses. — Une cuillerée d'heure en heure.

Je dois citer aussi un médicament essayé par le docteur Teste dans la période dite de dessiccation.

Ce médicament, donné dans le but d'apaiser la démangeaison furieuse que beaucoup de malades ressentent alors, remplit parfaitement son but ; mais il est bon de savoir qu'il exaspère ce prurit (démangeaison) d'une façon insupportable, pendant la prise des premières doses, et à tel point, que quelques-uns y renoncent ; cependant c'est à tort, car il dissipe cette démangeaison si interminable, de la manière la plus parfaite, dans l'espace de vingt-quatre heures.

Je n'ai pas encore observé s'il abrégeait la durée des taches rougeâtres qui persistent si longtemps après l'exfoliation de l'exanthème ; mais je ne doute pas que cela ne soit, ainsi que l'annonce un aussi bon observateur que M. le docteur Teste.

Voici la prescription de ce médicament :

Ledum palustre, 12ᵉ dilution.....   6 globules.
Eau...............................   90 grammes.

Doses. — Une cuillerée trois fois par jour.

Voilà à quoi se borne le traitement sûr et certain de la variole à l'état simple, et dégagée de complications.

ART. 2. — VARIOLOIDE.

Ce n'est qu'une variole bénigne, parcourant les mêmes périodes que cette première, et dont les pustules ne laissent pas de cicatrices à la peau.

Son traitement est le même que celui de la variole.

ART. 3. — VARICELLE.

La varicelle est une maladie fébrile (avec fièvre), accompagnée d'une éruption plus ou moins grande de vésicules qui se dessèchent dans l'espace d'une semaine, sans qu'il y ait pour cela une fièvre secondaire, comme dans la variole ou la varioloïde.

Symptômes.

Les symptômes précurseurs (qui annoncent) de la maladie ont une durée de vingt-quatre, trente-six ou quarante-huit heures, et consistent généralement en malaise, mal de tête, fièvre, nausées avec sensibilité et douleur à l'épigastre.

Ce terme écoulé, apparaissent de petites taches rougeâtres, semblables à des morsures de puces qui, de seize à vingt heures après leur apparition, se transforment en vésicules plates, pointues, remplies d'un liquide rougeâtre qui, au bout de quarante-huit heures, devient opaque et lactescent (comme du lait épais).

Au bout de quelques jours, elles se dessèchent et se transforment en petites croûtes, qui tombent au bout d'une dizaine de jours.

La varicelle offre une seconde variété d'éruption, dont les vésicules conoïdes (en forme de cône), plus volumineuses que les précédentes, s'entourent d'une auréole inflammatoire; elles laissent souvent de petites cicatrices quand les croûtes sont tombées, mais cela importe peu pour le traitement, qui est le même dans les deux cas.

Traitement.

On prendra des boissons émollientes et on gardera le lit. Si cependant il survenait, chez quelques enfants, des accidents cérébraux, tels que : délire, rougeur de la face et des yeux, fièvre, etc., on donnerait :

Belladona, 12e dilution.....   4 globules.
Eau...................... ...... 60 grammes.

Doses. — Une cuillerée à café de deux en deux heures.

S'il survenait des symptômes nerveux, tels que : agitation, insomnie, tressaillements au moindre bruit, cris, pleurs fréquents, etc., on donnerait *Coffea*, de la même manière que *Belladona*, et à la même dilution.

ART. 4. — ROUGEOLE.

Symptômes.

On donne ce nom à une éruption contagieuse (qui se communique), qui s'annonce par la fièvre, le larmoiement des yeux, le coryza (rhume de cerveau), et une toux sèche; chez plusieurs enfants il y a de l'assoupissement et du délire. Quelquefois cependant, la rougeole se montre sans être précédée de ces symptômes; il n'y a pas même de fièvre.

Au bout de deux ou trois jours, l'éruption commence à se montrer sur la figure, pour s'étendre, de là, sur tout le corps. Cette éruption consiste en de petites taches rouges, ayant la forme et la grandeur des morsures de **puces, et dont** beaucoup sont saillantes au toucher. Si l'on appuie le doigt dessus un peu fortement, elles disparaissent pour un moment. Ces taches causent une légère démangeaison.

Trois ou quatre jours après l'éruption, les taches perdent leur couleur; elles deviennent légèrement jaunâtres; alors, tous les symptômes qui avaient annoncé l'éruption diminuent, ou cessent complétement pour la plupart.

Enfin, au bout d'une quinzaine de jours (à compter depuis le commencement de la maladie), arrive la période de desquamation, qui consiste en ce que l'épiderme (surface externe de la peau) se détache sous la forme de petites lames blanchâtres, semblables à du son; souvent on ne l'observe pas chez les malades.

Le symptôme le plus persistant pendant la convalescence, est une toux excessivement tenace, sèche et opiniâtre.

La rougeole peut se compliquer d'inflammation intestinale, de méningite, de gangrène, de convulsions, de délire, de bronchite, de diarrhée, d'ophthalmie, de pneumonie, et surtout de phthisie pulmonaire.

(Voyez, pour le traitement de ces affections, 3e, 5e et 7e classes de ces maladies.)

La rougeole exige l'emploi de plusieurs médicaments, qui sont : *Belladona, Bryonia, Coffea, Sulfur, Capsicum annuum, Silicea*.

Traitement.

Belladona ne convient que s'il survient des symptômes

cérébraux, tels que : somnolence comateuse, délire ou convulsions. On en mettra 4 globules de la 12ᵉ dilution dans
60 grammes d'eau, pour en donner une bonne demi-cuillerée à bouche toutes les heures, jusqu'à cessation des accidents cérébraux.

Bryonia convient lorsqu'après la desquamation il reste de
la toux et de la constipation, avec pesanteur à l'estomac ; on
en mettra 4 globules de la 15ᵉ dilution dans 4 cuillerées
à bouche d'eau, pour en donner une cuillerée à thé (ou une
demi-cuillerée à bouche) trois fois par jour, d'abord le
matin, puis, deux heures après le dîner et le soir.

Coffea se donnera pour combattre l'agitation, l'insomnie,
les plaintes, et une toux sèche et vibrante qui se présente
souvent pendant les symptômes précurseurs de l'éruption,
et même pendant les premières heures de son apparition.

La prescription sera : 4 globules *Coffea*, 12ᵉ dilution, à
faire dissoudre dans quatre cuillerées d'eau ; on en donnera
une cuillerée à café de deux en deux heures.

Chez les enfants frêles, blonds, à tempérament lymphatique, *Pulsatilla* remplacera avantageusement *Coffea ;* on
la donnera de la même manière.

Sulfur ne convient que s'il y a rétrocession de l'éruption
(si l'éruption rentre) ; on en mettra 6 globules dans 8 cuillerées d'eau, pour en donner une cuillerée d'heure en heure.

Deux médicaments sont en usage : *Viola odorata*, ou
Capsicum annuum, 6ᵉ dilution, *Silicea*, 12ᵉ dilution.

Dans son excellent ouvrage sur les maladies des enfants(1),
M. le docteur Teste préconise *Viola odorata*, pendant la
première période de la maladie, c'est-à-dire, la période
catarrhale ou d'invasion ; et *Silicea*, depuis la période

(1) Teste. *Traité homœopathique des maladies aiguës et chroniques
des enfants*, 2ᵉ édition. Paris, 1856.

d'éruption ou deuxième période, jusqu'à la fin de la maladie. Ce médecin plein de sagacité et profond observateur, a raison; mais il est un médicament qui m'a offert tout autant d'avantages que *Viola odorata*, si ce n'est plus, dans le traitement de la première période; ce médicament est *Capsicum annuum*, 6ᵉ dilution.

On en mettra 6 globules dans six cuillerées d'eau, pour en donner une cuillerée à bouche de quatre en quatre heures, le jour seulement; ainsi, on donnera une cuillerée à 6 heures du matin; une cuillerée à 10 heures; une cuillerée à 2 heures et une cuillerée à 6 heures du soir.

Une fois que l'éruption aura commencé de paraître, on abandonnera *Capsicum* pour donner *Silicea*, 12ᵉ dilution, de la même manière, et on continuera ce médicament jusqu'à la fin de la maladie.

S'il survenait quelques complications, on les traiterait selon leur nature, et d'après les indications contenues dans leurs classes respectives.

Diète pendant un ou deux jours; ne pas trop charger le malade de couvertures; alimentation légère; eau d'orge, ou de riz; eau albumineuse, ou eau sucrée pour boisson.

L'eau albumineuse se prépare en battant deux blancs d'œufs dans un litre d'eau, et en sucrant le tout légèrement.

ART. 5. — SCARLATINE.

C'est une fièvre éruptive et contagieuse, reconnaissable à de petits points rouges réguliers, imitant la peau de chagrin, mais sans saillie aucune, ou bien à des plaques très-larges, couleur amarante ou rouge framboise, qui occupent presque toute la surface du corps, et même l'intérieur de la bouche, où cette coloration se trouve également. Cette éruption s'accompagne d'une angine (mal de gorge) plus ou moins violente, et se termine par une démangeaison générale au bout de sept à huit jours.

On lui reconnaît trois périodes, comme à la rougeole : une période d'*invasion*, une d'*éruption*, et une de *desquamation*.

§ 1er. — Période d'invasion.

Ordinairement il y a frissons et fièvre, avec mal de gorge plus ou moins violent ; mal de tête, nausées, quelquefois saignement de nez. Quelques enfants ont souvent des convulsions.

Cet état dure à peu près deux jours, et, à cette époque, la période d'éruption commence.

§ 2. — Période d'éruption.

Il apparaît sur la face de petites taches d'un rouge vif, qui disparaissent pour un instant sous la pression du doigt ; bientôt elles couvrent tout le corps ; alors il semble qu'on ait barbouillé uniformément le malade des pieds à la tête, avec du jus de framboise ; l'intérieur de la bouche offre le même aspect. Parfois cette coloration n'existe que par larges plaques irrégulières, et les intervalles qui les séparent, laissent apercevoir la peau avec sa couleur naturelle. Si l'on applique la main à sa surface, on la trouve tendue et brûlante ; les pieds et les mains sont roides, engorgés, et le mal de gorge devient intolérable.

§ 3. — Période de desquamation.

Au bout de cinq ou six jours, les taches pâlissent et vont en se rétrécissant ; la fièvre baisse, le mal de gorge cesse, et dès le septième, huitième, et même douzième jour, la desquamation se fait par larges plaques qui se détachent peu à peu ; quelquefois la peau des doigts se sépare tout d'une pièce, comme un doigt de gant.

On admet deux variétés de scarlatine : l'une dite *angineuse*, dans laquelle le mal de gorge est des plus graves; les ganglions sous-maxillaires (glandes du cou) sont engorgés et volumineux ; quelquefois ils constituent de véritables abcès ou bubons dits *scarlatineux ;* l'éruption ne se produit aussi que dans quelques parties du corps (les aines, les aisselles, les mains), et disparaît parfois du jour au lendemain.

L'autre variété est appelée *maligne;* les symptômes de la période d'invasion sont très-violents; le malade tombe dans la prostration (grande faiblesse); la langue et les dents se recouvrent d'un enduit grisâtre ; le pouls est mou, très-fréquent, et se laisse comprimer facilement; l'haleine est infecte ; il y a délire, somnolence continuelle; l'éruption se fait peu ou pas; souvent elle paraît et disparaît ; elle est toujours en petite quantité, et occupe les plis des articulations des membres : quelquefois elle perd sa rougeur, devient couleur de plomb, et la peau se nuance de taches livides et noirâtres; le malade rend alors des selles diarrhéiques fétides, des urines sanguinolentes, et meurt.

Des hémorrhagies passives (suite de faiblesse) peuvent aussi venir compliquer la scarlatine.

La maladie qui survient le plus souvent pendant la convalescence, est l'*anasarque.* (Voyez son traitement, 5° classe des maladies, à l'article *Anasarque.*)

On distingue la scarlatine de la rougeole, en ce que, dans la scarlatine, il n'y a au début ni larmoiement des yeux, ni rhume de cerveau, ni toux, comme dans la rougeole ; de plus, la scarlatine s'accompagne presque toujours d'une an-

gine (mal de gorge) assez violente ; l'intérieur de la bouche
est d'un rouge écarlate des plus vifs, tandis que la rougeole
s'accompagne rarement de mal de gorge, et l'intérieur de la
bouche ne présente pas cette éclatante couleur rouge ; enfin
l'éruption rubéolique (ou de la rougeole) n'est régulière ni
dans sa forme, ni dans son étendue, ni dans sa couleur,
tandis que, dans la scarlatine, l'éruption dite granitée (qui
est la forme qu'on pourrait confondre le plus facilement
avec la rougeole), est un pointillé des plus réguliers, d'un
rouge beaucoup plus éclatant et plus vif que celui de l'é-
ruption de la rougeole. Il est inutile de dire que lorsque
l'éruption scarlatineuse se présente sous la forme de grandes plaques, d'un rouge semblable au jus de framboise, il
n'y a pas de méprise possible.

On la distinguera aussi du pourpre (ou miliaire pourprée),
en ce que les taches de pourpre se développent sans ordre,
tantôt dans une place, tantôt dans une autre, et ce, sur des
régions ou parties très-éloignées les unes des autres. Les
taches scarlatineuses sont sèches, lisses, et blanchissent
momentanément sous la pression du doigt; celles du pourpre, au contraire, sont grenues, humides, et restent rouges
sous la pression. De plus, outre ces taches, il existe ordinairement de larges ecchymoses (taches violacées ou
jaune clair), soit aux jambes, au dos ou aux bras.

Cette maladie est très-sujette à récidiver.

Traitement prophylactique ou préservatif en cas d'épidémie.

Belladona, 30ᵉ dilution...　　3 globules.

Doses. — On les administre à sec sur la langue, tous les
trois jours, le matin à jeun, deux heures avant de manger.
Cette simple précaution suffira pour être préservé de la
scarlatine, lorsqu'elle règne épidémiquement.

Traitement spécial de la scarlatine simple, dégagée de toute complication.

On prendra, si les symptômes de la période d'invasion sont violents :

Belladona, 6ᵉ dilution.....   8 globules.
Eau.......................   120 grammes.

Doses. — Une cuillerée à café d'heure en heure.

Si les symptômes de la première période étaient de médiocre intensité, on donnerait :

Belladona, 12ᵉ dilution....   6 globules.
Eau........................   90 grammes.

Doses. — Une cuillerée à café de trois en trois heures.

Au fur et à mesure que les symptômes diminueront, on donnera des dilutions plus élevées, et on reculera l'intervalle des doses. On se guidera sur la conduite de la maladie ; si elle augmente, on augmentera les doses (on les donnera plus rapprochées et à plus basse dilution ; si elle cède, on les donnera à des intervalles plus éloignés et à des dilutions plus élevées.

Variétés du traitement.

Si la fièvre est ardente, le pouls plus plein que fréquent (c'est-à-dire, si la pulsation du pouls est plus forte que sa vitesse n'est grande), on donnera avant *Belladona* :

Aconitum, 12ᵉ dilution....   6 globules.
Eau pure...............   90 grammes.

Doses. — Une cuillerée à café un peu forte, de deux en deux heures.

Si le pourpre se mêlait à la scarlatine, on donnerait :

Aconitum, 10ᵉ dilution...   6 globules.
Eau pure...............   90 grammes.

Belladona, 12e dilution...   6 globules.
Eau pure...............   90 grammes.

Doses. — Administrer alternativement ces deux médicaments (une fois de l'un, une fois de l'autre), de la manière suivante :

Aconitum, une cuillerée à café, et donner deux heures après :

Belladona, une cuillerée à café également ; puis, quatre heures après, redonner *Aconitum*, et continuer de même, laissant deux heures d'action à l'*Aconit*, et quatre heures d'action à la *Belladone*.

On continuera ainsi jusqu'à la fin de la maladie, ayant soin de reculer les doses au fur et à mesure que le mieux se produira.

Si l'angine devenait grave, le volume des amygdales considérable, avec amas de mucosités dans l'arrière-bouche ; qu'il y ait des selles couleur paille, et qu'elles soient rubanées (en forme de rubans), ou grêles (minces), on donnerait :

Baryta carbonica, 12e dilution...   6 globules.
Eau...........................   90 grammes.

Doses. — Une cuillerée à bouche de quatre en quatre heures.

Si la peau devenait sèche et brûlante, avec stupeur (air étonné, hébété), somnolence continuelle, agitation ; diarrhée ou constipation ; convulsions ; on donnerait :

Opium, 10e dilution.....   6 globules.
Eau...................   90 grammes.

Doses. — Une cuillerée à café de deux en deux heures, jusqu'à cessation de ces symptômes.

Si, avec redoublement de la fièvre sur le soir, il y a pré-

dominance de symptômes gastriques (envies de vomir,
perte d'appétit, selles diarrhéiques), avec mélancolie, et
peu ou point de sommeil, on donnera :

> **Ipeca**, 10e dilution...   6 globules.
> **Eau**...............   90 grammes.

Doses. — Une cuillerée à bouche toutes les trois heures.

Si l'éruption disparaissait tout à coup ou graduellement,
on se conduirait ainsi :

1° Si cette répercussion produisait des symptômes cérébraux (yeux brillants, avec délire, divagations, agitation, etc.), on donnerait :

> **Belladona**, 12e dilution...   6 globules.
> **Eau**................   90 grammes.

Doses. — Une cuillerée à café d'heure en heure.

2° Si cette répercussion produisait des symptômes pulmonaires ou asthmatiques (étouffements, grande oppression, toux, etc.), on donnerait :

> **Bryonia**, ou bien **Ipeca**, 6e dilution...   6 globules.
> **Eau**......................   90 grammes.

Ce dernier est préférable.

Doses. — Une cuillerée à café toutes les heures.

Si la production spontanée de fausses membranes dans
les voies aériennes amenait une espèce de croup instantané,
on appliquerait le traitement convenable à cette maladie.
(Voy. *Croup*, à la 3e classe des maladies.)

Si chez les enfants, ou les personnes d'un tempérament
lymphatique, il survenait un engorgement du cou, avec
gonflement des glandes sous-maxillaires (glandes situées
sous la mâchoire inférieure), mauvaise odeur de l'haleine,
bouffissure de la face, on administrera :

> **Mercurius vivus**, 12e dilution...   6 globules.
> **Eau**......................   90 grammes.

Doses. — Une cuillerée à bouche, de quatre en quatre heures.

Ou bien :

Cinabaris, 12e dilution...   6 globules.
Eau.....................   90 grammes.

Doses. — Une cuillerée à bouche, de quatre en quatre heures.

Ce dernier médicament remplit mieux que l'autre le but qu'on se propose ; j'en juge ainsi par les résultats comparatifs, que j'ai obtenus de tous deux, pour ce cas particulier.

S'il survient des aphthes (petites ulcérations grisâtres) dans la bouche et la gorge, une soif insatiable, une bouche sèche, on donnera :

Borax, 12e dilution........   6 globules.

Ou bien :

Nitri acidum, 12e dilution...   6 globules.
Eau.......................   90 grammes.

Doses. — Une cuillerée à bouche, matin et soir.

Si l'angine devenait gangréneuse, voyez pour le traitement, l'article *Gangrène de la bouche*, classe 7e des maladies.

Pour l'hydropisie qui se déclare souvent pendant la convalescence, on donnera, s'il y a hydropisie *ascite* (épanchement de sérosités dans le ventre) :

Arsenicum album, 12e dilution...   6 globules.
Eau....... .... 90 grammes.

China, 12e dilution.. ... .   6 globules.
Eau............................ 90 grammes.

Doses. — Alterner ces deux médicaments (un jour l'un, un jour l'autre), à la dose d'une cuillerée à bouche, matin et soir.

S'il restait, après ce traitement, un peu d'enflure aux jambes, on donnerait :

Sulfur, 30ᵉ dilution......   4 globules.
Eau....................   60 grammes.

Doses. — Une cuillerée à bouche toutes les quatre heures.

Si l'hydropisie occupait le tissu cellulaire (épanchement de sérosité entre cuir et chair), ce qui constitue alors l'*anasarque*, on donnerait :

Prunus spinosa, 12ᵉ dilution...   6 globules.
Eau..........................   90 grammes.

Doses. — Une cuillerée, matin et soir.

Si ce médicament ne produisait pas l'effet qu'on en attend, ce qui est rare, on donnerait : *Arsenicum album* et *Sulfur*, alternés, de la même manière que quelques lignes plus avant, nous prescrivons *China* et *Arsenicum* pour l'*ascite*.

Si la sécrétion des urines était nulle, ou du moins en petite quantité, on prescrirait d'abord :

Digitalis purpurea, 12ᵉ dilution...   6 globules.
Eau................................   90 grammes.

Doses. — Une cuillerée à bouche toutes les quatre heures, jusqu'à effet produit.

Si, au bout de vingt-quatre heures, ce médicament restait sans résultat (ce qui n'arrive pas une fois sur cinq), on donnerait : *Veratrum album*, aux mêmes doses et de la même manière que *Digitalis*.

Il est bon de prévenir que l'administration du *Veratrum* amène souvent chez les malades une sorte d'obscurcissement de la vue, qui n'est que passager; dès que ce symptôme qui n'a rien d'alarmant se produira, on diminuera la quantité du médicament, c'est-à-dire qu'on donnera par cuillerée à café, jusqu'à effet.

S'il reste après la convalescence un grand épuisement, avec déperdition des forces, on donnera :

China, 30ᵉ dilution.....   6 globules.
Eau.................   90 grammes.

Doses. — Une cuillerée à bouche, matin et soir, jusqu'à ce que les forces se fassent un peu sentir; alors on cessera le médicament et on le laissera agir.

ART. 6. — SUETTE MILIAIRE.

C'est une fièvre éruptive qui sévit, la plupart du temps, épidémiquement.

Ses symptômes caractéristiques sont : des sueurs excessives, compliquées d'une éruption de petites taches rouges, ayant à leur centre une petite vésicule presque imperceptible, qui est rouge ou blanche. (Miliaire rouge, Miliaire blanche.)

Il se joint à ces symptômes la sensation d'une constriction d'un poids énorme, qui presse sur la poitrine.

§ 1er. — Début de la maladie.

Vertiges; malaises; lassitude; insomnie insurmontable; mélancolie; anxiété qu'on ne peut définir, avec grande agitation, comme si on était menacé d'un danger inconnu; perte d'appétit, langue blanche, bouche sèche, avec constipation et gargouillement dans le ventre; urine rare, brûlante, d'un jaune ardent.

Peau sèche, brûlante; pouls ample et fréquent, avec fièvre; battements de cœur, et quelquefois tendance aux syncopes (évanouissements).

§ 2. — Crise ou invasion.

La durée de ces symptômes est de trois ou quatre jours. Cinq ou sept jours après le début, il survientforte chaleur mêlée de froid, surtout aux jambes, aux pieds ou aux mains ; puis, peu après, chaleur générale des plus intenses, avec grande agitation ; mal de tête, avec bruit dans les oreilles, et étourdissements, surtout en levant la tête ; pouls large, accéléré et palpitations presque continuelles ; peau souple, humide, puis, au bout de quelques heures, apparition de sueurs abondantes non interrompues, d'une odeur infecte. (Odeur presque semblable à celle qui persiste après l'incendie de maisons couvertes en chaume, et qui est produite par la paille à demi consumée, qui a été abondamment arrosée d'eau ; telle est du moins l'odeur des sueurs des malades que j'ai eu occasion de soigner dans le Jura.) A ces sueurs, se joignent d'insupportables démangeaisons, avec roideur des articulations.

§ 3. — Période d'éruption.

C'est alors que l'éruption commence à se faire voir ; elle varie dans quelques cas ; tantôt elle a la forme d'un petit grain de millet, tantôt celle d'une vésicule qui se remplit d'un peu de pus blanchâtre.

Cette éruption commence à la poitrine, au dos, puis aux membres supérieurs.

Les urines laissent déposer un sédiment très-épais et couleur de brique ; elles ont une odeur analogue à celle qui se produit lorsque l'on a mangé des asperges. L'apparition des vésicules s'accompagne du redoublement de tous les symptômes ; l'oppression devient souvent tellement grande, qu'il y a danger de suffocation ; souvent il peut survenir du délire, du coma (assoupissement continuel) et des convulsions.

§ 4. — Période de desquamation.

Enfin, vers le troisième ou quatrième jour de l'éruption, les vésicules se dessèchent ; la rougeur de la peau pâlit, et la desquamation s'opère sous la forme de petites écailles.

A partir de ce moment, tous les symptômes perdent de leur intensité, et s'apaisent graduellement.

Si le pouls est faible, quoique très-accéléré ; si les sueurs s'arrêtent tout à coup, que la peau devienne rude et sèche ; si l'éruption pâlit et disparaît presque ; qu'avec du délire, la langue devienne sèche et brune, la mort est presque certaine. Cependant, si le traitement homœopathique ci-après est bien exécuté, il n'y a rien à redouter de semblable.

La durée moyenne de la maladie est de huit à quinze jours.

Traitement.

Deux homœopathes distingués, le docteur Alphonse Teste (1) et M. le docteur Perrussel (2), ont donné chacun un traitement spécial de la suette miliaire. Celui que je mentionne ici, et qui m'a toujours réussi, tient de l'un et de l'autre.

(1) Teste, *Traité homœopathique des maladies aiguës et chroniques des enfants*, 2e édition. Paris, 1856, p. 130.

(2) Perrussel, *La suette et le choléra épidémique traités par l'homœopathie*, rapport à S. E. le ministre de l'agriculture, du commerce et des travaux publics, Paris, 1856, in-8. — M. le docteur Perrussel a été honoré d'une médaille d'or, en 1855, pour les services qu'il a rendus lors de l'épidémie de suette et de choléra qui régnait en Champagne.

Les deux médicaments de fond, qui embrassent presque tous les symptômes de la suette, sont :

Arsenicum album, 10e ou 30e dilution.
Sambucus nigra,   6e ou 10e dilution.

Ceux intercalaires sont :

Aconitum et **Belladona**, 12e dilution.

M. A. Espanet (1) recommande l'*Aconit*.

Nous allons donner les indications nécessaires à leur
emploi.

On administrera, au début de la maladie :

Aconitum, 12e dilution.....   6 globules.
Eau.........................   90 grammes.

Doses. — Une cuillerée de quatre en quatre heures, jusqu'à prise entière de la potion.

S'il y a diarrhée, on prescrira :

Arsenicum album, 10e dilution..   6 globules.
Eau...........................   90 grammes.

S'il y a agitation, cris, anxiété, tressaillements des membres :

Arsenicum album, 30e dilution..   6 globules.
Eau...........................   90 grammes.

Doses. — Une cuillerée de trois en trois, ou de quatre
en quatre heures.

S'il survenait du délire dans le cours du traitement, avec
rougeur ou pâleur de la face ; yeux fixes et étincelants ;
que le malade voulût s'enfuir de son lit ; ou bien, qu'il y
eût visions de choses imaginaires, on suspendra les autres
remèdes, et l'on donnera :

(1) Espanet, *Traité méthodique de matière médicale et de thérapeutique*. Paris, 1861, p. 42.

Belladona, 12° dilution....   6 globules.
Eau......................   90 grammes.

Doses. — Une cuillerée à café, de deux en deux heures.

Le délire passé, on reprendra le traitement interrompu.

Après avoir donné *Arsenicum*, pendant vingt-quatre ou quarante-huit heures, si les symptômes s'amendent (diminuent), on le continuera en reculant l'intervalle des doses. Si les sueurs persistent avec l'oppression, on suspendra l'usage d'*Arsenicum*, et on donnera :

Sambucus, 10° dilution....   6 globules.
Eau......................   90 grammes.

Doses. — Une cuillerée de trois en trois heures.

On donnera alternativement *Arsenicum* pendant vingt-quatre ou quarante-huit heures, et *Sambucus* (si les sueurs persistent) pendant le même espace de temps.

La suette ne résiste presque jamais à ce traitement.

« *Observation*. Le 17 mars 1856, je fus appelé pour l'en-
« fant du sieur Petitot, employé aux ateliers de MM. Guyon
« frères, à Dole. Cet enfant, âgé de douze ans environ,
« présentait les symptômes suivants : décubitus dorsal,
« avec prostration générale des forces ; face décomposée ;
« la peau du visage offre une teinte plombée ; les yeux
« renfoncés dans la voûte orbitaire, sont éteints et mats ; il
« semble qu'une couche de fumée en obscurcisse la cornée
« transparente ; le pouls est à peine sensible, ses batte-
« ments ne sont que des oscillations ; la peau est baignée
« d'une sueur froide, exhalant une odeur sans nom. (L'en-
« fant a été ou a dû être administré, d'après ce qu'un des
« parents m'a dit.) Le malade laisse échapper de sourds
« gémissements, et semble insensible aux objets extérieurs ;
« les lèvres sont noirâtres ; la langue est sèche, fendillée ;
« il y a de la diarrhée, mais elle est peu abondante. La

« face porte dans son ensemble un cachet de stupeur et
« d'hébétude; enfin le cou, la poitrine et les bras sont cou-
« verts de petites vésicules perlées, semblables à la miliaire
« blanche.

« Les sueurs sont excessives, et l'oppression des plus vi -
« ves; on regardé l'enfant comme perdu.

« Sans trop d'espoir, je dois l'avouer, je prescrivis : *Ar-*
« *senicum*, 30ᵉ dilution (à cause de la prédominance des
« symptômes ataxiques ou nerveux), une cuillerée de trois
« en trois heures. Au bout de huit à dix heures, survint du
« délire, qu'une seule cuillerée à café de *Belladona* fit ces-
« ser, et l'on continua *Arsenicum*.

« Enfin, *Sambucus* fut administré au malade, pour dissi-
« per les sueurs et le peu d'oppression qui étaient restées,
« et lorsque la desquamation arriva, le malade était en
« pleine convalescence. »

S'il restait de la faiblesse après la guérison, on donnerait :

China, 30ᵉ dilution....   6 globules.
Eau..................   90 grammes.

Dose. — Une cuillerée, matin et soir, pendant trois jours.

CHAPITRE III

FIÈVRES INTERMITTENTES.

On donne ce nom à une affection fébrile dont les accès
cessent et se reproduisent à des heures déterminées, et à
des intervalles à peu près égaux entre eux.

Chaque accès est divisé en trois périodes, ou stades,

désignées ainsi : *période du froid, de la chaleur* et *de la sueur.*

Dans les accès réguliers, ces trois stades se succèdent toujours avec ordre, et l'espace de temps qui sépare le retour de ces accès se nomme *apyrexie* (privé de fièvre), ou *intermission*, parce qu'alors, le malade se trouve, pour ainsi dire, à l'état normal.

Les jours qui séparent les accès entre eux se nomment intercalaires, et l'on appelle *type*, l'ordre suivant lequel les accès reviennent. On distingue le type *quotidien*, le type *tierce* et le type *quarte.*

Le type *quotidien* est celui dans lequel les accès reviennent *tous les jours, ont la même durée, la même violence, et présentent les mêmes symptômes.*

Le type *tierce* est celui dans lequel les accès se renouvellent *tous les deux jours, laissant un jour pendant lequel le malade est sans fièvre.*

Le type *quarte* est celui dans lequel les accès ont lieu *tous les trois jours, laissant ainsi aù malade deux jours, pendant lesquels il est sans fièvre.*

Ces trois types ont été subdivisés en *trois variétés*, qu'on doit connaître, et qui sont : 1° *double quotidienne*, 2° *double tierce*, 3° *double quarte.*

Dans la fièvre *double quotidienne*, il y a *deux accès par jour.*

Dans la *double tierce*, il y a *un accès tous les jours*, mais avec ces différences : 1° *les accès des jours pairs* (2ᵉ, 4ᵉ, 6ᵉ, 8ᵉ jours, etc.), ne *ressemblent point à ceux des jours impairs* (1ᵉʳ, 3ᵉ, 5ᵉ, 7ᵉ jours, etc.).

2° Tous les accès des *jours pairs* ont *la même ressemblance, la même durée, la même intensité, et débutent à la même heure.*

3° Tous les accès des *jours impairs* (qui ne ressemblent pas exactement à ceux des jours pairs), ont aussi *la même durée, la même intensité*.

Dans la fièvre *double quarte*, il y a un accès *deux jours de suite ;* puis, le jour après *est sans fièvre,* mais les accès se lient comme suit :

1° L'accès du *quatrième jour* est semblable à celui du *premier*.

2° Celui du *cinquième jour* à *celui du second ;* le *sixième jour* enfin, qui est *sans fièvre*, correspond au *troisième jour* qui est *sans fièvre* aussi.

On a divisé les fièvres intermittentes en *simples* ou *bénignes*, en *pernicieuses*, en *anomales* ou *irrégulières*, et en *symptomatiques*.

Il y a aussi les *rémittentes* et *pseudo-continues ;* les premières, qui ne sont qu'une variété des intermittentes, ne se rencontrent que dans les pays chauds, et réclament le même traitement que les fièvres intermittentes. Quant aux *pseudo-continues*, elles sont tellement rares, que nous nous abstiendrons également d'en parler, vu qu'il est peu de médecins qui aient eu occasion de les observer une seule fois dans leur pratique.

ART. 1ᵉʳ. — FIÈVRE INTERMITTENTE SIMPLE.

Une fièvre intermittente est *simple*, lorsqu'elle ne présente aucune complication ou accident grave, et qu'elle se borne aux accès fébriles purs et simples.

Elle peut débuter brusquement, ou s'annoncer par un mal de tête, des bâillements avec pandiculations (besoin d'étendre fortement ses membres), de la pâleur du visage, avec envie de dormir, etc.

§ 1er. — Première période ou stade du froid.

Dans cette période, le froid peut être des plus intenses, ou se borner à un peu de frisson et d'horripilation (vulgairement chair de poule).

Dans le premier cas, il y a claquement des dents, avec plaintes ; tremblement convulsif des membres ; face terne ; yeux renfoncés et voix tremblotante ; le malade se ramasse et se pelotonne dans son lit, comme pour concentrer ou retenir la chaleur qui semble le quitter ; il y a douleurs dans les membres ; mal de tête ; urines pâles ; oppression ; pouls fréquent et déprimé ; souvent quelques parties du corps bleuissent ; la soif est nulle ou très-vive, et il survient parfois des vomissements bilieux.

La durée de cette période varie ; elle peut être de dix minutes, comme elle peut durer de trois à cinq heures ; mais généralement sa durée moyenne est d'une heure environ.

Cette première période peut ne pas se présenter.

§ 2. — Deuxième période ou stade de chaleur.

Pendant cette période, le froid diminue peu à peu, et est remplacé par une chaleur plus ou moins violente ; le mal de tête augmente alors quelquefois ; la soif est souvent moins vive que dans le premier stade ; l'oppression diminue ; l'urine devient rouge, brûlante ; la face se colore ; le pouls est ample, la peau sèche ou un peu moite.

La durée de cette période, qui quelquefois peut manquer, varie d'une heure à dix heures, mais le plus ordinairement sa durée est de deux à quatre heures.

§ 3. — Troisième période ou stade de sueur.

La quantité de sueur exhalée par le malade pendant cette période, varie beaucoup ; il peut ressentir simplement un

peu de moiteur, ou être baigné de sueur. Dans cette période, tous les symptômes éprouvés par le malade dans les
deux premiers stades, disparaissent peu à peu, et le pouls
reprend son état normal.

La durée de cette période est à peu près la même que
celle des autres qui précèdent.

A la fin de l'accès, succède l'état d'apyrexie (sans fièvre) ;
quelques malades se trouvent alors dans un état de santé
assez parfait ; mais d'autres ont peu d'appétit, sont faibles,
pâles, et digèrent mal.

La longueur de l'apyrexie ou de l'intermission est sujette
à varier ; quelquefois le retour de l'accès arrive à heure fixe ;
d'autres fois, il retarde ou avance de quelques heures.

Quand les accès se rapprochent tellement que le second
arrive avant que le premier ait cessé tout à fait, on nomme
la fièvre *subintrante* (cela signifie entrer en même temps).

La prolongation de la fièvre intermittente amène une
teinte jaune de la peau, qui est caractéristique ; elle cause
aussi l'engorgement de la rate, et peut amener l'hydropisie.

Les rechutes sont assez fréquentes, et la maladie, traitée
sans discernement, a une durée assez longue. Ordinairement les fièvres qui débutent au printemps, sont plus
faciles à guérir que celles d'automne.

Traitement.

Une foule de médicaments ont été préconisés contre les
fièvres intermittentes ; mais, outre que leur emploi pourrait
embarrasser le lecteur inexpérimenté, et que, pour d'autres,
l'étude des symptômes pathogénétiques de huit ou dix médicaments deviendrait ennuyeuse et ne servirait qu'à augmenter leur indécision, nous sommes heureux de pouvoir
leur annoncer que l'emploi de trois ou quatre médicaments

peut suffire à tous les types de la fièvre intermittente simple.

Ce sont d'abord *Arsenicum album* et *China*, alternés, un jour l'un, un jour l'autre.

Dans près de trois cents cas de fièvres paludéennes (ou des marais), traitées par moi, ces deux seuls médicaments, quoique antidotes l'un de l'autre, ont toujours suffi (sauf trois cas), pour amener rapidement la guérison, quel que soit le type et la non-régularité des stades.

Voici ma prescription :

Arsenicum album, 15e ou 30e dilution, selon l'état aigu ou chronique.........................	7 globules.
Eau...	90 grammes.
China, 15e ou 30e dilution, selon l'état aigu ou chronique.................................	7 globules.
Eau...	90 grammes.

Doses. — Alterner ces deux médicaments (un jour l'un, un jour l'autre), à la dose d'une cuillerée à bouche, matin et soir.

Si dans la fièvre intermittente, le malade se plaignait de vives douleurs dans les jambes qui le forcent à crier, ou qui du moins seraient insupportables, on donnerait de prime abord :

Arnica montana, 15e dilution...	7 globules.
Eau.............................	90 grammes.

Doses. — Une cuillerée de quatre en quatre heures.

Antidote. — *Coculus.*

Dans ce cas, ce seul médicament suffit pour enlever les douleurs et la fièvre en même temps.

Il est encore un autre médicament précieux, conseillé par M. le docteur Teste, contre la fièvre intermittente (1) ; je

(1) Teste, *Systématisation pratique de la matière médicale homœopathique.* Paris, 1853, p. 123.

l'ai expérimenté deux fois, et n'ai eu également qu'à m'en louer. Ce médicament est *Plumbum metallicum*.

Voici son mode d'emploi :

Plumbum metallicum, 24ᵉ dilution...   4 globules.
Eau...................................... 125 grammes.

Doses. — Une cuillerée matin et soir. Une cuillerée à café pour les enfants de deux à six ans.

Il réussit surtout, quand il y a de la constipation, que le type de la fièvre est quotidien ou tierce, et que l'accès a lieu le matin.

Antidote. — *Belladone*, ou mieux encore, *Æthusa cynapium.*

Un médicament qui se recommande encore dans les fièvres qui nous occupent, c'est le *Cédron* ; il convient surtout contre les fièvres quotidiennes dont l'accès commence l'après-midi.

Voici la manière de l'employer :

Cédron, 6ᵉ dilution....   7 globules.
Eau................   120 grammes.

Doses. — Une cuillerée matin et soir.
Antidote. — *Lachesis.*

Si, à la suite d'une frayeur ou d'une forte émotion, il se manifestait une fièvre quotidienne dont l'accès débute au milieu du jour, et n'est pas précédé de frissons, on donnerait :

Opium, 6ᵉ dilution....   4 globules.
Eau................   120 grammes.

Doses. — Une cuillerée matin et soir.
Antidote. — *Plumbum.*

Ainsi donc, on débutera dans le traitement de la fièvre intermittente simple, par *Arsenicum album et China*, alternés, comme il est expliqué plus haut ; s'ils ne suffisaient pas pour amener la guérison, ce qui est rare, on laisserait écouler un jour ou deux, et l'on fera prendre *Plumbum metallicum*, comme il a été prescrit.

Dans le cas où *Plumbum* ne guérirait pas complétement, on donnera l'antidote de ce médicament, et le lendemain on administrera le *Cédron*, selon la formule plus haut.

Si, dans la fièvre, de violentes douleurs dans les jambes se faisaient sentir, il faudrait donner *Arnica montana*, comme il a été déjà dit précédemment.

Enfin, si la peur, ou toute autre émotion morale, amenait une fièvre sans frissons, débutant dans le milieu du jour, on ferait prendre *Opium,* comme il a été prescrit.

Voilà à quoi se borne le traitement de la fièvre intermittente simple ; il a cela de bon, qu'il n'amène pas chez le malade les nuisibles effets qu'entraîne souvent le sulfate de quinine donné à hautes doses, et qui, le plus souvent, ne fait qu'aggraver la maladie et la rendre interminable, parce qu'il n'est pas homœopathiquement opposé à ses symptômes.

Aussi, est-il impossible à tout médecin allopathe de fournir une raison plausible, au sujet de la non-infaillibilité du sulfate de quinine, et de dire pourquoi il ne guérit pas tous les cas de fièvre intermittente ; ces messieurs savent fort bien qu'ils échouent souvent contre elle, même avec le meilleur sulfate de quinine possible. Ils n'objecteront pas qu'elle est souvent symptomatique, car je leur parle de la fièvre intermittente pure et simple, et l'on sait qu'elle ne présente aucune lésion anatomique, pouvant être regardée comme la cause ou le point de départ des accidents observés pendant la vie.

L'hypertrophie de la rate n'est qu'une altération concomitante ; loin d'être la cause productive de la fièvre, elle n'en est que la conséquence.

Or, la seule cause pour laquelle le sulfate de quinine, bien préparé et à l'état pur, ne guérit pas toutes les fièvres intermittentes et ne fait, la plupart du temps, qu'en suspendre la marche, les aggraver, ou les transformer en fièvres *quininiques*, c'est que les symptômes purs que le sulfate de quinine développe chez l'homme sain, ne sont pas homœopathiques (ou semblables) à ceux de la maladie.

Je défie qu'on m'en donne une autre raison, et m'offre de prouver sur le malade même, que les symptômes d'une fièvre intermittente disparaîtront d'autant mieux et plus vite, que le médicament administré offrira, autant que possible, les mêmes groupes de symptômes, ou qu'il y aura concordance entre les symptômes médicamenteux et ceux pathologiques.

Il est réellement pénible de voir qu'un allopathe ne saurait vous dire pourquoi le mercure guérit la syphilis ; pourquoi la vaccine préserve de la variole ; pourquoi la belladone préserve de la scarlatine ou la guérit, etc. ; et qu'à tous ces pourquoi, il ne peut répondre sans tomber dans la doctrine hahnemannienne qu'il nie, et venir se heurter contre le terrible *similia Similibus curantur ;* car le mercure produit chez l'homme sain tous les symptômes secondaires de la syphilis, car la vaccine reproduit l'éruption de la variole, et la belladone offre les symptômes cutanés de la scarlatine, etc.

ART. 2. — FIÈVRE INTERMITTENTE PERNICIEUSE.

On a donné le nom de pernicieuses aux fièvres intermittentes dont les symptômes revêtent une forme excessivement grave, et dont la marche est tellement rapide, que la mort peut arriver dans le cours de l'accès.

Il y a plusieurs espèces de ces fièvres : les unes sont caractérisées par un groupe de symptômes graves d'égale intensité ; mais la plupart du temps, on observe un symptôme prédominant (qui domine sur les autres), sur lequel il faut porter toute son attention, car il constitue à lui seul le danger de la maladie.

La fièvre peut être pernicieuse par suite de l'intensité du stade de froid (*fièvre algide*), ou du stade de sueur (*fièvre diaphorétique*).

Dans la fièvre *algide*, le froid est intense ; la face cadavéreuse, l'haleine froide, le pouls petit, fréquent, rare ou irrégulier ; le malade se plaint, s'agite, et la soif est excessive.

La mort peut arriver dès le premier accès ; sinon, elle arrive indubitablement au second.

Dans la fièvre *diaphorétique*, l'accès des premiers stades n'offre que la bénignité de ceux d'une fièvre intermittente simple ; mais bientôt la sueur devient tellement excessive, que quand la mort n'arrive pas dès le premier accès, elle est inévitable au second.

Une autre variété de fièvres pernicieuses comprend celles dans lesquelles il se présente quelque trouble de l'innervation, tels que : le *coma*, le *délire*, les *convulsions*, l'*épilepsie*, la *catalepsie*, etc.

La fièvre *comateuse* (ou léthargique) est caractérisée par une somnolence ou un sommeil profond, qui survient dès le premier ou le second stade ; elle est presque toujours mortelle dès le troisième ou le quatrième accès.

La fièvre *délirante* est caractérisée par un délire plus ou moins violent, qui arrive ordinairement pendant le deuxième stade, pour diminuer peu à peu, pendant la période de sueur.

La mort peut arriver pendant le délire, ou le malade tomber dans le coma, et succomber dans un état d'insensibilité dont rien ne peut le tirer.

La fièvre *convulsive* est celle qui s'accompagne de con-vulsions diverses ; de roideur parfaite ou générale de quel-ques parties du corps, ou de mouvements convulsifs, comme dans l'épilepsie ; elle est commune chez les jeunes enfants, et n'offre de danger qu'autant que l'état général du malade serait grave.

On reconnaît encore des fièvres pernicieuses, dites : *cardialgique, syncopale, gastralgique, dysentérique* et *cholérique.*

La fièvre pernicieuse *cardialgique* est caractérisée par une douleur déchirante et atroce, ayant son siége dans la région épigastrique et cardiaque (le creux de l'estomac et le cœur), avec anxiété, défaillance et décomposition de la face. Ces symptômes, qui débutent souvent dès le premier stade, peuvent amener la mort au premier accès.

La fièvre *syncopale* est caractérisée par des syncopes (évanouissements avec suspension subite des mouvements du cœur, de la respiration et du moûvement), qui ont lieu tout à coup, ou sont produites par la cause la plus minime ; la mort est presque certaine dès le deuxième accès.

La fièvre *gastralgique* offre pour caractères une douleur vive et déchirante à l'épigastre (creux de l'estomac), avec envies de vomir, grande soif et anxiété. Cette fièvre, quoi-que très-douloureuse, a rarement une terminaison funeste.

La fièvre *dysentérique* et la fièvre *cholérique* offrent toutes deux, des douleurs vives dans l'abdomen (ventre) ; des selles abondantes et répétées, semblables à celles qu'on observe dans le choléra sporadique (isolé ou non épidémi-que), ou dans les dysenteries graves ; enfin l'une et l'autre de ces fièvres présentent en outre quelques-uns des symptômes du choléra et de la dysenterie.

La forme dysentérique est moins grave que la cholérique.

Traitement.

Le traitement varie selon la forme de la fièvre, et, par conséquent, selon la diversité des symptômes ; seulement une remarque essentielle à faire, *c'est qu'il faut, autant que possible, combattre d'abord le symptôme prédominant qui constitue souvent à lui seul tout le danger ;* puis ensuite, traiter l'accès comme une fièvre simple, au moyen des antipériodiques.

Dans la fièvre algide, dont le symptôme prédominant est un froid des plus intenses, on donnera l'*esprit de Camphre de Hahnemann,* ou *Veratrum album,* ou *Arsenicum.*

Voici comment on débutera :

Esprit de Camphre de Hahnemann.　　12 gouttes.
Eau fraîche......................　90 grammes.

Mêlez bien.

Dose. — Une cuillerée de cinq en cinq, ou de dix en dix minutes, jusqu'à disparition du froid.

Si, au bout de trente minutes, la chaleur ne commence pas à s'établir, on cessera l'esprit de camphre, et au bout de dix minutes, si le malade ne se plaint pas de brûlement dans la poitrine, on donnera :

Veratrum album, 6ᵉ dilution....　7 globules.
Eau......................　90 grammes.

Dose. — Une cuillerée à café de six en six minutes.

Antidote. — *Staphis agria.*

Si le malade se plaignait d'une sensation de brûlement dans la poitrine, au lieu de donner *Veratrum,* on lui administrerait la préparation suivante :

Arsenicum album, 6ᵉ dilution....　7 globules.
Eau......................　90 grammes.

Dose. — Une cuillerée à café de quart d'heure en quart d'heure.

Dès que le symptôme pernicieux dominant, qui est le *froid*, aura disparu, on traitera le reste de l'accès, s'il se représente, comme celui d'une fièvre intermittente simple (je dis ceci une fois pour toutes); mais il faut, avant tout, que les symptômes menaçants soient détruits.

On pourra administrer dans la fièvre *diaphorétique*, dont le symptôme prédominant est une sueur excessive, deux médicaments qu'on alternera entre eux, et qui sont : *Arsenicum album* et *Sambucus nigra*.

Arsenicum album, 15e dilution...	7 globules.	
Eau	90 grammes.	
Sambucus nigra, 30e dilution....	7 globules.	
Eau	90 grammes.	

Alterner ces deux médicaments à la dose d'une cuillerée à café, tous les quarts d'heure.

Antidote de *Sambucus.* — *Camphre.*

L'accès détruit, on prescrira ensuite le *China*, de la manière qui suit :

China, 15e dilution...	7 globules.	
Eau	90 grammes.	

Dose. — Une cuillerée, matin et soir, pendant trois jours.

Dans la fièvre comateuse, on prescrira *Belladona* et *Opium* alternés, ainsi qu'il suit :

Belladona, 12e dilution....	7 globules.	
Eau	90 grammes.	
Opium, 12e dilution........	7 globules.	
Eau	90 grammes.	

Doses. — Alterner ces deux médicaments à la dose d'une cuillerée à café, de quart d'heure en quart d'heure.

On pourra, en cas d'insuccès de ces deux médicaments, administrer le *Lachesis* comme suit :

> **Lachesis**, 15ᵉ dilution..... 7 globules.
> **Eau**..................... 90 grammes.

Dose. — Une cuillerée à bouche d'heure en heure.

Le *Cédron* est l'antidote de *Lachesis*.

Contre la fièvre pernicieuse *délirante*, on donnera la Bryone et la *Belladone*, alternées ainsi qu'il suit :

> **Bryonia**, 12ᵉ dilution....... 7 globules.
> **Eau**..................... 90 grammes.
>
> **Belladona**, 12ᵉ dilution.... 7 globules.
> **Eau**..................... 90 grammes.

Dose. — Une cuillerée à café d'heure en heure, en les alternant.

Si le délire consistait en chants, avec improvisations, récits de vers, etc., au lieu de donner d'abord *Bryone* et *Belladone*, on donnerait auparavant le médicament suivant :

> **Agaricus muscarius**, 12ᵉ dilution... 7 globules.
> **Eau**........................... 90 grammes.

Dose. — Une cuillerée d'heure en heure.

Si le délire changeait de nature, ou qu'*Agaricus* ne produisît pas l'effet désiré (ce qui est rare), on donnerait alors la *Bryone* et la *Belladone*, comme plus haut, après avoir donné auparavant, une goutte d'esprit de Camphre sur un morceau de sucre au malade, afin de détruire l'effet d'*Agaricus*, dont le Camphre est l'antidote.

Pour le traitement des fièvres pernicieuses dites : *convulsive, cardialgique, syncopale, dysentérique, cholérique, gastralgique*, voyez le premier traitement à leur opposer, en consultant les articles : *Convulsions, Cardialgie, Syncope, Dysenterie, Choléra, Gastralgie*, et choisissez parmi les formules qui y correspondent, celles qui s'adapteront le mieux à l'état du malade.

Une fois les symptômes pernicieux détruits, traitez le

reste de la fièvre comme si c'était une fièvre intermittente simple, au moyen des antifébrifuges décrits à l'article des fièvres intermittentes bénignes.

ART. 3. — FIÈVRES INTERMITTENTES ANOMALES.

Ces fièvres sont celles dont les accès ne sont pas complets, et où l'un ou l'autre des stades de froid, chaleur ou sueur fait défaut ; il arrive aussi que ces stades sont renversés, c'est-à-dire que *la chaleur vient avant le froid*, ou *la sueur avant la chaleur*, etc. ; quelquefois même, une seule partie du corps est atteinte de ces phénomènes fébriles, et ils peuvent apparaître simultanément sur le même individu, de façon que les stades de froid, de chaleur et de sueur existent tout à la fois chez le malade.

Le traitement ne différant pas de celui des fièvres intermittentes simples, nous y renvoyons le lecteur.

Quant aux fièvres intermittentes symptomatiques, elles coïncident avec quelque altération locale, aiguë ou chronique qui leur donne naissance, telles que : une lésion traumatique de la rate ; la cautérisation ou l'introduction d'une sonde, pour combattre les rétrécissements de l'urèthre ; la phthisie au second ou au troisième degré, etc., etc.

Ces fièvres sont presque toujours quotidiennes ou doubles quotidiennes ; dans la quotidienne, les accès surviennent presque toujours le soir, et presque jamais le matin ou dans la journée, ainsi que cela a lieu pour les fièvres essentielles.

Il est indubitable que pour la guérison de ces fièvres, il faut combattre la cause qui les produit, et qu'ici les antipériodiques proprement dits ne sont d'aucune utilité; on recherchera donc la cause qu'il sera facile de trouver dans la plupart des cas, et l'on y adaptera les remèdes convenables.

DEUXIÈME CLASSE

MALADIES PAR VICE DE PROPORTION DU SANG.

Elle comprend : 1° les maladies causées par excès, ou plutôt par afflux du sang vers une partie aux dépens d'une autre ; 2° celles causées au contraire par défaut ou par appauvrissement du sang.

CHAPITRE PREMIER

MALADIES PAR EXCÈS DE SANG (AFFLUX DE SANG. CONGESTION).

Nous n'en décrivons que trois : la *congestion cérébrale* et *pulmonaire*, et les *varices*.

La congestion (ou amas de sang) peut être active ou passive. La congestion active est celle qui est causée par trop de vitalité, c'est-à-dire, pour parler plus vulgairement, par le trop d'effervescence ou de bouillonnement du sang, quelle que soit la cause qui le produise.

La congestion passive est celle, au contraire, qui est causée par le relâchement, l'atonie ou l'inertie des vaisseaux ; ce qui fait que le sang reste presque stagnant dans une partie quelconque ; elle peut provenir aussi de ce que la circulation veineuse se trouve entravée par un obstacle purement mécanique.

ART. 1ᵉʳ. — CONGESTION CÉRÉBRALE, OU COUP DE SANG.

Elle peut débuter brusquement ou graduellement ; alors la figure est rouge ; il y a vertiges, éblouissements, tintements dans les oreilles, trouble de la vue, tête embarrassée et pesante, idées confuses ou embrouillées, pesanteur et fourmillement dans les membres, langue lourde et parole embarrassée, battement excessif des artères du cou et des tempes (artères carotides externes et temporales). Si la congestion est portée à un plus haut degré, il y a tout à coup perte du mouvement et du sentiment ; souvent il survient une paralysie partielle, qui se borne à un membre ou occupe tout un côté du corps ; quelquefois il s'y joint des convulsions, avec selles involontaires.

Cet état peut durer de trois à dix heures ; quelquefois aussi la mort ou la démence peuvent s'ensuivre.

Traitement.

Il dépend des causes qui ont amené ou provoqué la maladie.

Si elle est la suite d'ivrognerie ou d'abus d'alcool, on donnera : *Nux vomica*, *Pulsatilla*, ou *Opium*.

Administrer *Nux vomica* quand chaque mouvement répond douloureusement dans la tête ; qu'il y a grande agitation ou surexcitation nerveuse ; pesanteur de la tête, avec sensation comme si tous les objets tournaient ; obscurcissement des yeux ; bourdonnement dans les oreilles ; serrement convulsif des mâchoires ; perte de connaissance, avec somnolence comateuse et paralysie des organes de la déglutition.

Nux vomica, 12º dilution....	6 globules.
Eau........................	90 grammes.

Doses. — Une cuillerée à café d'heure en heure, ou de deux en deux heures.

Administrer *Pulsatilla*, s'il y a vertiges tournoyants comme dans l'ivresse ; chancellement, pesanteur, et chaleur à la tête, avec pâleur du visage ; nausées, bourdonnements d'oreilles, obscurcissement de la vue, étourdissements et perte de connaissance, avec perte de mouvement ; figure violacée ; battements de cœur, pouls presque nul et respiration râlante.

Pulsatilla, 12ᵉ dilution....   6 globules.
Eau.....................   90 grammes.

Doses. — Une cuillerée d'heure en heure, ou de deux en deux heures.

Administrer *Opium*, quand il y a ébullition de sang avec grande chaleur ; insomnie ou somnolence ; vertiges comme si l'on était ivre ; bourdonnements d'oreilles, puis perte de connaissance ; yeux rouges, presque fermés, avec face bouffie, chaude et rouge ; écume devant la bouche ; pupilles dilatées et insensibles à l'action de la lumière ; convulsions, respiration lente et stertoreuse (ronflante) ; grande agitation, avec rire sardonique et paroles incohérentes.

Opium, 9ᵉ dilution.......   6 globules.
Eau...... ....   90 grammes.

Doses. — Une cuillerée à café, de demi-heure en demi-heure.

Si elle arrive chez les jeunes personnes à l'époque de la puberté (lorsqu'elles se forment, comme cela se dit vulgairement), on choisira les médicaments suivants : *Aconitum, Belladona, Pulsatilla*.

Administrer *Aconitum*, s'il y a pulsations ou battements dans la tête, avec sensation d'ivresse ; perte de connaissance, nausées, pesanteur à la tête, avec sensation d'une pression, comme si le contenu du cerveau tendait à s'échapper par le front, surtout en se penchant ; secousses, avec élancements dans le cerveau ; congestion à la tête, avec chaleur et rougeur du visage, se propageant jusqu'au cerveau ; sensation

comme si de l'eau bouillait dans le crâne; douleur stupé-
fiante (qui rend comme imbécile) à la tête, et que le mouvement aggrave (ou rend plus vive); délire la nuit, avec
agitation, cris, pleurs et crainte de la mort; chaleur générale, avec face pâle ou rouge, et membres comme brisés;
pouls dur, fréquent et accéléré.

Aconitum, 12e dilution.... 8 globules.
Eau...................... 120 grammes.

Doses. — Une cuillerée de deux en deux heures.

Administrer *Belladona*, s'il y a obnubilation (ou tendance à tomber du côté droit ou du côté gauche, comme si
une force invisible poussait dans une de ces directions);
vertiges avec chancellement, angoisse, chute et perte de
connaissance; pesanteur et pression violente au front,
comme s'il voulait éclater; sensation d'expansion, d'a-
grandissement du cerveau; élancements dans la tête,
comme si une lame d'acier la traversait; battements, secousses et sensation d'un lourd balancement dans la tête,
comme le ferait un pendule; yeux rouges et étincelants,
avec trouble de la vue; visage alternativement pâle et
rouge, avec chaleur brûlante, délire et divagations, ou
quelquefois paralysie de la langue.

Belladona, 12e dilution.... 6 globules.
Eau...................... 90 grammes.

Doses. — Une cuillerée à café, d'heure en heure.

Administrer *Pulsatilla*. (Voir plus haut les symptômes
qui en indiquent l'emploi et les doses.)

Si la congestion survient chez des personnes à vie sédentaire (qui sortent très-peu), on consultera *Aconitum* ou *Nux
vomica*. (Voyez plus haut leurs symptômes.)

Si elle est produite par une joie subite, on donnera :
Coffea cruda ou *Opium*.

Administrer *Coffea cruda*, s'il y a pesanteur de la tête, yeux vifs, rouges et très-mobiles, avec vue plus claire et plus distincte ; bourdonnements d'oreilles, saignement du nez, chaleur du visage et rougeur des joues ; agitation, mouvements brusques, ou convulsions, avec grincement des dents ; frissons entremêlés de chaleur ; pleurs, cris, avec grande exaltation de l'imagination.

Coffea, 6e dilution.......   6 globules.
Eau.............. ......   90 grammes.

Doses. — Une cuillerée toutes les demi-heures, ou toutes les heures.

Administrer *Opium*. (Voyez ce médicament; congestion par suite d'abus d'alcool, page 118.)

Si c'est à la suite d'une colère, on administrera : *Chamonilla* ou *Bryonia*.

Administrer *Chamomilla*, quand il y a tendance à un état soporeux (assoupissement profond); vertiges avec défaillance ; sensation comme si la tête allait éclater, avec pesanteur, pression, tiraillements, élancements et battements dans cette partie ; yeux enflammés et rouges, avec contraction des pupilles. (Cette contraction est le resserrement ou la diminution en grandeur du petit point, plus ou moins noir, qui se trouve au centre de l'œil); chaleur alternant avec frissons; grande angoisse, avec agitation, exaspération, colère, cris, pleurs, humeur maussade.

Chamomilla, 12e dilution...   6 globules.
Eau.......................   90 grammes.

Doses. — Une cuillerée d'heure en heure.

Administrer *Bryonia*, s'il y a embarras, étourdissements, avec vertiges à chaque mouvement, comme si l'on tournait sur soi-même; grande pesanteur de tête, pression et fourmillement vers le front, avec sensation comme si le cerveau allait s'échapper par le front lorsqu'on se baisse; froid et frissons par le corps, avec insomnie et délire nocturne; constipation tenace; pression dans les yeux, avec sensation comme s'il y était entré du sable; absence d'esprit, c'est-à-dire oubli subit de ce qu'on avait à faire, ou bien de choses faites la veille; tremblement et manque de solidité dans les membres en marchant.

Bryonia, 12e dilution....... 6 globules.
Eau....................... 90 grammes.

Doses. — Une cuillerée de deux en deux heures.

Si cette colère a été concentrée (que l'on n'ait pu s'en décharger sur quelqu'un ou sur quelque chose), on donnera : *Ignatia amara.*

Ignatia, 12e dilution.... 8 globules.
Eau.................... 120 grammes.

Doses. — Une cuillerée à café, d'heure en heure.

Si elle arrive à la suite d'une frayeur, on donnera : *Opium.* (Voy. *Opium*, congestion par suite d'abus d'alcool, p. 118.)

Pour la congestion qui se produit à la suite d'une chute, ou par une forte commotion (contre-coup), le principal médicament est *Arnica.*

Arnica, 9e ou 12e dilution... 6 globules.
Eau....................... 90 grammes.

Dose. — Une cuillerée à bouche toutes les trois ou quatre heures.

Pour la congestion par suite de faiblesse, on donnera : *China et Calcarea carbonica*, alternés.

China, 12e dilution................ 6 globules.
Eau............................... 90 grammes.
Calcarea carbonica, 12e dilution... 6 globules.
Eau............................... 90 grammes.

Doses. — Alterner ces deux médicaments (une fois l'un, une fois l'autre), à la dose d'une cuillerée à bouche, de trois en trois heures.

Si elle provenait ou était la suite d'un refroidissement (soit dans l'eau, soit par un temps humide ou par la pluie), on donnera *Dulcamara.*

Dulcamara, 12e dilution...   6 globules.
Eau.......................   90 grammes.

Doses. — Une cuillerée à bouche, de deux en deux heures.

Si la congestion était causée par une constipation opiniâtre, on donnerait : *Nux vomica* ou *Bryonia*, de la manière dont je les ai prescrits pages 117 et 121.

Enfin, si la congestion avait été provoquée en levant des fardeaux trop lourds, on donnera : *Rhus toxicodendron.*

Rhus toxicodendron, 12e dilution...   6 globules.
Eau................................   90 grammes.

Doses. — Une forte cuillerée à café, d'heure en heure.

ART. 2. — CONGESTION PULMONAIRE OU DES POUMONS.

Elle est active ou passive.

§ 1er. — Congestion active.

Elle débute par de l'oppression, avec un sentiment de malaise dans la poitrine ; il s'y joint de la chaleur, et pour peu que le malade se meuve, la respiration s'accélère (est plus précipitée).

Quelquefois, il s'y joint une toux sèche ; d'autres fois, la toux provoque l'expulsion (le rejet) de crachats blancs, un peu gluants, dans lesquels on remarque quelques filets de sang.

Cette maladie peut tuer brusquement ; elle peut, en se

produisant tout d'un coup, amener une mort aussi prompte que dans les congestions au cerveau, et elle entraîne quelquefois des hémoptysies plus ou moins graves.

Traitement.

Les médicaments à employer sont : *Aconitum, Aurum, Phosphorus, Belladona, Sulfur.*

1° *Aconitum*, s'il y a respiration courte, pénible et anxieuse, avec oppression de la poitrine et gêne de la respiration ; accès de suffocation, avec battements de cœur et grande anxiété ; toux brève et sèche, avec expectoration sanguinolente ; sensation de pesanteur à la poitrine et vertiges.

Aconitum, 12ᵉ dilution....   6 globules.
Eau......................   90 grammes.

Doses. — Une cuillerée à café, toutes les demi-heures.

Ce médicament convient surtout aux personnes pléthoriques (grasses), d'un tempérament sanguin et bilieux, aux yeux et cheveux noirs, ou aux personnes nerveuses, au teint fortement coloré.

2° *Aurum foliatum*, s'il y a gêne excessive de la respiration en marchant au grand air ; besoin de respirer profondément, avec accès d'étouffements ; oppression très-forte ; syncopes (ou pertes de connaissance), et couleur bleuâtre de la face ; brûlements et élancements dans la poitrine ; battements de cœur précipités, irréguliers, et grande angoisse ; petite toux sèche.

Aurum foliatum, 9ᵉ dilution...   6 globules.
Eau ....   90 grammes.

Doses. — Une cuillerée à bouche, d'heure en heure ; puis, au fur et à mesure que l'affection cédera, donner par cuillerées à café, de deux en deux heures, puis, de quatre en quatre heures.

Ce médicament convient surtout aux personnes bilieuses, aux yeux et cheveux noirs, au caractère irritable et inquiet.

Belladona ou *China* sont les antidotes de *Aurum foliatum*.

3° *Phosphorus*, s'il y a respiration difficile, grande angoisse dans la poitrine, avec pression, pesanteur et lancination; gêne excessive de la respiration, avec accès de suffocation; pâleur du visage, ou pâleur alternant avec rougeur; battements de cœur de toutes sortes, avec toux sèche et expectoration de crachats visqueux (gluants) teints de sang.

Phosphorus, 10° dilution...   6 globules.
Eau........................   90 grammes.

Doses. — Une cuillerée à bouche, de deux en deux heures.

C'est surtout aux personnes blondes, d'un caractère doux, d'une taille élancée et d'une constitution délicate, que ce médicament convient.

Le vin pur, le café ou l'odeur du camphre, sont les antidotes de *Phosphorus*.

4° *Belladona*, quand il y a gêne de la respiration, difficulté de respirer, oppression de poitrine et anxiété surtout le soir, étant couché; respiration irrégulière, c'est-à-dire tantôt courte, anxieuse et rapide; tantôt lente et profonde; pression et battements dans la poitrine, avec haleine courte et douleur dans les omoplates (entre les deux épaules); violents battements de cœur qui répondent jusque dans le cerveau, avec grande angoisse; étourdissements, avec face pâle ou rouge, et toux sèche surtout la nuit.

Belladona, 12° dilution.....   6 globules.
Eau........................   90 grammes.

Doses. — Une cuillerée à café, de deux en deux heures.

Belladona convient surtout aux personnes blondes, replètes, d'un tempérament doux et lymphatique.

5° *Sulfur*, s'il y a grande gêne de la respiration, haleine courte, accès de suffocation, surtout pendant le sommeil, ainsi que pendant la marche ; étouffements se renouvelant souvent ; respiration courte et fréquente ; pesanteur et pres sion sur la poitrine, comme par un poids, avec élancements ; sensation de froid ou brûlement dans cet organe ; battements de cœur ; fréquente faiblesse de la poitrine avec grande fatigue, surtout en parlant ; haleine courte et couleur bleuâtre du visage ; toux sèche, provoquée par la conversation, et même la respiration, avec expectoration sanguinolente et douleur comme d'écorchure dans la poitrine ; face pâle, avec rougeur circonscrite des joues, ou rougeur foncée de tout le visage.

Sulfur, 20ᵉ dilution.......   4 globules.
Eau......................   60 grammes.

Doses. — Une cuillerée, de quatre en quatre heures.

Ce médicament convient surtout aux personnes d'une constitution lymphatique, ayant eu, ou étant prédisposées aux dartres et autres éruptions, ou à l'engorgement des glandes et à la mélancolie, ou encore, aux personnes d'une constitution maladive qui contractent facilement des rhumes de cerveau, et qui ont des sueurs abondantes à la moindre fatigue.

Le café ou le camphre sont les antidotes de ce médicament.

§ 2. — Congestion passive.

Elle se déclare dans le cours de beaucoup de maladies aiguës et chroniques, et presque toujours chez les sujets débiles et épuisés par quelque cause que ce soit ; la force vitale ne réagissant plus à cause de son état de faiblesse ou de dépression, la circulation ne se fait qu'imparfaitement, et le sang n'étant plus soustrait à la loi de la pesanteur, par suite de l'affaiblissement de cette force vitale, il en résulte qu'il stagne dans les poumons et en engorge surtout les parties inférieures.

Les congestions se forment très-lentement, et nul symptôme extérieur ne vient d'ordinaire les révéler ; l'auscultation seule peut servir à les faire reconnaître par une diminution plus ou moins considérable dans la sonorité de la poitrine.

Cet engouement du poumon peut amener la pneumonie ; les maladies du cœur et surtout le rétrécissement de ses cavités y prédisposent.

Traitement.

Les médicaments à y opposer sont : *China, Calcarea carbonica, Lachesis, Phosphori acidum* et *Sulfur*.

1° *China.* Grande oppression avec gêne excessive de la respiration ; angoisse et accès d'étouffement ; respiration très-pénible, courte et accélérée, qui n'est possible, étant couché, que si la tête est très-élevée ; pression à la poitrine, avec élancements ; chaleur vive ; pouls fort, dur, et battements de cœur très-violents ; ou bien, grande faiblesse, avec tremblement des membres ; marche difficile et mal assurée ; sueur pendant le mouvement et le sommeil ; petite toux sèche.

Ce médicament convient surtout aux individus maigres, d'une constitution sèche et bilieuse, ou aux personnes d'un tempérament leucophlegmatique (ce sont des individus au teint jaune ou blanc mat, dont les chairs sont bouffies et desquels on dit vulgairement qu'ils ont de la mauvaise

graisse), prédisposées aux catarrhes, rhumes de cerveau
et affections hydropiques.

> **China**, 15e dilution....   6 globules.
> **Eau**...................   90 grammes.

Doses. — Une cuillerée à bouche, de quatre en quatre
heures.

Le fer et surtout l'arsenic sont les meilleurs antidotes de
China.

2° *Calcarea carbonica*, s'il y a accès d'étouffement avec
besoin de respirer profondément; oppression de poitrine
soulagée en portant fortement les épaules en arrière; respiration sifflante avec haleine courte, surtout en montant;
sensation comme si la poitrine ne se dilatait plus ou était
trop étroite; grande gêne de la respiration, avec élancements, douleur d'excoriation (d'écorchure), et brûlement
dans la poitrine; battements de cœur; toux courte, sèche
ou violente, avec expectoration de crachats purulents ou
teints de sang; face pâle, ou face chaude, rouge et bouffie;
besoin de desserrer ses vêtements; vertiges; convient aux
personnes du tempérament décrit précédemment à l'article *China*.

> **Calcarea carbonica**, 30e dilution...   6 globules.
> **Eau**...........................   90 grammes.

Doses. — Une cuillerée, matin et soir.

L'*Acide nitrique* (*Nitri acidum*) est un de ses plus sûrs
antidotes; le Camphre vaut moins.

3° *Lachesis*. Dyspnée (difficulté de respirer), et oppression de poitrine, avec violents efforts pour respirer; respiration courte, fréquente, convulsive, comme si l'air man-
quait; haleine courte, surtout après le repas, ou en
marchant et remuant; accès de suffocation, ou pression
sur la poitrine, comme par quelque chose de lourd; accès

d'asthme ; battements de cœur, avec grande anxiété ; toux sèche et fatigante, ou toux avec crachement de sang ; face pâle et défaite, ou teint jaune, décoloré, avec rougeur circonscrite des joues ; convient surtout aux personnes maigres, épuisées, au teint maladif et d'un tempérament colérique ou mélancolique.

Lachesis, 30e dilution.....   6 globules.
Eau.......................   90 grammes.

Doses. — Une cuillerée matin et soir.

Antidotes. — *Arsenicum* ou *Capsicum* ; mais le meilleur de tous est le *Cédron*, 15e dilution.

4° *Phosphori acidum*, s'il y a haleine très-courte, avec impossibilité de parler autrement qu'en faisant de longues pauses entre chaque mot ; grande faiblesse de poitrine après la conversation ; pression crampoïde ou incisive (comme des crampes ou comme des piquements) dans la poitrine ; toux avec vomissements ou crachats purulents ; visage pâle et hâve, avec grande faiblesse et amaigrissement.

Il convient surtout aux personnes épuisées par de fortes maladies aiguës, ou par suite de pertes débilitantes (perte de sang, d'humeurs, etc.).

Phosphori acidum, 3e dilution...   6 globules.
Eau...........................   90 grammes.

Doses. — Une cuillerée de quatre en quatre heures.

Antidote. — *Camphre* et *Café* cru.

5° *Sulfur*, quand il y a gêne de la respiration, avec accès de suffocation, surtout étant couché ; haleine courte, avec étouffements fréquents et impossibilité de respirer profondément ; faiblesse dans la poitrine, avec grande fatigue des poumons après avoir parlé ; élancements dans la poitrine qui répondent jusque dans le dos ; plénitude ou sensation de pression, comme par une pierre, dans la poitrine, surtout le matin ; toux sèche, fièvre et crachement de sang, avec douleurs de meurtrissure et élancements dans la poitrine ; face pâle, ou chaleur brûlante au visage, avec rougeur de toute la face, ou bien seulement des joues.

Ce médicament convient surtout aux personnes prédisposées aux maladies de la peau, ou d'un tempérament lymphatique.

Sulfur, 30e dilution.....   6 globules.
Eau..................   90 grammes.

Antidotes. — Camphre, Pulsatille ou *Café.*

ART. 3. — VARICES.

On appelle *Varices* la dilatation ou augmentation de volume de plusieurs veines, produite par l'accumulation du sang dans leurs cavités.

On les observe particulièrement dans les veines superficielles des jambes, chez les personnes qui restent longtemps debout, ou qui sont exposées au froid et à l'humidité ; les femmes enceintes sont sujettes aussi à cette infirmité ; l'habitude de porter des jarretières trop serrées y prédispose, en empêchant le retour du sang dans le cœur et en occasionnant la stagnation du sang dans cet organe.

Traitement.

Les médicaments les plus convenables pour cette infirmité, sont : la *Pulsatille* et le *Soufre,* qu'on fait alterner ensemble, un jour l'un, un jour l'autre.

Pulsatille, 12e dilution, si l'affection est
récente, 30e dilution, si elle
est ancienne.............   6 globules.
Eau................................   90 grammes.

Sulfur, 30ᵉ dilution, si l'affection est récente, 100ᵉ dilution, si elle est
ancienne.................... 6 globules.
Eau.............................. 90 grammes.

Doses. — On alternera ces deux médicaments (c'est-à-
dire qu'on prendra un jour l'un, un jour l'autre), à la dose
d'une cuillerée, matin et soir, si les varices datent de
peu de temps, et à la dose d'une cuillerée tous les six jours
seulement si elles existent depuis longtemps.

Dans ce dernier cas, on ne préparerait le médicament
qu'au fur et à mesure qu'on le prendrait pour l'avoir plus
frais.

On peut, pendant ce traitement, porter un bas lacé ou
élastique; cela ne peut qu'aider à la cure, mais elle se produira sans cette précaution, qui cependant peut être utile ;
aussi je la conseille, sans toutefois la donner comme indispensable.

Si toutes les varices venaient à s'ulcérer par suite d'inflammation, on combattrait cette complication avec *Arsenicum album et Lachesis.*

Arsenicum album, 12ᵉ ou 30ᵉ dilution,
selon l'ancienneté du mal............. 6 globules.
Eau............................... 90 grammes.
Lachesis, 15ᵉ ou 30ᵉ dilution.......... 6 globules.
Eau............................... 90 grammes.

Doses. — Alterner ces deux médicaments (un jour l'un,
un jour l'autre), à la dose d'une cuillerée à bouche, matin
et soir, si le cas est récent ; ou tous les deux, quatre ou
six jours, selon la chronicité (ou ancienneté) de l'affection.

Antidotes de l'*Arsenic.* — *China* ou *Camphre, Lachesis,
Cédro.*

CHAPITRE II

MALADIES PAR DÉFAUT OU PAR APPAUVRISSEMENT DU SANG.

ART. 1er. — ANÉMIE.

L'*anémie*, prise dans son vrai sens, est une diminution dans la quantité totale du sang, ou bien une diminution dans les parties qui entrent dans sa composition, de manière qu'il y a ou non prédominance du sérum (partie aqueuse du sang).

Symptômes.

Les personnes atteintes d'anémie sont pâles, molles, indolentes ou paresseuses ; leurs chairs sont flasques, couleur de cire, et les muqueuses sont également décolorées (les muqueuses sont une continuité de la peau qui tapisse l'intérieur de nos organes, la bouche par exemple). Ainsi, les gencives, les lèvres, etc., sont à peine rosées et offrent une teinte presque pâle ; leurs veines sont flasques et ont perdu cette teinte bleuâtre qui permet de suivre leur trajet sous la peau ; leur pouls est faible ; la moindre marche leur procure de l'oppression et des palpitations ; plusieurs ont des syncopes et des vertiges, tout travail les fatigue ; elles sont sujettes à des migraines, et leurs digestions sont pénibles ; les jambes enflent, et la face devient bouffie ; leurs yeux s'encavent sous l'orbite et sont cernés ; beaucoup ont de la constipation et il est rare qu'il ne se développe pas chez eux des indices de scrofules. Chez les femmes ou les jeunes filles, la sécrétion menstruelle se supprime ou est exagérée, mais le premier cas est le plus ordinaire ; alors il est rare qu'une leucorrhée abondante ne vienne pas compliquer cet état.

L'auscultation de quelques vaisseaux (surtout des artères carotides) offre divers bruits caractéristiques dont nous ne parlerons pas ici, attendu qu'ils sont connus des médecins, et que ceux qui ne sont pas de l'art, ne pourraient ni les reconnaître, ni nous comprendre.

Cette maladie peut être *idiopathique* (c'est-à-dire exister d'elle-même, être seule), ou *symptomatique* (c'est-à-dire être causée par une autre maladie, soit une altération de quelque viscère ou autre cause).

Les femmes et les filles y sont surtout sujettes.

L'abus des saignées ou de graves hémorrhagies, les chagrins, les aliments grossiers et insuffisants, les logements humides où la lumière n'arrive pas amplement ; la phthisie pulmonaire, l'absence ou le trop peu de flux menstruel chez le sexe féminin, peuvent être des causes d'anémie.

A moins qu'il n'y ait de fréquents évanouissements et une trop grande extinction des forces, l'anémie, qui est idiopathique, n'offre aucun danger.

Traitement.

Si l'anémie provient d'abus de la saignée, on y remédiera au moyen de *China* et de *Phosphori acidum*, alternés.

China, 15ᵉ dilution.............	6 globules.
Eau........................	90 grammes.
Phosphori acidum, 15ᵉ dilution.	6 globules.
Eau........................	90 grammes.

Doses. — Alterner ces deux médicaments tous les deux jours (on reste un jour sans le prendre), à la dose d'une cuillerée, matin et soir, si la maladie est ancienne, et tous les jours, à la même dose, si elle est récente.

Le *Camphre* ou le *Café* cru sont les antidotes de *Phosphori acidum*.

Si l'anémie était causée par des hémorrhagies menstruelles journellement répétées, on administrerait *Ipeca* ou *Chamomilla*.

Ipeca, s'il y a grande faiblesse qui prend subitement, avec perte de connaissance et accès de convulsions; face pâle, bouffie ; membres engourdis, malaise et dégoût de tous les aliments; pertes de sang plus ou moins abondantes, d'un rouge très-vif et coagulé (en caillots).

> **Ipeca,** 12e dilution...... 6 globules.
> **Eau**.................. 90 grammes.

Doses. — Une cuillerée de deux en deux, ou de quatre en quatre heures, selon la gravité des cas.

Antidotes. — *Arsenicum* ou *China*.

Chamomilla, quand il y a accès d'évanouissement, défaillances, face pâle, yeux cernés et nez pointu, avec froideur des extrémités ; yeux presque fermés et ternes, grande impressionnabilité du système nerveux, avec mouvements convulsifs des paupières, des lèvres et des muscles de la face; espèce de sommeil léthargique; coliques atroces avec perte d'un sang rouge foncé, mêlé de caillots (chez les femmes.

Donnez *Chamomilla* de la même manière que *Ipeca*.

Antidotes. — *Pulsatille* et *Café*.

Si l'anémie provenait d'une suppression par suite d'un refroidissement, on donnera *Pulsatilla* et *Sulfur*, alternés, ou *Nux moschata*.

Ces trois médicaments sont les meilleurs à opposer à l'anémie provenant d'un refroidissement, soit par l'air humide, l'air froid, ou pour s'être mouillé les pieds.

> **Pulsatilla,** 12e ou 30e dilution, selon qu'elle
>   est récente ou chronique...... 6 globules.
> **Eau**.......................... 90 grammes.

Sulfur, 30ᵉ dilution...................... 6 globules.
Eau................................. 90 grammes.

Doses. — Alterner ces deux médicaments tous les deux jours, à la dose d'une cuillerée, matin et soir, si le cas est récent, et à la dose d'une cuillerée, tous les deux jours, le matin, si elle est chronique.

La *Camomille*, le *Café* et le *Soufre*, sont les *antidotes* de la *Pulsatille*.

La *Pulsatille* et le *Camphre* sont les *antidotes* de *Sulfur*.

Si ces deux médicaments ne produisaient pas l'effet voulu, on donnera :

Nux moschata, 12ᵉ dilution... 6 globules.
Eau..................... 90 grammes.

Doses. — Une cuillerée, tous les matins et tous les soirs seulement.

Ce médicament convient surtout, quand l'anémie provient d'un froid humide, qu'il y a de fréquents accès d'évanouissements, grande lassitude, faiblesse de la mémoire et absence d'idées, avec vertiges fréquents ; somnolence, face pâle, avec yeux cernés de bleu, diarrhée et haleine très-courte.

Antidotes. — *Cumin, Anis vert* ou *Anis étoilé.*

Pour l'anémie provenant d'une frayeur ou d'une vive émotion, on prescrira : *Aconitum, Coffea, Opium* ou *Lycopodium.*

Aconitum, s'il y a congestion très-fréquente à la tête ou à la poitrine, avec palpitations ; figure rouge ; pouls large et dur ; chaleur, soif, mal de tête pressif ou pulsatif (consistant en pressions ou pulsations) ; étourdissements et humeur colérique.

Convient surtout aux jeunes filles sédentaires.

Aconitum, 12ᵉ dilution........ 6 globules.
Eau..................... 90 grammes.

Doses. — Une cuillerée trois fois par jour ; une le matin, une deux heures après dîner, et une le soir.

Coffea, quand l'anémie s'accompagne de grande exaltation des idées et de l'imagination, avec aversion pour le grand air ; convulsions, grincements des dents, frissons avec froid, pleurs, cris et découragement.

Coffea, 12ᵉ dilution....... 6 globules.
Eau.................... 90 grammes.

Doses. — Une cuillerée à café, de deux heures en deux heures, dans les cas récents, et une cuillerée à bouche, matin et soir, dans ceux chroniques.

Antidote. — *Tabacum* (ou le tabac), selon M. le docteur Teste.

Opium, s'il y a accès de convulsions avec état soporeux (sommeil profond), après chaque accès ou convulsions, avec cris, tremblement, secousses ou tressaillements des membres, avec froid du corps ; accès de suffocation, avec perte de connaissance ; face rouge foncé, bouffie ou pâle, terreuse, avec yeux renfoncés ; règles supprimées. (Il est bien entendu que la plupart de ces symptômes ne concernent que l'état des malades au moment de l'accident, quoiqu'ils puissent tous se présenter également à l'état chronique, ce qui est rare ; néanmoins, en tenant compte de la cause de l'anémie et de l'état général du malade, l'un ou l'autre des médicaments désignés remplira toujours le but qu'on se propose.)

Le donner comme *Coffea*, décrit ci-avant.

Antidotes. — *Camphre* et *Plomb* (ce dernier est signalé par M. le docteur Teste).

Lycopodium. Manque de chaleur vitale (ou du corps), avec grande faiblesse et fatigue dans les jambes après la moindre marche ; accès de défaillance, avec perte des sens; tristesse, mélancolie, avec disposition à pleurer ; maux de tête violents; face et lèvres pâles; maux de reins; beaucoup de vents, avec douleur dans le ventre; vomissements aigres; pieds enflés le soir; leucorrhée (flueurs blanches); digestions pénibles, avec oppression.

Lycopodium, 30ᵉ dilution...   6 globules.
Eau......................   90 grammes.

Doses. — Une cuillerée tous les matins seulement.

Antidotes. — *Coffea* ou *Causticum.* M. le docteur Teste indique *Lachesis* comme le meilleur antidote de *Lycopodium*.

Si dans l'anémie l'écoulement menstruel n'était pas totalement supprimé, on donnerait *Pulsatille* ou *Graphites* (ce dernier médicament convient surtout aux personnes à peau maladive, dont les glandes sont engorgées, etc., etc.).

Pulsatille se prépare et se donne comme elle a déjà été ordonnée dans le cours de cette maladie. (Voyez précédemment l'article *Pulsatille*, page 123.)

Graphites, 30ᶜ dilution......   6 globules.
Eau......................   90 grammes.

Doses. — Une cuillerée tous les matins.

Antidotes. — *Nux vomica* et *Arsenicum.*

Si la personne atteinte d'anémie était d'une faiblesse excessive, qu'il y eût face pâle et décolorée, yeux cernés, appétit pour le maigre, les acides et les alcooliques, avec accès de défaillance souvent réitérés, on donnerait :

Arsenicum album, 12ᶜ dilution...   6 globules.
Eau..........................   90 grammes.

Doses. — Une cuillerée tous les matins.

ART. 2. — CHLOROSE.

Il est une autre variété d'anémie que l'on désigne sous le nom de *Chlorose* (ou pâles couleurs).

Cette maladie est propre au sexe féminin, et le traitement ne diffère pas de celui de l'anémie; seulement on a pour habitude, dans la médecine officielle, de préconiser le fer ou ses préparations comme un spécifique, et d'en gorger le malade. Je n'ai que trop vu les déplorables résultats qui ont été le fruit de ce misérable traitement. Si les médecins de l'école allopathique avaient étudié un peu mieux les symptômes secondaires propres à ce médicament, ils auraient constaté que ces symptômes sont précisément dans le sens inverse de ses effets primitifs, et qu'en persévérant dans cette manière de traiter, ils marchent vers un but directement opposé à celui qu'ils veulent atteindre, tout en compromettant la vie du malade, ou en le gratifiant d'affections souvent incurables; au reste, le fer n'est pas toujours le spécifique de la chlorose, et quand on ouvre le traitement par ce médicament, il convient de ne le donner qu'à la 30ᵉ dilution, et de n'en répéter les doses que de deux en deux jours; de plus, il faudra en surveiller les effets, et le cesser de temps en temps, afin d'éviter que les symptômes secondaires de ce médicament ne viennent à se développer par suite d'une trop grande surabondance médicamenteuse, qui force le dynamisme vital à réagir contre elle.

Traitement.

Voici la manière de prescrire le fer dans la chlorose simple et dégagée de complications :

Ferrum metallicum, 30ᵉ dilution....   8 globules.
Eau............................... ...   15 grammes.

Doses. — A prendre en une seule fois, tous les quatre jours, le matin à jeun, dans les cas chroniques, et tous les deux jours, dans les cas aigus ou récents.

Un autre médicament peu connu et peu employé dans l'anémie et la chlorose, et qui m'a rendu de grands services, est *Zingiber*, 6ᵉ dilution.

On le donnera comme suit :

Zingiber, 6ᵉ dilution....   7 globules.
Eau........................ 120 grammes.

Doses. — Une cuillerée matin et soir (1).

TROISIÈME CLASSE

INFLAMMATIONS

L'inflammation est localement caractérisée par trois ou quatre conditions qui affectent ou peuvent affécter presque tous les tissus de l'économie, et qui sont : rougeur, douleur, chaleur et tuméfaction (enflure).

Le résultat de ce travail inflammatoire amène souvent une sécrétion anormale, qui se forme au sein même des tissus affectés; de plus, il s'accompagne d'une fièvre plus ou moins vive.

L'inflammation peut être aiguë ou chronique, et se terminer de cinq manières différentes, qui sont : 1° par *réso-*

(1) Ne pouvant traiter avec extension dans ce volume, les maladies des femmes et des jeunes personnes, nous renvoyons les lecteurs qui désireraient en avoir des notions complètes, à l'excellent ouvrage de M. le docteur Jahr, *Du traitement homœopathique des maladies des femmes*, Paris, 1856, 1 vol. in-12.

lution. Tous les symptômes s'éteignent graduellement, et la partie lésée revient à son état naturel; c'est la terminaison heureuse qu'il ne faut pas confondre avec la *métastase*, car dans cette dernière, le mal n'abandonne brusquement une partie que pour se rejeter sur une autre plus ou moins éloignée. (Le mot *métastase* veut dire : *changer de place.*)

2° Par *suppuration*, lorsqu'il y a formation d'un liquide particulier appelé *pus*, qui tantôt se forme à la surface des tissus, tantôt, au contraire, est sécrété dans l'épaisseur ou l'interstice des muscles profonds où il forme des amas plus ou moins considérables, qui ont reçu le nom d'*abcès;*

3° Par *gangrène*, quand les tissus qui ont été le siége d'une vive inflammation sont, par cette raison, frappés de mort ;

4° Par *ulcération*, lorsqu'il y a solution de continuité des tissus ;

5° Par *induration*, quand le premier mode de terminaison n'est pas complet, que les tissus restent durs et engorgés, quoi que toute douleur et tout symptôme d'inflammation aient cessé. (Le mot *induration* signifie *devenir dur.*)

CHAPITRE PREMIER

STOMATITE OU INFLAMMATION DE LA BOUCHE.

La *stomatite* est l'inflammation de la membrane muqueuse qui tapisse l'intérieur de la bouche. Il y a trois sortes de stomatites : l'*érythémateuse*, la *diphthéritique* et l'*ulcéreuse*.

1° L'*érythémateuse* consiste en une simple rougeur foncée de l'intérieur de la bouche, accompagnée d'un peu d'enflure, d'une cuisson et d'une douleur plus ou moins vives.

Elle se borne quelquefois à envahir ou les gencives, ou la voûte du palais, ou la surface interne des joues, et n'offre aucune gravité.

2° La *diphthéritique* (ou membraneuse) est caractérisée par des pellicules ou plaques grisâtres, ulcérées et saignantes, qui occupent divers points de l'intérieur de la bouche.

Lorsque ces plaques se détachent, elles se renouvellent presque instantanément et deviennent noirâtres quand il se trouve un léger épanchement de sang au-dessous d'elles; l'haleine, et même la bouche, ont une odeur cadavéreuse ; les ganglions sous-maxillaires (glandes du cou et des machoires) sont enflés et très-douloureux ; la face est souvent bouffie et la salivation est excessive ; il y a du malaise et de la fièvre.

Cette maladie n'est grave que chez les individus souffreteux, d'une constitution affaiblie ou viciée, chez lesquels elle peut dégénérer en gangrène.

Une variété de cette stomatite a été désignée sous le nom de *muguet ;* elle consiste en l'apparition sur la muqueuse de la bouche de petites taches ou concrétions de couleur blanche, qui sont ou *éparpillées* ou *confluentes* (se touchant par leurs bords). Il est, dans le premier cas, *discret* ou *simple ;* dans le second, il est désigné sous le nom de *malin.*

Cette affection s'accompagne de fièvre et de diarrhée, consistant en des selles jaunes ou vertes, accompagnées de vomissements. Ces selles contiennent souvent des débris blanchâtres, qui indiquent que le *muguet* s'est également développé dans l'estomac et dans l'intestin.

Dans ce cas, la diarrhée et la soif augmentent; l'enfant tombe rapidement dans une maigreur telle, qu'on le prendrait pour un petit nain, arrivé à la période la plus avancée de la vieillesse, et il s'éteint lentement comme la mèche d'une lampe dans laquelle il n'y a plus d'huile.

Chez un enfant de bonne constitution, le muguet n'est pas une affection à craindre, surtout s'il y a peu de fièvre et de diarrhée, et qu'il est idiopathiquement spécial à la bouche.

Cette maladie, commune à l'enfance, et qui règne souvent épidémiquement, se déclare quelquefois chez les adultes dans le cours de maladies aiguës ou chroniques, qu'elle vient compliquer par son apparition; elle est alors presque toujours symptomatique de quelque autre grave affection.

3° La stomatite *ulcéreuse* ou *folliculeuse* (aphthes), reconnaissable à l'éruption dans la bouche de petites vésicules semblables à la couleur d'une perle, qui, au bout de vingt-quatre ou trente-six heures, se changent en petits ulcères douloureux, dont la cicatrisation est assez longue. L'aphthe est *discret* ou *confluent;* son étendue peut varier depuis celle d'une pièce de 20 centimes jusqu'à celle de 1 franc. Cette affection s'accompagne d'un peu de fièvre, de diarrhée, de fétidité de l'haleine et de l'engorgement des glandes sous-maxillaires; elle est sans gravité, et sa durée n'est que de quelques jours.

La forme confluente est plus grave, mais elle est très-rare dans nos pays. Les *aphthes* diffèrent du *muguet*, en ce qu'il existe toujours dans les *aphthes* des ulcérations que le *muguet* ne présente pas.

Il existe encore la stomatite produite par l'absorption de mercure, et qu'on appelle, pour cette raison, *stomatite mercurielle*. Nous n'en parlerons pas ici, cela nous entraînerait trop loin ; nous nous contenterons d'en donner le traitement. Au reste, ne se développant que chez les sujets soumis à un traitement mercuriel, les antécédents éclairent assez le diagnostic.

ART. 1ᵉʳ. — STOMATITE ÉRYTHÉMATEUSE.

Traitement.

Cette légère affection réclame *Belladona* ou *Capsicum*, si le premier médicament ne suffisait pas à lui seul pour la détruire ; on pourra de plus, si l'on veut, faire des gargarismes composés avec la décoction de racine de guimauve ou d'autre plante émolliente, ce qui ne pourra faire que du bien.

> **Belladona,** 12ᵉ dilution....   4 globules.
> **Eau.......................**   60 grammes.

Doses. — Une cuillerée à café, trois fois par jour.

Belladona convient surtout quand il y a forte imflammation, avec fièvre, et quelquefois délire chez les très-jeunes enfants.

Capsicuum annum se préparera comme *Belladona*, même dilution, même quantité d'eau et de globules ; seulement il se donnera à la dose d'une cuillerée à bouche, matin et soir, si *Belladona* ne réussissait pas.

ART. 2. — STOMATITE DIPHTHÉRITIQUE OU MEMBRANEUSE.

Traitement.

J'employais ordinairement deux médicaments, desquels j'obtenais presque toujours un résultat des plus rapides et des plus satisfaisants ; ces deux médicaments sont : *Mercurius solubilis* pour les individus du sexe féminin, et *Mercurius corrosivus* pour ceux du sexe masculin.

Dans quelques cas cependant, l'amélioration se produisait peu ou point, ou bien elle restait stationnaire, ce qui était assez embarrassant; ce ne fut qu'après avoir lu l'ouvrage de M. Teste (1) que je me décidai, sur ses indications, à administrer *Cuprum metallicum*, ainsi qu'il le conseille, lorsque les deux médicaments précédents ne produisent pas tout de suite une amélioration notable.

Aussi, dois-je le proclamer hautement à la louange de M. le docteur Teste, je m'en suis toujours bien trouvé, surtout lorsqu'il y avait diarrhée verdâtre et aqueuse chez l'enfant.

Ainsi donc, trois médicaments dominent la thérapeutique de la stomatite membraneuse; ce sont : *Mercurius solubilis*, ou *Mercurius corrosivus*, et *Cuprum metallicum*.

Pour les petites filles :

Mercurius solubilis, 30e dilution.......   6 globules.
Eau....................................   90 grammes.

Doses. — Une cuillerée à café, de quatre en quatre heures.

Pour les petits garçons :

Mercurius corrosivus, 30e dilution.....   6 globules.
Eau..................................   90 grammes.

Doses. — Une cuillerée à café, de quatre en quatre heures.

Si l'un ou l'autre ne produisait, au bout de vingt-quatre heures, aucune notable amélioration, on le cesserait pour donner *Cuprum*, de la même manière que *Mercurius*.

L'eau albumineuse est, dans ce cas, fort recommandée en boisson; elle se compose en battant deux blancs d'œufs frais dans un litre d'eau, et on sucrera légèrement le tout.

(1) Teste, *Traitement homœopathique des maladies aiguës et des maladies chroniques des enfants.* Paris, 1856.

ART. 3. — MUGUET.

Traitement.

Il exige ordinairement l'emploi de deux ou trois médicaments, qui sont : *Mercurius solubilis, Sulfuris acidum, China.*

M. le docteur Teste préconise *Cinabaris;* je ne l'ai jamais employé, et, par conséquent, je ne puis en constater l'efficacité; mais je ne mets pas en doute qu'il ne puisse être d'une très-grande utilité. Voici comment on doit l'administrer :

Cinabaris, 30e dilution....   6 globules.
Eau......................   90 grammes.

Doses. — Une cuillerée à café, de cinq en cinq heures.

Maintenant, je vais signaler un médicament que nul n'a encore employé, à ce que je sache, contre cette affection, et que le hasard m'a fait découvrir ; ce médicament est *Arum maculatum*, que l'on prescrira ainsi :

Arum maculatum, 12e dilution....   6 globules.
Eau.............................   90 grammes.

Doses. — Une cuillerée à café, de quatre en quatre heures.

Ce médicament, qui agit spécifiquement contre les *aphthes*, guérit aussi très-bien le muguet; du moins, il agit ainsi dans le lieu que j'habite, et je ne sais si des influences locales peuvent modifier son action.

Mercurius solubilis s'administrera de la même manière que *Cinabaris*, si les selles indiquaient que le muguet eût envahi le tube digestif et les intestins ; puis, quelques jours après, on donnera *China*, pour relever les forces et combattre aussi les progrès du mal.

China, 15e dilution.....   6 globules.
Eau................ 90 grammes.

Doses. — Une cuillerée à bouche, matin et soir.

Sulfuris acidum s'emploiera comme *Mercurius* ou *Cinabaris;* cependant, malgré sa recommandation, il est quelquefois infidèle.

On commencera donc le traitement par *Cinabaris;* s'il n'amène pas la guérison, ce dont je serais surpris, on donnera *Arum maculatum.* Si les selles contiennent de petits débris blanchâtres semblables à du lait caillé, que la maigreur de l'enfant devienne considérable, malgré l'emploi des médicaments désignés plus haut, on donnera alors *Mercurius solubilis* pendant vingt-quatre ou trente-six heures, puis on cessera le médicament pendant un jour, pour redonner *China* le jour après.

On donnera de l'eau albumineuse pour boisson.

ART. 4. — STOMATITE ULCÉREUSE OU APHTHES.

Traitement.

Deux médicaments couvrent généralement les symptômes de cette affection ; ce sont : *Borax* et *Acidum muriaticum,* ou *chlorhydricum; Arum maculatum* réussit aussi quelquefois, mais moins bien que dans le muguet; on pourra toutefois l'employer, si l'on n'était pas satisfait du résultat des deux précédents, ce qui n'arrive pas une fois sur quatre.

Borax, 12º dilution....   6 globules.
Eau................ 90 grammes.

Doses. — Une cuillerée à café, de quatre en quatre heures.

Si l'amélioration produite par *Borax* ne se soutenait pas,

ou que même elle n'eût pas lieu, on le cesserait pour donner:

Acidum muriaticum ou **Chlorhydricum,**
4ᵉ dilution........................ 6 globules.
Eau................................. 90 grammes.

Doses. — Une cuillerée à café, de quatre en quatre heures.

Arum maculatum se donnerait de la même manière et à la 15ᵉ dilution, si les deux autres ne suffisaient pas.

On peut aussi, d'après le conseil de M. Teste, toucher les aphthes, matin et soir, avec un petit pinceau de charpie trempé dans la mixture suivante :

Miel blanc............. 4 grammes.
Acide chlorhydrique.. 4 gouttes.

Mélangez bien pour vous en servir comme ci-dessus :

ART. 5. — STOMATITE MERCURIELLE.

Symptômes.

Il y a sensation d'allongement des dents ; l'intérieur de la bouche est tuméfié ; l'intérieur des joues offre des ulcérations superficielles irrégulières, et couvertes d'espèces de membranes ratatinées ; les gencives saignent, se ramollissent, et offrent au niveau des dents une petite bande blanchâtre, couleur jaune sale, par où l'ulcération commence ; la langue est tuméfiée et souvent s'ulcère ; l'haleine est infecte et a une odeur métallique toute particulière ; la face acquiert un volume considérable, et dans certains cas, les dents, et même les os de la face, se nécrosent (se gangrènent), le ptyalisme (écoulement de la salive) est excessivement abondant et presque continuel ; la mastication (broiement des aliments) est impossible ; il y a fièvre, mal de tête.

Traitement.

Deux médicaments peuvent combattre cette affection, savoir : *Sepia* et *Carbo vegetabilis.*

Sepia, 12e dilution.....　6 globules.
Eau...................　90 grammes.

Doses. — Une cuillerée à café, de quatre en quatre heures.

Généralement, *Sepia* amène une très-grande amélioration, d'après l'essai que j'en ai fait.

Carbo vegetabilis, 15e dilution...　6 globules.
Eau...........................　90 grammes.

Doses. — Une cuillerée à café, de quatre en quatre heures.

China, 12e dilution, administré de la même manière que *Carbo vegetabilis,* combat ensuite les derniers restes de cette dégoûtante affection.

CHAPITRE II

GLOSSITE OU INFLAMMATION DE LA LANGUE.

Elle peut être *superficielle* ou *profonde.*

ART. 1er. — GLOSSITE SUPERFICIELLE.

Lorsqu'elle est *superficielle,* il n'existe qu'une légère tuméfaction de la langue qui, dépouillée de son épithélium (épiderme ou peau très-mince qui recouvre toutes les membranes muqueuses), montre ses papilles (ou petites éminences) saillantes ou dénudées, ce qui fait que les aliments y excitent une douleur cuisante par leur contact ; on y ressent une vive chaleur, avec picotements insupportables.

Le goût est perverti, altéré; on ne parle qu'avec une grande difficulté, et très-souvent on observe l'engorgement des ganglions (ou glandes) du cou, qui sont tuméfiés (enflés) et douloureux.

Il arrive aussi parfois que, la mastication des aliments étant très-difficile, les digestions sont très-pénibles.

Cette affection a toujours une heureuse terminaison, et il est très-rare qu'elle soit suivie de gangrène.

Traitement.

Deux médicaments combattent cette affection, ce sont : *Aconitum* et *Belladona*. On alternera leur emploi (un jour l'un, un jour l'autre), comme suit :

> **Aconitum**, 12e dilution....   6 globules.
> **Eau**......................   90 grammes.

Doses. — Une cuillerée trois fois par jour (le matin, à 2 heures de l'après-midi et le soir).

Puis le lendemain on donnera :

> **Belladona**, 12e dilution...   6 globules.
> **Eau**......................   90 grammes.

Doses. — Une cuillerée trois fois par jour (comme *Aconitum*).

ART. 2. — GLOSSITE PROFONDE.

La *Glossite profonde* est rarement *primitive*, c'est-à-dire sans cause connue; elle provient le plus ordinairement d'une blessure, d'une piqûre d'insecte venimeux, de l'abus du mercure; quelquefois elle se déclare comme affection secondaire dans quelques fièvres graves.

Lorsque la *Glossite* est *profonde* ou *parenchymateuse*, la langue acquiert un volume considérable, et remplit souvent toute la bouche qui ne peut plus la contenir; sa base ou racine obstrue le pharynx (orifice supérieur du tube alimentaire), repousse l'épiglotte, et peut produire l'asphyxie ; l'alimentation et la parole deviennent presque impossibles dans ce cas.

Cette affection, par suite de la compression des vaisseaux du col, donne lieu à des symptômes apoplectiques ; la face est rouge, bouffie ; la respiration difficile et précipitée, et la portion de la langue qui souvent fait saillie au dehors, est rouge ou violacée. Cette affection peut être *partielle*, c'est-à-dire limitée à une portion de la langue, ou *générale* ; dans ce dernier cas, elle envahit alors l'organe entier.

Elle peut aussi se terminer par *résolution*, *induration*, *suppuration*, ou être suivie de *gangrène*.

L'*induration* est souvent très-longue à se résoudre ; elle persiste quelquefois pendant des années.

Traitement.

Si elle provient d'une blessure ou d'une piqûre d'insecte, on donnera d'abord, pour combattre l'état inflammatoire, *Aconitum* et *Belladona*, comme ils sont prescrits dans la *Glossite superficielle* ; puis on donnera, si c'est une blessure qui l'a causée, l'*Arnica* comme suit :

Arnica, 12ᵉ dilution........ 6 globules.
Eau........................ 90 grammes.

Doses. — Une cuillerée, de quatre en quatre heures.

Si elle est la suite d'une piqûre d'insecte, on donnera :

Ledum palustre, 12ᵉ dilution... 6 globules.
Eau........................... 90 grammes.

Doses. — Une cuillerée, matin et soir, ou de quatre en quatre heures, selon la gravité du cas.

Antidote. — *Rhus toxicodendron* ou *Camphre*.

Si la *Glossite* passait à l'état de gangrène, on donnerait :

Arsenicum album, 12e dilution... 7 globules.
Eau.. 90 grammes.
Lachesis, 12e dilution.............. 7 globules.
Eau.. 90 grammes.

Doses. — Alterner ces deux médicaments à la dose d'une cuillerée, de quatre en quatre heures, un jour l'un, un jour l'autre.

Si la *Glossite* se terminait par suppuration, on prescrira *Hepar sulfur* et *Belladona*.

Hepar sulfur, 12e dilution........ 7 globules.
Eau.. 90 grammes.

Doses. — Une cuillerée, matin et soir.

Si *Hepar sulfur* ne produisait pas d'amélioration, on donnerait :

Belladona, 12e dilution.... 7 globules.
Eau.. 90 grammes.

Doses. — Une cuillerée, matin et soir.

Enfin, si la *Glossite* passait à l'état d'induration, on ferait prendre au malade :

Belladona, 12e dilution............. 7 globules.
Eau.. 90 grammes.
Mercurius solubilis, 15e dilution... 7 globules.
Eau.. 90 grammes.

Doses. — Alterner ces deux médicaments (un jour l'un, un jour l'autre), à la dose d'une cuillerée, matin et soir, si l'affection est récente.

Si l'affection était ancienne, on emploierait les deux médicaments désignés à la 30e dilution, et même à la 100e, et on en ferait prendre tous les matins une cuillerée seulement au malade.

CHAPITRE III

ANGINE OU MAL DE GORGE.

L'angine est la phlegmasie ou l'inflammation des membranes muqueuses situées entre l'arrière-bouche (l'orifice supérieur de l'estomac) et la naissance des bronches.

On en distingue plusieurs variétés, dénommées selon leur siége, leur terminaison et leur nature ; ainsi l'on cite comme principales : *l'angine gutturale, pharyngée, tonsillaire, pseudo-membraneuse,* etc., etc.

Nous ne parlerons, ici, que de celles qui occupent le pharynx (arrière-bouche, gosier).

ART. 1er. — ANGINE GUTTURALE.

Dans cette espèce d'angine, l'inflammation occupe l'isthme du gosier, le voile et les piliers du palais, la luette et les amygdales.

Ses symptômes sont : douleur, avec sécheresse dans la gorge ; difficulté d'avaler ; parole nasillarde ; l'arrière-gorge offre une couleur rouge et luisante, sécrétant peu après un mucus filant, qui empâte les amygdales et le voile du palais ; la luette se gonfle et s'allonge, ce qui produit chez le malade un besoin continuel d'avaler ; le malade a un goût fade ou amer dans la bouche, et son haleine s'imprègne d'une odeur désagréable.

Il y a en outre peu ou point d'appétit ; soif vive ; diarrhée ou constipation, avec fièvre plus ou moins intense.

Au bout de trois ou quatre jours d'intensité, ces accidents décroissent peu à peu, et la maladie se termine par résolution, celle par suppuration étant très-rare.

Traitement.

Une foule de médicaments ont été préconisés contre l'angine ; mais à part quelques cas rares et particuliers, trois médicaments, ou quatre au plus, peuvent s'appliquer aux cas d'angine franchement inflammatoire ; ces médicaments sont : *Aconitum*, *Belladona*, *Mercurius solubilis* ou *Mercurius vivus*, et *Dulcamara*.

S'il y a fièvre ou vive phlogose (inflammation) des parties affectées, on donnera d'abord :

Aconitum, 12e dilution....   6 globules.
Eau......................   90 grammes.

Doses, — Une cuillerée, de trois en trois heures.

Après quoi on administrera, surtout s'il y a difficulté ou impossibilité d'avaler des liquides, constriction spasmodique de la gorge :

Belladona, 12e dilution....   6 globules.
Eau......................   90 grammes.

Doses. — Une cuillerée, de quatre en quatre heures. Une cuillerée à café pour les enfants d'un à six ans.

Si l'arrière-gorge était tapissée de mucosités visqueuses et blanchâtres, avec écoulement d'une salive épaisse, claire et filant comme du blanc d'œuf cru, on alternera l'administration des deux médicaments suivants :

Belladona, 12e dilution...............   6 globules.
Eau..............................   90 grammes.

Pour les femmes et les enfants :

Mercurius solubilis, 12e dilution....   6 globules.

Pour les hommes :

Mercurius vivus 12e dilution........   6 globules.
Eau..............................   90 grammes.

Doses. — Alterner ces deux médicaments (une fois l'un, une fois l'autre), à la dose d'une cuillerée à café pour les enfants, et d'une cuillerée à bouche pour les adultes, de quatre en quatre heures.

Si l'angine provenait d'un refroidissement, et que ni l'un ni l'autre des médicaments précités n'amenassent la guérison complète, on donnera :

Dulcamara 12e dilution...   7 globules.
Eau...................   90 grammes.

Doses. — Une cuillerée, de quatre en quatre heures.

ART. 2. — ANGINE PHARYNGÉE.

Dans cette variété d'angine, l'inflammation occupe la partie supérieure ou la partie inférieure de la muqueuse du pharynx.

Dans le premier cas, cette muqueuse présente à la vue une couleur rouge, sèche, tapissée de sécrétion grisâtre qui y adhère ; il y a ardeur, cuisson et sécheresse de la gorge ; la déglutition (action d'avaler) se fait moins difficilement que dans l'angine gutturale, et il n'y a pas de nasonnement ni de besoin continuel d'avaler.

Seulement le malade est atteint d'une toux qui finit par procurer l'expulsion de la sécrétion grisâtre qui tapissait le fond de la partie supérieure du pharynx. Si l'inflammation occupe la partie inférieure dudit pharynx, la douleur et la difficulté d'avaler se font sentir au niveau de la partie supérieure du larynx (appelé vulgairement pomme d'Adam) ; il semble au malade que les aliments s'arrêtent un instant en cet endroit ; de plus, une pression légère sur les parties latérales du cou, ainsi que les oscillations de la tête et les mouvements imprimés au larynx, augmentent les souffrances.

Comme l'inflammation est située très-profondément, l'inspection de la gorge né laisse point apercevoir les parties affectées, quand bien même on déprimerait fortement la base de la langue.

Causée ordinairement par les perturbations de l'atmophère et le refroidissement du corps, l'angine règne très-souvent épidémiquement.

Traitement.

Le traitement de l'angine pharyngée est le même que celui de l'angine gutturale. Si cependant il y avait une forte inflammation du pharynx avec fièvre, agitation et toux rauque (creuse), qui pût faire redouter le *croup* chez les enfants, on donnerait :

> **Ipeca**, 6ᵉ dilution........ 6 globules.
> **Eau.....................** 60 grammes.

Doses. — Une cuillerée à café, d'heure en heure, ou de deux en deux heures, selon la gravité du cas.

L'eau d'orge, coupée avec parties égales de lait et sucrée, sera administrée tiède au maladé pour boisson.

ART. 3. — ANGINES GUTTURALE ET PHARYNGÉE CHRONIQUES.

Symptômes.

Elles offrent pour caractères une couleur violette ou bleuâtre de la muqueuse, ou un pointillé rougeâtre avec un peu de gonflement.

Il y a, en outre, sensation d'ardeur et de sécheresse dans la gorge : la déglutition est douloureuse et difficile, surtout en commençant de manger ; le chant, la parole produisent de la fatigue, et des mucosités grisâtres agglomérées (réunies en boule) sont expulsées, non sans de grands efforts, par les malades.

Cet état peut se prolonger pendant des années entières.

Traitement.

Deux médicaments opèrent la résolution de ces affections ; ce sont : *Hepar sulfur* et *Lachesis.* Il faudra les administrer alternativement tous les quatre jours seulement, à la 30ᵉ dilution d'abord, puis à la 100ᵉ.

Hepar sulfur, 30ᵉ dilution....	6 globules.
Eau..........................	90 grammes.
Lachesis, 30ᵉ dilution..........	6 globules.
Eau..........................	90 grammes.

Doses. — Alterner ces deux médicaments, à la dose d'une cuillerée à bouche, de quatre en quatre jours, matin et soir.

Comme la préparation deviendrait très-vieille en la donnant selon la formule, au lieu de mettre dissoudre les 6 globules à la fois dans les 90 grammes d'eau, on se contentera de mettre tous les quatre jours trois globules dans un verre, avec deux cuillerées d'eau, afin de prendre cela à la dose d'une cuillerée, matin et soir ; de cette façon, on aura toujours le médicament à l'état frais.

Dès qu'on aura pris quatre fois de l'un et autant de l'autre (30ᵉ dilution), on les redonnera de la même manière, mais à la 100ᵉ dilution.

ART. 4. — ANGINE TONSILLAIRE OU AMYGDALITE.

L'inflammation des amygdales est reconnaissable au gonflement, à la rougeur et à la dureté de ces glandes ; en outre, il y a chaleur et sécheresse de la gorge, avec difficulté plus ou moins grande d'avaler les aliments ou les boissons.

Elle peut être aiguë ou chronique.

Symptômes.

Au début, chaleur et sécheresse de la gorge ; sensation douloureuse en avalant ; salive abondante et besoin d'avaler fréquemment, provoqué par l'augmentation du volume des amygdales.

Un jour ou deux après, tous ces symptômes augmentent d'intensité ; la déglutition devient impossible, et les liquides mêmes sont, par la contraction des muscles du larynx, expulsés au dehors par la bouche ou les narines.

Il y a toux, avec rejet de mucosités visqueuses ; la bouche exhale une odeur putride ; la voix est sourde et enrouée ; les amygdales sont énormes, rouges, dures et enflammées ; elles sécrètent, ainsi que les parties environnantes, une matière jaunâtre qui y adhère assez fortement.

Quelquefois, et même assez souvent, l'inflammation n'atteint qu'une seule amygdale et est semi-latérale. A tous ces symptômes, il s'ajoute chez la plupart des malades une douleur d'oreille des plus vives ; les ganglions sous-maxillaires sont douloureux et engorgés ; il y a mal de tête, malaise, fièvre plus ou moins intense, avec soif et inappétence ; la bouche est pâteuse et la langue blanche.

Si le gonflement des amygdales devient tel qu'elles arrivent à se toucher par leur bord interne, de manière à mettre obstacle à l'entrée de l'air, le malade éprouve alors une anxiété extrême ; sa respiration est courte, gênée et fréquente ; la face devient rouge, bouffie ou bleuâtre ; les yeux sont saillants, et la mort peut survenir par suite d'asphyxie ou de congestion cérébrale.

Cependant une pareille terminaison est très-rare.

Cette maladie peut se terminer par *résolution*, par *suppuration*, par *gangrène* ou par *induration*. Quand elle se termine par suppuration, c'est toujours dans l'une ou dans l'autre des amygdales que le foyer de la suppuration s'établit ; alors la moindre pression, le moindre effort, suffisent pour rompre les tissus, et donner issue au pus qui se vide dans la bouche.

La terminaison par gangrène se reconnaît à l'odeur cadavéreuse de la bouche, à la couleur brune, livide ou ardoisée de l'amygdale, qui se détache alors sous la forme d'une bouillie putride.

Si la maladie passe à l'état chronique (terminaison par induration), les amygdales conservent toujours une augmentation de volume et sont très-dures ; la voix est sourde ou nasillarde ; il y a une dureté de l'ouïe plus ou moins grande, et l'haleine est fétide au réveil.

La durée de l'angine tonsillaire (des amygdales), ou amygdalite, est en moyenne de huit à douze jours.

Traitement.

Au début, on donnera d'abord : *Aconitum* (voyez la formule et la manière de l'administrer, à l'article *Angine guttu-rale*, page 142) ; puis, après en avoir fait usage pendant vingt-quatre heures, on administrera *Belladona*, comme elle est prescrite à l'article *Angine*, en l'alternant avec *Mercurius vivus* ou *Mercurius solubilis*. (Voyez la formule page 142.)

Si l'amygdale menaçait de passer à suppuration, ce qu'on reconnaîtra à un petit point blanchâtre qui se forme à sa surface, on donnera :

Baryta carbonica, 12ᵉ dilution....   6 globules.
Eau.................................   90 grammes.

Doses. — Une cuillerée toutes les quatre heures.

Mercurius solubilis est l'antidote de *Baryta carbonica*.

Si l'angine ne se modifiait pas sous l'influence de *Baryta*, et que la suppuration menaçât de s'établir définitivement, on administrera :

Hepar sulfur, 12ᵉ dilution.......   6 globules.
Eau...........................   90 grammes.

Doses. — Une cuillerée à café, toutes les trois heures.
Antidotes. — *Camomille*, *Belladone*.

Si la gangrène se déclarait, et que l'une, ou même les deux amygdales en fussent frappées, on fera prendre au malade deux médicaments, qui sont : *Lachesis* et *Arsenicum album*, un jour l'un, un jour l'autre, alternativement.

Lachesis, 12ᵉ dilution..........   6 globules.
Eau...........................   90 grammes.
Arsenicum album, 12ᵉ dilution.   6 globules.
Eau...........................   90 grammes.

Doses. — Alterner ces deux médicaments (un jour l'un, un jour l'autre), à la dose d'une forte cuillerée à café, de quatre en quatre heures.

Si l'angine se terminait par induration (état chronique), on donnera : *Baryta carbonica;* puis, *Calcarea carbonica* et *Sulfur*, alternés.

Baryta carbonica, 12ᵉ dilution....   6 globules.
Eau...........................   90 grammes.

Doses. — Une cuillerée, tous les matins et tous les soirs.
Répéter deux fois cette potion, afin de prendre par ce moyen *Baryta* pendant six jours, puis, passer ensuite aux deux autres médicaments déjà désignés, qu'on prendra ainsi :

Calcarea carbonica 12ᵉ dilution....   2 globules.
Eau...........................   1 cuillerée.

Doses. — A prendre en une seule fois, le matin, et rester trois jours sans prendre de remèdes.
Antidote. — *Acidum nitri.*

Le quatrième jour, on administrera :

Sulfur, 30ᵉ dilution......   2 globules.
Eau....................   1 cuillerée.

Doses. — A prendre, en une seule fois, le matin.

Antidotes. — *Camphre* et *Pulsatille*.

Le quatrième jour, on reprendra de même *Calcarea*, et on continuera ainsi de quatre en quatre jours, en les alternant.

Si, par suite de la tuméfaction des amygdales, il y avait face bleuâtre, respiration embarrassée, avec menace d'asphyxie, on donnerait *Arnica* et *Opium*, alternés comme suit :

Arnica, 12ᵉ dilution.....   3 globules.

Mis à sec sur la langue, et un quart d'heure ou une demi-heure après, si cela ne produisait pas d'effet, on donnera :

Opium, 12ᵉ dilution.....   3 globules.

Mis à sec sur la langue, pour, s'il est nécessaire, revenir à *Arnica*, qu'on alternera ou donnera seul, selon le cas.

Si *Arnica* produit du bien, on le donnera seul, et on le répétera tous les quarts d'heure ou les demi-heures, selon que le cas est ou non pressant.

Si *Arnica* ne produit rien, on passera à *Opium*, qu'on donnera seul, s'il soulage, ou qu'on alternera avec *Arnica*, aux distances prescrites.

Antidote d'Arnica. — *Cocculus.*

Antidote d'Opium. — *Plumbum metallicum.*

Si l'asphyxie était tellement imminente, qu'on ne pût attendre l'administration des médicaments ou le résultat de leur effet, il faudrait faire appeler un chirurgien qui extirperait une des amygdales, ou donnerait passage à l'air, au moyen d'une sonde appropriée à cet effet.

ART. 5. — ANGINE PSEUCO-MEMBRANEUSE OU DIPHTHÉRI-
TIQUE VULGAIREMENT APPELÉE ANGINE COUENNEUSE
(GANGRÉNEUSE).

Cette angine, d'une nature toute spécifique, occupe ordinairement le pharynx, les amygdales, les piliers et le voile
du palais.

Elle est caractérisée par la formation d'une fausse membrane (ou peau) grisâtre, qui tend sans cesse à envahir
les parties environnantes.

Cette angine règne souvent épidémiquement.

Symptômes.

Ils sont au début ceux de l'angine ordinaire ; puis bientôt
on aperçoit sur les amygdales, le voile du palais, les piliers
et le pharynx, des concrétions ou plaques grisâtres ou jaunâtres, irrégulières, offrant un aspect vernissé (ou luisant).

Les ganglions maxillaires sont engorgés, douloureux,
et leur volume est plus ou moins augmenté.

Ces concrétions ou plaques s'accroissent souvent avec
tant de rapidité, qu'elles peuvent envahir toute l'arrière-
bouche en quelques heures, et même envahir les fosses
nasales postérieures.

Ces concrétions ont leur circonférence bordée d'un liséré
ou cercle rougeâtre ; quelques-unes se décollent et sont à
demi flottantes ; elles offrent quelquefois une couleur noire
ou brune, par suite d'une exsudation (ou épanchement léger)
de sang qui s'est formé au-dessous d'elles, ce qui donne à
l'haleine une odeur fétide et cadavéreuse. Les plaques qui
se détachent sont aussitôt remplacées par d'autres, qui se
reproduisent presque immédiatement.

Si ces concrétions ou plaques se propagent dans les fosses nasales, il y a alors des épistaxis, et un suintement très-fétide, composé de pus et de sang, s'écoule par les narines.

Si elles obstruent les voies aériennes (trachée-artère), on observe : toux convulsive, respiration sifflante, avec douleur vive à la hauteur du larynx; puis après surviennent de l'aphonie (perte de la voix), de la suffocation et souvent l'asphyxie.

La face est, en outre, abattue et souffrante ; le pouls très-dépressible (disparaissant sous la pression du doigt), petit et fréquent ; les forces sont nulles ; il y a diarrhée infecte ou constipation, avec vomissements bilieux.

Il arrive souvent que des productions diphthéritiques (ou membraneuses) se forment dedans ou derrière l'oreille, à la marge de l'anus, autour du nez, aux lèvres, etc.

Cette angine a une marche très-rapide; elle peut tuer du troisième au quatrième jour, par suite de l'envahissement du larynx par la fausse membrane.

Sa durée moyenne est de dix à douze jours. Quelquefois, elle se prolonge jusqu'à trente jours.

C'est toujours une affection très-grave, surtout lorsqu'elle règne épidémiquement.

Traitement.

Les médicaments à employer contre cette affection, sont : *Bromum, Mercurius corrosivus, Lycopodium, Ipeca* et *Bryonia.*

Dès le début de la maladie, on prescrira d'abord *Aconitum* et *Belladona*, tels qu'ils sont formulés dans l'angine gutturale.

Si, malgré ce moyen, les plaques membraneuses envahissent la gorge, on donnera :

Bromum, 15ᵉ dilution..... 7 globules.
Eau...................... 90 grammes.

Doses. — Une cuillerée de deux en deux heures, ou de trois en trois heures, selon la gravité du cas.

Si, au bout de vingt-quatre heures de ce traitement, on ne remarque pas une grande amélioration, on cessera *Bromum*, et on fera respirer au malade un peu d'ammoniaque liquide (*alcali volatil*), qui est l'antidote de *Bromum*. Pour le faire respirer comme antidote au malade, il faut en mettre deux gouttes dans un petit flacon, et les lui présenter pendant deux ou trois secondes sous le nez, ou pendant le temps qu'on mettrait pour compter jusqu'à *cinq;* autrement on pourrait causer des accidents graves.

Une demi-heure après avoir fait respirer l'ammoniaque, on lui donnera :

Mercurius corrosivus, 12ᵉ dilution... 7 globules.
Eau.. 90 grammes.
Lycopodium, 12ᵒ dilution............. 7 globules.
Eau.. 90 grammes.

Doses. — Alterner ces deux médicaments (une fois de l'un, une fois de l'autre), à la dose d'une cuillerée à soupe, de trois en trois heures pour les adultes, et d'une cuillerée à café pour les enfants de six mois à quatre ans.

On aura soin de reculer l'intervalle des doses, au fur et à mesure que l'affection diminuera.

S'il se présentait des symptômes de *croup*, par suite de l'extension des fausses membranes au larynx, on cessera tout autre médicament pour donner le traitement qui réclame le *croup*. (Voyez cette affection, 3ᵒ classe des maladies.)

Dans l'angine qui nous occupe, on donnera, s'il restait après la guérison quelques *aphthes* ou ulcérations légères, le médicament suivant :

Acidum muriaticum, 15° dilution.   6 globules.
Eau..................................   90 grammes.

Doses. — Une cuillerée, matin et soir.

Pour boisson, on donnera de l'eau pure édulcorée avec du sirop de cerises.

CHAPITRE IV

ŒSOPHAGITE.

On désigne sous ce nom l'inflammation de l'œsophage (œsophage signifie *porte-manger*). C'est un tube cylindrique qui s'étend du pharynx à l'estomac dans lequel il conduit les aliments.

Symptômes.

Ils sont assez vagues; cependant on observe chez ceux qui en sont atteints : douleur assez vive, qui siége tantôt à la partie inférieure du pharynx ou à l'épigastre (creux de l'estomac), ou entre les deux épaules.

Cette douleur s'augmente par l'action du boire et du manger, et elle devient très-vive, lorsque les aliments passent dans l'endroit enflammé; il arrive même quelquefois que l'œsophage se contracte, et que les aliments ingérés sont rejetés par la bouche ou les narines, souvent même des matières glaireuses et de fausses membranes sont rejetées par les malades.

Un autre symptôme éprouvé aussi par ceux atteints de cette affection, est une difficulté d'avaler causée par une diminution du calibre de l'œsophage, laquelle diminution est produite par l'inflammation de ce conduit alimentaire; il leur semble alors que la nourriture s'arrête en chemin et ne descend pas librement.

Si ce rétrécissement est considérable, les aliments qui s'y trouvent arrêtés s'accumulent en cet endroit, et sont rejetés presque aussitôt après avoir été avalés.

Quelques malades ressentent aussi comme une boule qui, partant de l'épigastre, remonterait au larynx ; d'autres ont des renvois fréquents, un sentiment de gêne à la partie inférieure du cou et des hoquets.

Traitement.

Arnica, *Belladona* et *Arsenicum album* sont les trois médicaments à consulter de préférence contre l'œsophagite.

On commencera par donner :

Arnica, 12e ou 30e dilution....   6 globules.
Eau.......................... 90 grammes.

Si le cas est chronique, on choisira la 30e dilution.

Doses, — Une cuillerée tous les matins, si le cas est chronique, et une cuillerée, matin et soir, s'il est aigu.

Dans le cas où *Arnica* ne produirait pas tout le bien qu'on en attend, on fera prendre au malade *Cocculus*, qui est l'antidote d'*Arnica*, et l'on administrera *Belladona* comme il sera décrit plus bas.

L'*Arnica* convient surtout aux sujets sanguins, pléthoriques (gras), au teint vif, et disposés aux congestions cérébrales; il convient peu, ou agit très-peu sur les sujets débiles, dont les chairs sont flasques et le sang appauvri.

Belladona s'administrera comme suit :

Belladona, 12e ou 30e dilution.   6 globules.
Eau.......................... 90 grammes.

Doses. — Une cuillerée, matin et soir, ou le matin seulement, selon le cas.

Ce médicament s'applique spécialement aux personnes dont le crâne présente un développement considérable, ou à celles dont la constitution est lymphatique ou pléthorique, dont le caractère est doux, le teint coloré, les yeux bleus et les cheveux blonds.

Antidote. — Café à l'eau.

Si *Belladona* ne suffit pas, on donnera :

Arsenicum album, 12e dilution...   7 globules.
Eau.................................   90 grammes.

Doses. — Une cuillerée tous les matins, ou une cuillerée matin et soir, selon le cas.

Ce médicament convient spécialement aux personnes épuisées par les excès ou par une mauvaise alimentation, disposées à la tristesse, à l'hydropisie ou aux éruptions dartreuses, avec chairs molles, bouffies et pâles, engorgement des glandes, etc., etc.

Le *China* ou le *Camphre* est l'antidote d'*Arsenicum album*.

CHAPITRE V

GASTRITE.

On donne le nom de *Gastrite* à l'inflammation de l'estomac; elle peut être aiguë ou chronique.

ART. 1er. — GASTRITE AIGUE.

Symptômes.

Douleur sourde, ou vive et lancinante au creux de l'estomac, augmentée par la pression et les mouvements du corps; grande soif et perte d'appétit; langue blanche ou jaunâtre, sèche, rouge à la pointe et aux bords ; nausées et vomissements de matières aqueuses (comme de l'eau), ou bilieuses et même sanguinolentes ; mal de tête, toux sèche, oppression, insomnie, constipation.

Dans des cas moins graves, la douleur est légère ; il y a peu de soif; l'appétit existe, mais le malade se sent l'estomac embarrassé après les repas; il y a des renvois nidoreux (goût d'œuf pourri) et des vomissements. Ces derniers symptômes dénotent la gastrite sub-aiguë légère.

Traitement.

Il varie selon les causes qui ont produit la maladie ; ainsi, *si la gastrite se développe tout à coup*, on donnera :

> **Nux vomica**, 12ᵉ dilution....   6 globules.
> **Eau**........................   90 grammes.

Doses. — Une cuillerée trois heures après dîner, et une cuillerée trois heures après souper, pendant trois jours de suite; puis, après deux ou trois jours d'intervalle, on donnera :

> **Bryonia**, 12ᵉ dilution....   6 globules.
> **Eau**.................... ......   90 grammes.

A prendre de la même manière que *Nux vomica*.

Si la gastrite aiguë est la suite d'une indigestion de pain trop frais ou peu cuit, de brioches ou gâteaux de pâte feuilletée, on donnera, d'après l'avis de M. le docteur Teste :

> **Lycopodium**, 12ᵉ dilution....   6 globules.
> **Eau**.................... ....   90 grammes.

Doses. — Une cuillerée à café de quart d'heure en quart d'heure, puis de demi-heure en demi-heure, en reculant au fur et à mesure les doses.

Si, chez les individus sanguins et irritables, l'état normal n'est pas revenu quelques jours après avoir administré *Lycopodium*, on donnera alors :

Bryonia, 12e dilution...   4 globules.
Eau..................   60 grammes.

Doses. — Une cuillerée, matin et soir.

Si la gastrite aiguë est produite par une indigestion de *grosses viandes* (ou viandes noires), de mets ou hors-d'œuvre dans lesquels il entre des liqueurs alcooliques (plum-pudding ou omelette au rhum), on donnera :

Nux vomica, 12e dilution....   6 globules.
Eau......................   90 grammes.

Doses. — Une cuillerée trois heures après dîner, et une trois heures après souper.

Si l'indigestion est produite par de la viande, des choux, pommes de terre, truffes ou champignons, on donnera :

Bryonia, 12e dilution....   6 globules.
Eau..................   90 grammes.

Doses. — Une cuillerée toutes les trois heures, en reculant l'intervalle des doses au fur et à mesure que le mieux se produira.

Si la gastrite aiguë est la suite d'une indigestion causée par des aliments huileux ou trop gras (tels que la chair d'oie, de porc, le saindoux, pâtés de foie gras, etc.); si le malade a des *régurgitations* (aliments revenants au gosier) *aigres et aqueuses;* s'il y a sensation d'un poids à l'estomac, avec vomissements faciles ; s'il y a vertiges ou étourdissements, avec frissons ou froid général, on donnera :

Pulsatilla, 12e dilution....   6 globules.
Eau......................   90 grammes.

Doses. — Une cuillerée à café un peu forte, de demi-heure en demi-heure.

Si la gastrite aiguë est la suite d'une indigestion de fruits ou herbages quelconques, de racines crues ou cuites, ou de légumes secs, on donnera :

Arsenicum album, 12ᵉ dilution....   6 globules.
Eau...............................   90 grammes.

Doses. — Une cuillerée à café, de demi-heure en demi-heure.

Si la gastrite aiguë est produite par une indigestion provoquée par un accès de colère, avec vomissement de bile et diarrhée, le seul et vrai médicament à opposer à cette affection est :

Chamomilla, 6ᵉ ou 12ᵉ dilution...   6 globules.
Eau...............................   90 grammes.

Doses. — Une cuillerée de quart d'heure en quart d'heure.

Si la gastrite aiguë était provoquée par une indigestion causée par une *humiliation* ou un accès d'*indignation*, on donnerait :

Colocynthis, 12ᵉ dilution...   4 globules.
Eau...........................   60 grammes.

Doses. — Une cuillerée à café, de demi-heure en demi-heure.

Il est bien entendu que le traitement que nous venons de décrire, s'applique également aux *indigestions* dont les causes se trouvent ci-dessus énoncées.

ART. 2. — GASTRITE CHRONIQUE.

Symptômes.

Digestions pénibles, avec malaise, douleurs à l'épigastre et mal de tête.

La douleur au creux de l'estomac augmente après les repas, et se présente sous la forme d'une crampe des plus pénibles qui ne cesse que quand les malades ont vomi ; l'appétit est faible, la soif peu vive ; les vomissements ne se produisent presque toujours que pendant la digestion des aliments ; ils sont âcres, brûlants ou amers ; il y a renvois sans odeur, ou fétides, avec goût amer, acide ou poivré dans la bouche ; la langue conserve à peu près sa couleur naturelle ; il y a, ou diarrhée, ou constipation ; souvent même, ces deux états alternent entre eux ; il n'y a pas de fièvre.

Cette maladie, qui peut amener l'*hypochondrie*, a une durée de plusieurs mois à plusieurs années, et elle peut causer la mort par suite du développement d'une maladie intercurrente, ou par suite de marasme.

Traitement.

Il est quatre médicaments qui m'ont réussi quatre-vingt-dix-huit fois sur cent.

Ces médicaments sont : *Chamomilla, Bryonia, Nux vomica* et *Sulfur*.

On débutera par les deux premiers d'abord, de la manière qui suit :

Chamomilla, 12e dilution....   6 globules.
Eau.........................   90 grammes.

Doses. — Une cuillerée, tous les matins et tous les soirs.

Quatre jours après la prise de *Chamomilla*, on donnera :

Bryonia, 12e dilution....   7 globules.
Eau....................   90 grammes.

Doses. — Une cuillerée, matin et soir.

Enfin, après encore quatre jours d'intervalle, on donnera :

Nux vomica, 12e dilution....   7 globules.
Eau........................   90 grammes.
Sulfur, 12e dilution.........   7 globules.
Eau.........................   90 grammes.

Doses. — Alterner ces deux médicaments (un jour l'un, un jour l'autre), à la dose d'une cuillerée à bouche tous les soirs, trois heures après souper.

Si ce traitement ne guérissait pas complétement la gastrite chronique, on le recommencerait au bout de quinze jours; mais on donnerait les médicaments à la 30e dilution, au lieu de les administrer à la 12e.

Il est rare que le traitement ci-dessus n'amène pas la guérison de la gastrite chronique, comme leur administration me l'a prouvé mainte et mainte fois, en des cas de gastrite datant de vingt années.

Si la gastrite amenait des *ulcérations* de l'estomac, ou même qu'il y eût *squirrhe*, ce qui se reconnaîtrait *à des vomissements imprégnés de pus ou de sang*, pour le premier cas; ou à *des vomissements noirs et semblables à du marc de café* dans le second cas ; on donnerait alors, pour tout traitement, *Arsenicum album* et *Lycopodium*, comme suit :

Arsenicum album, 12e dilution. . .   7 globules.
Eau. . . . .   120 grammes.

Doses. — Une cuillerée, matin et soir.

Quatre jours après cette potion achevée, on donnera :

Lycopodium, 12e dilution. . . . .   7 globules.
Eau. . . . .   120 grammes.

Doses. Une cuillerée, matin et soir.

Quatre jours après la prise complète de *Lycopodium*, on reprendra *Arsenicum album*, pour continuer de même, jusqu'à rétablissement.

CHAPITRE VI

ENTÉRITE SIMPLE OU INFLAMMATION DE L'INTESTIN GRÊLE.

Symptômes.

On observe rarement de la fièvre au début; les seuls phénomènes qu'on constate, sont du côté de l'abdomen (ou ventre), qui est un peu tendu et douloureux; l'appétit est nul ou diminué; le malade éprouve des coliques sourdes, aiguës ou lancinantes, tantôt semblables à des pincements, à des torsions d'intestin ou à des contusions; elles se font généralement sentir aux alentours de l'ombilic (nombril), d'où elles semblent partir, pour s'étendre à toutes les autres parties du ventre.

La diarrhée, qui accompagne cet état et s'annonce toujours par un redoublement dans les coliques, consiste en des matières jaunes, mélangées de mucosités, et généralement peu ou point liées, qui sont rendues plus ou moins souvent par les malades. Chez les enfants à la mamelle, les selles sont verdâtres et mélangées de grumeaux blancs, qui ne sont que le caséum du lait qu'ils ont pris.

Si les selles sont fréquentes, l'anus devient brûlant, douloureux; il est vrai, qu'après chaque évacuation les coliques se calment, mais il reste toujours des borborygmes ou du gargouillement dans le ventre, qui est sensible à la pression.

La soif est assez vive, et les forces diminuent en proportion de la fréquence des selles, de la violence et de la durée des coliques.

Si la maladie redouble d'intensité, il se développe alors

un état fébrile plus ou moins intense, avec mal de tête, défaillances, nausées et vomissements.

Aussi, si l'inflammation atteint la muqueuse de l'estomac, tout en occupant en même temps celle des intestins, on dit qu'il y a *gastro-entérite*.

Traitement.

Trois médicaments combattent avantageusement cette maladie; ce sont: *Aconitum*, *Calcarea carbonica* et *Phosphori acidum*.

Cependant, dans quelques cas où des symptômes particuliers surgissent, on choisira de préférence *Chamomilla*, *Mercurius solubilis* ou *corrosivus*, et *Arsenicum album*.

Nous aurons soin d'indiquer les circonstances dans lesquelles il est urgent de faire le choix de l'un ou de l'autre.

On commencera donc le traitement comme suit :

Aconitum, 12e dilution...   6 globules.
Eau.......................   90 grammes.

Doses. — Une cuillerée à bouche ou à café (selon l'âge), de quatre en quatre heures.

Une fois cette dose prise, si la diarrhée, malgré ce, prenait une forme inflammatoire grave, on administrera :

Calcarea carbonica, 12e dilution..   7 globules.
Eau.............................   90 grammes.

Doses. — Une cuillerée à café, de trois en trois heures, pour les adultes, et une demi-cuillerée à café, de trois en trois heures, pour les enfants.

Acidum nitri est l'antidote de *Calcarea carbonica*.

Si l'amélioration produite par *Calcarea* ne fait plus de progrès, ou si même elle ne se soutient pas, on cessera complétement ce médicament, et on donnera :

Phosphori acidum, 12e dilution...   7 globules.
Eau............................... 90 grammes.

Doses. — On l'administrera de la même manière que *Calcarea.*

Le *Camphre* ou *Coffea cruda* sont les antidotes de *Phosphori acidum.*

Du moment où la diarrhée sera ramenée à l'état simple, on administrera :

Chamomilla vulgaris, 12e dilution....   6 globules.
Eau............................... 90 grammes.

Doses. — Une cuillerée à café, d'heure en heure, pour les adultes, et de deux en deux heures, pour les enfants.

Si, surtout chez les enfants atteints de *diarrhée simple* par suite d'*entérite,* il y a humeur maussade, insomnie, rougeur d'une joue, avec pâleur de l'autre ; coliques, avec évacuations de selles jaunâtres, muqueuses ou écumeuses, semblables à des œufs brouillés, on donnera de préférence *Chamomilla,* de la façon qu'elle est prescrite plus haut.

Si, avec des *coliques atroces,* il y avait *ventre ballonné et extrêmement douloureux à la moindre pression ou au plus léger contact;* douleurs intolérables dans les intestins, *avec besoin incessant d'aller à la selle sans résultat;* ou bien, s'il y a des selles noirâtres, verdâtres, rougeâtres, violacées ou sanguinolentes et en forme de bouillie, on donnera :

Mercurius corrosivus, 12e dilution....   6 globules.
Eau............................... 90 grammes.

Une cuillerée à bouche, de quatre en quatre heures, pour les adultes, et une demi-cuillerée à café, de trois en trois heures, pour les jeunes enfants (d'un à sept ans).

Mercurius solubilis ou *Sepia,* sont l'antidote de *Mercurius corrosivus.*

A l'article *Diarrhée catarrhale* (5e classe des maladies), nous traiterons des médicaments qui conviennent dans tous les cas qui peuvent se présenter dans telle ou telle condition ; nous y renvoyons donc le lecteur pour de plus amples détails, qui ne doivent et ne peuvent se classer dans l'*entérite* qui nous occupe en ce moment.

L'*entérite* peut passer, et même passe très-souvent à l'état *chronique*.

Les médicaments à lui opposer sous cette forme, sont : *Lycopodium* et *Sulfur*, qu'on prescrira comme suit :

> **Lycopodium**, 30e dilution. . . . 6 globules.
> **Eau**. . . . . 90 grammes.

Doses. — Une cuillerée, tous les matins.

Antidote. — *Lachesis*.

La potion achevée, on la laissera agir pendant une semaine ; puis, au bout de ce temps, on prendra :

> **Sulfur**, 30e dilution. . . 6 globules.
> **Eau**. . . . . 90 grammes.

Doses. — Une cuillerée, tous les matins.

Le médicament étant pris, on attendra l'effet pendant six jours pour reprendre ensuite *Lycopodium*, et on continuera de même, en éloignant les doses au fur et à mesure que l'amélioration se produira.

Antidotes. — *Camphre* ou *Pulsatille*.

CHAPITRE VII

ENTÉRO-COLITE.

On désigne sous le nom d'*entéro-colite* une complication de l'*entérite* qui consiste dans l'inflammation de l'intestin grêle et du colon.

Cette maladie est surtout redoutable chez les jeunes enfants qui, traités par les *méthodes* de l'ancienne médecine, succombent pour la plupart.

Nous sommes donc heureux de pouvoir donner ici un mode de traitement de M. le docteur Teste, de Paris, qui est, pour ainsi dire, le spécifique certain de cette cruelle affection, ainsi que nous l'avons expérimenté bien des fois nous-même.

Traitement.

Voici quels sont les symptômes qu'on observe chez la plupart des jeunes malades qui en sont atteints.

Agitation et inquiétude ; sommeil léger avec réveils fréquents ; fléchissement des cuisses sur le bas-ventre, avec cris et mouvements continuels du tronc ; rejet par la bouche de bile mêlée à du caséum (lait non digéré) ; l'enfant tette moins bien, et prend mollement le sein ; légère diarrhée jaunâtre ; érythème (ou rougeur) aux fesses et aux cuissesproduit par le contact de surines ou desexcréments.

Au bout de quelques jours, maigreur excessive ; peau flétrie, flasque ou ridée ; yeux caves, cernés et éteints ; l'enfant ressemble à un petit vieillard décrépit ; la bouche est fraîche, mais l'haleine a une odeur aigre, et la langue est piquetée de points rouges ; l'enfant refuse le sein, ou s'il tette avec avidité, il vomit presque tout de suite le lait qu'il a pris.

Le plus souvent des aphthes, et même des ulcérations, se développent sur la partie interne des lèvres et des joues, ou sur les gencives mêmes.

Le ventre garde presque toujours son volume et sa souplesse habituels ; les jambes et les pieds, ainsi que les bras et les mains, sont froids ; les selles augmentent de fréquence ; de jaune vif et de demi-molles qu'elles étaient, elles deviennent verdâtres, liquides, et sont mélangées de fragments de caséum non digéré.

Les urines sont rares ou totalement supprimées ; le pouls offre en moyenne 120 pulsations par minute ; mais lorsque le malade, au bout d'un certain temps, est épuisé par la durée de la maladie, le pouls est si faible, qu'il est très-difficile d'en établir la fréquence.

On peut augurer un heureux résultat, lorsque les selles de l'enfant, de *vertes et séreuses* (ou liquides) qu'elles étaient, deviennent peu à peu *jaunes*, *plus liées*, et finissent enfin par *se mouler*, puis, que les urines *reparaissent* ou *augmentent en quantité*.

Traitement.

Il importe, avant tout, 1° que l'air soit renouvelé dans la chambre, et que cette dernière soit bien saine ; 2° que l'enfant soit changé aussi souvent qu'il se salit, et que ses langes ou drapeaux soient très-propres.

Ces indications remplies, on donnera pour commencer le traitement :

Calcarea carbonica, 12ᵉ dilution. 4 globules.
Eau............................. 60 grammes.

Doses. — Une petite cuillerée à café, toutes les quatre heures.

Tant que *Calcarea carbonica* fera du bien, il faudra le continuer, ayant soin de reculer les doses au fur et à mesure que le mieux se produira, et, malgré la guérison établie, le continuer encore pendant cinq à six jours.

Si, malgré ce médicament, *l'amélioration obtenue cessait au bout de vingt-quatre ou trente-six heures*, il faudra alors cesser *Calcarea* et donner :

Phosphori acidum, 12e dilution....   6 globules.
Eau...................................   60 grammes.

Doses. — Une petite cuillerée à café, toutes les quatre heures.

Si les selles, redevenues d'un *jaune vif*, *verdissent à l'air*, que l'enfant ait des *coliques*, et qu'il laisse échapper des *vents*, on lui donnera alors, mais après que *Phosphori acidum* aura été pris : •

Chamomilla, 12e dilution...   6 globules.
Eau........................   60 grammes.

Doses. — Une cuillerée à café, de quatre en quatre heures.

Si l'*entéro-colite* devenait *cholériforme* (ou prenait la forme du choléra), on donnerait, avant tout, le médicament suivant :

Cuprum metallicum, 12e dilution.....   6 globules.
Eau.................................   60 grammes.

Doses. — Une demi-cuillerée à café, de quart en quart d'heure, ou bien quatre gouttes de cette potion, de cinq en cinq minutes.

Dès que l'on n'obtiendra plus d'amélioration de *Cuprum* on donnera *Calcarea*, *Phosphori acidum* et *Chamomilla*, comme il a été dit plus haut.

Cette maladie n'est grave que chez les jeunes enfants ou chez les vieillards ; chez ces derniers, elle présente absolument les symptômes de la *dysenterie*. (Voyez cette maladie.)

CHAPITRE VIII

DIARRHÉE.

Symptômes.

Flux catarrhal du tube intestinal, caractérisé par des évacuations liquides en plus ou moins grande abondance, de couleur jaune, grise ou brune, etc., ayant lieu le plus souvent avec ou sans douleurs.

Cette affection, qui existe toujours sans fièvre, n'offre pour symptômes qu'une diminution dans l'appétit, un peu de sonorité du ventre à la percussion, et quelques gargouillements qui s'accompagnent ou non de coliques.

Cette diarrhée, qui se produit souvent, soit pour avoir bu de l'eau étant en sueur, ou s'être exposé à l'humidité; soit à la suite d'un changement de régime ou d'aliments de mauvaise qualité, se reconnaîtra de l'*entérite*, en ce que dans la diarrhée il y a absence de fièvre, peu ou pas du tout de douleur, et surtout aussi, en ce que les fonctions de l'estomac continuent à se faire régulièrement, ce qui n'a pas lieu dans l'*entérite*.

Traitement.

S'il y avait violente diarrhée aqueuse et jaunâtre, d'odeur putride, on prescrirait :

Bismuthum, 12e dilution....   6 globules.
Eau.................................   90 grammes.

Doses. — Une cuillerée, trois fois par jour.

S'il y a borborygmes, diarrhée blanchâtre, verdâtre ou jaunâtre, semblable à des œufs brouillés, avec coliques et borborygmes avant les selles, on fera prendre :

Chamomilla, 12e dilution...   6 globules.
Eau........................   90 grammes.

Doses. — Une cuillerée, deux ou trois fois par jour :

S'il y a diarrhée avec ténesme, surtout le matin; selles mal liées, blanchâtres, composées d'aliments mal digérés, ayant une odeur aigre ou acide, avec humeur maussade, on prescrira :

Calcarea carbonica, 12e dilution...   6 globules.
Eau........................   90 grammes.

Doses. — Une cuillerée, matin et soir.

Si la diarrhée provoque des douleurs telles que : brûlement à l'anus, coliques, etc., on choisira parmi les médicaments suivants : *Arsenicum album*, *Chamomilla*, *Bryonia*, *Dulcamara*, *Rhus*, *Rheum*.

S'il y a coliques, *Chamomilla ;* s'il y a brûlement dans le ventre et à l'anus, ténesme, grande soif, avec faiblesse, vives coliques, diarrhée ayant lieu surtout la nuit, ou aussitôt après avoir bu ou mangé, on prescrira *Arsenicum*.

Si *Arsenicum* ne suffit pas, on donnera *Bryonia*.

Si la diarrhée est survenue à la suite d'un refroidissement avec coliques et soif; diarrhée verdâtre ou brune, composée de mucosités, avec élancements à l'anus, on fera prendre *Dulcamara*.

Si les selles sont séreuses, écumeuses ou muqueuses, de couleur jaunâtre ou entièrement blanches, avec déchirements ou pincements dans le ventre ; ou si elles ont lieu la nuit, avec coliques et mal de tête, ainsi que douleurs de brisement dans les membres, on prescrira *Rhus toxicodendron*.

Si *Rhus* ne suffit pas contre cet état, on fera prendre *Rheum*.

Contre les diarrhées sans douleur, on prescrira les médicaments suivants : *Ferrum, Phosphorus, Phosphori acidum, Hyoscyamus, Veratrum.*

Si les diarrhées sont aqueuses et composées en grande partie d'aliments non digérés, on prescrira *Ferrum metallicum.*

Si *Ferrum* ne suffit pas, on prescrira *Phosphorus* ou *Phosphori acidum ;* ce dernier médicament convient aussi, si la diarrhée est blanchâtre ou grisâtre.

S'il y a envie très-fréquente d'aller du ventre sans pou. voir rien faire, ou au moins en ne faisant que très-peu ; si la diarrhée est aqueuse et s'échappe involontairement, on ordonnera *Hyoscyamus.*

Si la diarrhée est noirâtre, verdâtre ou brunâtre, avec tension du ventre, et si, en voulant lâcher un vent, la diarrhée s'échappait comme de l'eau dans les vêtements, on prescrirait *Veratrum.*

Si, avec la diarrhée, il y a chute des forces, on prescrira *Arsenicum,* suivi de *China ;* si cela ne suffit pas, on donnera ensuite *Phosphorus.*

S'il y a ténesme, on donnera *Ipeca,* suivi de *Nux vomica,* et dans le cas où ces deux médicaments seraient sans effet, on donnera *Capsicum.*

Si la diarrhée est la suite d'un refroidissement (coup d'air ou boissons froides), on peut prescrire, savoir : *Dulcamara,* puis *Bryonia ;* si cela ne suffit pas, on donnera *Zingiber.*

Si la diarrhée est provoquée par une indigestion, voyez l'article *Gastrite aiguë,* page 155, pour le traitement à suivre.

Si la diarrhée se déclare après avoir bu du lait, on fera prendre *Bryonia,* et *Sulfur* ensuite, si la *Bryone* ne suffit pas.

Si elle survient à la suite d'une colère, d'une contrariété

ou d'une forte émotion, on prescrira *Chamomilla*, et si *Chamomilla* ne suffisait pas, on fera prendre *Colocynthis*.

Si elle vient d'avoir mangé des fruits non mûrs ou trop froids (melons, fraises, cerises, etc.), on prescrira *Arsenicum*, et s'il ne suffit pas, on le fera suivre de *Pulsatilla*.

On traitera la diarrhée chez les gens faibles (autant que faire se pourra), par *China*, *Ferrum*, *Phosphorus* et *Phosphori acidum*.

Chez les scrofuleux, par *Calcarea carbonica* et *Sulfur*, alternés.

Les diarrhées tenaces demandent principalement *Capsicum* ou *Zingiber*.

Les gens sujets au relâchement du ventre feront bien de se tenir le ventre et les pieds chauds, et surtout d'éviter les purgations.

Tous les médicaments ci-dessus désignés, se prépareront en mettant 6 globules, 12ᵉ ou 30ᵉ dilution, dans 90 gram. d'eau, et seront pris à la dose de deux ou trois cuillerées par jour.

CHAPITRE IX

DYSENTERIE.

La dysenterie est reconnaissable à des coliques plus ou moins violentes, à un besoin presque continuel d'aller à la selle, et à l'excrétion de mucosités tèintes de sang ou d'une matière séreuse et rougeâtre, qu'on ne rend qu'en petite quantité à la fois.

Nous distinguerons la dysenterie *bénigne* ou *simple*; la dysenterie *grave* et *épidémique*; la dysenterie *aiguë* et *chronique*.

ART. 1ᵉʳ. — DYSENTERIE BÉNIGNE OU SIMPLE.

Symptômes.

On éprouve le plus souvent, pendant vingt-quatre ou trente-six heures, du malaise et de la courbature ; les digestions sont mauvaises ; il y a des frissons dans le dos, avec faiblesse subite.

Bientôt des douleurs abdominales (dans le ventre) se font sentir ; elles s'étendent jusqu'au rectum (anus) ; le malade éprouve des épreintes très-pénibles, avec sensation d'un corps étranger qu'il cherche en vain à expulser au moyen d'efforts réitérés : il se produit, en outre, un prolapsus du rectum (chute du fondement).

.Quand les malades parviennent à satisfaire ce besoin incessant d'aller à la selle, ce sont d'abord des matières ordinaires, semi-liquides ou rubanées (étroites et minces comme un petit ruban), à la suite desquelles arrivent des mucosités épaisses, blanchâtres, teintes de sang, et ressemblant à des morceaux de graisse. (Débris de la muqueuse intestinale, ou de fausses membranes des parties ulcérées de l'intestin).

Ces matières, en traversant l'orifice du rectum (ou anus), y produisent une cuisson ou un brûlement insupportable ; les selles sont toujours en très-petite quantité et presque inodores ; il y a en outre, chez quelques malades, un besoin incessant d'uriner, sans pouvoir le satisfaire.

L'appétit est presque nul ; la bouche est pâteuse et la soif vive ; le pouls est généralement accéléré, et la peau chaude et sèche.

ART. 2. — DYSENTERIE GRAVE ET ÉPIDÉMIQUE.

Cette maladie règne à l'état d'épidémie, surtout dans

les pays chauds et parmi de grandes agglomérations d'individus, comme dans les prisons, les armées, les villes assiégées et à bord des navires.

Symptômes.

Coliques atroces; épreintes excessivement pénibles et presque continuelles; selles pouvant aller jusqu'au nombre de cent, et même cent cinquante dans les vingt-quatre heures, composées d'une matière rougeâtre, brunâtre, noirâtre, puriforme (comme du pus), ou bien, semblables à du frai de grenouille; quelquefois, elles ressemblent à de l'eau dans laquelle on aurait lavé de la viande fraîche et crue; ces selles exhalent une odeur cadavéreuse des plus horribles; on y retrouve parfois des membranes (ou pellicules) minces et blanchâtres, plus ou moins larges et longues, qui ne sont que des lambeaux de la muqueuse intestinale; d'autres malades rendent aussi du sang pur par les selles; le prolapsus du rectum est permanent; il y a un grand abattement; la face est altérée, la soif extrême, et la moindre ingestion de liquides provoque à l'instant même, des douleurs abdominales et le besoin d'aller à la selle; la respiration est gênée et le pouls varie; il est tantôt fort, ample, et tantôt petit et concentré; la fièvre est vive, la peau sèche et rude, et la sécrétion urinaire presque nulle.

Si la dysenterie prend un caractère *ataxique* (désordre, irrégularité), il y a alors délire plus ou moins violent; soubresauts des tendons, avec tremblement des mains; état de stupeur et d'hébétude.

Si la dysenterie revêt la forme *adynamique* (privation ou abolition des forces), et c'est le caractère qu'elle prend le plus souvent, on observe alors une perte des forces subite et considérable; la langue devient noire et sèche; les dents

10.

s'encroûtent d'une matière fuligineuse noirâtre ou grisâtre ; le ventre se ballonne et le malade s'éteint tout à coup. Cette forme *adynamique* se rencontre le plus communément dans les armées en campagne et les prisons ; elle se greffe souvent sur le typhus, si toutefois ce n'est pas une variété du typhus lui-même.

La *dysenterie adynamique* peut succéder à la *dysenterie inflammatoire*.

D'autres fois, au lieu des symptômes décrits plus haut, on constate ceux-ci : langue jaune, avec bouche amère ; nausées continuelles et vomissements verdâtres, qui procurent un peu de mieux. Cette forme est celle que *Stoll* nomme *dysenterie bilieuse*.

Quand la dysenterie doit se terminer par la mort, les traits du visage s'altèrent de plus en plus; le pouls devient irrégulier et à peine saisissable ; il y a hoquet; le ventre se gonfle, et les selles, ainsi que le ténesme, redoublent ; ces dernières sont d'une fétidité insupportable; l'amaigrissement est poussé à ses dernières limites, et le malade meurt par suite de la marche de la maladie, ou d'une hémorrhagie intestinale, ou par une péritonite suraiguë, consécutive à une perforation de l'intestin.

Une grave complication qui survient dans la maladie qui nous occupe, est l'*hépatite* (ou inflammation du foie). Heureusement que cette maladie ne sévit le plus souvent avec cet effrayant cortége de symptômes que dans les pays chauds, et parmi les grandes masses ou réunions d'hommes ; cependant, à l'état épidémique, elle est tout aussi redoutable.

La dysenterie à l'état simple et sporadique (ou dispersée), surtout lorsqu'elle existe sans fièvre, est généralement peu grave et a presque toujours la guérison pour issue.

Nous ne nous arrêterons point aux causes de la maladie, elles sont purement hypothétiques; on a invoqué *l'air chaud et humide*, les *aliments avariés ou indigestes*, les *fruits verts*, la *chair de porc*, l'*eau malsaine*, les *drastiques* (purgatifs violents), les *émanations putrides*, etc.

Rien de tout cela n'est prouvé, et, souvent même, plusieurs de ces causes réunies sont impuissantes à développer la dysenterie grave ; ma persuasion est, que cette maladie qui sévit surtout dans les pays situés sous et entre les tropiques, est due à un *miasme spécial et particulier*.

Dans les *dysenteries épidémiques graves*, la mort peut arriver du deuxième au troisième jour.

ART. 3. — DYSENTERIE AIGUE ET CHRONIQUE.

Les symptômes sont les mêmes que ceux de l'état aigu : seulement ils sont moins intenses, et offrent çà et là, de la rémission (ils cessent un peu) ; mais bientôt il survient de l'amaigrissement, de l'infiltration dans les membres, et le malade meurt dans le marasme.

La durée de la *dysenterie aiguë* est de neuf à vingt-quatre jours; celle de la *dysenterie chronique* est indéterminée.

Traitement de la dysenterie.

Au début, et même dans la *première semaine* de la maladie, on donnera, surtout *dans les dysenteries qui se manifestent pendant l'automne*, savoir :

> **Ipécacuanha,** 12ᵉ dilution...   8 globules.
> **Eau**.......................... 120 grammes.

Doses. — Une cuillerée à bouche, de deux en deux heures (une cuillerée à café pour les enfants).

On continuera ce médicament tant qu'il fera du bien,

en ayant soin d'éloigner graduellement les doses, au fur et à mesure que l'amélioration se produira.

Si, malgré l'usage de l'*Ipeca*, pendant vingt-quatre ou quarante-huit heures, nulle amélioration n'arrive et que la maladie s'aggrave, on alternera *Ipécacuanha* avec *Petroleum*, comme suit :

> **Ipéca**, 12e dilution..... 7 globules.
> **Eau**.................... 120 grammes.
> **Petroleum**, 12e dilution... 7 globules.
> **Eau**..................... 120 grammes.

Doses. — Alterner ces deux médicaments, en donnant trois fois *Ipeca*, de 6 heures du matin à midi, c'est-à-dire, une cuillerée toutes les deux heures, et redonnant de la même manière *Petroleum*, dans l'après-dîner, à la même dose. (Une cuillerée à café pour les enfants.)

Si, au bout de vingt-quatre heures, il n'y a pas encore d'amélioration, si légère qu'elle puisse être (ce qui est rare), on cessera ces deux médicaments, et l'on donnera :

> **Capsicum annuum**, 12e dilution. 8 globules.
> **Eau**............................ 120 grammes.

Doses. — Une forte cuillerée à café, d'heure en heure.

Si, malgré cette médication, l'amélioration n'a pas lieu, si la maladie suit son cours, et qu'il y ait : ténesme violent après les selles ; évacuation de sang pur ou mêlé de matières verdâtres, jaunâtres, ou brunâtres et hachées, avec coliques, envies de vomir, frissons ou tremblement, grande faiblesse et sueur froide, on donnera :

> **Mercurius corrosivus**, 12e dilution... 7 globules.
> **Eau**................................. 90 grammes.

Doses. — Une cuillerée à bouche, de deux en deux heures.

S'il y a coliques atroces, forçant à se replier sur soi-même, avec grande agitation ; évacuation de mucosités teintes de sang, avec pression et ballonnement du ventre, langue blanche, on donnera :

Colocynthis, 12e dilution.... 7 globules.
Eau...................... 90 grammes.

Doses. — Une cuillerée à café, d'heure en heure.

Si ce médicament produisait une aggravation trop vive des symptômes, on l'alternerait avec le *Café noir*, en donnant, une demi-heure après chaque cuillerée à café du médicament, une petite cuillerée de *café à l'eau*.

On ne donnerait cela qu'autant que le médicament agirait trop vivement et ferait augmenter les douleurs du malade.

Si la dysenterie se manifeste pendant les chaleurs de l'été, et qu'il y ait : tranchées ou coliques violentes occupant la région ombilicale (du nombril) ; petites selles fréquentes, avec mucosités teintes de sang et ténesme ; chaleur à la peau, avec forte soif et odeur putride des évacuations; dans ce cas, on prescrira :

Nux vomica, 12e ou 30e dilution.. 7 globules.
Eau...................... .... 90 grammes.

Doses. — Une cuillerée à bouche de deux en deux heures (une cuillerée à café pour les enfants).

Si la dysenterie était à une période avancée, et qu'il y eût des symptômes ataxiques ou nerveux, on prescrira de prime abord :

Bryonia, 12e dilution.... 7 globules.
Eau.................... 90 grammes.

Doses. — Une cuillerée à café d'heure en heure (de deux en deux heures pour les enfants).

Une fois les symptômes *ataxiques* détruits, on reprendra l'un des traitements précédemment cités, en choisissant celui d'entre eux qui s'adaptera le mieux à l'ensemble de la maladie.

Si la dysenterie présentait les symptômes suivants : évacuation involontaire (sens se sentir) de selles noirâtres, ou sanguinolentes et putrides ; grande faiblesse ; puanteur de la bouche, avec urines fétides ; état de stupeur, avec apparition de taches rougeâtres ou bleuâtres sur la peau ; sueurs froides ; pâleur excessive, ou face jaune avec yeux enfoncés et cernés ; sensation brûlante dans le ventre ou l'estomac, on donnera alors :

> **Arsenicum album**, 10e dilution...   7 globules.
> **Eau**............................   90 grammes.

Doses. — Une forte cuillerée à café, d'heure en heure, et même de demi-heure en demi-heure, selon la gravité.

Si *Arsenicum album* ne suffisait pas à lui seul pour combattre complétement cet état de putridité ; que l'haleine du malade fût froide, avec absence presque totale du pouls, douleurs brûlantes, on pourra donner :

> **Carbo vegetabilis**, 30e dilution...   7 globules.
> **Eau**.............................   90 grammes.

Doses. — Une cuillerée à café, de demi-heure en demi-heure (d'heure en heure pour les enfants).

Si la dysenterie revêt la forme *adynamique* dont nous avons parlé plus haut, et qu'il y ait : tressaillement des muscles et des membres ; carphologie, pétéchies (taches rouges, semblables à des morsures de puces) ; grande faiblesse, avec prostration complète de toutes les forces ; langue noire et sèche, ainsi que les lèvres ; pouls petit et accéléré ; face pâle, nez effilé, avec yeux enfoncés et bordés d'un cercle bleuâtre ; selles involontaires et très-fétides.

Ce grave état réclame alors le médicament suivant :

Rhus toxicodendron, 10e ou 12e dilution....   8 globules.
Eau....................................   120 grammes.

Doses. — Une cuillerée à bouche, d'heure en heure (une cuillerée à café pour les enfants).

Voilà à quoi se borne le traitement de la dysenterie *simple* ou *sporadique*, et de la dysenterie *épidémique* ou *grave*.

Comme la convalescence est longue, en raison de la chute rapide des forces, suite de la déperdition d'humeurs et de l'atteinte profonde portée à la force vitale, on en abrégera beaucoup le temps, et on ramènera plus promptement les forces en donnant, de semaine en semaine, le médicament suivant :

China, 30e dilution....   7 globules.
Eau..................   90 grammes.

Doses. — Une cuillerée, matin et soir.

Pour éviter une rechute, ne prendre que des aliments de facile digestion ; craindre les écarts de régime, et surtout les boissons alcooliques ; éviter le froid, l'humidité, et en outre, se tenir le ventre et les pieds chauds.

CHAPITRE X

PAROTIDITES.

Les *Parotidites* sont l'engorgement aigu et inflammatoire de la glande parotide, la plus considérable des glandes salivaires, qui est située en partie au-dessous de l'oreille et qui s'étend de haut en bas, à partir de l'arcade zygomatique jusqu'à l'angle de la mâchoire inférieure ; en tirant une ligne horizontale, à partir de la commissure des lèvres (au coin de la bouche) l'extrémité de cette ligne viendrait toucher la partie inférieure de la *parotide*.

Les *parotides* s'enflamment ordinairement dans le cours ou au déclin de maladies excessivement graves, telles que : la *peste*, le *typhus*, et aussi dans des cas de *fièvres typhoïdes et pernicieuses*.

Symptômes.

Cette affection débute par la formation d'une petite tumeur de la grosseur d'une fève ou d'un noyau d'abricot qui se développe vers l'angle de la mâchoire ou le voisinage du lobe de l'oreille ; quelques jours, et même quelques heures suffisent pour que l'engorgement devienne considérable et envahisse une partie de la face et du cou.

Ce noyau acquiert souvent la grosseur du poing, et se présente sous la forme d'une tumeur rougeâtre, tantôt empâtée, tantôt dure ou élastique, offrant un caractère phlegmoneux. Cette tumeur très-douloureuse se résout rarement ; elle se termine presque toujours par suppuration, ou, dans quelques cas, par gangrène, ce qui peut amener une paralysie dans une partie de la face, par suite de la destruction du nerf de la septième paire.

Traitement.

L'ancienne école oppose à cette affection secondaire les cataplasmes, les sangsues, les frictions mercurielles, et enfin les incisions et les débridements.

Certes, d'après les principes inculqués, ce traitement est rationnel ; mais la médecine homœopathique procède d'une autre façon qui est bien plus simple et bien moins hasardeuse.

Deux médicaments suffisent dans la plupart des cas pour opérer la résolution des *parotides ;* ce sont :

Belladona, 12ᵉ dilution.... ....   6 globulés.
Eau.....................................   90 grammes.
Calcarea carbonica, 12ᵉ dilution...   6 globules.
Eau.....................................   90 grammes.

Doses. — Alterner ces deux médicaments (une fois de l'un, une fois de l'autre), à la dose d'une cuillerée à bouche de quatre en quatre heures.

Ce traitement n'empêche point l'application de simples cataplasmes d'*amidon* ou de *farine de lin*, afin de diminuer la tension et la douleur qui sont produites par l'inflammation et surtout par la résistance des aponévroses à toute dilatation.

Si *Belladona* et *Calcarea* alternés ne produisent pas d'amélioration (ce qui est rare), ou qu'au bout de vingt-quatre heures l'amélioration ne fasse plus de progrès et que le mal reprenne le dessus, on donnera alors :

Mercurius vivus, 12ᵉ dilution...   6 globules.
Eau.....................................   90 grammes.

Doses. — Une cuillerée de quatre en quatre heures.

Si la tumeur disparaissait tout à coup, et qu'il survînt du délire, on cesserait tout autre médicament pour donner la potion suivante :

Belladona, 12ᵉ dilution...   7 globules.
Eau........................   90 grammes.

Doses. — Une cuillerée à café (un peu forte), d'heure en heure.

Le même traitement s'applique à une variété de parotidite aiguë, qu'on appelle vulgairement les *Oreillons*.

CHAPITRE XI

LARYNGITE.

On désigne ainsi l'inflammation de la muqueuse du larynx, on la divise en *simple, striduleuse, pseudo-membraneuse aiguë* et *chronique*.

Il en existe encore une autre variété, dite *sous-muqueuse* ou *œdémateuse ;* mais nous n'en parlerons pas.

ART. 1er. — LARYNGITE AIGUE SIMPLE.

Symptômes.

Voix altérée; elle est rauque, criarde, sourde ou inégale dans son timbre; quelquefois il y a aphonie (privation de la parole).

Le malade éprouve un sentiment de brûlement dans le larynx, ainsi qu'un picotement qui provoque la toux. Si le malade presse le larynx (vulgairement pomme d'Adam), il y éprouve un sentiment de douleur et un besoin de tousser instantané; les mouvements de déglutition (avaler) sont également douloureux.

Ordinairement, il n'y a ni fièvre ni malaise. *Quand les symptômes s'aggravent,* il y a alors : grande gêne vers le larynx, avec sensation d'un corps étranger qui empêche la libre entrée de l'air ; voix rauque, éteinte ou sifflante; si l'embarras de la respiration se prolonge ou s'aggrave, le visage est anxieux, pâle et les traits sont tirés; la peau devient très-chaude, le pouls fréquent, petit ; les yeux sont saillants, et les lèvres se cyanosent (bleuissent).

Quelquefois ces symptômes vont en augmentant, et la

mort survient par suite d'asphyxie progressivé, du huitième au neuvième jour.

D'autres fois, le rejet de quelques crachats opaques ou glaireux semble les faire diminuer d'intensité, mais ce n'est qu'une courte trêve, et le mal reprend presque aussitôt sa marche inexorable.

La guérison est cependant la terminaison la plus ordinaire de la forme simple ; mais la voix reste altérée pendant longtemps dans son timbre.

L'épiglotte (espèce de petite valve ou soupape de forme ovale, mince et élastique, qui ferme l'ouverture de la glotte, afin d'empêcher les aliments de pénétrer dans les voies aériennes pendant la déglutition ; épiglotte signifie *sur la glotte*) peut aussi se trouver atteinte d'inflammation ; on désigne alors cette affection par le nom d'*épiglottite*. En général, il y a : douleur plus ou moins violente, qui se fait sentir au-dessus du larynx, avec sensation d'une petite boule qu'on cherche sans cesse à avaler ; la voix n'a plus son timbre habituel ; ses sons offrent une altération notable ; il y a en outre de la dyspnée (difficulté plus ou moins grande de respirer) ; de la dysphagie (difficulté d'avaler) et de violentes quintes de toux.

En abaissant fortement la base de la langue, au moyen d'une spatule ou d'un manche de cuiller, on apercevra l'épiglotte, qui alors, semblable à une cerise rouge bien mûre, est très-enflammée et tendue.

Cette affection, qui souvent débute brusquement, est grave surtout chez les enfants.

Causes.

La laryngite simple a le plus souvent pour cause l'action du froid et de l'humidité, ou elle est produite par l'usage immodéré du chant, des discours, prônes, déclamations ; les prêtres, les avocats, les professeurs y sont plus exposés que les autres.

Traitement.

Au début, on donnera *Aconitum* pendant vingt-quatre heures, puis après, si l'inflammation n'a pas cédé, on prescrira : *Belladona* et *Mercurius solubilis*, alternés.

Il est bien entendu que si l'une des prescriptions précitées fait du bien, on s'en tiendra exclusivement à celle-là.

> **Aconitum,** 12e dilution....   6 globules.
> **Eau**.......................   90 grammes.

Doses. — Une cuillerée de quatre en quatre heures.

Au bout de vingt-quatre heures, si nulle amélioration ne s'est produite, on cessera *Aconitum*, et on donnera :

> **Belladona,** 12e dilution...............   6 globules.
> **Eau**...................................   90 grammes.
> **Mercurius solubilis,** 12e dilution....   7 globules.
> **Eau**...................................   90 grammes.

Doses. — Alterner ces deux médicaments (une fois de l'un, une fois de l'autre), à la dose d'une cuillerée à café de deux en deux heures.

Si, ce qui arrive rarement, il ne se produit pas une amélioration au bout de vingt-quatre heures ou même quarante-huit heures, on préparera la potion suivante :

> **Hepar sulfur,** 12e dilution...   6 globules.
> **Eau**.........................   90 grammes.

Doses. — Une cuillerée à café, de quatre en quatre heures.

Enfin, si, contre toute attente, *Hepar sulfur* ne produisait rien (ce qui est, pour ainsi dire, impossible), on donnerait :

Bromum, 30e dilution..... 7 globules.
Eau..................... 90 grammes.

Doses. — Une cuillerée à café, toutes les quatre heures.

Le même traitement s'applique à l'*épiglottite*. Si la tuméfaction des parties, ou toute autre cause, empêchait la déglutition des liquides, on donnerait les médicaments en globules, à sec sur la langue, aux dilutions prescrites.

ART. 2. — LARYNGITE STRIDULEUSE, OU PSEUDO-CROUP (FAUX CROUP), NOMMÉE AUSSI ASTHME SUFFOCANT OU DE MILLAR, CATARRHE SUFFOCANT.

Cette variété de laryngite est dite *striduleuse,* en raison du bruit que la gêne de la respiration produit dans la trachée-artère, bruit à peu près semblable à un chant de cigale doucement modulé, ou à celui qu'on produit en soufflant doucement sur la tranche d'une feuille de papier posée verticalement et tendue à ses deux extrémités.

Symptômes.

Cette laryngite débute le plus souvent d'une façon très-brusque, et le plus ordinairement pendant la nuit. Le malade est saisi tout à coup d'une toux *sèche, sifflante* et, pour ainsi dire, *aboyante;* la respiration est précipitée, pénible, et fait entendre un *sifflement* ou le *chant de cigale adouci,* dont nous avons parlé plus haut.

La voix est enrouée, la face est rougeâtre, les lèvres bleuissent; les traits du malade expriment la terreur ou l'anxiété; et quand une légère rémission des accès le lui permet, il pousse quelques cris ou des gémissements.

La durée des accidents dépasse rarement une heure; alors tout se calme, et le cortége de symptômes effrayants disparaît complétement; il ne reste plus qu'un peu de fièvre, avec de la douleur au larynx; puis la toux s'humecte, les malades expectorent, et tout se termine par un rhume ordinaire, qui dure une ou deux semaines.

Il peut se présenter plusieurs accès dans les vingt-quatre heures; mais généralement, ils sont de moins en moins violents.

Cette maladie n'attaque que les enfants, à partir de l'âge de deux à sept ans.

Diagnostic.

On reconnaîtra facilement la *laryngite striduleuse* de la *laryngite aiguë simple*, en ce que, dans la première, les accidents surviennent tout à coup, au milieu même d'une parfaite santé, que la fièvre, la toux et la douleur du larynx sont très-légères, tandis que la *laryngite aiguë simple* survient peu à peu, et que les accès de suffocation n'arrivent qu'après une certaine durée de la maladie; en outre, l'altération de la voix, la douleur éprouvée au larynx et la fièvre, sont beaucoup plus intenses que dans la *laryngite striduleuse* ou *faux croup*.

On la distinguera aussi du *croup* proprement dit, en ce que, dans la *laryngite striduleuse*, l'accès débute la nuit le plus souvent, la voix est enrouée, mais presque jamais éteinte; la toux est sonore, éclatante; le son en est, pour ainsi dire, *métallique;* en outre, il n'y a pas de rejet de fausses membranes (peaux ou tuyaux blanchâtres); l'accès débute brusquement, et pendant la rémission (intervalle desdits accès), le malade reprend toute sa santé, peut se livrer à ses jeux ordinaires, et sa respiration est libre.

Dans le *croup,* la toux est semblable au chant d'un jeune coq; elle est *sourde* et *étouffée;* la voix est enrouée, puis *éteinte ;* il y a souvent rejet par la bouche de fausses membranes ; malgré les rémissions du *croup*, la difficulté de respirer est toujours excessive ; enfin, il y a une forte fièvre et une sensation de douleur vive au larynx.

Il est rare que la *laryngite striduleuse* ou *faux croup* se termine par la mort ; cependant cela pourrait arriver dans certains cas graves.

Traitement.

D'après M. le docteur Teste, deux médicaments suffisent ordinairement pour la cure de cette affection ; je me plais à en témoigner ici toute ma satisfaction à mon honorable confrère de Paris. Cela est vrai, plusieurs cas traités par cette médication m'ont parfaitement réussi. Ces deux médicaments sont : *Coralia rubra* et *Opium*, alternés.

Coralia rubra, 30e dilution....	7 globules.
Eau......................	90 grammes.
Opium, 3e dilution............	7 globules.
Eau......................	90 grammes.

Doses. — Alterner ces deux médicaments (une fois de l'un, une fois de l'autre), à la dose d'une cuillerée à café, toutes les dix minutes, pendant les accès, puis de deux en deux heures, lorsqu'ils seront passés, et pendant *leur rémission* (ou cessation).

Une fois la crise passée, si l'accès ne revient plus, on donnera *Opium* seul, de la manière suivante :

Opium, 3e dilution....	6 globules.
Eau.................	90 grammes.

Doses. — Une cuillerée à café un peu forte, matin et soir, pendant deux jours.

Antidote de *Coralia rubra*. — *Coffea cruda*, d'après

quelques expériences que j'ai faites, mais je ne puis l'affirmer positivement.

Si l'on ne pouvait faire avaler les potions, on mettrait un globule à sec sur la langue, ou dissous dans quelques gouttes d'eau.

ART. 3. — LARYNGITE PSEUDO-MEMBRANEUSE, OU DIPHTHÉRITE TRACHÉALE, VULGAIREMENT APPELÉE CROUP.

La Laryngite *pseudo-membraneuse* ou *croup*, est une maladie aiguë très-redoutable, dont les phases se développent avec une effrayante rapidité. Elle est caractérisée par la formation d'une *pellicule* ou *fausse membrane* dans la trachée-artère et le larynx.

On a divisé cette maladie en *trois périodes*, dont nous allons exposer séparément les symptômes.

§ 1er. — Première période.

Fièvre, malaise, frissons et courbature dans les membres, avec engorgement des ganglions sous-maxillaires (glandes situées sous la mâchoire inférieure), et douleur plus ou moins vive dans la gorge ; la muqueuse du pharynx, la luette et les amygdales sont rouges, tuméfiées ; elles se recouvrent au bout de quelques heures, ou de quelques jours, de plaques grisâtres, semblables à celles qu'on observe dans l'*angine couenneuse* (presque toujours, ou du moins quatre fois sur six, le croup est consécutif·à l'angine pseudo-membraneuse ou couenneuse).

Cette première période peut durer de six ou huit heures à six ou sept jours.

§ 2. — Deuxième période.

C'est dans cette période que le larynx s'affecte ; la res-

piration produit un bruit presque *métallique*, ou semblable au cri d'un jeune coq, ou aux aboiements d'un jeune
chien, ou encore au bruit amorti d'une scie qu'on lime ; il y
a sensation d'un corps étranger dans la gorge, lequel inter-
cepte le passage de l'air ; la toux, qui arrive par quintes, est
rauque, sourde, étouffée, puis, un peu plus tard, n'offre
plus qu'un son insaisissable ; l'inspiration est sifflante,
courte, précipitée, et donne naissance à un son semblable
à celui qu'on produirait en soufflant dans un tuyau de
plume qui serait fermé d'un bout ; la respiration est hale-
tante, précipitée et incomplète ; il y a aussi une fièvre assez
intense ; la face est enflée, rougeâtre ou bleuâtre ; les yeux
saillants, hagards et terrifiés ; le pouls est petit, irrégulier ;
les jugulaires (veines du cou), saillantes et gorgées ; quelquefois la toux amène un saignement du nez, des vomissements, le rejet de mucosités semblables au blanc d'un
œuf cru, ou des débris de membranes ; il y a alors douleur
dans la trachée-artère et le larynx ; abattement et somnolence ; si une assez grande quantité de fausses membranes
a été rejetée par les vomissements, ou par suite des efforts
de la toux, la respiration devient un peu meilleure pendant la rémission des accès, mais ce mieux est d'une courte
durée.

§ 3. — Troisième période.

Les accès ci-dessus rapportés se rapprochent et s'aggravent ; l'asphyxie poursuit sa marche envahissante, et
les malades meurent suffoqués brusquement, ou s'éteignent doucement, comme ceux asphyxiés par la vapeur du
charbon (acide carbonique).

Le *Croup* est une maladie aiguë excessivement grave et
rapide ; quelques heures seulement séparent quelquefois

son invasion de la mort qui en est le couronnement, et qui est inévitable à la troisième période, d'après le pronostic de l'ancienne école.

Diagnostic.

Comme pour obtenir un résultat certain, il s'agit de savoir bien différencier la *Laryngite striduleuse* ou *pseudo-croup*, de la *laryngite pseudo-membraneuse* ou *croup*, si l'on ne veut pas éprouver un échec, je ne me contente pas de renvoyer le lecteur à l'article *laryngite striduleuse*, afin qu'il y trouve les symptômes différentiels du *faux croup* d'avec le *vrai croup*, je joins encore ici un petit tableau extrait de l'ouvrage de M. le docteur Teste, qui facilitera cette distinction.

LARYNGITE STRIDULEUSE, OU FAUX CROUP, ASTHME DE MILLAR.	LARYNGITE PSEUDO-MEMBRANEUSE OU CROUP.
Symptômes.	*Symptômes.*
1º Il survient *subitement*, et la première attaque a ordinairement lieu la nuit.	1º Il survient *lentement et peu à peu ;* le premier accès paraît ordinairement le jour.
2º Il est toujours *sporadique* (n'attaque qu'un individu isolé ou quelques individus isolément).	2º Il est rarement *sporadique*, et règne le plus souvent *épidémiquement*.
3º La toux, quand elle existe, est *sèche, éclatante, sonore*, et *sans aucune expectoration*.	3º La toux est *sourde, rauque* et étouffée ; des *débris de membranes* ou des *concrétions cylindriques* sont expulsées par la toux et le vomissement.
4º *La douleur du larynx manque ou est très-légère ;* elle est remplacée par une constriction (resserrement) de toute la capacité de la poitrine.	4º La *douleur du larynx et de l'arrière-gorge est assez vive ;* une légère tuméfaction est perçue non par la vue, mais par le toucher, au niveau de l'endroit douloureux.
5º La voix est *rauque, creuse* ou *enrouée*, mais elle est *distincte ;* il y a rarement *aphonie* (perte de la voix).	5º La voix a un *timbre métallique spécial ;* elle est *sifflante*, et le plus souvent il y a *aphonie*.

6° Il y a *très-peu*, ou *pas de fièvre*.

6° La *fièvre existe* assez vivement dans la plupart des cas ; *jamais il n'y a absence de fièvre*.

7° Les accès *alternent avec des intermittences*, pendant lesquelles les malades présentent *l'aspect d'une santé parfaite*.

7° Les *accidents continuent sans interruption, aucune intermission évidente n'a lieu*.

8° La maladie est de *nature convulsive*, et veut un traitement antispasmodique.

8° La maladie est de *nature inflammatoire*, et réclame un traitement particulier différent.

Traitement.

Dès qu'on aura reconnu que l'on a bien affaire au *croup*, et non à l'asthme de Millar ou *faux croup*, on donnera les deux médicaments suivants, de la manière qui va être indiquée :

Ipeca, 12e dilution....... 7 globules.
Eau..................... 90 grammes.
Bryonia, 12e dilution.... 7 globules.
Eau..................... 90 grammes.

Doses. — Alterner ces deux médicaments (une fois de l'un, une fois de l'autre), à la dose d'une cuillerée à café, toutes les deux heures, pendant la période du début ou d'invasion, et de dix minutes en dix minutes, au moment des accès.

Dès que les accès seront passés, on donnera graduellement, à des intervalles de plus en plus éloignés, pour revenir à en donner de deux en deux heures; puis, si le mieux se continue, de quatre en quatre heures.

Si la déglutition était devenue impossible (si le malade ne pouvait avaler), on lui donnerait les globules sur la langue ; un globule toutes les dix minutes dans les accès, en les alternant, et ensuite à de plus longs intervalles.

ART. 4. — LARYNGITE CHRONIQUE.

Elle comprend deux divisions, qui sont : la *laryngite*

chronique non ulcéreuse, et la *laryngite chronique ulcéreuse*.

ART. 5. — LARYNGITE CHRONIQUE NON ULCÉREUSE OU SANS ULCÉRATION DU LARYNX.

Symptômes.

Voix altérée; elle est rauque, enrouée, sourde, dure, presque éteinte ou seulement voilée.

Cette inégalité dans la voix est plus remarquable le matin que le soir; elle augmente par l'exposition du sujet au froid ou à l'humidité, et diminue au contraire au milieu d'une température élevée.

La toux est plus ou moins vive et fréquente; il y a en outre, à la partie moyenne du larynx, un sentiment de cuisson, d'ardeur, de gêne, ou encore un chatouillement désagréable, qui excite le malade à tousser, et l'haleine est plus ou moins courte.

Quant à l'expectoration, elle est assez peu abondante; elle ne se fait qu'au matin, et consiste en crachats d'un blanc jaune, ramassés sur eux-mêmes (ou globulaires).

La pression sur les côtés du larynx est un peu douloureuse; la parole, le chant, la respiration accélérée, la déglutition des aliments, produisent une sensation des plus pénibles sur l'organe malade.

Traitement.

On prescrira trois médicaments, qui sont d'un puissant secours contre cette affection; ces médicaments sont : *Argentum, Manganum* et *Sulfur*.

    Argentum, 12e dilution...   7 globules.
    Eau....................... 120 grammes.

Doses. — Une cuillerée à bouche, tous les matins.

Huit jours après avoir achevé cette potion, on donnera, si le malade ne va pas mieux :

Manganum, 12ᵉ dilution..   7 globules.
Eau.....................   120 grammes.

Doses. — Une cuillerée, tous les matins.

Si *Manganum* produit du bien, on le répétera, mais à des doses plus éloignées (tous les deux jours seulement), et qu'il guérisse ou non le malade, on n'en donnera pas moins le médicament suivant :

Sulfur, 30ᵉ dilution....   6 globules.
Eau...................   120 grammes.

Doses. — Une cuillerée, tous les matins.

ART. 6. — LARYNGITE CHRONIQUE ULCÉREUSE OU AVEC ULCÉRATION DU LARYNX.

Symptômes.

Aux symptômes qui précèdent, se joignent de plus ceux ci-après : crachats puriformes (contenant du pus); ou mélangés de sang; haleine infecte; *toux croassante,* c'est-à-dire, semblable à un rôt qu'on cherche à étouffer; dépérissement ou maigreur qui va sans cesse en augmentant; petite fièvre le soir, avec sueurs nocturnes; perte d'appétit.

Cet état indique presque toujours une affection tuberculeuse des poumons (phthisie pulmonaire), qui existe concurremment avec celle du larynx.

L'ulcération du larynx peut être aussi produite par l'infection syphilitique; nous renvoyons pour cela au chapitre spécial que nous consacrons aux *maladies vénériennes.*

Traitement.

Quatre médicaments combattent cette affection; ce sont :

Hepar sulfur, *Spongia tosta*, *Calcarea carbonica* et *Sulfur*.

Hepar sulfur, 30ᵉ dilution...   7 globules.
Eau........................ 120 grammes.

Doses. — Une cuillerée à bouche, tous les matins.

Deux jours après avoir achevé cette potion, on prendra :

Spongia tosta, 30ᵉ dilution...   7 globules.
Eau........................ 120 grammes.

Doses. — Une cuillerée, tous les matins.

Huit jours après avoir achevé *Spongia tosta*, on prendra :

Calcarea carbonica, 30ᵉ dilution....   7 globules.
Eau............................. 120 grammes.
Sulfur, 30ᵉ dilution................. 6 globules.
Eau............................. 120 grammes.

Doses. — Alterner ces deux médicaments (un jour l'un, un jour l'autre), à la dose d'une cuillerée à bouche, tous les matins.

Si, ce traitement achevé, on se trouve beaucoup mieux, on le recommencera, *mais en reculant du double* l'intervalle des doses.

Si, le traitement achevé, l'on ne se trouve pas mieux, on le recommencera avec des médicaments à la 100ᵉ dilution au lieu de la 30ᵉ.

Antidotes d'*Argentum,* — *Mercurius solubilis;* de *Manganum, Coffea cruda;* — d'*Hepar sulfur, Belladona;* — de *Spongia tosta,* — *Camphora.*

Précautions hygiéniques.

Eviter les longs discours, la déclamation, la lecture à haute voix trop longtemps prolongée, les cris, les chants, etc., surtout les acides et les boissons alcooliques (liqueurs, punch, etc.) ; se garantir du froid et de l'humidité.

L'*Argent* (*Argentum*) convient surtout à ceux que leur

profession oblige à parler beaucoup, tels que les avocats, les prédicateurs, professeurs, etc. ; toutes les fois qu'ils éprouveront de la gêne ou de l'irritation au larynx, ce médicament, pris selon la formule ci-dessus, leur fera un grand bien.

CHAPITRE XII

BRONCHITE, VULGAIREMENT RHUME, CATARRHE, FIÈVRE CATARRHALE.

La bronchite est l'inflammation de la membrane muqueuse des bronches.

On la divise en *aiguë* et *chronique*, en *capillaire* et *pseudo-membraneuse.*

ART. 1er. — BRONCHITE AIGUE.

Symptômes.

Malaise, frissons, manque d'appétit, mal de tête, douleurs contusives dans les membres, coryza (rhume de cerveau) ; gêne et pression dans la poitrine, avec douleur au sternum (entre les deux seins) ; toux provoquée par le froid, la parole, le mouvement, etc., et arrivant par quintes, surtout le soir et la nuit ; pendant ces accès, la face devient rouge et les yeux larmoyants ; il y a malaise et céphalalgie ; il arrive souvent que les quintes amènent des vomissements bilieux, glaireux, ou même d'aliments ; puis, au bout de quelques jours, survient uue expectoration formée de crachats muqueux ou aqueux (comme de l'écume ou comme de l'eau), d'une saveur salée et souvent sanguinolents; peau chaude, un peu humide, avec pouls accéléré ; perte d'appétit, avec langue blanche et soif vive. Quand la bronchite tire sur son déclin, les crachats deviennent blanchâtres, épais, ou même verdâtres.

Traitement.

Si la bronchite consiste en une toux sèche, spasmodique, revenant par quintes, ou une petite toux incessante et provoquée par un chatouillement au larynx, sans vomissements, sans troubles du côté des organes digestifs (pesanteur à l'estomac, renvois, nausées), et surtout *sans fièvre*, on donnera :

> **Coffea cruda**, 6ᵉ dilution....   6 globules.
> **Eau.....** ....   90 grammes.

Doses. — Une cuillerée, de trois en trois heures.

Si *Coffea cruda* n'amène pas d'amélioration au bout de vingt-quatre heures, on le cessera pour donner :

> **Coralia rubra**, 30ᵉ dilution....   6 globules.
> **Eau**...........................   90 grammes.

Doses. — Une cuillerée, de trois en trois heures.

Si le sujet est d'un tempérament *maladif* ou *lymphatique*, ou s'il est atteint de *diathèse scrofuleuse* ou *psorique*, on ouvrira le traitement par les deux médicaments suivants :

> **Calcarea carbonica**, 12ᵉ dilution...   6 globules.
> **Eau**..   90 grammes.
> **Sulfur**, 30ᵉ dilution....................   6 globules.
> **Eau.......** ....   90 grammes.

Doses. — Alterner ces deux médicaments (un jour l'un, un jour l'autre), à la dose d'une cuillerée, toutes les quatre heures.

On continuera ces deux médicaments tant qu'ils feront

du bien ; mais si l'amélioration n'avance plus, on donnera
alors *Coffea cruda*, puis *Coralia rubra*, si cela est nécessaire, comme il a été recommandé plus haut.

Si le sujet est brun, d'un tempérament irritable et colérique, et qu'en outre, il soit sujet à la constipation, on donnera au début :

Bryonia, 12e dilution.....   6 globules.
Eau.......................   90 grammes.

Doses. — Une cuillerée, toutes les quatre heures.

Dès que l'amélioration produite par *Bryonia* cessera, on
reviendra à *Coffea* et à *Coralia*.

Si le sujet est d'une constitution frêle, délicate et élancée,
aux yeux bleus et aux cheveux blonds, on donnera de
prime abord :

Phosphorus, 12e dilution....   6 globules.
Eau.......................   90 grammes.

Doses. — Une cuillerée toutes les quatre heures.
Antidotes. — *Camphre* ou *Camomille*.

Si *Phosphorus* n'amenait pas d'amélioration, ou qu'elle
ne fût pas durable, on cessera ce médicament pour donner :

Pulsatilla, 12e dilution...   6 globules.
Eau.......................   90 grammes.

Doses. — Une cuillerée, de quatre en quatre heures.

Ces deux médicaments conviennent surtout aux femmes.

Si la bronchite passait à l'état *chronique*, on donnerait
d'abord :

Silicea, 30e dilution...   6 globules.
Eau.......................   90 grammes.

Doses. — Une cuillerée, tous les matins.
Antidote. — *Hepar sulfur*.

Si *Silicea* ne produisait pas l'effet désiré, on donnera :

Allium sativum, 12e dilution.....　6 globules.
Eau........................　90 grammes.

Doses. — Une cuillerée, tous les matins.

J'ai eu infiniment à me louer de ce médicament dans son emploi contre les bronchites ou catarrhes chroniques.

Des expériences répétées m'ont convaincu que le *Lyco-pode* était le meilleur antidote d'*Allium sativum*, ainsi que l'annonce M. le docteur Teste.

ART. 2. — BRONCHITE CAPILLAIRE.

Symptômes.

Oppression excessive, avec inspiration pénible et sif-flante; respiration très-accélérée, surtout chez les enfants; toux fréquente, excitant une douleur atroce dans la poitrine, derrière le sternum (entre les deux seins); expectoration de mucosités filantes, écumantes ou jaunes et épaisses, dont le rejet ne soulage point; parole brève, saccadée; peau chaude, aride, avec pouls accéléré (quelquefois la peau se couvre de sueur); la face exprime la douleur et l'anxiété; elle est pâle, défaite et vergetée (marbrée de taches rouges); les lèvres, et surtout les joues, sont presque violettes; les malades sont continuellement assis sur leur lit, afin d'éviter une suffocation qui leur semble imminente; si la maladie augmente, on perçoit un bruit de gargouillement ou de râle dans la trachée-artère; la face, les pieds et les mains prennent une teinte violacée plus intense; la respiration s'embarrasse de plus en plus; enfin, après un affaissement considérable, le malade tombe dans une somnolence continuelle, et succombe lentement par asphyxie progressive. Si la respiration devient plus libre et moins précipitée, si la peau offre une diminution dans sa teinte violacée, que l'anxiété et les râles diminuent, on peut espérer que l'issue de la maladie sera heureuse.

Cette maladie, très-grave et sujette à récidiver, peut durer de cinq à quinze jours ; on doit, quand on en a été atteint, éviter soigneusement les brusques variations atmosphériques et le froid aux pieds.

Traitement.

Trois médicaments combattent cette affection ; ce sont : *Aconitum*, *Ipeca* et *Hepar sulfur*.

> **Aconitum,** 12e dilution....   6 globules.
> **Eau**........................   90 grammes.

Doses. — Une cuillerée, de trois en trois heures.
Après la potion d'*Aconitum* prise, on donnera :

> **Ipeca,** 6e dilution.....   6 globules.
> **Eau**...............   90 grammes.

Doses. — Une cuillerée à bouche, de trois en trois heures (une cuillerée à café pour les enfants).

Presque toujours ce médicament est suivi de succès ; il peut arriver qu'à la suite de son emploi une hémorrhagie nasale se déclare ; si cela arrivait, on donnerait :

> **Arnica,** 12e dilution....   5 globules.
> **Eau**....................   90 grammes.

Doses. — Une cuillerée, matin et soir.
Si *Ipeca* n'arrêtait pas les progrès de la bronchite capillaire (ce qui est rare), on donnerait :

> **Hepar sulfur,** 12e dilution...   6 globules.
> **Eau**........................   60 grammes.

Doses. — Une cuillerée à café, de trois en trois heures.
Si la bronchite capillaire se transformait par suite du

traitement en une *bronchite simple ou aiguë*, on en continuerait le traitement tel qu'il est détaillé à la suite de cet article.

ART. 3. — BRONCHITE CHRONIQUE.

Les symptômes sont à peu près les mêmes que ceux déjà décrits ; seulement il n'existe ordinairement *aucune douleur à la poitrine*, la respiration n'est *accélérée que par la marche* ou *l'ascension d'un lieu élevé ;* l'expectoration est, ou comme du *blanc d'œuf*, ou *jaunâtre, verdâtre, purulente* et *opaque ;* s'il survient tout à coup une *dyspnée* (grande difficulté de respirer), elle n'est que *passagère*, et *l'expectoration la soulage ;* de plus, la toux est ou *rare* ou *fréquente*, et *l'oppression n'augmente* que par les *efforts corporels* ou la *marche*.

Traitement.

Calcarea carbonica et *Sulfur* alternés, comme nous l'avons déjà recommandé à l'article *Bronchite aiguë*, puis, après leur emploi, on prescrira :

Carbo vegetabilis, 30e dilution....   6 globules.
Eau............................   90 grammes.

Doses. — Une cuillerée, tous les matins.

Antidote. — *Ferrum metallicum*.

Si *Carbo vegetabilis* ne procure pas la guérison, on donnera :

Arsenicum album, 30e dilution...   6 globules.
Eau.............................   90 grammes.

Doses. — Une cuillerée, tous les matins.

Si *Arsenicum album* fait du bien, on le répétera, mais au bout de *huit jours seulement*, et à la 100e dilution.

Il est excessivement rare que ce traitement ne détruise

pas la *bronchite chronique ;* j'ai à peu près quarante observations qui militent en sa faveur.

ART. 4. — BRONCHITE PSEUDO-MEMBRANEUSE.

Cette forme, très-rare à observer, n'offre de particulier
que le *rejet par la toux de fausses membranes tubulées* (en
forme de tuyaux); mais, comme son traitement est peu ou .
point différent de celui de la *bronchite capillaire*, nous y
renvoyons le lecteur pour le cas où il se trouverait à même
d'observer cette maladie.

CHAPITRE XIII

GRIPPE, VULGAIREMENT APPELÉE CATARRHE ÉPIDÉMIQUE.

Symptômes.

On observe dans cette maladie les symptômes propres à
ceux d'une *bronchite aiguë légère*, du *coryza* (rhume de
cerveau); de la fièvre, avec mal de tête; une forte courbature des membres et un affaissement (ou faiblesse) parfois
considérable.

Malaise et courbature, avec douleur de contusion dans
les membres et la poitrine ; violent mal de tête, surtout
au front; étourdissements, épistaxis et bourdonnements
dans les oreilles; chute des forces; le plus souvent, fièvre
plus ou moins vive, avec exacerbation (redoublement) le
soir; sommeil nul ou agité, avec rêvasseries; coryza, avec
flux par les narines, yeux rouges et larmoyants; chatouil-

lement au larynx; mal de gorge, avec chaleur brûlante derrière le sternum ; toux pénible, douloureuse, provoquant, après avoir été primitivement sèche, une expectoration muqueuse plus ou moins abondante ; il y a perte d'appétit, et souvent de la diarrhée ou des vomissements. Il peut arriver quelquefois que, selon le caractère de l'épidémie, selon les prédispositions, ou selon le tempérament des individus atteints de la grippe, on voie se développer chez eux des symptômes nerveux, tels que : délire, soubresauts des tendons, faiblesse excessive, etc.

La durée de cette maladie, dont l'envahissement est con_tinu et rapide, est de six à douze jours lorsqu'elle est simple et dégagée de toute complication, car chez les *vieillards*, les *enfants* ou les *sujets débiles*, elle peut se compliquer de *pneumonie*.

Traitement.

Il varie selon les formes que la maladie peut revêtir; nous allons les passer rapidement en revue, et donner les indications nécessaires pour les combattre.

Si la grippe revêt une forme *franchement inflammatoire bien tranchée*, telle que : toux sèche, douleurs rhumatismales générales, avec élancements dans la poitrine; oppression, fièvre vive, soif ardente, frissons, yeux rouges et douloureux, on donnera :

Aconitum, 12e dilution....	7 globules.
Eau.......................	90 grammes.

Doses. — Une cuillerée, de quatre en quatre heures.

Si la grippe revêtait la forme *ataxique*, c'est-à-dire s'il y avait : agitation continuelle, délire ou convulsions, rêves effrayants d'incendie, de meurtre ou visions imaginaires; si, en outre, la toux était *spasmodique* ou *convulsive* (par quintes jusqu'à faire vomir), avec mal de tête atroce que la parole, la lumière et le mouvement augmentent; sensation comme si le cerveau était en ébullition, avec yeux rouges, étincelants; rougeur foncée de la face et chaleur brûlante; si enfin, l'on avait à redouter la *méningite* (voyez ce mot), on donnerait :

Belladona, 12e dilution...   6 globules.
Eau.....................   90 grammes.

Doses. — Une cuillerée à café, de deux en deux heures.

Si avec la grippe, il y avait de violentes douleurs dans la tête, les oreilles et les mâchoires; qu'il y eût, en outre, des élancements dans les dents, avec engorgement des glandes du cou; coryza sec ou flux abondant d'une humeur aqueuse et corrosive, avec diarrhée, coliques, frissons ou chaleur et forte sueur, on prescrirait pour les enfants et les femmes :

Mercurius solubilis, 12e dilution......   7 globules.
Eau.................................   90 grammes.

Doses. — Une cuillerée à café, de quatre en quatre heures pour les premiers, et une cuillerée à soupe pour les dernières.

Pour les hommes :

Mercurius vivus, 12e dilution....   7 globules.
Eau................................   120 grammes.

Doses. — Une cuillerée, de quatre en quatre heures.

Si la grippe offrait une prédominance de symptômes *gastriques*, c'est-à-dire qu'il y eût : maux de cœur, nausées, avec envie de vomir, ou vomissements bilieux; perte d'appétit, avec langue chargée d'un enduit épais, blanchâtre ou jaunâtre; céphalalgie, comme si le cerveau était meurtri, avec vertiges, pesanteur de tête et yeux brûlants; bouche pâteuse, avec haleine fétide; douleur de rongement dans la poitrine, avec élancements; toux creuse, avec enrouement; expectoration difficile de mucosités épaisses et tenaces; douleurs d'érosion dans le larynx, ou sensation d'âpreté qui excite la toux; maux de reins, avec constipation ou diarrhée bilieuse; insomnie, ou sommeil agité et non réparateur; caractère irascible et emportements, on ferait alors prendre au malade :

> **Nux vomica**, 12e dilution.........   6 globules.
> **Eau**................. ....   90 grammes.

Doses. — Une cuillerée le matin, une cuillerée à deux heures après midi, et une cuillerée le soir.

Si, aux symptômes ordinaires de la grippe, il se joint de violentes quintes de toux, avec vomissements de glaires, hémorrhagies nasales, diarrhée semblable à de la levûre de bière en fermentation, on prescrira :

> **Ipeca**, 12e dilution...   7 globules.
> **Eau**.................   90 grammes.

Doses. — Une cuillerée, de quatre en quatre heures.

Si, aux symptômes ordinaires de la grippe, il se joint : toux incessante qui ne laisse reposer ni jour ni nuit, et qui s'aggrave étant couché; expectoration blanchâtre, écumeuse ou complétement aqueuse, avec douleurs de pression à l'estomac et sensibilité douloureuse de cette partie en appuyant légèrement dessus; mucosités tenaces et blanchâtres dans la gorge et sur la langue; goût punais ou putride dans la bouche; frissons et frilosité; humeur sombre ou pleureuse, on fera prendre dans ce cas au malade :

> **Pulsatilla**, 12e dilution....   7 globules.
> **Eau**..................... ....   90 grammes.

Doses. — Une cuillerée de quatre en quatre heures.

Ce médicament convient surtout aux tempéraments *lymphatico-nerveux*.

Si, outre les symptômes de la grippe, le malade éprouve
des douleurs rhumatismales dans les membres et la poitrine, que le moindre mouvement aggrave ; si ces douleurs
s'accompagnent ou non, de rougeur et de gonflement, et
que les genoux en soient surtout atteints, on lui donnera :

Bryonia, 12e dilution..... 7 globules.
Eau...................... 90 grammes.

Doses. — Une cuillerée toutes les quatre heures.

Si la grippe se compliquait de *pleurodynie* (douleur rhumatismale des muscles intercostaux, ou muscles qui sont
situés entre chaque côte), de douleurs dans les membres
ou bien d'hémorrhagies par la bouche ou les narines, on
donnera :

Arnica, 12e dilution...... 6 globules.
Eau...................... 90 grammes.

Doses.—Une cuillerée à café, de quatre en quatre heures.

Si la grippe amenait une complication du côté des organes pulmonaires, c'est-à-dire, si l'on avait à redouter une
pneumonie ou fluxion de poitrine, on donnerait de suite
un médicament encore peu usité, que j'ai prescrit avec
succès dans ce cas. Ce médicament est :

Ranunculus glacialis, 12e dilution.... 7 globules.
Eau............................. 90 grammes.

Doses. — Une cuillerée à café, de trois en trois heures.

Si, au bout de douze heures, ce médicament n'amène pas
d'amélioration (ce qui ne m'est pas encore arrivé), on donnera :

Aconitum, 12e dilution... 7 globules.
Eau...................... 90 grammes.
Bryonia, 12e dilution..... 6 globules.
Eau...................... 90 grammes.

Doses. — Alterner ces deux médicaments (une fois de

l'un, une fois de l'autre), à la dose d'une cuillerée à café un peu forte, de quatre en quatre heures.

CHAPITRE XIV

TOUX.

La toux n'étant souvent que le symptôme dominant d'une autre affection, nous nous bornerons à donner ici quelques indications générales sur son traitement.

Si la toux est courte, sèche, avec chaleur dans la poitrine, on prescrira *Aconitum*, 12e dilution.

Si la toux revêt un caractère spasmodique ou nerveux, avec exacerbation la nuit, expectoration blanche et écumeuse, on fera prendre *Pulsatilla*, 12e dilution.

Si la toux présente le caractère de la coqueluche, avec quintes fatigantes ; congestion de la face, larmoiement des yeux, envies de vomir, on prescrira : *Belladona*, 12e dilution.

Si la toux provoquait des crachats sanguinolents, on prescrirait *Arnica* et *Aconitum*, alternés, 12e dilution.

Si la toux est rauque et creuse, avec expectoration purulente, on prescrira *Stannum*, 30e dilution.

La toux, chez les sujets phthisiques ou scrofuleux, se traitera par *Calcarea carbonica* et *Sulfur*, alternés, 30e dilution.

Si la toux provient d'un refroidissement quelconque, on prescrira *Dulcamara*, 12e dilution, et si elle ne suffit pas, on donnera *Aconitum* 12e dilution et *Bryonia* 12e dilution, à prendre alternativement, un jour de l'un, un jour de l'autre.

Contre la toux excessivement tenace, passée à l'état

chronique, on prescrira *Allium sativum*, 12ᵉ dilution.

Tous les médicaments ci-dessus se prépareront en en mettant dissoudre 6 globules pour un nombre égal de cuillerées d'eau, et on les administrera à la dose d'une cuillerée, matin et soir, par jour, dans les cas aigus; et d'une cuillerée matin et soir, tous les deux jours seulement, dans les cas chroniques.

CHAPITRE XV

PNEUMONIE.

On désigne sous le nom de *Pneumonie*, *Péripneumonie*, *Fluxion de poitrine*, l'inflammation du parenchyme pulmonaire (ou tissu du poumon).

Elle débute quelquefois subitement, est consécutive à une *bronchite*, ou se développe progressivement.

Prodromes.

Malaise, perte d'appétit, engourdissement, frisson plus ou moins intense, avec toux et oppression; douleur lancinante dans un des côtés de la poitrine, avec fièvre dont l'intensité varie.

Symptômes.

Douleur de côté qui survient ordinairement au bout de douze ou de vingt-quatre heures après le début; cette douleur est poignante, vive et lancinante; elle se fait sentir presque toujours *au niveau et près de l'aréole du sein*, et se limite en cet endroit ou s'étend au loin; la pression, la toux et la respiration augmentent son intensité. (Cette douleur ne se présente ordinairement pas dans la pneumonie des enfants et des vieillards.)

Il y a, en outre, une *dyspnée* (difficulté de respirer plus ou moins vive; respiration courte et accélérée; toux, avec expectoration de crachats visqueux, transparents, s'attachant fortement au fond du vase qui les reçoit, et offrant une teinte rougeâtre analogue à de la *brique pilée* ou de la *rouille;* quelquefois les crachats sont d'une teinte jaunâtre, semblable à du *sucre d'orge,* du *safran,* de l'*écorce de citron,* de la *marmelade d'abricots;* quelquefois (mais c'est plus rare), ils offrent une teinte *vert clair, vert foncé,* ou sont couleur de *jus de réglisse* ou de *pruneaux;* d'autres fois les crachats ressemblent à la *colle de Flandre claire,* ou à la *gomme arabique dissoute.* Cependant, dans quelques cas exceptionnels, les crachats peuvent être blancs comme dans un simple rhume, et même manquer complétement.

La fièvre est intense, la langue blanche, la soif vive, la céphalalgie plus ou moins forte; les urines sont rares, et quelquefois il y a des vomissements.

Dans la majeure partie des cas, la face est colorée, et le malade se couche de préférence sur le dos ou sur le côté affecté.

Il est divers autres moyens plus sûrs de reconnaître la pneumonie, ainsi que son siége et son étendue; ces moyens appartiennent à l'auscultation, qui révèle à l'oreille exercée divers bruits morbides, qui sont autant de révélations précises pour l'homme de l'art habitué à se servir du stéthoscope; mais, comme la majeure partie de nos lecteurs y sont étrangers, et qu'ils ne sauraient pratiquer cette science toute d'observation, nous n'en parlerons pas ici, et par conséquent nous ne pouvons entrer dans d'amples détails sur les divers degrés de la pneumonie, comprenant depuis le simple *engouement* du poumon jusqu'à *l'hépatisation rouge* et *grise*, parce que, pour pouvoir traiter *sûrement* et *méthodiquement* la pneumonie dans ses diverses manières d'être, il faut être au fait de la signification des divers bruits stéthoscopiques qui révèlent les ravages du mal.

Nous nous bornerons donc à donner ici le traitement de la *Pneumonie* ou *Fluxion de poitrine* à son début, et présentant les symptômes désignés plus haut.

Traitement.

Je puis affirmer que pas un cas de *Pneumonie* ou *Fluxion de poitrine franche*, ne résiste aux trois médicaments ci-dessous désignés; plus de *deux cents cas* traités par moi, et dont *pas un seul* ne m'a fait défaut, me permettent de soutenir mon dire.

Ces médicaments sont : *Aconitum, Bryonia*, puis, s'il le faut, *Ranunculus glacialis*.

Aconitum, 12e dilution...	7 globules.
Eau.....................	90 grammes.
Baryta, 12e dilution......	6 globules.
Eau.....................	90 grammes.

Doses. — Alterner ces deux médicaments (une fois de l'un, une fois de l'autre), à la dose d'une cuillerée à café un peu forte, de trois en trois heures, ayant soin de reculer les doses au fur et à mesure que l'amélioration se produira.

Au bout de cinq ou six jours, si le malade se ressent encore de quelques douleurs, on lui donnera :

Sulfur, 12e dilution.......	6 globules.
Eau pure...............	90 grammes.

Doses. — Une cuillerée, matin et soir.

Le traitement de la fluxion de poitrine ne demande pas

plus de quatre à six jours pour être détruite, quand on la traite homœopathiquement.

Il est un autre médicament qui se donne isolément contre la pneumonie ; en voici la prescription :

Ranunculus glacialis, 12e dilution....   6 globules.
Eau..   90 grammes.

Doses. — Une cuillerée, de quatre en quatre heures.

Ce médicament guérit à lui seul la fluxion de poitrine ; mais, n'ayant encore que deux observations de guérison par son emploi, je ne puis le donner, je ne dirai pas comme spécifique, mais comme sûr dans tous les cas.

PNEUMONIE DES ENFANTS EN BAS AGE.

Il est excessivement rare que cette maladie soit primitive chez eux ; elle survient presque toujours comme complication d'une *bronchite*, d'une *coqueluche* ou d'une *fièvre typhoïde.*

Il est difficile, pour tout autre qu'un homme de l'art, de reconnaître la *Pneumonie* ou *Fluxion de poitrine* chez les enfants. D'abord, la douleur et les crachats font défaut, et souvent l'auscultation est nulle à cause de leurs cris ou gémissements presque continuels ; un *léger râle crépitant,* entremêlé de *râles sibilants ; l'absence du bruit respiratoire* dans certains points de la poitrine, voilà les seuls indices que l'auscultation peut fournir ; quant à la *percussion,* elle donne un *son mat* dans toute l'étendue qui correspond aux parties du poumon *engouées* ou *imperméables ;* à ces signes il se joint une forte fièvre, de l'agitation et une grande accélération des mouvements respiratoires.

Traitement.

Je n'ai traité jusqu'ici que quelques cas de pneumonie

des enfants à la mamelle, et me suis conformé aux prescriptions recommandées par M. le docteur Teste (1). Ce traitement m'a généralement bien réussi, aussi je m'empresse de le mentionner ici.

On donnera dès le début :

> **Ipeca,** 6e dilution...   6 globules.
> **Eau**..............   90 grammes.

Doses. — Une cuillerée à café, de trois en trois heures.

Si le siége de l'inflammation occupe spécialement le poumon droit, on donnera :

> **Chelidonium majus,** 12e dilution....   6 globules.
> **Eau**..............................   90 grammes.

Doses. — Une cuillerée à café, de quart d'heure en quart d'heure (pendant quatre heures de temps), puis de demi-heure en demi-heure, et ensuite d'heure en heure.

S'il y avait *pneumonie double* ou *pleuro-pneumonie* (inflammation de la plèvre et du poumon), avec épanchement, respiration excessivement pénible et accélérée, sueur abondante, diarrhée avec chute des forces, on donnera de suite :

> **Phosphorus,** 12e dilution.....   5 globules.
> **Eau**...................   90 grammes.

Doses. — Une cuillerée à café d'heure en heure, ou de demi-heure en demi-heure, selon le cas.

Ce médicament convient surtout aux enfants blonds, yeux bleus, d'un caractère doux et tranquille ; dans le cas de *pneumonie ordinaire*, on peut le donner après *Ipeca* ou *Chelidonium* (2).

Si la pneumonie était arrivée, à sa *dernière période* on donnerait :

(1) Teste, *Traitement homœopathique des maladies aiguës et chroniques des enfants.*
(2) *Maladies des enfants,* par M. le docteur Teste.

Spongia marina tosta, 12ᵉ ou 24ᵉ dilution.   6 globules.
Eau.. 60 grammes.

Doses. — Une cuillerée à café d'heure en heure, pour en obtenir la résolution.

CHAPITRE XVI

PLEURÉSIE.

La *Pleurésie*, que le vulgaire confond avec la *Fluxion de poitrine*, n'est autre que l'*inflammation de la plèvre ;* elle peut être *aiguë* ou *chronique*.

(On appelle *plèvre* les deux membranes séreuses qui, après avoir tapissé chacun des côtés internes de la poitrine, se réfléchissent ensuite sur les poumons, en formant chacune une espèce de sac sans ouverture.)

ART. 1ᵉʳ. — PLEURÉSIE AIGUE.

Symptômes.

Ils sont les mêmes, à peu de chose près, que ceux de la *Pneumonie* ou *Fluxion de poitrine ;* la seule indication qui, pour le vulgaire, peut servir à les lui faire distinguer l'une de l'autre, est que dans la *pleurésie* il n'y a pas de crachats rouillés ou jaunes comme dans la *pneumonie ;* de plus, on ne trouve pas la *crépitation fine et stridente* qui s'observe dans la fluxion de poitrine, lorsqu'on ausculte le malade.

Traitement.

On fera bien de débuter par l'*Aconit ;* ce médicament

suffit quelquefois à lui seul pour détruire la maladie, ou du moins la modifier d'une heureuse manière. Voici la formule à employer :

> **Aconitum**, 12ᵉ dilution.... 7 globules.
> **Eau**..................... 120 grammes.

Doses. — Une cuillerée, de trois heures en trois heures.

Dès que la fièvre, la soif et la toux auront de beaucoup diminué sous l'influence de l'*Aconit*, s'il reste encore de la douleur au côté, on cessera ce médicament, et on donnera :

> **Bryonia**, 12ᵉ dilution.... 4 globules.
> **Eau**..................... 60 grammes.

Doses. — Une cuillerée à café, d'heure en heure.

Ordinairement ces deux médicaments suffisent ; mais si cependant il restait un peu d'oppression et que la marche ou des mouvements modérés réveillassent encore de la douleur dans le côté affecté, on prescrirait :

> **Sulfur**, 30ᵉ dilution..... 4 globules.
> **Eau**..................... 60 grammes.

Doses. — Une cuillerée, tous les matins.

ART. 2. — PLEURÉSIE CHEZ LES ENFANTS.

La pleurésie primitive et isolée est rare chez les jeunes enfants ; elle coexiste presque toujours avec la pneumonie, et n'exige d'autre traitement que celui de cette dernière affection.

Symptômes.

Cependant, quand la pleurésie existe seule, on remarque chez eux : toux, avec fièvre variable dans son intensité ; point douloureux dans un des côtés de la poitrine (cette douleur est difficile à reconnaître chez les très-jeunes enfants; on ne s'en assure que par la *pression extérieure*, qui alors l'exaspère, et fait pousser des cris au jeune patient; cette pression doit se faire auprès du sein dans l'espace intercostal (entre les deux côtes situées au-dessous; elle doit être légère ou se faire graduellement); le bruit respiratoire est obscurci; la percussion donne de la matité qui s'accroît en espace dans la même proportion que les progrès de l'épanchement; lorsque ce dernier est considérable, il y a bombement ou voussure de tout le côté affecté de la poitrine, la respiration de l'enfant est presque devenue impossible, et elle est excessivement précipitée; il y a de l'anxiété; la face est pâle et comme ratatinée; la prostration est extrême, et le pouls ne se fait presque plus sentir.

Traitement.

Dans ce cas seulement, voici le traitement recommandé par M. le docteur Teste :

Phosphorus, 30e dilution....   6 globules.
Eau..........................   90 grammes.

Doses. — Une cuillerée à café, de dix en dix minutes, pendant toute la matinée, et donner dans l'après-midi :

Spongia tosta, 30e dilution...   6 globules.
Eau...........................   90 grammes.

Doses. — Une cuillerée à café, de demi-heure en demi-heure. Il est bien entendu que si les symptômes s'amendent (deviennent meilleurs), on reculera l'intervalle des doses dans la même proportion.

Antidote. — *Camphre.*

Chez les enfants débiles, maladifs, maigres, pâles, souffreteux et très-irritables, on donnera comme médicament complémentaire, après l'usage de *Spongia :*

Arsenicum album, 30e dilution.....   4 globules.
Eau.................................   60 grammes.

Doses. — Une cuillerée à café, tous les matins.

ART. 3. — PLEURÉSIE CHRONIQUE.

La douleur et la fièvre manquent généralement ; on ne constate qu'une augmentation de volume de la poitrine, qui se produit aux dépens de son diamètre transversal ; il y a de l'oppression et de l'essoufflement, que les moindres mouvements augmentent ; le malade a une petite toux sèche ; il ne peut se coucher que sur le dos, ou sur le côté affecté, le décubitus sur le côté sain étant impossible pour lui, à moins que ce ne soit que pendant quelques minutes seulement.

Si la pleurésie se lie à une *diathèse tuberculeuse*, il y a amaigrissement, fièvre hectique (ou fièvre continue, qui augmente le soir et peut revêtir plusieurs types) ; sueurs pendant le sommeil, et diarrhée colliquative (qui fait, pour ainsi dire, fondre le malade).

Pour le traitement de la *pleurésie chronique*, il est de toute nécessité de consulter un médecin homœopathe ; on pourra cependant ordonner provisoirement le médicament suivant :

Spongia tosta, 30e dilution..   7 globules.
Eau.........................   120 grammes.

Doses. — Une cuillerée, tous les matins et tous les soirs.

CHAPITRE XVII

MÉNINGITE CÉRÉBRALE SIMPLE.

Le mot *Méningite* sert à désigner l'inflammation de l'*arachnoïde* (semblable à de la toile d'araignée) et de la *pie-mère*, deux des membranes les plus internes qui enveloppent le cerveau.

Symptômes.

Elle peut débuter brusquement, mais le plus souvent ses avant-coureurs sont : malaise général, lourdeur de la tête, vertiges, absence d'idées et difficulté à les coordonner ; épistaxis ; au bout d'un temps qui peut être de quelques heures, ou de quelques jours, survient la période d'agitation et d'effervescence qui suit :

Céphalalgie (mal de tête) atroce; insomnie, agitation, fièvre intense ; souvent vomissements et constipation ; la douleur de tête est lancinante, sourde ou obtuse; le mouvement, la lumière, le bruit, en augmentent l'intensité ; elle occupe ou le front, ou le sinciput (sommet de la tête), ou l'occiput (derrière de la tête) ; il s'y joint bientôt de l'agitation et un délire furieux, qui exige qu'on lie le malade, ou un délire calme, qui consiste en un marmottement continuel de mots sans suite ; ce délire est presque constant, et il s'y joint des soubresauts dans les tendons, du tremblement des bras et des mains, des mouvements convulsifs, du strabisme (ce qu'on appelle vulgairement *loucher*); puis, par intervalles, un sommeil comateux (profond) ; au bout de quelques jours, arrive une nouvelle période dite *collapsus* (ou chute), qui présente les symptômes suivants, savoir :

Au délire précédent succède un assoupissement, dont on peut au début tirer un peu le malade par des questions plusieurs fois répétées, ou en le secouant, mais qui finit ensuite par devenir permanent ; viennent ensuite des paralysies partielles, passagères ou permanentes, qui alternent avec contracture, ou des mouvements convulsifs; les selles sont involontaires, et l'on observe assez souvent une abolition complète de la sécrétion urinaire ; la sensibilité semble éteinte ; la face est pâle, et son expression est hébétée; le moribond semble insensible à tout ce qui l'environne; on dirait qu'il ne voit et n'entend rien; le pouls devient fréquent, irrégulier, ou lent; la respiration précipitée, stertoreuse et difficile ; la chaleur vitale diminue, et la mort s'empare du malade.

La durée de cette maladie est de sept, quatorze ou vingt-trois jours.

Les causes les plus probables sont : les contusions ou blessures du crâne, l'insolation (coup de soleil), l'abus des boissons alcooliques (surtout l'absinthe), et de violentes émotions morales.

Les maladies dans lesquelles cette affection peut aussi survenir sont : la pneumonie, la péritonite, le rhumatisme articulaire, et surtout l'érysipèle de la face ; la phthisie pulmonaire peut y prédisposer également.

Traitement.

Les médicaments propres à combattre cette redoutable affection, sont : *Belladona*, *Agaricus muscarius*, *Opium*, *Bryonia*, *Rhus toxicodendron*.

Le médicament de fond, celui auquel on doit donner de prime abord la préférence, est *Belladona*, que l'on prescrira ainsi :

Belladona, 6e ou 12e dilution.....   7 globules.
Eau......................................   120 grammes.

Doses. — Une cuillerée à café (pour les enfants), ou une demi-cuillerée à bouche (pour les adultes), d'heure en heure, ou de deux en deux heures (selon la violence et la permanence des symptômes).

Si *Belladona* ne produit pas l'effet désiré, on lui substituera le médicament suivant, mais on le donnera seulement pendant un jour ou deux jours au plus, pour revenir ensuite à l'emploi de *Belladona*, comme nous venons de la prescrire. Donnez donc pendant douze ou vingt-quatre heures, savoir :

Agaricus muscarius, 6e ou 12e dilution...   7 globules.
Eau......................................   120 grammes.

Doses.— Mêmes que *Belladona*, et faire reprendre cette dernière au bout de douze ou vingt-quatre heures.

Si la *méningite* provenait d'un *coup*, d'une *blessure* ou d'une *chute sur la tête*, on donnerait *Arnica* pendant le jour, et *Belladona* pendant la nuit, comme suit :

Arnica montana, 12e dilution...   7 globules.
Eau..........................   120 grammes.

Doses. — Une cuillerée à café ou une demi-cuillerée à bouche (selon l'âge), toutes les heures, pendant le jour.

Belladona se donnera comme elle vient d'être déjà prescrite, pendant la nuit.

Si la *méningite* provenait d'*insolation* (ou coup de soleil), on alternera *Rhus toxicodendron* et *Belladona*, *Rhus* le jour et *Belladona* la nuit. (Comme *Belladona* se donne comme nous l'avons déjà recommandé plus haut, au commencement du traitement, nous ne donnerons ici que la formule de *Rhus*).

Rhus toxicodendron, 12e dilution...   7 globules.
Eau......................................   120 grammes.

Doses. — Une cuillerée à café ou une demi-cuillerée à bouche, selon l'âge, d'heure en heure pendant le jour, et donner *Belladona* la nuit.

Si le malade tombait dans le *coma* (ou profond assoupissement), on donnerait cette seule prescription :

Opium, 6e ou 12e dilution....   7 globules.
Eau...........................   90 grammes.

Doses. — Une demi-cuillerée, d'heure en heure, jusqu'à cessation du *coma*.

Si, pendant le jour, le malade avait un air hébété, que ses réponses fussent lentes, qu'il y eût des soubresauts dans les tendons, qu'enfin il y eût des symptômes typhoïques semblables à ceux décrits dans la deuxième période de la fièvre typhoïde, on donnera :

Bryonia, 12e dilution....   7 globules.
Eau.......................   120 grammes.

Doses. — Une cuillerée à bouche, de deux en deux heures pendant le jour, et *Belladona* pendant la nuit, comme elle a déjà été prescrite.

Il faut le calme le plus profond dans la chambre du malade, une demi-obscurité et un air frais (sans être froid).

CHAPITRE XVIII

ENCÉPHALITE, INFLAMMATION DE L'ENCÉPHALE, APPELÉ VULGAIREMENT CERVEAU.

Symptômes.

A peu de chose près, ceux de la méningite. Ainsi il y a : pesanteur de tête, vertiges et éblouissements, bourdonnements d'oreilles, agitation, insomnie ou somnolence, crampes, picotements ou roideur dans les membres ; puis, délire, ou demi-coma ; yeux rouges ; le bras et la jambe d'un des côtés du corps éprouvent de la roideur et de la contracture (impossibilité d'allonger ou de ployer le membre) ; il y a *trismus* (serrement convulsif des mâchoires) ; perte de la sensibilité, tressaillements convulsifs, paralysie plus ou moins complète ; puis, coma, déglutition de plus en plus difficile, et mort.

Traitement.

Le même que celui de la *méningite*, en se guidant également sur les causes qui ont pu occasionner la maladie (voyez *Méningite*, page 218).

CHAPITRE XIX

CORYZA, VULGAIREMENT DIT RHUME DE CERVEAU, ENCHIFRÈNEMENT.

Cette maladie n'est autre que l'inflammation de la membrane muqueuse qui recouvre les fosses nasales (tout l'intérieur du nez).

Le *Coryza* peut se présenter à l'état *simple*, ou se compliquer d'*ulcération;* dans ce dernier cas, il prend le nom d'*Ozène* (sentir mauvais).

ART. 1ᵉʳ. — CORYZA SIMPLE.

Traitement.

Au début du rhume de cerveau, lorsqu'il y a enchifrènement, yeux rouges, mal de tête, peau chaude, on donnera :

Aconitum, 12ᵉ dilution.....   7 globules.
Eau........................   90 grammes.

Doses. — Une cuillerée à café, de deux en deux heures.

Si le nez est obstrué (bouché), *surtout la nuit*, avec sé-cheresse du nez, narines gonflées, bouche sèche, yeux pleins de larmes, mouchements de quelques filaments de sang, et qu'*Aconitum* fût resté sans effet contre cet état, on donnera :

Ammonium carbonicum, 30ᵉ dilution...   6 globules.
Eau...................................   90 grammes.

Doses. — Une cuillerée à café, de deux en deux heures.

Si, avec l'*obturation du nez*, il y a : écoulement abondant de mucosités séreuses (comme l'eau) et corrosives, brûlement dans les narines avec excoriation de leurs bords, insomnie, mal de tête, amélioration de cet état par la chaleur, on donnera :

Arsenicum album, 12ᵉ dilution..   6 globules.
Eau.............................   90 grammes.

Doses. — Une cuillerée à café, de deux en deux heures.

Si *Arsenicum* ne suffisait pas pour guérir, on donnerait *Ipeca,* comme suit :

Ipeca, 12ᵉ dilution.......   7 globules.
Eau......... ....   90 grammes.

Doses. — Une cuillerée, de trois en trois heures.

Il convient dans le cas où *Arsenicum* ne suffit pas, et surtout quand il y a faiblesse assez grande, avec perte d'appétit, dégoût, nausées, vomissements.

Si le malade éprouve : éternument très-fréquent avec écoulement abondant de mucosités séreuses, rougeur, ex-coriation et gonflement du nez, soif vive, chaleur ou frissons, douleur dans les membres, et que le froid ou la chaleur augmente les souffrances, on prescrira :

Mercurius vivus, 12ᵉ dilution...　7 globules.
Eau............................　90 grammes.

Doses. — Une cuillerée à café, de deux en deux heures.

Ce médicament s'applique avec succès à presque tous les cas de coryza simple.

Si le coryza se produit après avoir été mouillé par la pluie ou qu'un brouillard humide lui ait donné naissance, on prescrira :

Pulsatilla, 12ᵉ dilution.....　7 globules.
Eau............................　90 grammes.

Doses. — Une cuillerée à café, de deux en deux heures.

Ce médicament convient aussi quand il y a perte du goût et de l'odorat; qu'il s'écoule une matière jaunâtre et épaisse des narines, ou qu'il y a tête lourde, étourdissement, obturation du nez, aggravée à la chaleur de la chambre et améliorée au grand air : frissons, absence de soif, humeur mélancolique ou pleureuse.

Si le rhume de cerveau est *sec*, avec obturation du nez (nez bouché), ou s'il est *fluent* (s'il coule) le matin, et *sec* le soir ou la nuit, avec pesanteur au front et mal de tête ; courbature des membres, humeur colérique, sécheresse de la bouche et de la poitrine, constipation ou selles difficiles et dures, on donnera au malade :

Nux vomica, 12ᵉ dilution....　6 globules.
Eau............................　90 grammes.

Doses. — Une cuillerée à café, de deux en deux heures.

Si *Nux vomica* n'améliore pas l'état au bout de vingt quatre heures, on prescrira alors :

Lachesis, 30ᵉ dilution...　6 globules.
Eau......................　90 grammes.

Doses. — Une cuillerée à café, de deux en deux heures.

Si le rhume de cerveau provient d'un refroidissement par suite d'un courant d'air, ou par suite de s'être exposé à l'ombre en ayant très-chaud, et même encore, par suite de la brusque suppression d'une transpiration abondante, on prendra :

Dulcamara, 12e dilution.....   7 globules.
Eau..........................   90 grammes.

Doses. — Une cuillerée à bouche, de quatre en quatre heures.

Si le rhume de cerveau produisait de l'agitation ou du délire (chez les enfants), que la face fût enflée et rouge, avec yeux brillants, on donnerait :

Belladona, 12e dilution.....   6 globules.
Eau..........................   90 grammes.

Doses. — Une cuillerée à café, de quatre en quatre heures.

Le *Coryza* qui se manifeste chez les enfants à la mamelle, se combat par *Nux vomica* s'il y a constipation, ou par *Sambucus nigra*, si quelques cuillerées à café de *Nux vomica* n'amènent pas la cessation de cette obturation du nez.

Si, chez les jeunes enfants, l'obturation du nez est en outre accompagnée de l'écoulement d'une *eau claire* par les narines, on leur donnera *Chamomilla*, ou *Dulcamara*, si le grand air aggrave cet état.

S'il y a constipation, avec obturation du nez :

Nux vomica, 12e dilution....   4 globules.
Eau..........................   60 grammes.

Doses. — Une cuillerée à café, de quatre en quatre heures.

Si *Nux* n'amène pas de l'amélioration à la fin de la journée, ou au bout de la prise de quatre cuillerées à café de
ce médicament, on donnera :

Sambucus nigra, 10ᵉ dilution....   4 globules.
Eau.. ... .   60 grammes.

Doses. — Une cuillerée à café, de quatre en quatre
heures.

Si l'obturation du nez est accompagnée de l'écoulement
par les narines d'un mucus semblable à de *l'eau claire*, on
prescrira :

Chamomilla, 6ᵉ dilution...   4 globules.
Eau......................   60 grammes.

Doses. — Une cuillerée à café, de quatre en quatre
heures.

Si l'obturation du nez et l'écoulement de ce mucus augmentent en portant l'enfant au grand air, ce sera *Dulcamara* qu'il faudra donner ainsi.

Dulcamara, 12ᵉ dilution...   4 globules.
Eau......................   60 grammes.

Doses. — Une cuillerée à café, de quatre en quatre
heures.

Si la face devenait rouge et tuméfiée, qu'il y eût du délire, on donnerait *Belladona* de la manière qui suit :

Belladona, 12ᵉ dilution....   6 globules.
Eau......................   90 grammes.

Doses. — Une cuillerée à café, de quatre en quatre
heures.

On peut aussi *enduire de suif* le nez des enfants ; c'est
une méthode empirique qui souvent réussit.

Si le rhume de cerveau amenait chez un enfant à la mamelle une obturation du nez qui l'empêchât de respirer
librement, il serait de *toute nécessité* de cesser de lui don-

ner le sein, pour lui faire prendre le lait dans une petite cuiller à café, si l'on ne veut pas le voir tomber dans le dépérissement ; comme le bout du mamelon remplit exactement la bouche de l'enfant, et qu'il est obligé de faire le vide au moyen d'une succion continuelle pour obtenir le lait qui est sa nourriture, l'obturation complète des narines, causée par le boursouflement de la muqueuse nasale, qui est le résultat du rhume de cerveau, l'empêche d'opérer cette succion du lait, sous peine d'une suffocation certaine ; et en admettant qu'elle pût se faire quelque peu, la quantité de lait amenée par ce moyen dans la bouche de l'enfant étant insuffisante pour le nourrir, il en résulte un dépérissement rapide qui met sa vie en péril, tant par cause d'insuffisance de nourriture que par danger de suffocation ; on lui donnera donc le lait, au moyen d'une cuiller à café.

Si le coryza devenait ou était déjà passé à l'*état chronique*, on prescrirait :

Silicea, 30e dilution...   6 globules.
Eau.....................   90 grammes.

Doses. — Une cuillerée, tous les matins.

Si *Silicea* ne remplit pas le but qu'on s'est proposé, on prendra *Graphites* à la même dilution et de la même manière que *Silicea*.

ART. 2. — CORYZA AVEC ULCÉRATION, OU OZÈNE.

Symptômes.

Enchifrènement continuel ; gêne, et quelquefois douleur dans les narines qui sont remplies par des *croûtes* ; lorsqu'on les arrache, il s'écoule ou du sang, ou du pus ; le malade mouche une *humeur* ou *mucus* jaune, vert, ou semblable à du pus, et ordinairement *épais*, quelquefois ichoreux, fétide ; l'air expiré des fosses nasales a une odeur de *fromage pourri*, de *cadavre en putréfaction*, ou de *punaise écrasée*. Si l'ulcération se communique aux os et aux cartilages du nez, le nez s'enfle, devient violacé, et la pression sur ce point fait entendre de la crépitation, ce qui annonce une destruction des os qui se détachent, et qui, lorsqu'on se mouche, s'échappent par l'ouverture des fosses nasales, ou bien par celle d'un ulcère qui s'ouvre au voisinage des parties frappées de nécrose ou d'ulcération ; alors le nez se déforme, s'affaisse et donne à la face une physionomie ridicule ou ignoble.

Traitement.

Quatre médicaments m'ont seuls réussi dans deux cas d'*Ozène ;* ce sont : *Aurum foliatum, Mercurius vivus, Calcarea carbonica* et *Sulfur*. On commencera par donner :

Aurum foliatum, 30ᵉ dilution...   6 globules.
Eau.............................   90 grammes.

Doses. — Une cuillerée, tous les matins.

On continuera ce médicament tant qu'il fera du bien ; souvent, il peut suffire à lui seul, pour procurer la guérison.

Antidote. — *Belladona* ou *China*.

Si l'amélioration produite par lui s'arrête, on prescrira :

Mercurius vivus, 30ᵉ dilution...   6 globules.
Eau..................................   90 grammes.

Doses. — Une cuillerée, tous les matins.

Dès que *Mercurius* n'amènera plus d'amélioration, on donnera :

Calcarea carbonica, 30ᵉ dilution...   6 globules.
Eau...................................   90 grammes.

Sulfur, 30ᵉ dilution................ 6 globules.
Eau............................ 90 grammes.

Doses. — Alterner ces deux médicaments, à la dose d'une cuillerée, tous les matins.

On pourra reprendre ce traitement à la 100ᵉ dilution, si cette série de la 30ᵉ ne suffit pas pour opérer la guérison.

CHAPITRE XX

OTITE.

L'otite, vulgairement inflammation d'oreille, peut être *externe* ou *interne*, *aiguë* ou *chronique*.

ART. 1ᵉʳ. — OTITE AIGUE ET EXTERNE.

Symptômes.

Rougeur du conduit auditif, avec chaleur et prurit (démangeaison); élancements qui semblent s'irradier dans tout le cerveau, et céphalalgie ; bourdonnements dans les oreilles ou dans l'oreille affectée seulement ; surdité permanente ou intermittente (cessant par intervalles).

Si l'*otite* augmente d'intensité, le conduit auditif (tuyau de l'oreille) est le siége d'une chaleur brûlante avec élancements déchirants et réitérés ; puis, survient un écoulement d'une humeur séro-purulente, qui peut persister pendant fort longtemps.

Si l'inflammation prend un caractère *phlegmoneux* (se propage au tissu cellulaire), le malade ressent des douleurs lancinantes et atroces ; le chaud, le froid, l'action de manger et, en général, tout mouvement l'exaspère ; il y a surdité plus ou moins complète, sifflements, bourdonnements, bruit dans les oreilles ; la fièvre est intense, ainsi que la céphalalgie, qui peut être générale ou partielle ; quelquefois, lorsque la douleur d'oreille est vive, et qu'elle survient chez des individus nerveux et irritables, ou chez les enfants, elle peut amener un délire plus ou moins violent.

Enfin, au bout d'un temps plus ou moins variable (depuis quatre jours jusqu'à un mois environ), les symptômes diminuent d'intensité, et il se produit par l'ouverture de l'oreille un écoulement de pus inodore ou infect, dont la quantité est plus ou moins abondante.

Traitement.

Les médicaments les plus en usage contre l'otite sont : *Belladona, Dulcamara, Hepar sulfur, Mercurius vivus, Nux vomica, Pulsatilla, Sulfur* et *Silicea*.

Contre l'otite aiguë et externe, on prescrira :

Pulsatilla, 12e dilution...   7 globules.
Eau.......................... 120 grammes.

Doses. — Une cuillerée à café, d'heure en heure.

Si *Pulsatilla* ne produisait pas d'amélioration, on donnerait :

Mercurius vivus, 12e dilution....   7 globules.
Eau.............................. 120 grammes.

Doses. — Une cuillerée à café, d'heure en heure.

Si un refroidissement était la cause de l'otite, on prescrirait :

Dulcamara, 12e dilution..........   7 globules.
Eau.............................. 120 grammes.

Mercurius vivus, 12e dilution....   7 globules.
Eau.............................. 120 grammes.

Doses. — Alterner (un jour l'un, un jour l'autre), à la dose d'une cuillerée, toutes les quatre heures.

Si l'otite amenait pendant la nuit, ou le délire, ou des convulsions, ou une agitation, on donnerait :

Pendant le jour,

Pulsatilla, 12e dilution.....   7 globules.
Eau........................   120 grammes.

Doses. — Une cuillerée à café, d'heure en heure.

Et pendant la nuit (à moins que l'état du malade ne le réclamât de suite) :

Belladona, 12e dilution.....   7 globules.
Eau....   ....   120 grammes.

Doses. — Une cuillerée à café, de deux en deux heures.

Si l'oreille était tuméfiée à l'intérieur, et qu'il y eût *inflammation phlegmoneuse*, avec formation de pus, on donnerait :

Hepar sulfur, 30e dilution....   7 globules.
Eau.........................   120 grammes.

Doses. — Une cuillerée, de quatre en quatre heures.

Si, quelque temps après la guérison de l'otite aiguë, l'écoulement du pus persistait encore, et que le malade ressentît dans l'oreille un *prurit incommode*, on lui ferait prendre :

Sulfur, 30º dilution.....   6 globules.
Eau...................   90 grammes.

Doses. — Une cuillerée, matin et soir.

Si, au bout de sept ou huit jours, *Sulfur* n'amenait pas la cessation de l'écoulement, on donnerait :

Silicea, 30º dilution....   7 globules.
Eau..................   120 grammes.

Doses. — Une cuillerée, matin et soir :

Si le sujet présentait des indices de scrofule, et que la

sécrétion purulente n'eût subi aucune amélioration sous l'influence des médicaments désignés plus haut, on lui ferait prendre :

Sulfur, 30e dilution................ 7 globules.
Eau........................ .... 120 grammes.

Calcarea carbonica, 30e dilution... 7 globules.
Eau.............................. 120 grammes.

Doses. — Alterner ces deux médicaments (un jour l'un, un jour l'autre), à la dose d'une cuillerée à bouche, matin et soir.

ART. 2. — OTITE INTERNE OU OTORRHÉE PURULENTE, INFLAMMATION DU TISSU CELLULAIRE ET DU PÉRIOSTE DE LA CAISSE DU TYMPAN.

Douleur atroce dans l'oreille, avec agitation, anxiété, cris et même hurlements; nausées ou vomissements; fièvre violente, mal de tête intolérable, perte d'appétit, insomnie, convulsions et délire, ou coma (chez les personnes nerveuses ou les enfants).

Pronostic.

La maladie se termine par suppuration, et le pus s'échappe soit par l'ouverture externe de l'oreille, soit par la trompe d'Eustache; dans ce dernier cas, c'est par la bouche que les malades expectorent alors la matière.

Traitement.

On ouvrira le traitement par la prescription suivante :

Pulsatilla, 12e ou 30e dilution, selon
l'ancienneté de l'affection.......... 7 globules.

Eau...................... 120 grammes.
Sulfur, 30e dilution............... 7 globules.
Eau. .... 120 grammes.

Doses. — Alterner ces deux médicaments (un jour l'un, un jour l'autre), à la dose d'une cuillerée à bouche, matin et soir.

Si *Pulsatilla* et *Sulfur* n'amènent pas une amélioration bien marquée au bout d'une semaine de leur emploi, on les cessera pour donner :

Mercurius vivus, 12ᵉ ou 30ᵉ dilution...   7 globules.
Eau..............................   120 grammes.

Hepar sulfur, 30ᵉ dilution............   7 globules.
Eau..............................   120 grammes.

Doses. — Mêmes que *Pulsatilla* et *Sulfur.*

Il arrive quelquefois qu'une inflammation de l'oreille a pour cause une irritation produite et entretenue par un tampon de cérumen durci, qui, par son contact contre la membrane du tympan, y développe une irritation permanente, surtout quand, par suite d'une altération des bulbes pilifères, un amas de poils détachés se trouvent comme pétris et feutrés avec ledit cérumen.

Il suffit, dans ce cas, qu'on reconnaîtra toujours à l'aide d'un *speculum auris*, d'extraire la matière sébacée durcie, qui entretient la maladie et cause une surdité plus ou moins complète; pour cela, on ramollira le cérumen au moyen d'injections faites avec l'huile d'amandes douces, ou même tout simplement avec de l'eau tiède, et on aidera à sa sortie dès que sa masse délayée permettra de la fractionner en plusieurs parties, qu'on extraira partiellement.

Si, dans l'otorrhée purulente, il se présentait dans le pus qui s'écoule des *fragments osseux* ou *cartilagineux*, qui fissent augurer une carie des osselets, ou de toute autre partie solide de l'oreille interne, on prescrirait d'abord :

Aurum foliatum, 12ᵉ dilution......   6 globules.
Eau.......... ....   120 grammes.

Doses. — Une cuillerée, matin et soir.

Si, après quinze jours d'usage de ce médicament, la carie n'avait pas cédé, ou du moins n'avait pas diminué, ce qu'on reconnaîtrait en examinant minutieusement le contenu de la sécrétion purulente de l'oreille, on donnera :

Silicea, 30ᵉ dilution...   7 globules.
Eau.................... 120 grammes.

Doses. — Une cuillerée, matin et soir.

On pourra, si l'on veut, pousser dans l'oreille, au moyen d'une seringue de verre neuf, des injections d'une solution du même médicament pris alors à l'intérieur. Ce mode de traitement accélère la guérison : ainsi, si l'on prend *Aurum* à l'intérieur, on l'administrera aussi en injections matin et soir ; si l'on prend *Silicea*, on injectera aussi *Silicea*. La formule pour l'emploi *externe* ou pour l'emploi *interne*, est la même.

ART. 3. — OTITE CHRONIQUE.

Symptômes.

Démangeaison plus ou moins vive, ressentie au fond du conduit auditif, avec une altération du cérumen (cire de l'oreille), écoulement plus ou moins abondant d'un pus jaunâtre, grisâtre, verdâtre ou sanguinolent.

Si l'affection était assez grave pour qu'après une durée plus ou moins grande, il y ait carie des osselets de l'ouïe ou altération du rocher (nom d'un des os de la base du crâne), on aurait alors les plus graves accidents à redouter pour le malade. (Pour ce cas, voyez le *Traitement de l'otorrhée purulente.*)

Très-souvent l'angine (ou mal de gorge) s'accompagne d'une douleur d'oreille assez intense ; mais cette espèce d'otite ne réclame nul autre traitement que celui de l'angine même, avec laquelle elle disparaît.

CHAPITRE XXI

VAGINITE.

On désigne, sous ce nom, l'inflammation de la membrane muqueuse du vagin : elle existe, soit à l'état aigu, soit à l'état chronique. Ses symptômes les plus ordinaires sont : démangeaison insupportable, avec chaleur et gonflement douloureux, se propageant de la vulve jusqu'au vagin. L'introduction du doigt, ou d'un corps étranger, est douloureuse, et quelquefois impossible, par suite du resserrement du vagin sur lui-même : la marche, et même la station debout sont difficiles; il y a pesanteur dans le rectum, et l'évacuation des selles augmente la douleur, qui offre plusieurs degrés d'acuïté.

En outre, au bout de peu de jours, il se forme une sécrétion de la consistance d'un pus bien lié, d'une couleur jaunâtre, ou même verdâtre, et quelquefois sanguinolente, dont l'abondance varie à l'infini. La vaginite aiguë, lorsqu'elle est intense, peut développer des phlegmons (ou abcès) dans les grandes lèvres, ou dans les parois du vagin ; il y a alors fièvre plus ou moins intense, céphalalgie, nausées, vomissements, douleurs d'estomac, etc., etc. La durée de cette affection peut varier de quinze jours à un mois, et passer à l'état chronique, qui ne diffère du précédent que par son intensité moins grande, la lenteur de sa marche, et sa durée indéterminée.

On distingue plusieurs variétés de vaginite, savoir :

L'*érythémateuse*, caractérisée par l'absence de l'écoulement, et l'apparition sur la muqueuse interne du vagin, de plaques d'un rouge vif, très-douloureuses.

La *papuleuse*, consistant en petites papules, de la grosseur d'un grain de millet, qui se développent soit dans le vagin, soit sur le col de la matrice même.

La *vésiculeuse*, ou *eczémateuse*, offrant tous les symptômes de l'herpès phlycténoïde. (Voyez herpès ou *dartres*.)

Il en existe encore d'autres variétés dont nous ne parlerons pas, vu qu'elles ne sont que de légères variantes des précédentes, et qu'il est très-difficile de les en différencier.

ART. 1er. — VAGINITE AIGUE.

Traitement.

Contre la vaginite aiguë, on administrera :

Mercurius solubilis, 6e ou 12e dilution....   6 globules.
Eau..   90 grammes.

Belladona, 6e ou 12e dilution...............   6 globules.
Eau..   90 grammes.

Doses. — Alterner ces deux médicaments, à la dose d'une cuillerée matin et soir, tous les deux jours l'un, tous les deux jours l'autre ; c'est-à-dire, qu'entre la prise de chacun d'eux, on restera un jour, sans prendre les médicaments.

S'il survenait des phlegmons (clous ou abcès), on supprimerait *Mercurius*, pour le remplacer par *Hepar sulfuris*, 12e dilution, que l'on préparerait comme l'autre, pour l'alterner avec *Belladona*, comme cela a été dit.

On appliquerait en même temps des cataplasmes de farine de lin préparée avec du lait chaud au lieu d'eau, sur les parties affectées. Si, une fois l'inflammation et la suppuration des clous passées, il restait une leucorrhée abondante avec prurit et douleurs vives, on fera prendre :

Nitri acidum, 6e dilution....   6 globules.
Eau........................   90 grammes.

Doses. — Une cuillerée matin et soir.

Si ce médicament ne suffisait pas, ou que la malade se plaignît de prurit (démangeaisons) et d'écoulement leucorrhéique sanguinolent, on prescrira :

Sepia, 12e ou 30e dilution...   6 globules.
Eau........................   90 grammes.

Doses. — Une cuillerée matin et soir.

Si l'écoulement résistait, on ferait prendre :

Pulsatilla, 12e dilution....   6 globules.
Eau........................   90 grammes.

Sulfur, 30e dilution........   6 globules.
Eau........................   90 grammes.

Doses. — Alterner ces deux médicaments (un jour l'un, un jour l'autre), à la dose d'une cuillerée, matin et soir.

S'il y avait cessation de tous les symptômes, sauf une démangeaison des plus incommodes, sans qu'il y eût éruption visible dans les parties externes, on prescrirait :

Arsenicum album, 12e dilution...   6 globules.
Eau...........................   90 grammes.

Doses. — Une cuillerée à dessert, matin et soir.

Si ce médicament ne produisait nul effet, ou qu'une amélioration passagère, on donnera alors :

Rhus toxicodendron, 12e dilution....   6 globules.
Eau...............................   90 grammes.

Ledum, 12e dilution...............   6 globules.
Eau...............................   90 grammes.

Doses. — Alterner ces deux médicaments (un jour l'un, un jour l'autre), à la dose d'une cuillerée, matin et soir.

Si cette prescription est sans effet, on donnera :

Hydrocotyle asiatica, 12ᵉ dilution...   6 globules.
Eau......................................   90 grammes.

Doses. — Une cuillerée matin et soir.

Prendre aussi des demi-bains d'eau de son, mêlée à un peu de lait.

S'il survenait des excoriations à la vulve, avec règles irrégulières, pâles, peu abondantes, ou supprimées; leucorrhée comme de l'eau, avec petites nodosités tuberculeuses, ou excroissances à l'ouverture de la matrice, on prescrira :

Graphites, 12ᵉ dilution.....   6 globules.
Eau.......................   90 grammes.

Doses. — Une cuillerée matin et soir.

Si ce remède ne suffit pas, donner *Arsenicum*, 12ᵉ dilution aux mêmes doses que *Graphites*.

Contre les simples excoriations de la vulve, avec suintement muco-purulent, on donnera :

Petroleum, 12ᵉ dilution...   6 globules.
Eau.........................   90 grammes.

Doses. — Une cuillerée, matin et soir.

ART. 2. — VAGINITE CHRONIQUE.

Même traitement que la vaginite aiguë; seulement, les médicaments seront employés à la 30ᵉ dilution.

ART. 3. — VAGINITE ÉRYTHÉMATEUSE.

Traitement.

On prescrira :

Belladona, 12ᵉ dilution....   6 globules.
Eau..........................   90 grammes.

Mercurius, 12e dilution....   6 globules.
Eau........................   90 grammes.

Doses. — Alterner ces deux médicaments, à la dose d'une cuillerée, matin et soir.

S'ils ne produisent nulle amélioration, on donnera :

Graphites, 12e dilution....   6 globules.
Eau........................   90 grammes.

Lycopodium, 12e dilution.   6 globules.
Eau........................   90 grammes.

Doses. — Alterner ces deux médicaments (un jour l'un, un jour l'autre), à la dose d'une cuillerée, matin et soir.

ART. 4. — VAGINITE VÉSICULEUSE.

Traitement.

On prescrira contre cette affection :

Graphites, 12e dilution....   7 globules.
Eau........................   90 grammes.

Doses. — Une cuillerée, matin et soir.
Si cela ne suffit pas, on donnera :

Conium maculatum, 12e dilution....   6 globules.
Eau........................   90 grammes.

Doses. — Une cuillerée, matin et soir.

CHAPITRE XXII

CYSTITE.

La *Cystite* est l'inflammation de la vessie ; elle peut être *aiguë* ou *chronique*.

ART. 1ᵉʳ. — CYSTITE AIGUE.

Symptômes.

Douleur plus ou moins vive dans le bas-ventre, que la pression, les mouvements, et surtout les efforts pour aller à la selle exaspèrent ; le bas-ventre est tendu, et la vessie y forme souvent une boule saillante plus ou moins volumineuse ; le besoin d'uriner est fréquent, et le malade, après des efforts inouïs et des douleurs intolérables, ne rend que quelques cuillerées ou quelques gouttes d'une urine rouge ou brûlante, trouble et sanguinolente, qui, à son passage dans l'urèthre (canal de la vessie), produit la sensation d'un fer rouge ; souvent même, malgré tous leurs efforts, et malgré un besoin presque incessant d'uriner, ils ne peuvent en expulser une seule goutte.

D'autres malades éprouvent une démangeaison, une titillation ou un sentiment de brûlure dans le méat (ou canal urinaire) ; il s'y joint de l'anorexie (perte d'appétit), de la soif, des nausées ou des vomissements ; de la constipation, de la fièvre et un état de malaise indéfinissable.

Dans des cas graves, lorsque, par suite de l'inflammation, le boursouflement ou l'épaississement des tissus de la vessie oblitère (bouche) tellement l'orifice de l'un, ou même des deux uretères, que l'urine, ne pouvant plus arriver dans la vessie, s'accumule dans les uretères, les basinets et les calices (parties anatomiques des reins), alors les symptômes prennent une gravité effrayante ; la fièvre redouble ; le délire et la prostration surviennent ; les selles et les sueurs du malade exhalent une odeur d'urine, et la mort s'ensuit.

Ces accidents peuvent se présenter aussi quand l'urine

dont la vessie est pleine, ne peut plus être excrétée (rendue), mais leur marche est plus lente.

Pronostic.

La maladie se termine ordinairement par résolution ; plus rarement par suppuration et par gangrène.

Il peut arriver aussi que, par suite de la distension considérable de la vessie, les parois ramollies viennent à se rompre, surtout quand il y a impossibilité de vider la vessie au moyen du cathétérisme ; dans ces cas, l'urine peut s'épancher dans le péritoine et amener une péritonite aiguë, ou s'infiltrer dans le tissu cellulaire du bassin, et en amener la gangrène ; dans l'un ou l'autre cas, la mort est presque certaine.

Quelquefois une ulcération provoquant la rupture de la vessie dans sa paroi recto-vésicale, ou vésico-vaginale, l'urine peut, dans le premier cas, s'échapper par le rectum, et dans le second, par le vagin.

ART. 2. — CYSTITE CHRONIQUE.

Symptômes.

Douleur continue, plus ou moins vive, au bas-ventre où au périnée (espace compris entre l'anus et les parties sexuelles) ; envies fréquentes d'uriner, avec dysurie (difficulté d'uriner) ; urines troubles, floconneuses, semblables à une solution de gomme arabique ou purulentes et glaireuses ; malaise ou fièvre, avec digestion difficile.

Chez quelques malades, la cystite chronique se transforme en catarrhe vésical.

L'application ou l'usage des préparations cantharidées (contenant des cantharides, ou la teinture de ce coléoptère), peut occasionner aussi une cystite ; mais elle est passagère, ne dure que deux ou trois jours, et n'offre pas de danger, si les doses prises n'excèdent pas celles des prescriptions ordinaires.

Causes.

La *Cystite* peut être produite par une chute sur les reins ou les fesses, une plaie pénétrante, une contusion du bas-ventre, la rétention trop longue de l'urine, l'application des sondes et leur séjour dans le canal ; un accouchement pénible, un calcul (ou pierre, gravelle) ; souvent aussi, par l'inflammation de l'urèthre qui se propage à la vessie.

Traitement.

Les médicaments à opposer à la cystite, sont : *Aconitum*, *Cannabis*, *Camphora*, *Cantharis*, *Nux vomica*, *Pulsatilla* et *Digitalis*.

S'il y a forte fièvre, avec soif ; envie fréquente d'uriner, avec urine presque nulle, sanguinolente et douleurs vives en urinant, on donnera :

Aconitum, 12e dilution... 7 globules.
Eau........................ 90 grammes.

Doses. — Une cuillerée à café, d'heure en heure.

S'il y a envie pressante d'uriner, avec douleurs brûlantes, et difficulté de le faire ; rétention opiniâtre de l'urine, ou émission d'une urine rare, sanguinolente, ou trouble et mélangée de pus, on donnera :

Cannabis sativa, 12e dilution.... 7 globules.
Eau.............................. 90 grammes.

Doses. — Une cuillerée, toutes les deux heures.

Si la cystite était produite par suite d'applications ou d'abus des cantharides, on prescrira :

Camphora, 3e dilution.... 7 globules.
Eau........................ 90 grammes.

Doses. — Une cuillerée, d'heure en heure.

S'il y avait besoin irrésistible d'uriner, avec impossibilité d'y satisfaire ; ou bien, émission goutte à goutte, d'une urine brûlante ; douleurs atroces, avant et après l'émission des urines, qui arrachent des cris au malade ; sensation comme si un fer rouge traversait le canal de l'urèthre dans toute sa longueur, avec brûlement et élancements dans les reins ; érections douloureuses, avec rougeur et gonflement des parties ; écoulement de mucosités sanguinolentes ou purulentes de la vessie ; pissement de sang goutte à goutte, avec brûlement et violentes lancinations dans l'urèthre ; urines rouges, foncées, purulentes, ou urines sanguinolentes contenant un sédiment briqueté et sablonneux ; agitation ; inquiétude ; accès de colère ou pusillanimité.

L'ensemble de ces symptômes exige alors le médicament suivant :

Cantharis, 12e dilution. ...   7 globules.
Eau........................   20 grammes.

Doses. — Une cuillerée à café, d'heure en heure.

On peut alterner ce médicament avec *Cannabis;* un jour l'un, un jour l'autre.

Antidote de *Cantharis.* — *Camphre.*

Antidote de *Cannabis.* — *Camphre* ou *Belladone.*

On donnera *Nux vomica*, si le malade éprouvait : douleurs vives au col de la vessie, avec envie d'uriner inutile ; émission douloureuse des urines qui ne sortent que goutte à goutte, avec douleur brûlante, et évacuation d'urines pâles ou rougeâtres ; sortie de mucosités épaisses ou même de pus par l'urèthre ; douleurs dans les reins, avec coliques, vomissements et constipation ; rétrécissement de l'urèthre. Ce médicament convient surtout aux personnes adonnées à la boisson des spiritueux, ou qui ont, en outre des symptômes ci-dessus, des affections hémorrhoïdales.

> **Nux vomica,** 12ᵉ dilution....... 6 globules.
> **Eau**........................ 90 grammes.

Dose. — Une cuillerée, toutes les quatre heures.

S'il y avait besoin d'uriner, avec douleur de pression sur la vessie ou douleur tiraillante dans le bas-ventre, avec rougeur et chaleur de cette partie ; urines teintes de sang, déposant un sédiment purulent, ou rouge, ou semblable à de la gélatine ; gonflement du col de la vessie, ou de la région vésicale, avec douleur au toucher ; élancements dans le périnée et les parties, on donnerait alors :

> **Pulsatilla,** 12ᵉ dilution.... 7 globules.
> **Eau**...................... 90 grammes.

Dose. — Une cuillerée, de quatre en quatre heures.

Si l'inflammation occupe particulièrement le *col de la vessie*, avec rétention d'urine, douleur dans le bas-ventre, émission pénible et fréquente de quelques gouttes d'une urine rouge brun et trouble, on prescrira :

> **Digitalis,** 12ᵉ dilution....... 7 globules.
> **Eau**........................ 120 grammes.

Dose. — Une cuillerée, de quatre en quatre heures.

Si, malgré la guérison, il restait quelques douleurs passagères qui se fissent sentir en urinant, et que l'on craignît leur passage à l'état chronique, on pourrait prendre :

> **Sulfur,** 30ᵉ dilution.. 6 globules.
> **Eau**................ 90 grammes.

Doses. — Une cuillerée, matin et soir.

CHAPITRE XXIII

PHLEGMASIA ALBA DOLENS.

Symptômes.

Cette affection, propre aux femmes en couches, se traduit le plus ordinairement par une tuméfaction (ou enflure) blanche, unie et chaude au toucher, qui occupe soit un des membres inférieurs, soit quelquefois les deux (1).

Cette phlébite (inflammation des veines) qu'on peut appeler superficielle, se produit lentement et le plus souvent avec absence de fièvre, mais les suites en sont souvent terribles, car cette affection amène, dans certains cas, des suppurations interminables, des décollements de la peau, des trajets fistuleux et même la gangrène.

Mal traitée, elle peut durer pendant une année, et lors même que la guérison s'ensuivrait, le membre n'en garderait pas moins une grande faiblesse et une douleur permanente.

Traitement.

Si par hasard il y avait forte fièvre inflammatoire avec chaleur soif et douleurs violentes, on donnerait :

> **Aconitum**, 12e dilution......   8 globules.
> **Eau**...................... 120 grammes.

Doses. — Une cuillerée à café de trois en trois heures.

Si l'affection était causée à la suite d'un accouchement laborieux, ayant exigé de violentes manœuvres ou par suite d'une forte contusion des vaisseaux, on fera prendre :

(1) Voyez Fleetwood Churchill (de Dublin), *Traité pratique des maladies des femmes*, Paris, 1866.

> **Arnica**, 6e dilution...... 7 globules.
> **Eau**................... 120 grammes.

Doses. — Une cuillerée à café de trois en trois heures.

Si les douleurs s'étendaient depuis la hanche jusqu'aux pieds ; si elles étaient lancinantes, avec grande sensibilité au moindre mouvement et attouchement, roideur douloureuse et gonflement pâle de la jambe, on donnerait :

> **Bryonia**, 6e dilution........ 7 globules.
> **Eau**.................... 120 grammes.

Doses. — Une cuillerée à café, toutes les trois heures.

Si à l'état cité plus haut, il se joint des élancements semblables à des coups de poignard, avec faiblesse dans les jambes, forte fièvre avec soif, face rouge ou pâle, perte de sommeil par suite de la violence des douleurs, avec délire, mouvements impossibles ; on alternera *Belladona* 12e dilution avec *Bryonia*. *Belladona* se donnera la nuit de la même façon et aux mêmes doses que *Bryonia* qui se donnera le jour. *Pulsatilla* pourra se donner au cas où *Belladona* et *Bryonia* ne suffiraient pas à combattre cet état ; on la donnera à la 6e dilution et aux mêmes doses que les deux autres.

Si la gangrène s'emparait du membre, on ferait suivre le traitement de la gangrène (voyez ce mot).

Un médicament peu connu encore, et qui est fort préconisé contre l'affection qui nous occupe, est *Apis mellifica*, voici comment on l'administrera :

> **Apis mellifica**, 2e dilution..... 4 gouttes.
> **Eau**.... .... 120 grammes.

Doses. — Une forte cuillerée à café de trois en trois heures.

CHAPITRE XXIV

MÉTRITE.

Nous ne parlons pas ici de la *Métrite*, ou inflammation de la matrice ; cette maladie particulière aux femmes, exige le *toucher vaginal* et *anal*. Il faudra laisser à un médecin le soin de traiter cette maladie ; nous dirons seulement que, dans la *métrite puerpérale* (maladie qui atteint les femmes en couches ou nouvellement accouchées), les premiers médicaments à donner, en attendant l'arrivée du médecin (en admettant que l'on fût fixé sur la maladie), sont :

Belladona, 12ᵉ dilution.............	7 globules.
Eau..................................	90 grammes.
Mercurius solubilis, 12ᵉ dilution...	7 grammes.
Eau..................................	90 grammes.

Doses. — Alterner (une fois de l'un, une fois de l'autre), une cuillerée à café, de trois en trois heures, et, pendant ce temps, faire appeler un médecin.

CHAPITRE XXV

PÉRITONITE.

La péritonite est l'inflammation de la membrane séreuse, nommée péritoine, qui tapisse la cavité de l'abdomen (ou ventre), et recouvre les organes qui y sont contenus. Elle peut être *aiguë* ou *chronique*.

14

ART. 1ᵉʳ. — PÉRITONITE AIGUE.

Symptômes.

Douleur vive, poignante, ou lancinante, au nombril, au bas-ventre, ou dans les flancs, qui s'accompagne souvent d'un violent frisson ; le moindre mouvement, la moindre secousse, la moindre pression sur l'abdomen, quelque légère qu'elle puisse être, l'aggrave de façon à arracher des cris au malade.

En outre, on observe de la constipation et des vomissements, soit de matières aqueuses, de mucosités, ou d'un liquide semblable à de la bile ; la respiration du malade est courte et gênée, car les mouvements d'inspiration augmentent ses douleurs ; le ventre est quelquefois rétracté (aplati) ou à l'état normal, mais le plus ordinairement, il est tendu et ballonné ; il y a chez le malade de l'agitation et de l'inquiétude ; le pouls est ample et fréquent, et si l'état s'aggrave, il peut offrir de 115 à 125 pulsations qui deviennent de plus en plus faibles et misérables ; enfin la face se ratatine, se ramoindrit), les vomissements se rapprochent de plus en plus, le ventre augmente de volume, les traits s'altèrent, les bras et les jambes se refroidissent, le pouls n'offre plus qu'une légère ondulation irrégulière et d'une fréquence excessive, et le délire ou le coma précède chez quelques-uns la mort qui arrive presque toujours sans agonie, du cinquième au septième jour.

La *péritonite* peut se compliquer de symptômes *ataxiques* tels que : délire calme ou furieux, carphologie, soubresauts des tendons, etc. ;

De symptômes *adynamiques :* chute subite des forces ou prostration ; langue noire et sèche ; demi-sommeil presque continuel ; selles et urines involontaires ;

De symptômes *bilieux*, teint jaune ou safrané, avec bouffissure de la face; bouche amère, vomissements de bile.

Diagnostic.

Le malade accuse une forte douleur du ventre, qui s'augmente par la pression ; il a des vomissements, de la fièvre,
un pouls fréquent, petit et concentré; une grande altération
des traits du visage.

Traitement.

D'après la plupart des médecins, le médicament principal à administrer au début du mal, est *Aconitum;* il suffit
le plus souvent sinon à procurer la guérison, du moins à
enrayer complétement le mal. En voici la formule :

> **Aconitum**, 12ᵉ dilution...   8 globules.
> **Eau**......................   120 grammes.

Doses. — Une cuillerée à café, de deux en deux heures,
jusqu'à cessation de la fièvre.

Mais une médication qui offre encore plus d'avantages
pour combattre la maladie, est l'association de la *Bryone* à
l'*Aconit;* ainsi, dès le début, on prescrira :

> **Aconitum**, 12ᵉ dilution...   8 globules.
> **Eau**......................   120 grammes.
>
> **Bryonia,** 12ᵉ dilution....   8 globules.
> **Eau**......................   120 grammes.

Doses. — Alterner ces deux médicaments (une fois de
l'un, une fois de l'autre), à la dose d'une cuillerée à café,
de deux en deux heures.

Si la péritonite se compliquait de *délire*, on prescrirait :

> **Aconitum**, 12ᵉ dilution.....   8 globules.
> **Eau**......................   120 grammes.
>
> **Belladona,** 12ᵉ dilution....   7 globules.
> **Eau**......................   120 grammes.

Doses. — Alterner à la dose d'une cuillerée à café, de deux en deux heures, pendant vingt-quatre heures; puis, si le délire n'avait pas cessé, on donnerait au malade :

Bryonia, 12ᵉ dilution........   7 globules.
Eau......... ....   90 grammes.

Belladona, 12ᵉ dilution.....   7 globules.
Eau.... ....   90 grammes.

Doses. — Une cuillerée à café, de deux en deux heures, savoir : *Bryonia* le jour, et *Belladona* la nuit.

Cette prescription se donnera aussi, si la péritonite revêtait la forme *typhoïque* ou *ataxique*.

Si la péritonite était dégagée de tout symptôme cérébral, soit primitivement, soit à la suite du traitement déjà désigné dans ce cas, et qu'elle revêtît la forme *bilieuse*, ou bien, qu'il y eût des douleurs vives et atroces dans le ventre, avec sensibilité excessive au plus léger contact; épanchement dans la cavité péritonéale; soif ardente, que rien ne peut éteindre; ténesme et selles sanguinolentes; sueur abondante; urines troubles et infectes; face altérée et jaune; plaintes continuelles, avec aggravation de tous les symptômes pendant la nuit; dans ces cas on prescrirait :

Mercurius vivus, 12ᵉ dilution....   7 globules.
Eau........... ....   90 grammes.

Doses. — Une cuillerée à café, de deux en deux heures.

Si la péritonite se compliquait de symptômes *adynamiques*, on prescrirait :

Rhus toxicodendron, 12ᵉ dilution...   7 globules.
Eau.............................   90 grammes.

Doses. — Une cuillerée à café, de deux en deux heures.

On donnera pour boisson de l'eau sucrée tiède au malade, et on le tiendra à la diète.

ART. 2. — PÉRITONITE CHRONIQUE.

Symptômes.

Douleurs sourdes et profondes dans le ventre, ou vives et incisives, apparaissant à des intervalles plus ou moins éloignés, et durant quelquefois de un à quatre jours ; digestions pénibles ; constipation alternant avec la diarrhée ; tension continuelle et rénitence (dureté) du ventre, qui est douloureux à la pression, avec épanchement plus ou moins considérable de sérosité ; chute des forces et maigreur excessive du malade ; diarrhée composée d'aliments non digérés ; vomissements d'une teinte verdâtre, se reproduisant à des époques plus ou moins éloignées ; fièvre lente, surtout le soir.

Pronostic.

Dans cette maladie, dont la durée peut se prolonger de quelques mois à un ou deux ans, la mort arrive par consomption, pneumonie, ou perforation intestinale.

Traitement.

On peut opposer à cette maladie excessivement grave et difficile à guérir : *Calcarea carbonica* et *China*, alternés à de longs intervalles, comme suit :

Calcarea carbonica, 100ᵉ dilution...   3 globules.
Sucre de lait purifié, plein un cure-oreille.

Doses. — Faites dissoudre dans une cuillerée à bouche d'eau, et donnez le tout au malade le matin, à jeun. Renouveler la même dose le lendemain matin.

Quatre jours après on donnera :

China, 100ᵉ dilution......   3 globules.
Sucre de lait purifié, plein un cure-oreille.

Doses. — Faites dissoudre dans une cuillerée d'eau, et faites prendre le tout au malade, le matin à jeun ; renouveler la même dose le lendemain matin, et quatre jours après, redonner *Calcarea*, comme il est prescrit ; puis, quatre jours après, *China*, de la même manière.

On alternera ainsi ces deux médicaments tous les quatre jours, tant que le besoin l'exigera.

Si l'amélioration n'arrive pas au bout d'un mois, il faudra demander un médecin.

CHAPITRE XXVI

HÉPATITE.

ART. 1ᵉʳ. — HÉPATITE AIGUE OU INFLAMMATION DU TISSU DU FOIE.

Cette maladie, assez commune dans les pays chauds, est rare en France. Elle a été très-bien décrite par les médecins de la marine, qu'un séjour de longues années sous ces climats a rendus familiers avec la pathologie exotique (1).

Symptômes.

Elle débute souvent brusquement, et offre les symptômes suivants : Douleur sourde, vive ou lancinante, occupant l'hypochondre droit, ou circonscrite à l'épigastre (creux de l'estomac), vers le rebord des fausses côtes, s'irradiant (s'étendant) plus ou moins loin, mais spécialement le long du rachis (épine du dos) et se faisant sentir quelquefois,

(1) Voyez Dutroulau, *Maladies des Européens dans les pays chauds.* Paris, 1861, p. 463 à 531.

jusque dans l'épaule droite et le long du cou. Cette douleur que la pression augmente, est continue ; l'acte de la respiration, la toux, et certains mouvements du corps, la rendent insupportable. Le malade se tient légèrement courbé en marchant, vu que la position verticale exaspère les souffrances. Il y a un sentiment de pesanteur dans le côté affecté, et parfois, des vomissements bilieux : quelques malades sont atteints d'une teinte ictérique (jaune) générale, ou se bornant seulement aux sclérotiques (blanc des yeux) ; la langue est sale, blanchâtre, et la bouche amère ; il y a envies de vomir, ou vomissements ; hoquets, constipation ou diarrhée, les matières fécales sont blanchâtres, ou fortement colorées par la bile, et quelquefois noirâtres et sanguinolentes. La sécrétion urinaire est diminuée, et la couleur de l'urine est d'un roux foncé.

A ces divers symptômes, il se joint : une respiration difficile ; de l'oppression, et une fièvre qui, quelquefois, est intermittente ou rémittente ; le pouls est ample et fort ; dans quelques cas (mais rarement) il y a du délire, de l'agitation et de l'insomnie : au toucher, on sent facilement que le foie est augmenté de volume ; mais cette augmentation n'est pas constante si elle se fait de bas en haut, car, dans ce cas, le foie peut acquérir un volume considérable, sans faire saillie au-dessous du bord costal. En outre, le malade étant au lit, ne peut se tenir qu'en supination (sur le dos), ou un peu incliné sur le côté droit.

Tous ces symptômes varient selon que l'inflammation a atteint ou la face convexe, ou la face concave du foie, ou sa partie centrale. L'hépatite aiguë se termine rarement *par gangrène;* c'est le plus ordinairement *par suppuration,* ou *par résolution;* dans ce cas, sa durée peut varier de vingt-cinq jours à un mois : elle peut passer aussi *à l'état chronique.*

Diagnostic.

On reconnaîtra l'*hépatite* de la *pleurésie* ou *pneumonie*, en ce que, dans cette dernière, il y a expectoration de crachats couleur de rouille, et qu'à l'auscultation, on perçoit de la crépitation et un bruit de souffle tubaire; il y a en outre absence d'ictère (jaunisse).

On la différenciera aussi d'une *gastrite suraiguë*, en ce que, dans cette dernière, la teinte ictérique manque également; que la douleur qui siége à l'épigastre, est excessivement aiguë; que les vomissements sont plus nombreux, et qu'ils sont provoqués par l'ingestion des liquides (action de boire).

On la différenciera aussi *des coliques hépatiques ou néphrétiques*, par la vivacité des douleurs atroces qui accompagnent ces dernières, l'altération des traits, et l'état du pouls qui, dans ce cas, est presque toujours normal (état habituel; régulier).

Pronostic.

L'hépatite est une maladie grave, qui peut se compliquer d'entéro-colite, d'hydropisie ou d'hémorrhagies intestinales.

ART. 2. — HÉPATITE CHRONIQUE.

Symptômes.

Douleurs sourdes dans le côté, ou l'hypochondre droit, avec augmentation du volume du foie; difficulté de respirer; digestions pénibles, avec douleurs d'estomac et renvois; constipation, ou diarrhée de couleur jaunâtre ou grisâtre, et quelquefois mélangée de sang ; peau pâle ou jaunâtre; nutrition maladive, amaigrissement, épanche=

ment de sérosité formé dans le péritoine, avec ballonnement du ventre, flux de sang de temps en temps par l'anus; marasme et mort.

Il arrive cependant que quelques individus atteints de cette affection, conservent longtemps encore leurs forces et leur embonpoint.

Pronostic.

Cette maladie est très-grave.

Traitement de l'hépatite aiguë.

S'il y a forte fièvre, avec douleurs vives dans la région du foie; plaintes, agitation, crainte de mourir, on prescrira :

Aconitum, 12ᵉ dilution.... 6 globules.
Eau.......................: 90 grammes.

Doses. — Une cuillerée toutes les quatre heures.

Si la région du foie est excessivement sensible ou douloureuse au toucher, qu'il y ait amertume de la bouche, avec envies de vomir, douleur à l'épigastre, avec difficulté de respirer; soif, mal de tête, urines rouge foncé; étourdissements, constipation, ou diarrhée verdâtre et sanguinolente; langue blanche ou jaune, avec dégoût des aliments; humeur acariâtre, emportements; dans ce cas, on prescrira :

Nux vomica, 12ᵉ dilution.... 6 globules.
Eau........................ 90 grammes.

Doses. — Une cuillerée à dessert, de quatre en quatre heures.

Si *Nux* n'amenait pas d'amélioration au bout de quelques jours, ou que l'amélioration produite par ce médicament ne fît plus de progrès, on ferait prendre :

Sulfur, 12ᵉ dilution..... 5 globules.
Eau...................... 90 grammes.

Doses. — Une cuillerée à café, de trois en trois heures, puis, une fois cette potion de *Sulfur* prise, on prescrira (surtout chez les individus lymphatiques) :

Pulsatilla, 12ᵉ dilution.... 6 globules.
Eau...................... 60 grammes.

Doses. — Une cuillerée à café, de quatre en quatre heures.

S'il y a tension dans les hypochondres, langue jaunâtre, mais surtout grande oppression, avec respiration accélérée et difficile, constipation et aggravation des souffrances par le mouvement, on prescrira :

Bryonia, 12ᵉ dilution.... 6 globules.
Eau.................... 90 grammes.

Doses. — Une cuillerée à dessert, toutes les quatre heures.

Si le malade ressentait des douleurs sourdes et pressives, n'augmentant ni par la pression, ni en se remuant ou en respirant; avec oppression, bouche amère, langue jaunâtre, grande angoisse, avec couleur jaune de la peau, on lui donnera :

Chamomilla, 12ᵉ dilution.... 6 globules.
Eau...................... 90 grammes.

Doses. — Une cuillerée, toutes les quatre heures.

Si la maladie ou les douleurs augmentaient à des époques à peu près fixes (tous les deux jours, par exemple), on donnera comme médicament intercalaire :

China, 12ᵉ dilution... 6 globules.
Eau .... 90 grammes.

Doses. — Une cuillerée trois fois par jour, pendant deux jours de suite.

Si les douleurs se propagent jusque dans la poitrine et les épaules, avec ballonnement du creux de l'estomac, respiration difficile, afflux du sang à la tête, avec trouble de la vue et vertiges, soif vive, accès de défaillance, agitation ou délire, avec insomnie, on prescrira :

Belladona, 12e dilution...   6 globules.
Eau......................   90 grammes.

Doses. — Une cuillerée à café, de trois en trois heures.

Si *Belladona* n'avait pas suffi pour détruire tous les symptômes énoncés plus haut, et qu'il y ait . impossibilité de se tenir couché sur le côté droit, bouche amère, perte d'appétit avec soif; frisson presque continu; ictère, ou couleur jaune foncé de la peau et des yeux ; on fera prendre au malade :

Mercurius solubilis ou **vivus,** 12e dilution...   6 globules.
Eau....................................   90 grammes.
China, 12e dilution..........................   6 globules.
Eau.......................................   90 grammes.

Doses. — Une cuillerée à dessert, toutes les quatre heures, en les alternant (un jour l'un, un jour l'autre).

On pourra donner après ces deux médicaments, s'ils ne suffisaient pas pour détruire tout à fait les symptômes énoncés ci-avant, ce qui est rare, la potion suivante :

Lachesis, 30e dilution...   6 globules.
Eau....................   120 grammes.

Doses. — Une cuillerée, matin et soir.

Lachesis, ou *Nux vomica,* peuvent s'alterner avec *Mercurius solubilis* ou *Belladona,* selon l'ensemble des symptômes, surtout chez les ivrognes ou les personnes adonnées aux spiritueux (liqueurs, eaux-de-vie).

Traitement de l'hépatite chronique.

On débutera par :

Nux vomica, 30e dilution...   6 globules.
Eau....................   90 grammes.

Sulfur, 30ᵉ dilution......... 6 globules.
Eau..................... 90 grammes.

Doses.—Alterner ces deux médicaments (un jour l'un, un jour l'autre), à la dose d'une cuillerée à dessert, matin et soir.

Ces potions achevées, laisser le malade sans remèdes pendant quatre jours ; puis, lui donner :

Mercurius vivus, 30ᵉ dilution... 6 globules.
Eau............................. 90 grammes.
Lachesis, 30ᵉ dilution.......... 6 globules.
Eau............................. 90 grammes.

Doses. — Une cuillerée à dessert, matin et soir ; en les alternant (un jour de l'un, un jour de l'autre).

Ces deux potions achevées, laisser le malade sans médicaments pendant une semaine ; puis, lui donner :

Iodium, 30ᵉ dilution... 6 globules.
Eau................... 120 grammes.

Doses. — Une cuillerée, matin et soir.

Puis, au bout de six jours, reprendre le même traitement, en doublant la durée des intervalles pendant lesquels le malade s'abstient de prendre les médicaments.

CHAPITRE XXVII

INFLAMMATION PHLEGMONEUSE DU TISSU CELLULAIRE.

Cette inflammation comprend, les *Abcès*, le *Panaris*, le *Furoncle* ou *Clou*, l'*Anthrax*, et l'*Orgelet*.

L'inflammation *phlegmoneuse* du tissu cellulaire est caractérisée par une *tuméfaction parfaitement limitée* (phlegmon circonscrit), ou *très-étendue* (phlegmon diffus) ; il y a en outre : tension douloureuse de la peau ; chaleur, douleur, et rougeur qui disparaît momentanément sous la pression du doigt; bientôt la douleur augmente d'intensité; chaque pulsation du pouls l'aggrave (ce qui fait qu'on l'a désignée sous le nom de *pulsative*) ; elle devient ensuite *lancinante*, puis, douze ou vingt-quatre heures après, elle s'apaise; alors le sommet de la tumeur prend une teinte blanchâtre, la peau amincie s'entr'ouvre, et donne issue à une quantité de pus, qui varie selon l'étendue de la maladie.

La terminaison la plus ordinaire du phlegmon se fait par *résolution* ou par *suppuration;* plus rarement il se termine par *gangrène*.

Le phlegmon *sous-cutané* ou *superficiel* n'est pas une affection grave; il n'est à redouter qu'en raison des parties qui en sont le siége; le phlegmon *profond,* situé dans les muscles profonds ou dans les tissus aponévrotiques, est infiniment plus à redouter.

Le phlegmon *diffus* est toujours une grave affection, en raison de la rapidité avec laquelle il envahit le tissu cellulaire, la facilité avec laquelle il le mortifie, ainsi que la peau. Ce phlegmon, désigné sous le nom vague d'*érysipèle phlegmoneux*, peut envahir tout un membre, en faire un vaste réservoir de pus, y opérer la destruction des muscles, des tendons et des aponévroses, le décollement du périoste des os et la gangrène. La mort arrive alors rapidement, soit par suite d'une résorption purulente, d'une diarrhée colliquative, d'abcès métastatiques au poumon ou au foie, de gangrène, d'hémorrhagie causée par la destruction de vaisseaux sphacélés ou d'épuisement.

ART. 1er. — ABCÈS.

L'*Abcès* n'est qu'un épanchement purulent, formé dans une cavité contre nature.

On en connaît quatre variétés :

L'*Abcès chaud* ou *phlegmoneux*, s'il succède à une inflammation aiguë.

L'*Abcès froid* ou *symptomatique*, s'il est survenu sans travail inflammatoire, ou s'il a succédé à une inflammation chronique.

L'*Abcès par congestion*, s'il provient d'une lésion des os, et qu'il soit situé loin de l'organe ou de l'os lésé, qui lui a donné naissance, et qui l'entretient.

L'*Abcès métastatique* qui se développe dans les organes internes, à la suite de l'infection ou résorption purulente causée par de vastes plaies ou phlegmons gorgés de pus.

Nous ne donnerons que la description et le traitement des trois premières espèces d'abcès.

§ 1er. — Abcès chauds ou phlegmoneux.

Symptômes.

Ces abcès succèdent toujours à une vive inflammation, dans laquelle, comme dans le phlegmon, on observe de la tuméfaction, de la chaleur, de la rougeur et de la douleur dans la partie affectée; le malade, au début, éprouve des frissons, de la fièvre, de l'agitation et une soif plus ou moins vive; leur pus est *épais, crémeux*, d'un *jaune verdâtre;* il constitue ce qu'on est convenu de désigner sous le nom de *pus phlegmoneux* ou de *bonne nature.*

La cavité de ces abcès est tapissée par une membrane de formation récente (dans les abcès à marche très-rapide, sa formation n'existe pas), destinée à sécréter le pus, d'où lui vient le nom de *pyogénique* (formant le pus).

Ces abcès, qui peuvent siéger indistinctement sur toutes les parties du corps, sont ou *superficiels*, ou *profonds*, selon qu'ils existent à la surface de la peau ou dans la profondeur des tissus.

Traitement.

Dès que l'abcès commencera à se manifester, on débutera toujours par le médicament suivant, qui en opère souvent la résorption :

    Mercurius vivus, 12ᵉ dilution...   7 globules.
    Eau............................. 120 grammes.

Doses. — Une cuillerée à café, de quatre en quatre heures.

Si le malade éprouvait des douleurs brûlantes dans l'abcès, avec une forte fièvre, ou que l'on eût à redouter la gangrène, et que le malade fût très-faible, on prescrira :

    Arsenicum album, 10ᵉ dilution...   7 globules.
    Eau............................. 120 grammes.

Doses. — Une cuillerée à café, de quatre en quatre heures.

Si la tumeur formée par l'abcès était d'un rouge vif ou très-pâle, qu'elle fût dure, tendue, luisante, avec douleurs vives et insupportables à chaque mouvement, on fera prendre :

    Bryonia, 12ᵉ dilution...   7 globules.
    Eau................. 120 grammes.

Doses. — Une cuillerée à café, de trois en trois heures.

Si, lors de l'ouverture naturelle ou artificielle de l'abcès, le pus est *aqueux*, décoloré, d'un vert clair ou de couleur brune ; que la partie affectée soit très-douloureuse au toucher, et que cette douleur s'*irradie* (s'étende) *au loin*, on prescrira :

    Asa fœtida, 9ᵉ dilution....   7 globules.
    Eau..................... 120 grammes.

Doses. — Une cuillerée à bouche, toutes les quatre heures.

Antidote. — *Causticum* ou *China.*

Si le malade ressent de la chaleur, des élancements et des douleurs pressives dans l'intérieur de l'abcès ; si la rougeur de la tumeur s'étend autour de son voisinage, jusque sur les parties saines, ou que le pus qu'elle donne soit *caséeux* (semblable à du fromage blanc), et *floconneux* (se présentant sous la forme de petits flacons), on donnera :

Belladona, 12ᵉ dilution...   7 globules.
Eau......................   120 grammes.

Doses. — Une cuillerée à café, de quatre en quatre heures.

Si la tumeur était *très-chaude et très-douloureuse*, avec pus presque clair comme de l'eau, on donnera :

Chamomilla, 12ᵉ dilution...   7 globules.
Eau......................   120 grammes.

Doses. — Une cuillerée à café, de trois en trois heures.

Si l'abcès s'était formé dans une partie du corps atteinte de *varices,* qu'il y eût des douleurs d'élancement ou des douleurs *incisives* (comme si on coupait la chair) ; ou bien, démangeaison ou élancements dans les parties voisines, et que l'abcès saignât facilement, on prescrira :

Pulsatilla, 12ᵉ dilution....   7 globules.
Eau......................   120 grammes.

Doses. — Une cuillerée à café, de trois en trois heures.

Si, en touchant la tumeur, on y déterminait des douleurs lancinantes, que le pus qui en découle fût *sanieux* (liquide, sale et fétide), et sanguinolent (mêlé d'un sang noirâtre), on donnera :

Rhus toxicodendron, 12ᵉ dilution...   7 globules.
Eau......................   120 grammes.

Doses. — Une cuillerée à café, de quatre en quatre heures.

Si la guérison se faisait attendre, on ordonnera :

Sulfur, 30ᵉ dilution... 6 globules.
Eau................ 90 grammes.

Doses. — Une cuillerée, matin et soir.

Cette potion de 90 grammes achevée, on reprendra le lendemain l'administration du médicament le plus convenable, indiqué par les symptômes.

Si la suppuration de l'abcès se prolongeait trop longtemps, qu'il y eût une petite fièvre lente, ou que l'ouverture restât *fistuleuse* (que l'abcès ne se refermât pas), on prescrirait :

Phosphorus, 12ᵉ dilution... 7 globules.
Eau.................... 120 grammes.

Doses. — Une cuillerée, matin et soir.

Si, outre cette suppuration trop prolongée, l'abcès avait son siége dans les glandes ou dans des parties membraneuses ou tendineuses, on donnera :

Silicea, 12ᵉ dilution... 7 globules.
Eau................ 120 grammes.

Doses. — Une cuillerée, matin et soir.

On peut donner *Silicea* après *Phosphorus*, quand ce dernier n'a pas produit toute l'amélioration voulue.

Antidote. — *Hepar sulfur.*

Si la période d'inflammation se prolongeait trop longtemps, et que le pus tardât à s'établir, on prescrirait :

Hepar sulfur, 12ᵉ dilution... 6 globules.
Eau........................ 90 grammes.

Doses. — Une cuillerée, matin et soir.

Les abcès du sein chez les nourrices ou femmes en couches, demandent, pendant la période inflammatoire :

Belladona, 6ᵉ dilution...   7 globules.
Eau...................... 120 grammes.

Doses. — Une cuillerée, matin et soir, jusqu'à cessation des douleurs vives.

On donnera ensuite :

Phosphorus, 12ᵉ dilution...   7 globules.
Eau...................... 120 grammes.
Silicea, 12ᵉ dilution........   7 globules.
Eau...................... 120 grammes.

Doses. —Alternativement (un jour l'un, un jour l'autre), à la dose de trois cuillerées par jour.

On préconise encore contre les abcès du sein qui suppurent beaucoup :

Zincum, 6ᵉ dilution........   7 globules.
Eau...................... 120 grammes.

Doses. — Comme *Belladona*, en l'alternant (un jour de l'un, un jour de l'autre) avec *Sulfur*, 12ᵉ dilution, qui se donnerait comme *Zincum*.

§ 2. — Abcès froids.

Symptômes.

Dans les *abcès chauds* ou *aigus*, il y a toujours tuméfaction, rougeur, douleur et chaleur.

Les *abcès froids*, au contraire, se développent lentement, et leur début n'a été précédé d'aucun travail inflammatoire apparent; seulement, il se produit un peu d'engorgement, et la tumeur passe à l'état de ramollissement et de fluctuation (formation du pus), sans que le malade y ait ressenti de la douleur.

Enfin, la peau qui recouvre la tumeur s'amincit, prend une teinte violacée luisante ; il survient une légère inflam-

mation, puis une ouverture à travers laquelle le pus s'é-
chappe.

La cicatrisation de ces abcès est difficile à obtenir ; si
quelquefois ils se referment, c'est pour se rouvrir plus tard,
soit au même lieu, soit sur un autre point ; le plus souvent, l'abcès se transforme en un ulcère fistuleux, qui n'a
nulle propension à se cicatriser.

Le pus de ces abcès est ordinairement aqueux, mal lié
(très-liquide) et contient des grumeaux blanchâtres, semblables à du caséum (fromage blanc).

Les tempéraments lymphatiques semblent prédisposés
à ces affections.

Traitement.

On doit, de prime abord, modifier l'état constitutionnel
du malade ; on y parviendra par la formule ci-après, qui,
de plus, suffira presque toujours pour obtenir en outre la
guérison des abcès froids, quelle que soit leur chronicité.

Calcarea carbonica, 12ᵉ dilution...	7 globules.
Eau..	120 grammes.
Sulfur, 30ᵉ dilution.........................	7 globules.
Eau..	120 grammes.

Doses. — Alterner à la dose d'une cuillerée, matin et
soir, si le cas est aigu ou récent.

Si l'affection était très-ancienne, on donnerait *Sulfur* et
Calcarea à la 100ᵉ dilution, et le malade les alternerait à
la dose d'une cuillerée le matin, tous les deux jours seulement.

Si le pus sécrété par l'abcès était décoloré, sanieux, verdâtre, infect, on suspendrait *Calcarea* et *Sulfur*, pour
prescrire :

Asa fœtida, 9ᵉ dilution...	7 globules.
Eau................................	120 grammes.

Doses. — Une cuillerée, matin et soir.

Si l'on avait à redouter la gangrène, on ferait bien de prescrire de suite :

Arsenicum album, 12ᵉ dilution...   7 globules.
Eau.............................   120 grammes.
Lachesis, 12ᵉ dilution............   7 globules.
Eau...............................   120 grammes.

Doses. — Alterner (un jour l'un, un jour l'autre), à la dose d'une cuillerée, matin et soir.

Si l'ouverture de l'abcès restait fistuleuse (qu'elle ne voulût pas se fermer et se cicatriser), on ordonnera :

Silicea, 12ᵉ dilution...   7 globules.
Eau...................   120 grammes.

Doses. — Une cuillerée, tous les matins.

Si l'on avait à redouter la carie d'un ou de plusieurs os, on ferait prendre *Silicea* de la même manière que nous venons de le prescrire pour les abcès fistuleux ; seulement, après l'avoir donné à la 12ᵉ dilution, on fera bien, si nulle amélioration ne se produit, ou si, se produisant, elle ne se soutient pas, de l'administrer à la 30ᵉ dilution, de la même manière.

§ 3. — Abcès par congestion.

Ces abcès sont *symptomatiques*, c'est-à-dire qu'ils sont l'indice d'une tuberculisation, ou d'une carie de la colonne vertébrale, des os du bassin, ou autres, à l'égard desquels ils servent, pour ainsi dire, d'égout ; c'est un canal fistuleux qui, partant du siége même du mal, communique avec le dehors, et y verse la sécrétion anormale produite par la cause première ; aussi, *tant que la maladie osseuse ne sera point guérie, la cicatrisation de ces abcès n'aura pas lieu.*

Ces abcès se développent toujours loin du siége primitif

de l'affection ; leur douleur est fixe et ne s'augmente point par la pression ; leur pus ressemble à celui des abcès froids ; il est séreux, semi-liquide, et devient infect par suite de son contact avec l'air.

L'abcès par congestion ne reste pas stationnaire comme l'abcès froid ; loin de là, il *augmente de volume* plus ou moins rapidement, jusqu'à ce que la peau se perfore.

Lorsque le malade éprouve de la douleur avant son apparition, cette douleur est fixe, et elle se fait sentir vers le point dont l'affection est la cause génératrice de l'abcès qu'elle entretient.

Traitement.

Le même que celui des abcès froids ; seulement, après avoir achevé les deux potions de *Calcarea* et *Sulfur*, on prescrira *Silicea ;* lorsque *Silicea* sera achevé, on reprendra *Calcarea* et *Sulfur*, puis on continuera de même.

Doses. — Voyez *Abcès froids*, page 262.

ART. 2. — PANARIS.

Le panaris, dit vulgairement *Tourniole, Mal d'aventure*, n'est autre que l'inflammation phlegmoneuse des doigts.

Le nom de *Panaris* (paronychia) dérive de deux mots grecs signifiant *autour de l'ongle ;* car c'est ordinairement en cet endroit que la maladie fixe son siége.

D'après le plus ou moins de profondeur de l'inflammation, on distingue quatre espèces de panaris :

Le panaris *érysipélateux*, dont le siége de l'inflammation est *sous-épidermique* (sous l'épiderme) ;

Le panaris *phlegmoneux*, dont le siége inflammatoire est situé dans le *tissu cellulaire sous-cutané ;*

Le panaris dont l'inflammation envahit la *gaîne des tendons ;*

Et enfin le panaris caractérisé par une *périostite*, ou inflammation du *périoste* (membrane fibreuse qui entoure les os.)

Mais toutes ces variétés ne sont que les différents degrés de la seule et même affection.

Symptômes.

Léger prurit, avec tuméfaction du doigt ; rougeur de la peau, et légère douleur qui bientôt augmente d'intensité d'une manière effrayante ; il y a alors douleurs térébrantes atroces ; il semble au malade que tantôt des broches de fer rougies au feu lui traversent le doigt et même la main ; tantôt, que des vrilles de fer s'implantent et se frayent un chemin dans les tissus ; tantôt enfin, que des tenailles lui arrachent les chairs, les tendons et même les phalanges du doigt ; c'est surtout lorsque l'inflammation réside *dans la gaîne des tendons*, que les douleurs sont le plus atroces, à cause de la résistance et de l'étranglement des gaînes fibreuses qui les entourent, le malade pousse alors des cris et des gémissements continuels ; il y a fièvre, perte d'appétit, soif vive, pouls dur et fréquent, constipation, insomnie, mal de tête, grande agitation, souvent du délire.

Pronostic.

Le panaris se termine le plus ordinairement par suppuration, rarement par résolution.

Sa terminaison la plus à craindre est celle par gangrène.

Dans la troisième et la quatrième espèce de panaris, la suppuration peut amener de grands ravages ; ils peuvent être tels, que l'on soit obligé de procéder à l'amputation du membre. Souvent il arrive que le malade perd l'usage

du doigt affecté, ou même de plusieurs autres, par suite
de la destruction des tendons fléchisseurs profonds des
doigts, ou par celle des articulations, ou encore, par la
nécrose de l'os d'une ou de plusieurs phalanges, ce qui
arrive surtout, lorsque l'inflammation a atteint le périoste
de l'os qui les constitue.

Le panaris *érysipélateux* est le plus bénin de tous, la
chute de l'ongle en est la conséquence la plus fâcheuse ;
mais il repousse bientôt, à moins que sa matrice n'ait été
complétement altérée ou détruite.

Causes.

Les plus connues sont la présence ou l'introduction dans
nos tissus de corps étrangers (échardes, épines, piqûres, etc.), les contusions un peu considérables, etc., etc.

Traitement.

Quand on compare le traitement allopathique de cette
affection, avec le traitement homœopathique, on est
saisi d'une profonde pitié et d'un réel sentiment de tristesse.

Le traitement allopathique est une torture barbare, que
la plupart du temps rien ne motive ; ainsi, règle générale,
il est arrêté que : tout *panaris*, ou toute apparence de *panaris* mérite l'honneur inévitable de *profondes incisions*,
voire même celles des *gaînes tendineuses*, et, qui plus est,
la *section d'un ou de plusieurs tendons.*

Direz-vous que ces incisions sont faites afin d'empêcher
l'inflammation de se propager aux gaînes des tendons ou
même du périoste ? Vous savez fort bien que ce moyen n'a
jamais atteint ce but, ni empêché l'affection de parcourir
ses périodes ; de plus, vous avez souvent aggravé l'état du

malade, et l'avez, sans le vouloir, privé d'un, sinon de plusieurs doigts.

L'homœopathie procède autrement; elle combat l'état inflammatoire par des moyens à elle connus, et l'état inflammatoire cède; elle ne porte pas la *lame matérielle d'un bistouri dans la profondeur des tissus affectés*, greffant ainsi une douleur sur une autre; mais elle *fait circuler dans ces mêmes tissus les mystérieuses effluves médicales* tirées de son vaste laboratoire, sous l'influence desquelles l'affection cède et se dissipe, en abandonnant intact le lieu où elle s'était localisée.

Pour tous les panaris, et quel que soit le siége de l'inflammation, trois médicaments suffisent; ce sont, au début : *Mercurius vivus*, puis, *Hepar sulfur* et *Silicea*, alternés.

Dans le cas où des symptômes de gangrène seraient à craindre ; que le phlegmon deviendrait bleuâtre ou d'un rouge pourpre, on donnerait *Lachesis* et *Hepar sulfur*, alternés ; si, au bout de vingt-quatre heures, le mal ne cédait pas, et que l'aspect de la tumeur ou du phlegmon fût le même, on donnerait : *Arsenicum album* et *Carbo vegetabilis*, alternés.

> **Mercurius vivus**, 12ᵉ dilution... 7 globules.
> **Eau**........................ 120 grammes.

Doses. — Une demi-cuillerée à bouche, de quatre en quatre heures.

Si, sous l'influence de *Mercurius*, la résolution du panaris ne s'opérait pas, et qu'au bout de trente-six ou quarante-huit heures, les souffrances, loin d'avoir diminué, fussent toujours les mêmes, on prescrira :

> **Hepar sulfur**, 12ᵉ dilution... 7 globules.
> **Eau**........................ 120 grammes.
> **Silicea**, 12ᵉ dilution......... 7 globules.
> **Eau**........................ 120 grammes.

Doses. — Alterner *Hepar* le matin, et *Silicea* l'après-midi, à la dose d'une demi-cuillerée à bouche (ou deux petites cuillerées à café), de quatre en quatre heures.

Si des symptômes de gangrène se présentaient, on ordonnera :

Lachesis, 12ᵉ dilution.........	6 globules.
Eau........................	90 grammes.
Hepar sulfur, 12ᵉ dilution....	6 globules.
Eau........................	90 grammes.

Doses. — Alterner *Lachesis* pendant la matinée, et l'autre l'après-midi, à la dose d'une cuillerée à café, de trois en trois heures.

Si, au bout de vingt-quatre heures de ce traitement, la couleur de la peau du phlegmon n'avait pas changé, qu'il n'y eût enfin nulle amélioration, on prescrira :

Arsenicum album, 12ᵉ dilution....	7 globules.
Eau............................	120 grammes.
Carbo vegetabilis, 12ᵉ dilution....	7 globules.
Eau............................	120 grammes.

Doses. — Alterner à la dose d'une demi-cuillerée à bouche : *Arsenicum* dans la matinée, et *Carbo vegetabilis* dans l'après-midi.

Au moyen de ce traitement, la cure du panaris devient on ne peut plus facile ; elle rentre, pour ainsi dire, dans la catégorie d'un simple furoncle, et rien de désastreux dans les suites n'est à redouter pour le malade.

ART. 3. — FURONCLE.

Le *furoncle*, vulgairement appelé *clou*, n'est qu'un léger phlegmon ou une inflammation circonscrite, ayant son siége dans les prolongements du tissu cellulaire, qui pénètrent dans les mailles du *derme*. (Ce tissu forme l'épaisseur de la peau ; il en est la partie inférieure.)

Cette affection se termine par résolution ou par suppuration ; dans ce dernier cas, elle donne naissance à la production d'un corps blanchâtre ayant ordinairement la forme grossière d'un *clou* (ce qui probablement a donné lieu au nom vulgaire), et qu'on désigne sous le nom de *Bourbillon*. Ce corps est sans doute une formation pseudo-membraneuse particulière, si elle n'est pas une transformation spéciale d'un des paquets graisseux remplissant les aréoles du derme.

Traitement.

Souvent on fera avorter les furoncles, si l'on s'y prend dès le début avec :

> **Calcarea carbonica**, 12e dilution...   7 globules.
> **Eau**................................   120 grammes.
> **Arnica**, 12e dilution................   7 globules.
> **Eau**................................   120 grammes.

Doses. — Alterner (un jour l'un, un jour l'autre), à la dose d'une cuillerée, toutes les quatre heures.

Si le furoncle se compliquait d'érysipèle, il faudrait prendre :

> **Rhus**, 12e dilution...   6 globules.
> **Eau**................   90 grammes.

Doses. — Une cuillerée à café, de trois en trois heures.

Si les douleurs et l'inflammation étaient très-vives, on prendrait :

> **Mercurius vivus**, 12e dilution...   7 globules.
> **Eau**................................   120 grammes.
> **Belladona**, 12e dilution........   7 globules.
> **Eau**................................   120 grammes.

Doses. — Alterner à la dose d'une cuillerée à café, de trois en trois heures, savoir : *Mercurius* pendant la matinée et *Belladona* dans l'après-midi.

Si le furoncle était trop gros, on prescrirait :

Nux vomica, 12e dilution. .   6 globules.
Eau....................... 90 grammes.
Silicea, 12e dilution......... 6 globules.
Eau..................... 90 grammes.

Doses. — Alterner (un jour l'un, un jour l'autre), à la dose d'une cuillerée à café, de quatre en quatre heures.

Si, après l'administration de *Calcarea* et *Arnica*, la résolution du furoncle n'avait pas eu lieu et qu'il tardât à entrer en maturité, on ordonnera :

Hepar sulfur, 12e dilution...   6 globules.
Eau......................... 90 grammes.

Dose. — Une cuillerée, matin et soir.

Si le furoncle prenait un aspect de mauvaise nature et qu'il menaçât de devenir *gangréneux*, on prendrait :

Arsenicum album, 12e dilution...   7 globules.
Eau............................. 120 grammes.
Belladona, 12e dilution...........   7 globules.
Eau............................. 120 grammes.

Doses. — Alterner (un jour l'un, un jour l'autre), à la dose d'une cuillerée à café, de trois en trois heures.

Si, par hasard, le furoncle avait son siége aux doigts ou aux orteils, aucun des médicaments ci-dessus ne lui conviendrait parfaitement ; ce serait *Ledum palustre* qu'il faudrait donner comme suit :

Ledum palustre, 12e dilution...   7 globules.
Eau......................... 120 grammes.

Doses.—Une cuillerée à café, de quatre en quatre heures.

Si, par suite d'une diathèse particulière, on était atteint de furoncles presque *périodiquement*, il faudrait pour la détruire et pour en empêcher la reproduction, prendre ce qui suit :

Dulcamara, 12e dilution...   6 globules.
Eau.................... 90 grammes.

Sulfur, 30ᵉ dilution........ 6 globules.
Eau.................... 90 grammes.

Doses. — Alterner (un jour l'un, un jour l'autre), à la dose d'une cuillerée, matin et soir.

Arnica peut souvent suffire à lui seul, pour la cure de cette prédisposition aux furoncles.

ART. 4. — ANTHRAX BÉNIN.

L'*Anthrax bénin* n'est que l'inflammation furonculeuse de plusieurs des prolongements du tissu cellulaire, tandis que le furoncle simple ne comprend que l'inflammation d'un seul de ces prolongements.

Symptômes.

Au début : tuméfaction, douleur dans la partie destinée à être le siége de l'affection ; bientôt la tumeur augmente, se circonscrit, devient très-dure, excessivement douloureuse, plus ou moins saillante au-dessus du niveau de la peau, et acquiert une couleur rouge foncé.

Il y a fièvre plus ou moins forte, frissons, soif vive, agitation, perte d'appétit, diarrhée ou constipation, nausées, et quelquefois vomissements.

Traitement.

Donner de suite :

Nux vomica, 12ᵉ dilution... 7 globules.
Eau........................ 120 grammes.

Doses. — Une cuillerée à café, de quatre en quatre heures.

Donner ce médicament un jour entier ; le lendemain le continuer encore ; puis, le troisième jour, on donnera :

Silicea, 12ᵉ dilution... 7 globules.
Eau................ 120 grammes.

Doses. — Une cuillerée à café, de quatre en quatre heures.

Si des douleurs atroces se manifestaient dans la tumeur, et que cette dernière prît une teinte bleuâtre ou rouge foncé, on prescrirait :

Arsenicum album, 30ᵉ dilution...   7 globules.
Eau...............................   120 grammes.
Belladona, 30ᵉ dilution............   7 globules.
Eau...............................   120 grammes.

Doses. — Alterner (un jour l'un, un jour l'autre), à la dose d'une demi-cuillerée à bouche, de quatre en quatre heures.

<h3 style="text-align:center">ART. 5. — ORGELET.</h3>

L'*Orgelet* n'est qu'un petit furoncle qui se développe sur la face interne ou externe du bord libre des paupières.

<h3 style="text-align:center">Traitement.</h3>

Chez les personnes blondes, ou celles d'un tempérament lymphatique, on prescrira :

Pulsatilla, 12ᵉ dilution...   6 globules.
Eau........................   90 grammes.
Sulfur, 12ᵉ dilution......   6 globules.
Eau........................   90 grammes.

Doses. — Alterner, à la dose d'une cuillerée, matin et soir (un jour l'un, un jour l'autre).

Si *Pulsatilla* et *Sulfur* ne font pas disparaître l'affection (ce qui est rare), on prescrira :

Staphis agria, 12ᵉ dilution.   6 globules.
Eau........................   90 grammes.

Doses. — Une cuillerée à café, de quatre en quatre heures.

On peut, pour les personnes brunes, d'un tempérament irritable et nerveux, ouvrir le traitement de l'orgelet par *Staphys,* pour faire prendre ensuite, s'il est nécessaire, *Pulsatilla* et *Sulfur.*

CHAPITRE XXVIII

FLUXION.

On appelle *Fluxion,* l'afflux anormal d'un liquide (sang ou sérosité) vers un point quelconque du corps, sous l'influence d'une cause excitante ; en un mot, c'est un engorgement phlegmoneux du tissu cellulaire, qui se termine le plus ordinairement par résolution ou par suppuration.

Siége.

Son siége le plus ordinaire est aux joues ou aux gencives ; elle s'annonce par de la rougeur ; il y a chaleur, tuméfaction (enflure), et douleur plus ou moins vive, lorsqu'elle revêt le caractère *phlegmoneux* ou *inflammatoire ;* si la fluxion est *œdémateuse,* elle est indolente (sans douleur), sans rougeur et sans chaleur, et se termine toujours par résolution.

Causes.

Elles reconnaissent ordinairement pour causes l'action d'un air froid et humide (coup d'air), la carie des dents (mal de dents), l'application sur la peau de substances irritantes, les piqûres d'insectes, tels que cousins, abeilles, etc.

Traitement.

Si la fluxion provenait d'une contusion ou d'un mal de

dents, mais sans qu'il y eût carie, avec gonflement rouge et chaud de la joue, fourmillement dans les gencives, on prescrira :

> **Arnica**, 12e dilution...   6 globules.
> **Eau**...................   90 grammes.

Doses. — Une cuillerée à café, de quatre en quatre heures.

Si *Arnica* ne produisait que peu ou pas d'amélioration, on prescrira :

> **Belladona**, 12e dilution...   6 globules.
> **Eau**.....................   90 grammes.

Doses. — Une cuillerée à café, de quatre en quatre heures.

Si, outre la fluxion, il y a : carie des dents, et, par suite, mal de dents du côté affecté augmentant à la chaleur du lit, avec douleurs atroces portant au désespoir ; rougeur de la joue malade, avec pâleur de l'autre ; brûlement et gonflement des gencives, avec tuméfaction et douleur des glandes sous-maxillaires (du cou).

Dans ce cas, on fera prendre :

> **Chamomilla vulgaris**, 12e dilution...   7 globules.
> **Eau**.............................   120 grammes.

Doses. — Une cuillerée, toutes les quatre heures.

Ce médicament convient surtout aux jeunes enfants.

Si la tumeur était dure, très-rouge et brûlante, et que l'on craignît qu'elle ne vînt à se terminer par suppuration, on ordonnerait :

> **Belladona**, 12e dilution.........   6 globules.
> **Eau**.......................   90 grammes.
> **Mercurius vivus**, 12e dilution...   6 globules.
> **Eau**.......................   90 grammes.

Doses. — Alterner, *Belladona* dans la matinée, et *Mer-*

curius dans l'après-midi, à la dose d'une cuillerée à café, de trois en trois heures.

Si la suppuration venait à s'établir ou était établie, on prendra :

> **Hepar sulfur**, 12ᵉ dilution...   6 globules.
> **Eau**........................   90 grammes.

Doses. — Une cuillerée, matin et soir.

Si, chez les personnes d'un tempérament lymphatique, aux yeux bleus et aux cheveux blonds, à la taille élancée, d'une humeur douce et facile, la fluxion provenait d'un refroidissement causé par l'eau (s'être mis les pieds dans l'eau ou avoir été mouillées), on leur prescrira :

> **Pulsatilla**, 12ᵉ dilution...   6 globules.
> **Eau**.....................   90 grammes.

Doses. — Une cuillerée à café, de quatre en quatre heures.

Si la fluxion était *pâle*, et peu ou point douloureuse (fluxion œdémateuse), on prescrirait chez les personnes aux cheveux bruns ou noirs, à la constitution sèche et nerveuse, d'un caractère emporté et colérique, au tempérament bilieux, savoir :

> **Bryonia**, 12ᵉ dilution...   6 globules.
> **Eau**...................   90 grammes.

Doses. — Une cuillerée à café, de quatre en quatre heures.

Si *Bryonia* ne suffisait pas contre cet état, on ferait prendre :

> **Nux vomica**, 12ᵉ dilution...   6 globules.
> **Eau**......................   90 grammes.

Doses. — Une cuillerée, tous les soirs seulement.

Si la fluxion était *pâle*, et peu ou point douloureuse (fluxion œdémateuse), on prescrirait chez les personnes faibles et épuisées, au tempérament lymphatique, surtout chez les femmes d'une constitution frêle, à la peau sensible et délicate :

Sepia, 30ᵉ dilution...   6 globules.
Eau...............   90 grammes.

Doses. — Une cuillerée, matin et soir.

Si *Sepia* ne suffisait pas, ou que la personne fût sujette à des dartres, des éruptions, ou autre vice herpétique, on ordonnera :

Sulfur, 30ᵉ dilution...   6 globules.
Eau...............   90 grammes.

Doses. — Une cuillerée à café, de quatre en quatre heures.

Si la fluxion s'était produite à la suite de piqûres d'insectes, tels que : cousins, abeilles ou taons, et qu'il y eût de vives douleurs, on donnera au moment, ou peu après la piqûre :

Ledum palustre, 12ᵉ dilution...   4 globules.
Eau.......................   60 grammes.

Doses. — Une cuillerée à café, de deux en deux heures.

Ensuite on prescrira, si, après la prise de *Ledum*, l'affection n'est pas détruite :

Belladona, 12ᵉ dilution.......   4 globules.
Eau.......................   60 grammes.

Doses. —Une cuillerée à café, de quatre en quatre heures.

Dans les *fluxions œdémateuses*, il sera bon, outre la prise du médicament, de tenir appliqué un peu de ouate ou de coton cardé sur la partie souffrante, afin d'y entretenir une douce chaleur.

CHAPITRE XXIX

ENGELURES.

On donne le nom d'*Engelure* à un gonflement inflammatoire circonscrit, de nature érysipélateuse, occupant spécialement les doigts, les orteils ou les talons.

Cette affection est très-commune, surtout chez les enfants, les femmes, et les jeunes gens d'une constitution faible ou *psorique*. Elle peut atteindre cependant des constitutions robustes.

Symptômes.

Les engelures s'offrent tantôt sous la forme d'une *simple tuméfaction*, avec rougeur, démangeaison et légère douleur; tantôt sous une forme *phlegmoneuse plus grave*, avec douleurs brûlantes; formation de *phlyctènes* (petites vessies, vulgairement cloches de brûlure) remplies d'une sérosité brunâtre, ou bien avec ulcérations profondes.

Traitement.

Après de nombreux essais, je ne connais que deux médicaments qui peuvent combattre avantageusement les engelures; ce sont : *Rhus toxicodendron* et *Cantharis.*

Quand les engelures ont un caractère *érysipélateux* ou *vésiculeux*, on donnera :

Rhus toxicodendron, 12ᵉ dilution...   6 globules.
Eau................................ .... 90 grammes.

Doses. —Une cuillerée à café, de quatre en quatre heures.
De plus, on préparera la même prescription pour y trem-

per de petites compresses, qu'on appliquera extérieurement sur les engelures.

Mais, dès que *Rhus* aura changé ou modifié le caractère vésiculeux des engelures (c'est-à-dire qu'il n'y existera plus de *cloches* ou *petites vessies*), ce ne sera plus *Rhus* qui conviendra, mais bien *Cantharis*.

Cantharis, dont l'emploi interne ou externe contre les engelures appartient à M. le docteur Teste, réussit dans tous les cas qui ne nécessitent pas l'emploi de *Rhus*, de prime abord; encore *Cantharis* doit-il toujours suivre l'emploi de *Rhus*, si l'on veut obtenir une cure parfaite.

Voici la préparation et l'administration de ce médicament, telles qu'elles sont prescrites par M. le docteur Teste :

> **Cantharis**, 6ᵉ ou 12ᵉ dilution. . ..   6 globules.
> **Eau**. . . . . 120 grammes.

Doses. — Une cuillerée à café, matin et soir.

On prescrira ensuite la pommade suivante, que l'on emploiera *extérieurement*, pendant qu'on fera usage en même temps de la potion de *Cantharis*.

> **Cire vierge**. . . . . . .   16 grammes.
> **Huile d'olives**. . . . .   16 grammes.

Faites fondre le tout sur un feu doux, et lorsque la cire sera bien dissoute, ajoutez-y :

> **Teinture mère de cantharides**. . . . .   15 gouttes.

Remuez bien, jusqu'à complet refroidissement.

Enduisez légèrement, matin et soir, les engelures de cette pommade.

CHAPITRE XXX

INFLAMMATION PAR DÉSORGANISATION DES TISSUS.

BRULURE.

On appelle *Brûlures*, toutes lésions que l'action du calorique (chaleur), ou le contact de certaines substances caustiques (brûlantes) ont pu produire sur nos tissus (chairs).

On les a divisées en six degrés; mais la division en trois degrés de Boyer, est suffisante.

Symptômes.

Ils peuvent varier à l'infini, en raison des divers degrés de la brûlure. Les symptômes généraux sont en rapport et avec la profondeur de la brûlure, et avec son étendue ; ainsi une brûlure du premier degré, qui est peu de chose à proprement parler, peut, lorsqu'elle est très-étendue, amener la mort en quelques heures, tandis qu'une brûlure du troisième ou du sixième degré peut ne produire qu'un peu de malaise lorsqu'elle est très-circonscrite (très-peu étendue). Presque toutes les brûlures un peu étendues donnent lieu à une espèce de *gastro-entérite* plus ou moins intense, qui les complique. (Voyez *Gastro-entérite*, page 162.)

Dans le premier degré de la brulûre, il y a seulement rougeur de la peau disparaissant sous la pression du doigt, et accompagnée de douleur vive ; elle se termine par résolution.

Dans la brûlure du deuxième degré, il y a désorganisation de l'épiderme (peau), et formation de *phlyctènes* (petites vessies) remplies d'une sérosité (liquide) couleur paille ; douleur intense, avec chaleur et gonflement des parties affectées. Cette brûlure se termine par suppuration

Dans la brûlure du troisième degré, la partie malade est couverte de phlyctènes remplies d'un liquide couleur de rouille et sanguinolent, sous lesquelles il existe des *eschares* qui peuvent être ou d'un blanc terne, ou jaunâtres, ou noirâtres, selon le plus ou moins d'intensité et de profondeur de la brûlure. Il y a, en outre, une douleur âcre, corrosive et brûlante, et une inflammation, destinée à séparer les eschares du reste des tissus sains ou peu affectés, se déclare : peu après, elle est remplacée par une plaie superficielle, qui laisse une cicatrice ridée, blanchâtre et ineffaçable.

Dans les brûlures graves et profondes, il peut y avoir *carbonisation* complète de toutes les parties molles.

La *gangrène* peut souvent venir compliquer ces affections.

Traitement.

Je ne puis mieux faire que de consigner ici le traitement conseillé par M. le docteur Teste; il m'a très-bien réussi.

Dans la *brûlure au premier degré*, on sait, si elle est très-circonscrite (peu étendue), qu'il suffit d'exposer la partie atteinte à une forte chaleur artificielle, pendant quelques secondes, pour faire avorter complétement la douleur et l'affection ; la douleur s'exagère, il est vrai, pendant la durée si courte de ce traitement, mais aussi, elle est complétement mise à néant.

C'est un moyen vulgaire qui réussit toujours.

Si, dans la brûlure au premier degré, on ne pouvait ou on ne voulait pas employer ce moyen, il est un médicament précieux ignoré des allopathes, qui est le plus souvent suffisant; seulement, il faudra observer dans son administration le précepte suivant : *plus la brûlure sera étendue, et plus il faudra le donner à basses dilutions et à des doses plus rapprochées*. Ce médicament est *Rhus toxicodendron ;* dans les brûlures fort légères, une seule dose de deux globules, à sec ou dans une cuillerée d'eau, suffit pour faire disparaître en peu d'instants et la rougeur et la douleur.

Rhus toxicodendron, 6ᵉ ou 12ᵉ dilution (selon le cas)........... 7 globules.
Eau................................. 90 grammes.

Doses. — Une cuillerée toutes les quatre heures, une cuillerée à café pour les enfants.

On continuera ce médicament jusqu'à résolution complète de la brûlure.

Une précaution très-essentielle à prendre, est qu'il n'y ait rien d'appliqué sur la brûlure, et que l'air joue librement sur la partie affectée.

Dans les brûlures très-graves, c'est-à-dire du *troisième degré*, on commencera d'abord à faire prendre aux parties lésées pendant deux heures au moins, le bain suivant, chauffé à 34 degrés centigrades.

Prenez une quantité d'eau chaude suffisante ; ajoutez-y autant de fois quatre cuillerées d'eau-de-vie et 15 grammes de chaux vive, que vous aurez de litres d'eau chaude ; cela fait, voyez quand la chaux cesse de bouillir et s'éteint, et, à cet instant même, mettez dans le bain la partie brûlée.

Après le bain, on donnera la potion suivante :

Rhus toxicodendron, 6ᵉ dilution... 6 globules.
Eau............................. 90 grammes.

Doses. — Une cuillerée d'heure en heure d'abord, et le lendemain, de quatre en quatre heures seulement.

Si la brûlure s'étendait jusqu'au tissu cellulaire et aux muscles, on prescrirait de suite :

Rhus toxicodendron, 6ᵉ dilution...   7 globules.
Eau..   90 grammes.
Arnica, 6ᵉ dilution.....................   7 globules.
Eau..   90 grammes.

Doses. — Alterner tous les deux jours ces deux médicaments, à la dose d'une cuillerée, de deux en deux heures. (Il faut donner *Rhus* pendant deux jours, puis *Arnica* pendant deux jours, et revenir à *Rhus*, pour continuer de même.)

On pourra appliquer matin et soir sur la brûlure pendant une demi-heure au plus, une compresse trempée dans la composition suivante, savoir : tout le temps qu'on prendra *Rhus* à l'intérieur, on se servira de la lotion ci-après :

Eau tiède.... un demi-litre ou une livre.
Rhus (en teinture mère)....   16 gouttes.

Mêlez le tout, pour y tremper une compresse, que vous appliquerez sur la brûlure pendant une demi-heure, matin et soir.

Tout le temps qu'on prendra *Arnica* à l'intérieur, on se servira de la lotion qui suit :

Eau tiède...   un demi-litre ou une livre.
Arnica (en teinture mère).....   16 gouttes.

Mêlez le tout, pour vous en servir comme il est dit plus haut.

Quand le travail de cicatrisation ne fait plus de progrès, surtout si le malade est d'une constitution lymphatique, débile ou *psorique* (sujet aux maladies de la peau), ou que sa constitution soit altérée par suite des brûlures mêmes, on lui donnera :

Sulfur, 12ᵉ dilution....   6 globules.
Eau............................   90 grammes.

Doses. — Une cuillerée, matin et soir.

Pour obtenir une prompte cicatrisation, il faut, quand la saison le permet, laisser les plaies par suite de brûlure presque continuellement exposées à l'air; cela active la cicatrisation; il faut aussi rejeter toute application d'onguents, cataplasmes et autres substances, pour s'en teni exclusivement à ce qui est recommandé ici, car tout autre traitement serait plus nuisible qu'utile.

Si la brûlure était assez grave pour amener du délire et que *Rhus* ne le fît pas cesser, on le suspendra et on donnera :

Belladona, 12ᵉ dilution...   6 globules.
Eau...... ....   90 grammes.

Doses. — Une cuillerée à café de deux en deux heures.

Dès que le délire aura cédé, on cessera *Belladona*, et le lendemain on redonnera *Rhus*, comme il est prescrit.

CHAPITRE XXXI

INFLAMMATION DES YEUX ET DE LEURS ANNEXES (1).

ART. 1ᵉʳ. — OPHTHALMIE.

On désigne sous le nom d'Ophthalmie (vulgairement *maux des yeux, inflammation des yeux*), les affections inflammatoires de l'œil.

L'*Ophthalmie* se divise en *aiguë* et *chronique*. Nous étudierons également l'ophthalmie *traumatique, purulente* et *scrofuleuse.*

(1) Comparez Hubert Begenne, *Du traitement homœopathique des maladies des yeux*, Paris, 1857.

1er. — Ophthalmie aiguë ou simple.

Symptômes.

Rougeur du globe oculaire et de la conjonctive (membrane muqueuse qui tapisse la face interne des paupières, et les unit au globe de l'œil); sensation comme si du sable était entré sous les paupières; rougeur de ces dernières, avec brûlement, ardeur, ou cuisson; larmoiement continuel, surtout à l'air; mal de tête et photophobie (difficulté de supporter la lumière).

Traitement.

Pour combattre cette affection, trois et au plus quatre médicaments suffisent; ce sont: *Aconitum, Belladona, Pulsatilla* et *Mercurius vivus* ou *solubilis*.

On prescrira d'abord :

Aconitum, 12e dilution....	6 globules.
Eau.....................	90 grammes.
Pulsatilla, 12e dilution....	6 globules.
Eau.....................	90 grammes.

Doses. — Alterner ces deux médicaments (*Aconit* le matin, et *Pulsatilla* le soir), à la dose d'une cuillerée à bouche, de quatre en quatre heures.

Si ces deux médicaments n'ont pas amené un changement complet au bout de vingt-quatre heures (chose qui ne m'est pas arrivée trois fois sur vingt), on les cessera, et on prescrira pour le lendemain :

Belladona, 12e dilution...........	6 globules.
Eau.............................	90 grammes.

Pour les hommes :

Mercurius vivus, 12e dilution....	6 globules.
Eau.........................	90 grammes.

Pour les femmes et les enfants :

Mercurius solubilis, 12ᵉ dilution...   6 globules.
Eau............. ....   90 grammes.

Doses. — Alterner ces deux médicaments (un jour l'un, un jour l'autre), à la dose d'une cuillerée à café, de quatre en quatre heures.

Il est bien entendu que si l'ophthalmie était entretenue par suite de l'introduction d'un corps étranger dans l'œil, il faudrait, avant tout traitement, commencer par l'extraire.

Si c'était par suite d'introduction d'une substance irritante (tabac, poussière, poivre), on laverait l'œil à grande eau, afin de l'en débarrasser, et on procéderait après au traitement, s'il en était besoin.

§ 2. — Ophthalmie traumatique.

Elle est produite par un coup, une contusion ayant atteint l'œil.

Traitement.

Deux médicaments sont employés le plus ordinairement; ce sont : *Aconitum* et *Arnica montana*.

Aconitum, 12ᵉ dilution.........   6 globules.
Eau.............................   90 grammes.
Arnica montana, 12ᵉ dilution...   6 globules.
Eau.............................   90 grammes.

Doses. — Alterner ces deux médicaments à la dose d'une cuillerée à café, de quatre en quatre heures (*Aconit* le matin, et *Arnica* l'après-midi).

Si, à la suite du coup ou de la contusion, il se formait une taie (ou tache blanchâtre) sur la cornée, qui nuisît ou qui mît obstacle à l'acte de la vision, il faudrait prescrire :

Conium maculatum, 12ᵉ dilution...   6 globules.
Eau..................................   90 grammes.

Doses. — Une cuillerée matin et soir, si l'affection n'est pas ancienne, et une cuillerée tous les matins seulement, si l'affection est chronique.

Antidote.— Un peu d'eau vinaigrée, ou du jus de citron..

Si, au bout de quinze jours de traitement, nulle amélioration visible ne se produisait, on cesserait *Conium*, et l'on prescrirait :

Euphrasia officinalis, 12e dilution...   6 globules.
Eau..........................   90 grammes.

Doses. — Une cuillerée, tous les matins.

Antidote. — Camphre; je crois pouvoir l'avancer, d'après quelques expériences que j'ai faites.

Si l'ophthalmie était causée par une *fatigue de la vue* à la suite de travaux fins (broderies, ouvrages minutieux, etc.), on ferait prendre :

Carbo vegetabilis, 12e dilution...   6 globules.
Eau..........................   90 grammes.

Doses. — Une cuillerée, matin et soir.

Une semblable potion peut servir aussi pour lotionner les yeux pendant quelques minutes, matin et soir.

Si *Carbo vegetabilis* ne remplissait pas le but qu'on se propose, on le remplacerait par :

Ruta graveolens, 12e dilution....   4 globules.
Eau..........................   60 grammes.

Doses. — Une cuillerée à café, matin et soir.

§ 3. — Ophthalmie chronique.

Symptômes.

Les mêmes que ceux de l'ophthalmie *aiguë ;* seulement il y a absence de douleurs, ou douleurs bien moins vives que dans l'ophthalmie aiguë, avec sécrétion de chassie plus ou moins abondante.

Traitement.

Les meilleurs médicaments à lui opposer sont : *Arsenicum album*, *Calcarea carbonica*, *Sulfur* et *Pulsatilla*.

Arsenicum album, 30ᵉ dilution... 4 globules.
Eau .... 60 grammes.

Doses. — Une cuillerée, tous les matins.

Il convient surtout aux individus pâles, étiolés, habitant des plaines marécageuses.

Six jours après avoir achevé cette potion, s'il y a du mieux, on la recommencera ; s'il n'y a pas de mieux, on prendra :

Calcarea carbonica, 30ᵉ dilution... 7 globules.
Eau........................... 120 grammes.
Sulfur, 30ᵉ dilution............. 7 globules.
Eau........................... 120 grammes.

Doses. — Les alterner (un jour l'un, un jour l'autre), à la dose d'une cuillerée tous les matins.

Chez les personnes aux yeux bleus, d'un tempérament lymphatique, à l'humeur douce et mélancolique, on fera bien de prescrire *Pulsatilla*, après la prise de *Calcarea* et de *Sulfur ;* ce médicament stimule leur action, tout en y joignant la sienne ; fait marcher l'amélioration lorsqu'elle ne veut plus faire de progrès, ou bien la fait naître lorsqu'elle tarde à se produire. Je n'ai toujours eu qu'à m'en louer dans ce cas.

Cette prescription se répétera, s'il en est besoin, mais à une dilution beaucoup plus élevée (à la 100ᵉ par exemple).

§ 4. — Ophthalmie purulente.

Maladie grave et contagieuse, propre aux enfants en bas âge, surtout à ceux qui sont nés de parents cachectiques (constitution maladive), dont les mères ont habituellement de la leucorrhée (flueurs blanches), ou une blennorrhagie syphilitique.

Symptômes.

Rougeur et gonflement des paupières ; cris dès que les yeux se trouvent exposés à l'action de la lumière ; sécrétion abondante d'une matière purulente, crémeuse et épaisse, blanche d'abord, puis jaunâtre ou verdâtre, qui s'accumule entre le globe de l'œil et la paupière, pour de là couler le long des joues que son contact excorie souvent ; les paupières sont fermées, et, si on les écarte, cette matière coule à flots sous la forme d'un ruban. Si on ne se hâte d'y remédier, cette humeur ulcère la cornée (globe de l'œil), qui se perfore, et l'œil se détruit par suite de l'épanchement au dehors des humeurs qui le constituent.

Traitement.

M. le docteur Teste prescrit deux médicaments, que j'ai employés également d'après leur symptomatologie ; ce sont : *Calcarea carbonica* et *Mercurius solubilis*.

Calcarea carbonica, 24ᵉ dilution...   6 globules.
Eau.................................   90 grammes.

Doses. — Une cuillerée à café de deux en deux heures.

Si, au bout de douze heures, *Calcarea* n'a pas amené une amélioration notable, on donnera :

Mercurius solubilis, 24ᵉ dilution...   6 globules.
Eau.................................   90 grammes.

Doses. — Une cuillerée à café, de deux en deux heures.

Si, au bout d'un certain temps, la guérison n'avançait plus sous l'influence des deux médicaments ci-dessus, on l'achèverait au moyen de la potion suivante :

Dulcamara, 12ᵉ dilution...   6 globules.
Eau.......................   90 grammes.

Doses. — Une cuillerée à café, toutes les quatre heures pendant le jour seulement.

Oindre de temps en temps les paupières avec une décoction tiède de graines de lin dans de l'huile d'amandes douces.

Le traitement que j'ai fait suivre ne diffère de celui du docteur Teste, qu'en ce que je faisais alterner *Calcarea* et *Mercurius* à la 15ᵉ dilution au lieu de la 24ᵉ, et que je donnais *Sulfur*, 30ᵉ dilution, en dernier lieu.

§ 5. — Ophthalmie scrofuleuse.

Maladie essentiellement chronique, se rattachant à un état morbide spécial de la constitution.

Symptômes.

Tuméfaction rougeâtre des paupières, avec sécrétion d'une chassie épaisse, s'agglutinant sur leurs bords ; taies grisâtres plus ou moins transparentes, occupant quelques points du globe oculaire, en le recouvrant entièrement ; chute des cils avec ulcération des glandes de Meibomius (glandes situées dans l'épaisseur du bord libre des paupières); quelquefois, *ectropion*, ou renversement plus ou moins complet au dehors, du bord interne de la paupière inférieure ; souvent engorgement permanent des ganglions sous-maxillaires ; teint jaune, terreux ; extérieur chétif, ou bouffissure de la face, avec teint haut en couleurs. Quoi qu'il en soit, le plus ordinairement toute l'habitude (ou l'aspect) de ces individus révèle l'état scrofuleux. (Voyez *huitième classe de maladies*.)

Traitement.

Cette affection exige beaucoup de temps pour guérir, parce qu'il faut, avant tout, modifier la constitution.

On commencera par donner :

Calcarea carbonica, 30ᵉ dilution.   6 globules.
Eau..............................   90 grammes.
Sulfur, 30ᵉ dilution.............   6 globules.
Eau..............................   90 grammes.

Doses. — Alterner ces deux médicaments (un jour l'un, un jour l'autre), à la dose d'une cuillerée tous les matins.

Six jours après qu'on les aura achevés tous deux, on prendra :

Silicea, 30ᵉ dilution...   6 globules.
Eau..................   90 grammes.

Doses. — Une cuillerée, tous les matins.

Après que *Silicea* sera prise, on la laissera agir pendant une *semaine*, puis on recommencera le même traitement, mais à la 100ᵉ dilution. On prendra de la même manière que la première fois, mais seulement les intervalles pendant lesquels on ne prend pas de médicaments seront le double des premiers (douze jours au lieu de six, et deux semaines au lieu d'une).

Enfin, dès que l'affection aura cédé, on prescrira :

Nux jugulans, 12ᵉ dilution...   6 globules.
Eau.........................   90 grammes.

Doses. — Une cuillerée tous les matins.

Si, au bout d'un certain temps, l'affection était toujours la même malgré l'emploi du traitement ci-dessus, il faudrait le suspendre et donner *Nux jugulans*, comme il vient d'être dit.

ART. 2. — BLÉPHARITE.

La *Blépharite* ou inflammation des paupières peut être aiguë ou chronique.

§ Ier. — Blépharite aiguë.

Symptômes.

Paupières rouges, tuméfiées (enflées) et douloureuses, avec tension, chaleur, douleur et démangeaison ou picotements insupportables ; sécrétion abondante de larmes ; exsudation (suintement) d'une humeur jaunâtre et épaisse, qui agglutine les cils et colle les paupières entre elles ; photophobie ; élancements dans les angles de l'œil.

Traitement.

On donnera premièrement :

Aconitum, 12e dilution....	6 globules.
Eau......................	90 grammes.
Pulsatilla, 12e dilution...	6 globules.
Eau......................	90 grammes.

Doses. — Alterner ces deux médicaments à la dose d'une cuillerée à café, de quatre en quatre heures (une fois l'un, une fois l'autre).

Si *Aconitum* et *Pulsatilla* ne détruisent pas cette affection, on donnera :

Belladona, 12e dilution........	6 globules.
Eau..........	60 grammes.
Mercarius vivus ou solubilis,	
(selon le sexe) 12e dilution...	6 globules.
Eau......................	90 grammes.

Doses. — Alterner ces deux médicaments à la dose d'une cuillerée à café, de quatre en quatre heures (un jour de l'un, un jour de l'autre).

Si, la guérison achevée, il restait quelques *nodosités* (petites tumeurs ou kystes) dans l'épaisseur de la paupière, on prescrirait :

Staphis agria, 12e dilution...	4 globules.
Eau......................	90 grammes.

Doses. — Une cuillerée à café, matin et soir.

Si la blépharite ne se résolvait pas sous l'influence des quatre médicaments désignés pour la combattre, ou qu'il y eût formation de pus, soit dans la glande lacrymale ou dans celles de *Meibomius*, on prescrirait :

Hepar sulfur, 12e dilution...   6 globules.
Eau........................   90 grammes.

Doses. — Une cuillerée tous les matins.

§ 2. — Blépharite chronique.

Traitement.

Deux médicaments sont aptes à combattre cette affection rebelle ; ce sont : *Hepar sulfur* et *Conium maculatum*.

Hepar sulfur, 30e dilution...   6 globules.
Eau........................   90 grammes.

Doses. — Une cuillerée tous les matins.

Cette potion prise, on laissera agir le médicament pendant une semaine, puis on reprendra encore une fois la même potion, et on laissera s'écouler encore une semaine.

Alors, si nulle amélioration ne s'est manifestée, on prendra :

Conium maculatum, 30e dilution...   6 globules.
Eau................................   90 grammes.

Doses. — Une forte cuillerée à café, matin et soir.

On prendra ce médicament de la même manière que *Hepar sulfur*, pour reprendre ensuite *Hepar*, et les alterner ainsi ensemble à de longs intervalles.

Il est bien entendu que si, de prime abord, *Hepar sulfur* fait du bien, on le continuera et on ne prendra pas *Conium*, à moins que l'amélioration produite par *Hepar* ne veuille plus avancer.

On pourra se bassiner les paupières, matin et soir, avec

une potion semblable à celle que l'on prendra à l'intérieur
en ce moment ; cela active la guérison.

CHAPITRE XXXII

ADÉNITE.

L'*Adénite* est une inflammation des ganglions lymphatiques, vulgairement *glandes*. Ce sont de petits corps arron-
dis, placés sur le trajet des nerfs et des vaisseaux lymphatiques, et occupant le *cou*, l'*aine*, les *aisselles*, etc.

L'adénite peut être *aiguë* ou *chronique*.

ART. 1er. — ADÉNITE AIGUE.

Symptômes.

Augmentation du volume d'un ou de plusieurs ganglions,
qui peuvent acquérir une grosseur considérable. Le malade y ressent de la douleur et de la chaleur ; bientôt la
peau s'enflamme à son tour, et l'affection prenant un caractère phlegmoneux, la suppuration ne tarde pas à s'établir.

Traitement.

Si les glandes sont dures, douloureuses, avec chaleur et
légère rougeur de la peau qui les recouvre, et surtout si
elles occupent le cou, ou le haut de la mâchoire inférieure
et non à autre part, on prescrira :

Rhus toxicodendron, 12e dilution...   7 globules.
Eau......................................   120 grammes.

Doses. —Une cuillerée, toutes les huit heures (une cuillerée à café pour les enfants, auxquels ce médicament convient spécialement).

Si *Rhus* ne produisait pas l'effet qu'on en attend (ce qui arrive assez souvent chez les adultes), on donnerait de préférence :

Colchicum autumnale, 12e dilution.   7 globules.
Eau............................   90 grammes.

Doses. — Une cuillerée toutes les huit heures.

Il réussit mieux aux adultes que *Rhus.*

Lorsqu'on prescrit le *Rhus* pour les enfants, il faut, une fois la potion entièrement prise, en attendre l'effet pendant plusieurs semaines, et ne donner aucun autre médicament à moins qu'il n'y ait urgence, la durée d'action de *Rhus* étant excessivement longue.

Si les glandes engorgées occupaient le dessous de la mâchoire inférieure, ou les articulations des bras ou des jambes, on prescrirait :

Pour les hommes :

Mercurius vivus, 12e dilution...   7 globules.
Eau............................   120 grammes.

Pour les femmes et les enfants :

Mercurius solubilis, 12e dilution...   7 globules.
Eau............................   120 grammes.

Doses. — Une cuillerée à café, toutes les quatre heures.

Si les individus atteints d'engorgement des glandes sont d'un tempérament fort et vigoureux, avec cheveux bruns ou noirs, chairs fermes, sujets aux congestions sanguines (sang à la tête ou à la poitrine), et à la constipation ; si, en outre, les glandes malades sont nettement dessinées, et non agglomérées ou enfouies dans le tissu cellulaire ambiant ; dans ce cas seulement, on prescrira, quel que soit leur siége :

Silicea, 12e dilution....   6 globules.
Eau...................   90 grammes.

Doses. — Une cuillerée à bouche, tous les matins.

On la répétera une ou deux fois encore, mais en élevant les dilutions chaque fois.

D'après les observations de M. le docteur Teste, ce médicament agit mieux l'été que l'hiver.

Si les glandes engorgées occupent les seins, on prescrira, surtout chez les personnes blondes :

Conium maculatum, 12e dilution...   7 globules.
Eau.....................   120 grammes.
Phosphorus, 12e dilution...........   7 globules.
Eau.......................   120 grammes.

Doses. — Alterner ces deux médicaments (un jour l'un, un jour l'autre), à la dose d'une cuillerée, matin et soir. Une fois les deux potions prises, on leur laissera huit à dix jours d'action avant de les répéter.

Si les glandes engorgées se montrent chez des individus pâles, bouffis et comme œdématiés, aux chairs molles et flasques, aux lèvres et aux gencives décolorées et tuméfiées, au ventre volumineux, sujets à la diarrhée, ou au rhume de cerveau, ou aux ophthalmies, et dont les glandes semblent être enchâssées dans le tissu cellulaire ambiant, ou faire corps commun avec lui ; dans ces cas seulement, on prescrira :

Calcarea carbonica, 30e dilution...   7 globules.
Eau ....   120 grammes.

Doses. — Une cuillerée matin et soir.

Cette potion achevée, on donnera quatre jours après :

Gadus, 12e dilution...   7 globules.
Eau................   120 grammes.

Doses. — Une cuillerée matin et soir.

Si les glandes engorgées occupent spécialement les *aisselles*, on prescrira :

> **Carbo animalis,** 30e dilution... 7 globules.
> **Eau**................................ 120 grammes.

Doses. — Une cuillerée matin et soir.

Si elles occupent seulement la région *inguinale* (l'aine, partie située au haut de la cuisse, dans le coin du ventre), il faudra donner :

> **Clematis erecta,** 12e dilution... 6 globules.
> **Eau**........................... 90 grammes.

Doses. — Une cuillerée tous les matins.

Si les glandes étaient très-enflammées ou très-rouges, avec des douleurs vives, on prescrirait :

> **Belladona,** 12e dilution... 6 globules.
> **Eau**..................... 90 grammes.

Doses. — Une cuillerée à café, de quatre en quatre heures.

Si elles menacent de suppurer, et que leur résolution n'ait pu avoir lieu, on fera prendre :

> **Hepar sulfur,** 12e dilution .. 6 globules.
> **Eau**....................... 90 grammes.

Doses. — Une cuillerée à café, de quatre en quatre heures.

Si elles s'ulcèrent, ce sera :

> **Sulfur,** 12e dilution... 6 globules.
> **Eau**................. 90 grammes.

Doses. — Une cuillerée tous les matins.

Si une seule glande se montrait sous la symphyse du menton (1), on prescrirait contre elle :

> **Ledum palustre,** 12e dilution... 6 globules.
> **Eau**........................... 90 grammes.

Doses. — Une cuillerée tous les matins.

____

(1) *Symphyse* signifie *adhérer avec :* la glande se trouve donc sous

17.

ART. 2. — ADÉNITE CHRONIQUE.

Symptômes.

Les ganglions engorgés sont *indolents* (sans douleur) ; lorsqu'ils s'abcèdent (ou s'ouvrent), le pus qui en sort est *aqueux, mal lié*, et contient *quelques flocons albumineux ;* la pression n'y développe aucune douleur, et, si quelquefois ces ulcérations, dites *abcès froids*, se referment, ce n'est que pour se rouvrir sur un autre point non éloigné.

Ordinairement, ce sont les ganglions du cou ou des mâchoires qui s'engorgent (ganglions cervicaux).

Traitement.

Nulle application locale ne peut les guérir.

Voyez l'article *Scrofules, huitième classe de maladies.*

CHAPITRE XXXIII

AFFECTIONS INFLAMMATOIRES DE LA PEAU (1).

Cette division comprend : l'*Érythème*, l'*Érysipèle*, la *Roséole*, l'*Herpès*, l'*Eczéma*, l'*Impétigo*, le *Pemphigus* ou *Pompholix*, le *Rupia*, l'*Ecthyma*.

Chacune de ces affections a été classée sous un nom générique, destiné à rappeler leur aspect physique.

L'*Érythème*, l'*Érysipèle* et la *Roséole* sont compris sous

la réunion des deux portions de la mâchoire qui, en s'articulant *en symphyse*, forment le menton ; c'est donc *sous le menton* que doit se trouver cette glande.

(1) Nous recommandons la lecture du traité du docteur Jahr. *Du traitement homœopathique des maladies de la peau.* Paris, 1850.

le nom d'*Exanthème*, qui signifie *fleurir*, et qui offre pour caractère une rougeur plus ou moins vive, qui est éparse, circonscrite, et diminue d'intensité ou disparaît pour un moment sous la pression du doigt. C'est là le caractère spécial des inflammations *exanthématiques*.

L'*Herpès* et l'*Eczéma* ont été classés sous le nom de *vésicules* ou affections *vésiculeuses*, caractérisées par de petites tumeurs que remplit un liquide séreux et transparent, qui, en se desséchant, laisse des croûtes minces et jaunâtres, ou bien des excoriations ou des ulcérations à la peau. Tel est le caractère des inflammations *vésiculeuses*.

L'*Impétigo* et l'*Ecthyma* sont placés dans la classe des inflammations *pustuleuses*, caractérisées par des pustules ou petites tumeurs circonscrites, devant leur formation à un fluide purulent, qui produit le soulèvement de l'épiderme, par suite de son épanchement sous ce dernier.

Ce fluide peut se résorber ou se concréter (s'épaissir) sous la forme de croûtes jaunâtres ou verdâtres, brunes ou vertes, qui, en s'exfoliant (en tombant), laissent à la place qu'elles occupaient, ou une induration, ou une ulcération dont la cicatrice est ineffaçable.

Les pustules se subdivisent en deux catégories, dont nous n'avons pas à nous occuper, vu qu'elles reposent sur leur plus ou moins de grosseur, et sur leur *oui* ou *non* inflammation.

Le *Prurigo* et le *Lichen* sont rangés dans les affections *papuleuses*. Les *papules* sont de petits boutons pleins et solides, conservant la même couleur que la peau, et étant le siége d'un prurit (ou démangeaison insupportable. Tel est le caractère des *papules*.

A côté de ces affections inflammatoires de la peau, nous

placerons les inflammations particulières qui comprennent : le *Favus*, l'*Urticaire* et le *Lupus*.

Le *Pemphigus* et le *Rupia* se rangent dans les affections *bulleuses*, se reconnaissent à des tumeurs presque toujours transparentes, remplies d'un liquide séreux, de couleur citrine ou de couleur de rouille, ou bien d'un liquide purulent, blanchâtre ou jaunâtre, qui s'est épanché sous l'épiderme (la peau). La grosseur de ces bulles varie depuis celle d'un pois jusqu'à celle d'un œuf de pigeon. Tel est l'aspect des inflammations *bulleuses*.

Le *Pityriasis*, le *Psoriasis* et la *Lèpre*, qui sont des productions morbides accidentelles de la peau, sont rangés dans les affections *squammeuses*, caractérisées par des *squames* (ou écailles) plus ou moins dures, grandes et épaisses, ou par de *petites lamelles furfuracées* (semblables pour la forme à du son) ; la couleur de ces *squames* ou *lamelles* comprend depuis les nuances du blanc de nacre jusqu'au gris plus ou moins foncé. Tel est le caractère distinctif des affections *squammeuses*.

Quant à la *Gale*, cette affection essentiellement *vésiculeuse* n'a pas été placée dans cette catégorie, vu qu'elle est considérée comme étant la production accidentelle de l'insecte désigné sous le nom d'*Acarus scabiei*.

D'autres maladies de la peau pourraient trouver encore place ici ; mais, outre qu'une partie d'entre elles se trouvent comprises dans les *fièvres éruptives*, d'autres sont *tellement rares*, que nous n'en parlerons pas.

Nous avons cru devoir donner ces quelques lignes d'introduction, relativement aux diverses classifications adoptées pour les maladies de la peau.

Nous allons décrire maintenant chaque affection séparément, en nous contentant d'indiquer la classe à laquelle

elle appartient, classes dont nous venons d'esquisser légèrement les caractères distinctifs.

ART. 1er. — EXANTHÈMES.

§ 1er. — Érythème.

Symptômes.

Taches rouges, superficielles, de forme, nombre et étendue variables, offrant une teinte qui peut comprendre depuis le *rose tendre* jusqu'au *rouge vif* ou *violacé*.

Ces taches occupent le plus souvent la face, la poitrine,
les membres, et surtout, chez les enfants, la partie interne
des cuisses et les fesses (intertrigo).

Cette éruption s'accompagne d'une légère cuisson, avec
prurit (ou démangeaison) plus ou moins violent ; la peau
offre sa couleur naturelle dans les intervalles que les
taches laissent entre elles.

Les causes les plus ordinaires sont : l'insolation (coup de
soleil) ; le frottement prolongé de deux surfaces du corps
qui sont rapprochées, ou celui de vêtements de laine touchant immédiatement la peau ; le contact de l'urine et des
matières fécales, sont surtout la cause de sa production
chez les enfants.

Traitement.

Si l'érythème est causé par l'insolation (exposition au
soleil), et qu'occupant la face ou la tête, le délire ou l'inflammation des méninges soit à craindre, on prescrira :

Rhus toxicodendron, 12e dilution...   6 globules.
Eau................................   90 grammes.

Doses. — Une cuillerée à café, de trois en trois ou de
quatre en quatre heures. Dans ce cas, *Rhus* est un spécifique certain.

Si l'érythème est causé et entretenu par le frottement ou par le contact des urines, sueurs, etc., il faudra prescrire :

Chamomilla vulgaris, 12ᵉ dilution...   6 globules.
Eau..............................   90 grammes.

Doses. — Une cuillerée à café, de quatre en quatre heures.

Il est bien entendu qu'il faudra faire cesser la cause de l'érythème, c'est-à-dire tenir l'enfant très-propre, et ne pas le laisser croupir dans ses excrétions, si l'on ne veut pas perpétuer le mal chez lui.

Si l'érythème était assez douloureux pour arracher des plaintes à l'enfant, et que les parties du corps qui en sont atteintes fussent comme à vif, on prescrirait :

Mercurius solubilis, 12ᵉ dilution...   6 globules.
Eau..............................   120 grammes.

Doses. — Une cuillerée à café, trois fois par jour (à six heures du matin, à deux heures de l'après-midi, et à huit heures du soir).

Des lotions d'eau tiède sont aussi nécessaires, comme moyen de propreté.

§ 2. — Érysipèle.

L'*Érysipèle*, vulgairement *feu sacré, feu volage*, est un exanthème de nature inflammatoire, offrant pour caractère distinctif : une rougeur vive de la peau à l'endroit affecté, avec dureté et tuméfaction plus ou moins grande de cette dernière.

On en connaît plusieurs variétés, qui sont : le *simple,* le *phlegmoneux,* le *pustuleux* ou *phlycténoïde,* le *fixe,* l'*erratique* ou *ambulant,* le *serpigineux* et l'*œdémateux.*

Il peut se terminer par résolution, par desquamation, par suppuration, et quelquefois par gangrène.

Symptômes.

Lassitude, malaise, perte d'appétit, mal de tête avec fièvre, nausées, etc.

Puis, à l'apparition de l'érysipèle : rougeur plus ou moins étendue de la peau à l'endroit du siége de l'exanthème; cette rougeur peut varier depuis la teinte rose tendre jusqu'au rouge-pourpre ou violacé.

Sous la pression du doigt, cette rougeur diminue ou disparaît pour un moment; la peau est chaude, luisante et plus ou moins tuméfiée; le malade y ressent une douleur vive ou sourde, ou un sentiment de fourmillement, de chaleur et de démangeaison.

Si l'érysipèle occupe une surface un peu grande, il peut se déclarer une forte fièvre, des frissons, de la soif, des vomissements, de l'agitation et même du délire; il y existe aussi ou de la diarrhée, ou une constipation excessivement tenace.

On dit que l'érysipèle est *simple*, lorsqu'il n'occupe que la superficie de la peau ;

Phlegmoneux, s'il envahit toute l'épaisseur du derme (partie constituante de la peau), et que l'inflammation se propage au tissu cellulaire ;

Pustuleux, *vésiculeux* ou *phlycténoïde*, lorsqu'il se forme des phlyctènes ou des vésicules pleines d'un liquide laiteux, purulent, sanguinolent ou roussâtre, sur la partie affectée ;

Fixe, s'il reste dans les parties primitivement atteintes, sans en dépasser les bornes ;

Serpigineux, s'il envahit sans cesse de nouveaux points sains de la peau ;

Ambulant ou *erratique*, s'il paraît dans un point éloigné de celui où il était d'abord, en laissant sain l'intervalle de la peau ;

OEdémateux, si la peau étant lisse et brillante, elle conserve en creux l'impression du doigt quand on l'appuie un peu dessus ;

Miliaire ou *eczémateux*, si la surface se couvre de petites vésicules de la grosseur d'un grain de millet (à peu près comme celles de l'*eczéma*).

Une observation rapportée par M. Grisolle, et dont j'ai presque toujours vérifié la justesse (cinq fois sur sept), c'est que, vingt-quatre ou trente-six heures avant l'apparition de l'érysipèle, les ganglions lymphatiques (ou glandes) les plus voisins de la partie qu'il occupera s'engorgent et deviennent douloureux, de façon qu'à peu de chose près, on peut désigner d'avance le point où se développera l'exanthème.

Siége.

Le siége le plus ordinaire de l'érysipèle est à la face ou au cuir chevelu ; néanmoins il peut occuper indistinctement toutes les parties du corps. On le voit encore survenir assez souvent au sein des nourrices.

L'érysipèle qui occupe la face ou le cuir chevelu peut, s'il est intense, devenir très-grave et amener de sérieux accidents, surtout s'il se répercutait sur le cerveau, ou si, par suite d'une abondante suppuration, il s'opérait de larges décollements de la peau.

La durée ordinaire de l'érysipèle, dégagé de toute complication, est de douze à quinze jours.

Causes.

L'insolation (ou l'exposition au soleil), l'application sur

la peau de substances irritantes, etc., mais, en réalité, aucune cause matérielle externe proprement dite ne peut produire directement l'érysipèle ; elle ne peut agir que comme une *cause déterminante secondaire*, qui sollicite l'apparition de cet exanthème, dont la cause tout *interne* doit être une diathèse *psorique* particulière.

Traitement.

L'ancienne école n'a rien à opposer à l'érysipèle ; elle le sait très-bien ; elle a essayé de tout, et tout a trompé son espoir.

L'homœopathie, plus heureuse, oppose avec certitude à l'érysipèle les médicaments suivants : *Belladona*, *Rhus toxicodendron*, *Graphites*, *Arsenicum album*, *Bryonia*, *Pulsatilla* et *Sulfur*.

Mais le médicament principal contre l'érysipèle, et celui sur lequel on doit le plus compter, est *Rhus toxicodendron;* il s'applique, pour ainsi dire, à presque tous les cas.

Rhus toxicodendron, 12ᵉ dilution...   6 globules.
Eau................................   90 grammes.

Doses. — Une cuillerée toutes les quatre heures.

Si l'érysipèle se compliquait de fièvre violente, avec délire ou grande agitation, on prescrirait :

Belladona, 12ᵉ dilution.   6 globules.
Eau....................   90 grammes.

Doses. — Une cuillerée à café, de deux en deux heures.

Si l'érysipèle devenait *erratique*, c'est-à-dire qu'il manifestât de la tendance à envahir un autre point, on ordonnera :

Pulsatilla, 12ᵒ dilution...   6 globules.
Eau.......................   90 grammes.

Doses. — Une cuillerée toutes les quatre heures.

Si l'érysipèle siégeait aux *articulations des membres*, avec augmentation des symptômes par le mouvement, on devra prescrire :

> **Bryonia,** 12ᵉ dilution...   6 globules.
> **Eau**..................   90 grammes.

Doses. — Une cuillerée toutes les quatre heures.

Si l'érysypèle siégeait aux *pieds*, ce serait aussi *Bryonia*, même prescription.

Si l'érysipèle offrait un *aspect dartreux* avec ulcérations, on prescrirait :

> **Clematis erecta,** 12ᵉ dilution...   6 globules.
> **Eau**.......................   90 grammes.

Doses. — Une cuillerée, matin et soir.

Si l'érysipèle avait de la tendance à passer à l'*état gangréneux*, on prescrirait :

> **Arsenicum album,** 12ᵉ dilution...   6 globules.
> **Eau**.........................   90 grammes.

Doses. — Une cuillerée à café, toutes les quatre heures.

On pourra aussi, dans ce cas, alterner *Arsenicum* avec :

> **Carbo vegetabilis,** 12ᵉ dilution...   6 globules.
> **Eau**......................   90 grammes.

Doses. — Une cuillerée à café, toutes les quatre heures (On donnera un jour l'un, un jour l'autre.)

Si l'érysipèle prend le caractère *vésiculeux* ou *phlycténoïde*, et que *Rhus* n'ait pu le combattre, ce qui est rare, on prescrira :

> **Graphites,** 12ᵉ dilution...   6 globules.
> **Eau**.................   90 grammes.

Doses. — Une cuillerée à café, de quatre en quatre heures.

Antidote. — *Arsenicum* ou *Nux vomica*.

S'il survenait une *métastase sur le cerveau*, c'est-à-dire

si, comme dit le vulgaire, l'érysipèle rentrait, on prescrirait :

Belladona, 12ᵉ dilution.....   6 globules.
Eau.........................   90 grammes.
Bryonia, 12ᵉ dilution........   6 globules.
Eau.........................   90 grammes.

Doses. — Alterner à la dose d'une cuillerée à café, de
quatre en quatre heures, savoir : *Bryonia* pendant le jour,
et *Belladona* pendant la nuit.

Quand l'érysipèle occupe la *face* ou la *tête*, il y a beaucoup d'attention à y apporter, car c'est spécialement lorsque son siége occupe ces parties, qu'il y a danger de métastase; s'il y avait forte fièvre, on prescrirait :

Aconitum, 12ᵉ dilution.....   6 globules.
Eau.........................   90 grammes.

Doses. — Une cuillerée à café de trois en trois heures.
Après la prise de cette potion, on prescrira *Rhus*, comme
il a été recommandé de le faire ; ou bien *Belladona*, s'il y
avait délire ou grande agitation.

Si l'érysipèle siégeait aux *mamelles* chez les nourrices
ou autres, on ferait prendre :

Chamomilla vulgaris, 12ᵉ dilution...   6 globules.
Eau................................   90 grammes.

Doses. — Une cuillerée à bouche, matin et soir.
S'il résiste, on redonnera :

Sulfur, 30ᵉ dilution...   6 globules.
Eau..................   90 grammes.

Doses. — Une cuillerée matin et soir.
Sulfur se donnera aussi de cette manière aux personnes
d'une constitution débile, et surtout si l'érysipèle se terminait par suppuration.

Qu'on se rappelle toutefois que *Rhus* est le premier médicament à ordonner contre l'érysipèle, quelle qu'en soit la variété ; seulement, s'il y avait une forte fièvre, on débuterait par *Aconitum*, pour donner ensuite *Rhus* ; il est bien entendu aussi que, s'il survenait du délire, ou une métastase, il faudrait donner les médicaments recommandés dans ces divers cas ; *Rhus* ne se donnera qu'autant que l'érysipèle sera dans des conditions ordinaires.

§ 3. — Zona.

Le *Zona* ou *Zoster* est un exanthème de nature vésiculeuse et herpétique, disposé ordinairement autour du corps ou d'un membre, en forme de demi-ceinture, ayant environ la largeur de la main.

Symptômes.

Il se compose de petites vésicules reposant sur un fond rouge et enflammé, avec brûlement, élancements, démangeaison et fièvre ; ces vésicules, qui peuvent acquérir la grosseur d'une lentille ou d'un pois, se déchirent ou se recouvrent d'une croûte jaune et mince, qui, lorsqu'elle tombe, laisse une tache violacée à la peau, ou même une ulcération. Cette maladie, extrêmement tenace, peut durer des semaines et même des mois entiers.

Traitement.

Jusqu'ici on a employé une foule de médicaments contre le *zona*, et nul n'a complétement répondu à l'attente du médecin et du malade.

Je donnerai donc ici l'emploi d'un médicament que j'ai vu guérir très-rapidement trois cas de zona, les seuls que j'aie eu encore à traiter jusqu'ici. Ce médicament, que je signale et que je voudrais voir soumis à une plus ample expérimentation, est *Clematis erecta* ; jusqu'ici, nul que je sache, ne l'a conseillé pour le cas qui nous occupe.

Clematis erecta, 12e dilution...   6 globules.
Eau........................   90 grammes.

Doses. — Une cuillerée à café, de quatre en quatre heures, si le zona est récent ou à l'état aigu, et une cuillerée à bouche le matin seulement, s'il est ancien ou chronique.

On peut commencer par donner *Rhus toxicodendron*, qui est prescrit par beaucoup d'auteurs contre le zona, et, si *Rhus* ne produit pas l'effet voulu, on passera à *Clematis erecta ;* on peut même les alterner, mais mieux vaut donner *Clematis erecta* seul.

Antidote. — *Camphre.*

§ 4. — Roséole.

Éruption caractérisée par des taches irrégulières et non saillantes, de couleur rose ; la durée de cette éruption, qu'accompagne presque toujours un peu de fièvre, est très-éphémère.

Symptômes.

Au début, souvent fièvre ou simple malaise ; puis, apparition sur la peau de taches irrégulièrement rondes, d'un rouge plus ou moins foncé, affectant quelquefois la forme d'un anneau, au centre duquel la peau conserve sa couleur ordinaire. Ces taches sont plus larges et en quantité moindre que celles de la rougeole ; elles peuvent occuper tout le corps, ou seulement une partie de ce dernier.

Ces taches s'accompagnent de picotements, de démangeaison à la peau, et souvent d'un léger mal de gorge, à cause de leur présence dans le pharynx.

La durée de cette éruption est de vingt-quatre heures au plus.

Diagnostic.

On distinguera la *roséole* de la *rougeole*, en ce que dans la roséole il n'y a pas de *symptômes catharraux*, tels que : rhume de cerveau, rougeur et larmoiement des yeux, toux, etc., ainsi que cela arrive dans la rougeole ; en outre, les taches de la roséole sont plus arrondies, plus étendues et mieux circonscrites que celles de la rougeole ; cependant il est quelquefois presque impossible de les différencier entre elles, surtout lorsque la rougeole ne s'accompagne pas de catharre ; dans ce cas, *le peu de durée de l'éruption* et le prompt retour à l'état normal lèveront toute incertitude et indiqueront que l'on a eu sous les yeux une roséole.

Cette affection, qui sévit surtout en été et pendant l'automne, est particulière aux femmes et aux enfants ; elle reconnaît souvent pour causes la dentition, l'impression du froid, un exercice trop violent, une colère ou une légère gastro-entérite ; nulle de ces causes n'est cependant prouvée.

Traitement.

S'il y a peu ou pas de fièvre, on fera prendre :

Coffea cruda, 12e ou 15e dilution...   4 globules.
Eau............................   90 grammes.

Doses. — Une cuillerée à café, de trois en trois heures. S'il y avait forte fièvre, on prescrirait :

Aconitum, 12e dilution...   6 globules.
Eau.......................   90 grammes.

Doses. — Une cuillerée à café, de quatre en quatre heures.

S'il se présentait de l'agitation ou du délire, on donnerait :

Belladona, 12e dilution.......... 4 globules.
Eau........ .... 60 grammes.

Doses. — Une cuillerée à café de trois en trois heures.
Si le mal de gorge était intense, on ordonnerait :

Mercurius solubilis, 12e dilution... 4 globules.
Eau.............................. 60 grammes.

Doses. — Une cuillerée à café de quatre en quatre heures.

ART. 2. — AFFECTIONS VÉSICULEUSES.

§ 1er. — Herpès.

On donne le nom d'*Herpès*, vulgairement *Dartre*, à une maladie cutanée, caractérisée par le développement d'une plus ou moins grande quantité de vésicules réunies en groupes sur une partie enflammée de la peau, et séparées entre elles par des portions tout à fait intactes de cette dernière.

Ces vésicules, transparentes d'abord, puis troubles ensuite, ont un volume variable, qui cependant excède rarement celui d'un pois ; lorsqu'elles se rompent, le liquide qu'elles contenaient se dessèche et forme des croûtes ou des plaques jaunâtres plus ou moins larges. On en connaît plusieurs variétés, qui sont :

L'*herpes labialis*, occupant le pourtour des lèvres, les coins de la bouche; l'*herpes præputialis*, occupant la surface interne ou externe du prépuce; l'*herpes zoster* ou *zona* (voy. *Zona*, page 216); l'*herpes circinatus*, ou en forme d'anneaux couverts de vésicules très-petites, et au centre desquels la peau est intacte ; l'*herpès phlycténoide* et l'*her-*

pès iris, s'offrant sous la forme de zones ou anneaux de couleurs différentes ; ces anneaux ou zones, qui n'apparaissent que lorsque la vésicule centrale, qu'entourent d'autres vésicules plus petites qu'elles, est aplatie, présentent quatre cercles de couleurs différentes qui sont, à partir du point central : rouge-marron, couleur paille, rouge vif, puis enfin rose tendre.

Cet *herpès*, qui est très-rare, occupe surtout la face, le cou ou les extrémités du corps ; il ressemble à de petites cocardes.

Traitement.

L'*herpes labialis*, auquel les enfants et les adultes sont si sujets, exige pour sa guérison, d'après M. le docteur Teste, l'emploi alternatif de deux médicaments, qui sont : *Ferrum chlori* et *Rhus toxicodendron*, tous deux à la 15e dilution, et à la dose de 6 globules pour 120 grammes d'eau, en les alternant tous les deux jours, à la dose d'une cuillerée, matin et soir (deux jours de suite *Ferrum chlori*, puis deux autres jours, *Rhus toxicodendron* et continuer ainsi en alternant de deux en deux jours).

Je n'ai jamais essayé ce mode de traitement qui, je n'en doute pas, doit réussir, par la raison que jusqu'ici je me suis toujours servi d'un et au plus de deux autres médicaments, dont je n'ai eu qu'à me louer, tant pour leur rapidité d'action que pour la certitude de leurs effets.

Ces médicaments sont : *Mercurius vivus* d'abord, puis, si *Mercurius* ne suffit pas à lui seul, je prescris *Sepia* deux jours après.

Mercurius vivus, 12e dilution........   6 globules.
Eau.......................................   90 grammes.

Doses. — Une cuillerée matin et soir.

Cette éruption occasionne beaucoup d'agitation chez les enfants.

Traitement.

D'après M. le docteur Teste, on administrera contre la première forme d'*urticaire :*

> **Camphora,** 3e dilution...   6 globules.
> **Eau......   ....**   120 grammes.

Doses. — Une cuillerée à café, de quart d'heure en quart d'heure.

Contre la seconde forme :

> **Croton tiglium,** 12e dilution...   6 globules.
> **Eau........................**   120 grammes.

Doses. — Une cuillerée à café, d'heure en heure ; puis, à mesure que l'éruption pâlit, de trois en trois heures.

Ayant eu occasion d'employer ce traitement, je ne puis qu'en affirmer l'efficacité.

§ 3. — Lupus.

Le *Lupus,* vulgairement *Dartre rongeante, Croûtes serpigineuses,* consiste en des tubercules ou taches violacées et rougeâtres, qui, en s'ulcérant, tendent·à détruire en surface et en profondeur les chairs environnantes.

Cette affection siége le plus souvent à la face ; l'ulcération laisse suinter un liquide âcre, qui excorie les parties qui en sont proches, et elle se recouvre de croûtes grisâtres, plus ou moins épaisses.

Traitement.

Bien des médicaments sont tour à tour indiqués dans cette affection ; mais il faut avouer que peu réussissent, bien qu'ils soient on ne peut mieux choisis ; cela tient à ce que cette maladie se lie à une diathèse héréditaire ou acquise, qui demande un traitement interne excessivement long.

Je présenterai, par des considérations particulières, le traitement suivant qui m'a réussi, et que nul n'a encore prescrit :

Acidum fluoris, 12ᵉ ou 30ᵉ dilution (selon le plus ou le moins de chronicité)......... 6 globules.
Eau....................................... 90 grammes.

Doses. — Une cuillerée à dessert (ou deux cuillerées à café), matin et soir.

Ce médicament achevé, on attendra pendant six jours qu'un effet se produise ; s'il y a amélioration, on le reprendra de la même manière ; s'il n'y en a pas, on prescrira :

Calcarea carbonica, 12ᵉ dilution.... 6 globules.
Eau........................... 120 grammes.
Silicea, 12ᵉ dilution................ 6 globules.
Eau........................... 120 grammes.

Doses. — Alterner ces deux médicaments (un jour l'un, un jour l'autre), à la dose d'une cuillerée, matin et soir.

Si, malgré ce, l'on n'obtenait pas au bout de huit jours une diminution notable de l'éruption, ou une cessation des progrès de l'ulcération, on prescrirait :

Clematis erecta, 12ᵉ dilution... 6 globules.
Eau........................... 90 grammes.

Doses. — Une cuillerée à dessert, matin et soir.

Suivant d'autres auteurs, on peut aussi administrer *Arsenicum album*, 30ᵉ dilution, 6 globules pour 120 grammes d'eau, et, huit jours après la prise de cette potion, donner *Sepia*, 30ᵉ dilution, de la même manière.

On a fort préconisé récemment contre le *Lupus* le médicament suivant :

Apis melliformis, 3ᵉ dilution... 7 globules.
Eau........................... 120 grammes.

Doses. — Une cuillerée, matin et soir, et continuer ce remède jusqu'à amélioration ou guérison.

ART. 5. — AFFECTIONS BULLEUSES.

§ 1er. — Pemphigus (bulle), Pompholix.

Symptômes.

Apparition, au bout d'un ou de deux jours de malaise, d'une ou plusieurs bulles qui peuvent varier de grosseur, depuis celle d'un pois jusqu'à celle d'une noix ; si plusieurs bulles se réunissent, elles n'en forment plus qu'une seule, qui peut acquérir la grosseur d'un œuf.

Ces bulles, rondes et transparentes, contiennent un liquide jaunâtre ou rougeâtre ; au bout de trente-six ou quarante-huit heures, elles se rident, s'affaissent, se déchirent, et laissent échapper le liquide qu'elles contenaient, en formant des croûtes minces, couleur de miel ou fauves, qui, après leur chute, laissent sur la peau une tache de couleur pourpre ou rouge sombre, qui subsiste encore longtemps.

Cette affection peut passer à l'état chronique, et devenir grave chez les sujets affaiblis, à cause des affections viscérales qui la compliquent, telles qu'une diarrhée colliquative qui emporte le malade.

Quelques nouveau-nés sont sujets à cette maladie ; l'éruption occupe surtout chez eux la paume des mains et la plante des pieds.

Traitement.

Un seul médicament, préconisé par M. le docteur Teste, combat cette affection avec avantage ; c'est le *Rhus toxico-dendron.*

Rhus toxicodendron, 12e dilution... 6 globules.
Eau........ .... 90 grammes.

Doses. — Une cuillerée à café trois fois par jour, pour les enfants ; une cuillerée à bouche matin et soir, pour les adultes.

§ 2. — Rupia (ordure).

Symptômes.

Éruption de bulles isolées et aplaties, ayant environ le volume d'une pièce de 1 franc, et pleines d'un liquide qui devient purulent ou sanguinolent.

Ce liquide, en se desséchant, forme des croûtes noirâtres, épaisses, raboteuses, comme des écailles d'huitres, qui, en se détachant, laissent des ulcérations douloureuses et saignantes, sécrétant souvent une suppuration d'odeur infecte.

Cette maladie attaque surtout les enfants en bas âge et les vieillards.

Nous ne décrirons pas les variétés du *rupia,* nous nous bornerons à en donner le traitement général.

Traitement.

Arsenicum album, 30e dilution...... 6 globules.
Eau................................ 120 grammes.
Rhus toxicodendron, 12e dilution... 6 globules.
Eau................................ 120 grammes.

Doses. — Alterner ces deux médicaments (un jour l'un, un jour l'autre), à la dose d'une cuillerée à bouche, matin et soir ; et de trois cuillerées à café par jour pour les enfants.

Si ces deux médicaments n'amenaient nulle amélioration, on prescrirait :

Graphites, 30e dilution.............. 6 globules.
Eau................................ 120 grammes.

Ranonculus bulbosus, 12e dilution...   6 globules.
Eau..............................   120 grammes.

Doses. — Alterner ces deux médicaments, et les prendre de la même manière qu'*Arsenicum* et *Rhus*.

Antidotes de *Ranonculus bulbosus:* — *Camphre ou Rhus toxicodendron.*

ART. 6. — AFFECTIONS PAPULEUSES.

§ 1er. — Prurigo.

Le *Prurigo*, vulgairement *Démangeaison*, consiste en une éruption de *papules* ou petits boutons pleins et solides, conservant la même couleur que la peau; s'ils sont très-petits et isolés, l'affection est nommée *prurigo mitis ;* si les boutons sont plus nombreux, plus larges, plus saillants, quoique aplatis, et s'ils s'accompagnent d'une démangeaison atroce et insupportable, l'éruption prend le nom de *prurigo formicans ;* elle siége surtout au visage, au cou, à la face externe des membres, aux parties et au dos.

Diagnostic.

On reconnaîtra cette éruption de la gale à laquelle elle ressemble, en ce que le prurigo siége sur les membres du côté où est le coude *pour les bras*, et du côté où est le genou *pour les jambes ;* tandis que, au contraire, la gale a son siége du côté où est le pli du bras, ou *saignée, pour les membres supérieurs*, et du côté où est le pli du jarret *pour les jambes.*

En outre, la base des vésicules de la gale offre un petit sillon rose, au fond duquel est l'*acarus*, tandis que les boutons pleins et solides du *prurigo* n'offrent rien de semblable.

Traitement.

A l'exemple de M. le docteur Teste, je recommanderai le traitement suivant :

Causticum, 30ᵉ dilution...   6 globules.
Eau......................   120 grammes.

Doses. — Une cuillerée à café, trois fois, par jour pour les enfants, et une cuillerée à bouche, matin et soir, pour les adultes.

Ensuite on prescrira :

Mercurius solubilis, 12ᵉ dilution......   6 globules.
Eau................................   120 grammes.

Doses. — Une cuillerée à café, trois fois par jour, pour les enfants, et une cuillerée à bouche, matin et soir, pour les adultes.

§ 2. — Lichen.

On connaît plusieurs variétés de cette éruption ; mais nous n'en décrirons que trois, qui sont :

Le *Lichen simple,* consistant en boutons élevés, durs et solides, de la grosseur d'un grain de millet ou de navette, réunis ou entassés en plus ou moins grand nombre, et produisant une vive démangeaison, avec une forte cuisson.

Le *Lichen agrius,* offrant des boutons très-petits et rouges, ainsi que la partie de la peau sur laquelle ils reposent.

Le sommet de ces boutons s'ulcère, et laisse échapper un liquide qui, en se desséchant, forme de petites croûtes jaunes qui tombent, puis sont remplacées par de petites écailles furfuracées, qui se réduisent en farine et se repro-duisent sans cesse.

Le *Lichen strophulus* ou le *strophule,* consistant en une

éruption de petits boutons rougeâtres ou blanchâtres, durs au toucher, se terminant non par des croûtes ou des ulcérations, mais par une *légère efflorescence* (ou petite poussière blanchâtre).

Ils siégent à la face et aux membres, sont accompagnés d'une grande démangeaison, et sont disséminés ou agglomérés sur une partie quelconque.

Les enfants à la mamelle y sont sujets.

Traitement.

On prescrira contre le *Lichen simple* :

Dulcamara, 12e ou 15e dilution...	6 globules.
Eau............................	90 grammes.
Sulfur, 30e dilution.............	4 globules.
Eau............................	90 grammes.

Doses. — Alterner ces deux médicaments (un jour l'un, un jour l'autre), à la dose d'une cuillerée à café, trois fois par jour.

Contre le *Lichen agrius*, on fera prendre :

Clematis erecta, 12e dilution...	6 globules.
Eau............................	90 grammes.

Doses. — Une cuillerée à café, trois fois par jour, pour les enfants ; une cuillerée à bouche matin et soir, pour les adultes.

Si *Clematis erecta* n'amène ni amélioration ni guérison, on fera suivre le traitement de l'*eczema*. (Voyez page 316).

On opposera au *Lichen strophulus ou au Strophule* :

Causticum 30e dilution...	6 globules.
Eau.....................	120 grammes.

Doses. — Une cuillerée à café, trois fois par jour, pour les enfants.

Si *Causticum* ne produit pas l'effet désiré, on administrera :

> **Chamomilla**, 12ᵉ dilution...   6 globules.
> **Eau**.........................   90 grammes.

Doses. — Une cuillerée à café, trois fois par jour, pour les enfants.

ART. 7. — AFFECTIONS SQUAMMEUSES.

§ 1ᵉʳ. — Pityriasis (son).

Symptômes.

Dans cette affection, vulgairement *Dartre furfuracée* ou *volante*, la peau est légèrement rosée, ou même conserve sa couleur naturelle, selon la variété de l'affection ; mais le symptôme caractéristique est la desquamation de l'épiderme (la peau), qui se détache en petites lamelles blanchâtres, semblables à du son ou à de la farine.

Siége.

Son siége ordinaire est au visage ou au cuir chevelu. Cette maladie de peu d'importance est excessivement tenace et ennuyeuse, surtout lorsqu'elle siége à la tête.

Traitement.

Si le *Pityriasis* siége à la face, on donnera : *Dulcamara* et *Sulfur*, alternés de la même manière qu'ils sont prescrits contre le *Lichen simple*, page 339.

Si le *Pityriasis* siége à la tête ou au cuir chevelu, il brave la plupart des médicaments, hors *Causticum*, et surtout *Cantharis*, qui en est pour ainsi dire le spécifique.

> **Causticum**, 20ᵉ dilution....   6 globules.
> **Eau**.......................   90 grammes.

Doses. — Une cuillerée à café, matin et soir.

Mais, d'après M. Teste, le meilleur médicament à y opposer est *Cantharis*, qu'on préparera ainsi :

Cantharis, 12e dilution... 3 globules.
Eau..................... 120 grammes.

Faites dissoudre, en remuant bien le tout, puis, mettez une cuillerée à bouche de cette potion dans un verre contenant 120 grammes d'eau, et mélangez bien pour faire prendre une cuillerée à café, matin et soir, de ce second mélange, en le suspendant dès que le malade ressentira de la difficulté ou du brûlement en urinant.

§ 2. — Psoriasis.

Symptômes.

Éruption en forme de plaques plus ou moins étendues, saillantes, de figure irrégulière et recouvertes de squammes ou écailles minces et sèches, d'un blanc brillant comme du verre pilé ou de l'amiante.

Quelquefois la peau est épaisse, rouge, dure et fendillée ; elle ressemble alors à une espèce de lèpre.

Traitement.

N'ayant jamais eu occasion de traiter cette affection de la peau, je ne puis que conseiller contre elle le médicament recommandé en pareil cas par M. le docteur Teste.

Mercurius solubilis, 12e ou 30e dilution... 6 globules.
Eau..................................... 90 grammes.

Doses. — Une cuillerée, matin et soir.

Si l'affection se présentait chez des enfants à la mamelle, ce qui est rare, on en ferait prendre trois cuillerées à café par jour (1).

(1) On fera bien de consulter le *Traité des maladies de la peau* de M. le docteur Jahr. Paris, 1850, 1 vol. in-8o.

ART. 8. — PRODUITS VÉSICULEUX ACCIDENTELS DE LA PEAU.

Gale.

Symptômes.

Éruption de petites vésicules transparentes, présentant, à côté de bon nombre d'entre elles, un petit sillon ou traînée blanchâtre, où se réfugie l'insecte nommé *Sarcopte*, qui, dit-on, produit cette affection (1).

L'éruption se présente entre les doigts ainsi qu'aux poignets, et occupe toujours le côté des bras qui touchent le corps lorsqu'on les laisse prendre naturellement, ainsi que le dedans des cuisses et les plis articulaires des membres.

Chacun sait qu'elle est contagieuse, et qu'une violente démangeaison l'accompagne.

Traitement.

Je relate ici le traitement recommandé par M. le docteur Teste :

Lobelia inflata, 6ᵉ dilution....	8 globules.
Eau...........................	120 grammes.
Croton tiglium, 6ᵉ dilution....	8 globules.
Eau...........................	120 grammes.

Doses. — Alterner ces deux médicaments (un jour de l'un, un jour de l'autre), à la dose de trois cuillerées par jour.

Il est indispensable de continuer cette médication pendant au moins encore une semaine, après la disparition des derniers boutons.

(1) Nous conseillons à nos lecteurs d'étudier la description et la représentation de ce parasite donné par M. Moquin-Tandon dans ses *Éléments de zoologie médicale*, 2ᵉ édit. Paris, 1862, pages 305 et suivantes.

Si elle résistait à ce traitement, on prescrirait *Sulfur* et *Mercurius vivus*, 100e dilution, alternés comme les deux médicaments précédents, mais à la dose de deux cuillerées par jour, au lieu de trois ; puis enfin, si *Sulfur* et *Mercurius vivus* ne produisaient rien encore, on ferait prendre :

Clematis erecta, 12e dilution...   6 globules.
Eau...........................   120 grammes.

Doses. Une cuillerée, matin et soir.

Puis, quatre jours après, cette potion achevée, on donnera :

Carbo vegetabilis, 38e dilution...   7 globules.
Eau.............................   120 grammes.

Doses. — Une cuillerée, matin et soir.

QUATRIÈME CLASSE

HÉMORRHAGIES

On entend par *Hémorrhagie* un écoulement du sang hors des vaisseaux qui le contiennent, soit intérieurement, soit extérieurement.

On les divise en plusieurs espèces ; nous distinguerons :

Les *hémorrhagies actives*, c'est-à-dire celles qui surviennent chez un individu fort et vigoureux, qui sont produites par une congestion plus ou moins vive d'un organe quelconque, et qui s'accompagnent d'une forte réaction caractérisée par un état inflammatoire bien prononcé, tel que : chaleur, fièvre, rougeur et turgescence (engorgement); pouls ample, dur; urines rouges; sang rouge, vermeil, rutilant.

Les *hémorrhagies passives*, qui affectent les sujets pâles, étiolés et affaiblis, arrivent sans réaction aucune, et dont le sang s'échappe lentement et de lui-même; il est pâle ou moirâtre, et se coagule (se caille) avec difficulté. Cette dernière espèce d'hémorrhagie est excessivement difficile à arrêter.

On prescrira généralement contre les hémorrhagies actives: *Aconitum, Arnica, Belladona, Ferrum, Ipéca, Phosphorus,* etc.; contre celles passives: *China, Arsenicum, Carbo vegetabilis, Sulfur,* etc.

Elles peuvent être aussi *internes* ou *externes;* celles internes, si elles sont abondantes, pourront être reconnues en ce que le malade offrira une grande décoloration de la peau, et que le corps se refroidira; il éprouvera, en outre, des frissons, des bâillements, des sueurs froides; la respiration se ralentit; le pouls se déprime et s'accélère; il y a selles involontaires, mouvements convulsifs, délire, lypothymies (ou perte subite du sentiment et du mouvement, quoique la circulation et la respiration se fassent encore), et des syncopes (sentiment, mouvement, respiration et circulation arrêtés).

Il est souvent très-nécessaire, dans le cours d'une hémorrhagie grave, de ne point chercher à troubler la syncope dans laquelle viendrait à tomber le malade, car l'hémorrhagie cesse souvent pendant sa durée, ce qui est un moyen de salut pour lui.

ART. 1ᵉʳ. — ÉPISTAXIS OU SAIGNEMENT DE NEZ.

Traitement.

Si l'hémorrhagie provient d'une chute ou d'un coup, on prescrira :

> **Arnica,** 12e dilution....... 6 globules.
> **Eau**.................. 90 grammes.

Doses. — Une cuillerée à café de demi-heure en demi-heure, ou d'heure en heure, selon la gravité du cas.

Si elle se déclare, à la suite d'une congestion à la tête, avec céphalalgie, rougeur de la face et des yeux, on prescrira :

> **Aconitum,** 12e dilution... 6 globules.
> **Eau**.................. 90 grammes.

Doses. — Une cuillerée à café, comme précédemment.

Si l'hémorrhagie survenait par suite de faiblesse chez un individu pâle et débilité, on donnerait :

> **China,** 3e dilution..... 6 globules.
> **Eau**.................. 90 grammes.

Doses. — Une cuillerée à café d'heure en heure, ou même plus souvent en cas de besoin.

Si *China* seul ne suffit pas pour arrêter le sang, on donnera :

> **China,** 3e dilution................. 6 globules.
> **Eau**......................... 90 grammes.
> **Carbo vegetabilis,** 6e dilution...... 6 globules.
> **Eau**......................... 90 grammes.

Doses. — Alterner ces deux médicaments à la dose d'une cuillerée à café de demi-heure en demi-heure, ou d'heure en heure.

Si l'épistaxis survenait à la suite d'une débauche de vin ou d'alcool, ou à la suite d'études forcées ou de veilles prolongées, on prescrirait :

> **Nux vomica,** 12e dilution.... 6 globules.
> **Eau**.................. 90 grammes.

Doses. — Une cuillerée à café d'heure en heure.

Si l'hémorrhagie nasale affectait une forme périodique,

ou qu'elle fût très-abondante et prolongée, on donnerait
contre la forme périodique :

> **Arnica**, 6e ou 12e dilution.....　　6 globules.
> **Eau**........................　90 grammes.

Doses. — Une cuillerée à café, de quatre en quatre heures.
Si *Arnica* ne remplit pas le but, on prescrira :

> **Phosphorus**, 12e dilution....　　6 globules.
> **Eau**.......................　90 grammes.

Doses. — Une cuillerée à café, de quatre en quatre heures.
Contre l'abondance et la prolongation, ou le trop de
durée de l'hémorrhagie, on donnera :

> **Arnica**, 6e ou 12e dilution....　　6 globules.
> **Eau**.......................　90 grammes.
> **Phosphorus**, 12e dilution....　　6 globules.
> **Eau**.......................　90 grammes.

Doses. — Alterner ces deux médicaments à la dose d'une
cuillerée à café de demi-heure en demi-heure.

On peut, en même temps, appliquer des compresses
d'eau froide sur la nuque.

Dans les cas où aucun de ces médicaments ne réussirait
à combattre l'hémorrhagie, on prescrirait :

> **Zincum**, 12e dilution...　　6 globules.
> **Eau**..................　120 grammes.
> **Sulfur**, 12e dilution....　7 globules.
> **Eau**..................　120 grammes.

Doses. — Donner alternativement ces deux médicaments
à la dose d'une cuillerée à café de quart d'heure en quart
d'heure ou de demi-heure en demi-heure, si le cas est
grave, ou seulement de trois heures en trois heures si
l'hémorrhagie est peu considérable.

ART. 2. — HÉMOPTYSIE.

Symptômes.

Toux, avec oppression et rejet par la bouche d'une quantité de sang plus ou moins grande, de couleur vermeille ou noirâtre, mélangé ou non à de la salive. Cet état s'accompagne souvent de frissons, de palpitations et d'un sentiment de chaleur à la poitrine.

L'*Hémoptysie* ou *Crachement de sang* est toujours un symptôme qui se lie à des lésions graves de la poitrine, et indique souvent une diathèse tuberculeuse ou une prédisposition à la phthisie pulmonaire.

Traitement.

Si le crachement de sang provenait d'un coup reçu dans la poitrine, ou d'une chute, on donnerait :

Arnica, 6ᵉ dilution...   6 globules.
Eau................   90 grammes.

Doses. — Une cuillerée matin et soir.

Si elle provenait d'une congestion de sang à la poitrine, qu'il y eût face rouge, tête pesante, grande oppression, battements de cœur, on prescrirait :

Aconitum, 12ᵉ dilution....   6 globules.
Eau......................   90 grammes.

Doses. — Une cuillerée à café, de quatre en quatre heures.

Si *Aconitum* ne suffisait pas, on donnerait alors *Arsenicum album*, 12ᵉ dilution, de la même manière qu'*Aconitum*.

Si la toux était convulsive, et qu'elle aggravât l'hémorrhagie ; qu'il y eût en outre une titillation continuelle à la gorge, on prescrirait :

Belladona, 12e dilution....   6 globules.
Eau.....................   90 grammes.

Doses. — Une cuillerée à café de quatre en quatre heures.

S'il y avait une grande faiblesse, avec besoin d'être couché ; sueurs froides, vue trouble, frissons avec chaleur, toux violente, avec expectoration d'un sang rouge vif ; face pâle, extrémités froides, défaillances, on donnera :

China, 6e dilution................   6 globules.
Eau.............................   90 grammes.
Carbo vegetabilis, 12e dilution..   6 globules.
Eau...........................   90 grammes.

Doses. — Alterner ces deux médicaments (un jour l'un, un jour l'autre), à la dose d'une cuillerée, de quatre en quatre heures.

Si la toux est légère, qu'il y ait peu de sang expectoré et qu'il soit clair et pur ; si le malade est maigre, jaune, qu'il respire difficilement, ressente de la douleur entre les deux épaules, et éprouve une grande fatigue avec besoin de s'étendre souvent sur son lit, on prescrira :

Ferrum metallicum, 12e dilution.   6 globules.
Eau............................   90 grammes.

Doses. — Une cuillerée, trois fois par jour.

Si le crachement de sang survient à la suite d'une suppression des hémorrhoïdes, on prescrira :

Nux vomica, 12e dilution.......   6 globules.
Eau...........................   90 grammes.

Doses. — Une cuillerée, trois fois par jour.

Si l'hémoptysie survient chez des individus d'un tempérament lymphatique, enclins à la mélancolie et aux larmes ; que le sang rendu soit noir et en caillots, avec frissons, sensation de mollesse ou d'atonie de l'estomac : ou bien si le crachement de sang survient chez les femmes à la suite de la suppression des règles, on donnera :

Pulsatilla, 12ᵉ dilution.....   6 globules.
Eau......................   90 grammes.

Doses. — Une cuillerée, trois fois par jour.

Si le crachement de sang se déclare chez des individus de constitution phthisique, chez lesquels on eût à craindre une tuberculisation, on fera prendre :

Sulfur, 12ᵉ dilution..................   6 globules.
Eau............................   90 grammes.

Doses. — Une cuillerée à café, trois fois par jour.

On continuera ce médicament tant qu'il sera urgent de le faire, mais en passant toujours, au fur et à mesure, à une dilution plus élevée (jusqu'à la 200ᵉ).

On prescrira le repos au malade, et il fera usage de boissons froides.

ART. 3. — HÉMATÉMÈSE.

Vomissement de sang exhalé à la surface muqueuse de l'estomac.

Cette affection débute ordinairement par une douleur vive, lancinante, située dans l'hypochondre gauche ; il y a oppression, étourdissements, sueurs froides, pâleur de la face, froid des extrémités, etc.; le sang est rejeté en plus ou moins grande quantité, et est d'un rose plus ou moins foncé.

Traitement.

Placer le malade étendu sur un lit, dans un lieu très-frais, et lui administrer :

Aconitum 12ᵉ dilution...   6 globules.
Eau......................   90 grammes.
Arnica, 12ᵉ dilution......   6 globules.
Eau......................   90 grammes.

Doses. — Alterner ces deux médicaments, à la dose d'une cuillerée à dessert, de deux en deux heures.

Si ces deux médicaments ne suffisaient pas, on donnerait alors :

> **Ipeca**, 12e dilution......   6 globules.
> **Eau**.................   90 grammes.

Doses. — Une cuillerée à dessert, de deux en deux heures.

Ne donner au malade que des boissons froides; les aliments pris en très-petite quantité seront également froids.

ART. 4. — HÉMORRHOIDES.

Tumeurs formées par la dilatation des veines du rectum qui déterminent souvent un écoulement de sang par l'anus, qu'on a nommé *flux hémorrhoïdal.*

Elles sont *externes*, si elles occupent le pourtour de l'anus, et les internes ne sont, le plus souvent, qu'un boursouflement de la muqueuse de la portion inférieure du rectum:

Elles sont *fluentes* ou *non fluentes ;* c'est-à-dire qu'elles rendent ou non du sang.

Symptômes.

Elles ne s'accompagnent ordinairement d'aucun symptôme grave ; seulement les malades éprouvent du ténesme, des douleurs de reins, de la rétention d'urine et des coliques ; si les tumeurs sont volumineuses et obstruent le rectum presque complétement, et si l'acte d'aller à la selle est presque rendu impossible, ou ne se fait qu'avec de grands efforts et de grandes douleurs, alors le ventre se ballonne, des nausées et des vomissements surviennent, et souvent les efforts exigés pour aller à la selle entraînent au dehors et les tumeurs et une partie de la muqueuse du rectum (anus), ce qui, à la longue, peut amener des fistules à l'intestin ou la gangrène des tumeurs ; en outre, il en résulte un suintement blanchâtre des plus incommodes.

Traitement.

Il est six médicaments, dont la pathogénésie couvre à peu près tous les divers symptômes des hémorrhoïdes ; ce sont : *Nux vomica, Sulfur, Carbo vegetabilis, Chamomilla, Lachesis* et *Causticum.*

Si les tumeurs sont volumineuses et bleuâtres, qu'il y ait de violents maux de reins, constipation, douleurs vives et lancinantes, on prescrira :

Carbo vegetabilis, 12ᵉ dilution....   6 globules.
Eau...............................   120 grammes.

Doses. — Une cuillerée, trois fois par jour.

Si les hémorrhoïdes sont fluentes, avec coliques, envies fréquentes d'aller à la selle ; diarrhée brûlante et jaunâtre ; maux de reins nocturnes, crevasses ou érosions douloureuses à l'anus, on prescrira :

Chamomilla, 12ᵈ dilution...   6 globules.
Eau......................   90 grammes.

Doses. — Une cuillerée, trois fois par jour.

S'il se produit un écoulement sanieux, blanchâtre ou purulent par l'anus ; qu'il y ait ulcération ou fistule à l'intestin rectum, on fera prendre :

Causticum, 30ᵉ dilution....   6 globules.
Eau.....................   120 grammes.

Doses. — Une cuillerée matin et soir.

Outre ces cas, les médicaments principaux contre les

hémorrhoïdes fluentes ou non fluentes, internes ou externes, sont :

Nux vomica, 12e dilution...... 6 globules.
Eau........................ 120 grammes.
Sulfur, 30e dilution............ 6 globules.
Eau........ .... 120 grammes.

Doses. — Alterner ces deux médicaments, à la dose d'une cuillerée, matin et soir (un jour l'un, un jour l'autre).

S'il y a prolapsus (ou chute) du rectum pendant la selle, avec douleurs atroces, élancements, brûlement et douleurs incisives à l'anus, avec coliques violentes, faiblesse extrême, constipation opiniâtre, écoulement de sang ou de mucosités ensanglantées, on prescrira :

Lachesis, 12e ou 30e dilution... 6 globules.
Eau........................... 120 grammes.

Doses. — Une cuillerée, matin et soir.

Il est rare que l'administration de ces trois derniers médicaments, lorsqu'elle est faite avec entente, n'amène pas la guérison de ces affections, ordinairement si rebelles à tout autre traitement.

Si la gangrène menaçait d'envahir les tumeurs hémorrhoïdales, on prescrirait :

Arsenicum album, 12e dilution... 6 globules.
Eau............................ 120 grammes.
Carbo vegetabilis, 12e dilution... 7 globules.
Eau............................ 120 grammes.

Doses. — Alterner ces deux médicaments (un jour l'un, un jour l'autre), à la dose d'une cuillerée à café, de quatre en quatre heures.

Si le sujet était faible par suite de l'abondance du flux hémorrhoïdal, on lui ferait prendre :

China, 6e dilution..... 6 globules.
Eau................. 90 grammes.

Doses. — Une cuillerée, trois fois par jour.

ART. 5. — HÉMATURIE OU PISSEMENT DE SANG.

Excrétion de sang rendu par les voies urinaires, soit en jet continu et sans douleurs, soit avec beaucoup d'efforts, de douleurs, et seulement goutte à goutte.

Symptômes.

Malaise, frissons, besoin continuel d'uriner, douleur obtuse dans les reins, avec chaleur, ou bien pression et douleur dans le bas ventre.

Traitement.

Si l'hématurie a pour causes une chute sur les reins ou un coup reçu dans le bas ventre, on prescrira :

> **Arnica**, 6e ou 12e dilution...　　6 globules.
> **Eau**.........................　　90 grammes.

Doses. — Une cuillerée, toutes les quatre heures.

S'il est produit par l'absorption des cantharides, on fera prendre :

> **Camphora**, teinture mère........　　6 gouttes.
> **Eau**......................　..........　　90 grammes.

Doses. — Une cuillerée à café, de trois en trois heures.

Si l'hématurie ne se lie à aucune cause appréciable, on aura égard aux symptômes locaux. Ainsi, s'il y a brûlement dans l'urètre, avec élancements ; urine brûlante, rendue goutte à goutte, avec sensation d'un fer rouge qui passerait dans le canal de la vessie ; ténesme ou besoin continuel d'uriner sans pouvoir le satisfaire, on prescrira (surtout si la gravelle est la cause du mal) :

> **Cantharis**, 12e dilution...　　4 globules.
> **Eau**....................　　90 grammes.

Doses. — Une cuillerée à café, de trois en trois heures.

Si les mêmes symptômes décrits sont peu intenses, que
l'urine soit trouble, rougeâtre ou purulente, que son jet au
sortir de la vessie soit éparpillé, et qu'il y ait douleur brûlante dans le canal de l'urèthre avant et après l'émission
de l'urine, on prescrira :

> **Cannabis sativa,** 6e dilution....   6 globules.
> **Eau**...........................   90 grammes.

Doses. — Une cuillerée à café de trois en trois heures.

Si, l'émission du sang cessant, les douleurs et la difficulté d'uriner persistent, on prescrira:

Chez les personnes blondes, lymphatiques, d'un caractère doux ou mélancolique :

> **Pulsatilla,** 12e dilution....   6 globules.
> **Eau**...,.................   90 grammes.

Doses. — Une cuillerée matin et soir.

Chez les personnes brunes, irritables et colériques, sujettes à la constipation, on donnera :

> **Nux vomica,** 12e dilution....   6 globules.
> **Eau**......................   90 grammes.

Doses. — Une cuillerée à café de quatre en quatre heures.

Si le sang rendu par le canal de l'urètre est vermeil, et
que la douleur ne consiste qu'en un peu de brûlement, on
prescrira :

> **Ipeca,** 12e dilution...   6 globules.
> **Eau**................   90 grammes.

Doses. — Une cuillerée, matin et soir.

ART. 6. — APOPLEXIE CÉRÉBRALE.

Symptômes.

Les symptômes de *l'apoplexie* ou *hémorrhagie cérébrale*
sont : épanchement de sang plus ou moins considérable

dans le cerveau, produisant subitement la suspension plus ou moins complète de l'intelligence, du sentiment et du mouvement dans une ou plusieurs parties du corps. Cette affection est précédée quelquefois de vertiges, éblouissements, pesanteur de tête, etc.

Traitement.

L'apoplexie cérébrale exige la présence du médecin ; seulement, si on est trop éloigné pour avoir du secours, on administrera en attendant les médicaments désignés d'après les sypmtômes suivants :

On aura recours à *Belladona*, s'il y a chez le malade une partie des symptômes suivants : coma somnolent, ou sommeil profond, avec immobilité, froid de tout le corps, face pâle, ou bien face rouge, écarlate ou bleuâtre et bouffie, avec turgescence (gonflement) des carotides (artères du col) ; chaleur sèche et brûlante ; pouls fort, accéléré, ou lent et dur ; perte de connaissance ou stupeur ; yeux rouges et brillants, fixes, convulsés, ou étincelants ; pupilles dilatées, ou contractées et immobiles : obscurcissement de la vue ; bourdonnements dans les oreilles : tremblement ou paralysie de la langue, avec parole difficile ou impossible ; bouche tordue ou tirée de côté ; déglutition impossible ou très-pénible ; oppression ; difficulté de respirer, ou respiration accélérée ; convulsions des membres et de la face ; paralysie semi-latérale des membres, surtout du bras et de la jambe droite.

> **Belladona**, 6° ou 12° dilution.   6 globules.
> **Eau**............................   90 grammes.

Doses. — Une cuillerée à café, de quart d'heure en quart d'heure, ou de demi-heure en demi-heure, selon la gravité du cas.

On donnera *Opium*, 6.ᵉ dilution, si le malade présente ou l'ensemble, ou seulement quelques-uns des symptômes suivants : stupeur, pesanteur de la tête, regard fixe, yeux rouges et convulsés, somnolence comateuse, avec bouche ouverte et ronflement; face rouge ou pâle, chaude et bouffie; mâchoire pendante; respiration stertoreuse ou ronflante, lente, difficile ou intermittente ; pouls lent ou presque nul; mouvements convulsifs et tremblement des bras, des jambes, des coins de la bouche ou des muscles de la face; ou bien roideur tétanique du corps, avec tête couverte de sueur; pupilles insensibles et dilatées, avec écume à la bouche.

On administrera *Nux vomica*, s'il y a : visage d'un jaune pâle, alternant avec chaleur et rougeur ; serrement convulsif des mâchoires, ou mâchoire inférieure relâchée et pendante; assoupissement, avec ronflement et écoulement d'une salive aqueuse ; yeux ternes, ou excessivement sensibles à la lumière; pouls nul, ou plein et vite; difficulté de parler, ou perte de la parole par suite de paralysie ou de pesanteur de la langue; hoquet violent, avec resserrement et oppression de la poitrine ; respiration très-lente; constipation tenace; ténesme vésical (ou envie inutile d'uriner) ; torpeur et immobilité des membres supérieurs; paralysie des jambes.

On administrera *Arnica*, s'il y a : tête et face chaudes, avec fraîcheur dans le reste du corps; yeux rouges, pupilles contractées; battements ou élancements dans les oreilles; épistaxis (saignement du nez) avec visage pâle; langue sèche; respiration courte et précipitée; douleurs d'écrasement dans la poitrine, avec points douloureux au cœur; douleur de courbature, avec fourmillements aux bras, aux mains, aux jambes et aux pieds ; constipation; ou

Si, deux jours après la prise de la potion, le mal ne cède pas, et qu'il n'y ait ni amélioration ni guérison, ce qui est rare, on prescrira :

Sepia, 12e dilution..... 6 globules.
Eau........ .... 90 grammes.

Doses. — Une cuillerée matin et soir.

Contre l'*herpes præputialis*, on opposera le traitement qu'Hartmann indique dans son *Traité des maladies;* car, n'ayant vu qu'une fois cet herpès, et n'ayant pas eu occasion de le soigner ni d'en étudier le traitement, je ne saurais en conseiller un ; je laisserai parler ici Hartmann.

Faire des lavages de la partie avec quantités égales de lait et de décoction de guimauve, surtout chez les petits enfants, après chaque évacuation d'urine ; puis, si l'*herpès* occupe la face interne du prépuce, leur faire prendre :

Mercurius præcipitatus ruber, 3e dilution. 4 globules.
Eau.. 60 grammes.

Doses. — Une cuillerée à café matin et soir.

Trois jours après, si le mal ne cède pas, ou qu'une violente démangeaison se produise, on donnera :

Acidum nitri, 6e dilution... 4 globules.
Eau........................ 60 grammes.

Doses. — Une cuillerée à café matin et soir.

Si l'éruption est concentrée autour du frein, on prescrira :

Acidum phosphoricum, 12e dilution... 4 globules.
Eau................................... 60 grammes.

Doses. — Une cuillerée à café matin et soir.

Si l'éruption occupait la face externe du prépuce, on donnerait :

Hepar sulfur, 15e dilution......... 4 globules.
Eau........................... 60 grammes.

Doses. — Une cuillerée à café matin et soir.

Si *Hepar* ne suffisait pas, on donnerait de la même manière *Silicea,* et après *Sepia,* si *Silicea* ne suffisait pas, mais à la 30ᵉ dilution, et aux mêmes doses qu'*Hepar.*

Contre l'*herpes circinatus* on prescrira les médicaments recommandés par M. le docteur Teste, qui sont : *Dulcamara, Calcarea carbonica,* et *Baryta carbonica.*

Dulcamara, 12ᵉ dilution...   6 globules,
Eau........................ 120 grammes.

Doses. — Une cuillerée matin et soir, jusqu'à prise entière de la potion.

Si l'on traitait de jeunes enfants, on mettrait 4 globules au lieu de 6.

Si, au bout de huit jours, une grande amélioration se fait apercevoir, on redonnera encore *Dulcarama* de la même manière; mais, s'il n'y a pas de mieux, on fera prendre :

Calcarea carbonica, 25ᵉ dilution.....   6 globules.
     (4 globules seulement pour les jeunes enfants.)
Eau................................. 120 grammes.

Doses. — Une cuillerée matin et soir.

Enfin, si, au bout de huit jours encore, *Calcarea* n'a pas produit d'amélioration, on prescrira :

Baryta carbonica, 15ᵉ dilution...   6 globules.
     (4 pour les enfants.)
Eau............................. 120 grammes.

Doses. — Une cuillerée matin et soir.

Ce traitement suffit pour détruire cette variété d'*herpès.*

Contre l'*herpes zoster* ou *zona* on suivra le traitement recommandé à l'article *zona.* (Voyez ce mot.)

Contre l'*herpès phlycténoïde,* si remarquable par ses vésicules rassemblées sur une surface rouge et enflammée de la peau, et disposées en plaques plus ou moins irrégulières, son traitement est le même que celui de l'*herpes labialis*. (Voyez ce mot.)

Quant à l'*herpes iris*, n'ayant aucune expérience pathogénétique à son sujet, je ne saurais préconiser tel ou tel médicament; seulement je pense qu'on fera bien de le combattre à l'aide de *Sepia* et d'*Asterias rubens*, toutes deux à la 30e dilution; 6 globules pour 120 grammes d'eau à la dose d'une cuillerée, tous les matins seulement.

Cet *herpès* est très-rare.

Il est aussi une autre variété d'*herpès*, dont nous n'avons point parlé et qu'on appelle *herpès tonsurant*. Il occupe le cuir chevelu, et en tonsure les cheveux par plaques de diverses grandeurs; ces plaques sont recouvertes de débris pulvérulents ou pellicules grises, semblables à de la farine, du mortier ou du plâtre, ayant une très-légère teinte gris bleuâtre; si on brosse ou si l'on fait tomber ces débris de furfures, on trouve le cuir chevelu tout rugueux et semblable à de la peau de chagrin. Cet *herpès* est excessivement tenace; il peut durer des années entières; cependant les cheveux tonsurés par lui ne sont pas détruits complétement; ils repoussent aussitôt que la guérison a lieu.

Cet *herpès* peut se communiquer par les coiffures ou les peignes dont se servent ceux qui en sont atteints.

On le combat à l'aide de *Sulfur* et *Petroleum*.

Sulfur, 30e dilution..........	6 globules.
Eau alcoolisée...............	120 grammes.
Petroleum, 30e dilution.....	6 globules.
Eau alcoolisée...............	120 grammes.

Doses. — Une cuillerée matin et soir, en donnant un jour *Sulfur*, et deux jours après *Petroleum*. On laissera toujours un jour d'action à chaque médicament, c'est-à-dire que, le lendemain de la prise du remède, on ne donnera rien.

§ 2. — Eczéma.

L'*Eczéma*, vulgairement *Dartre vive*, consiste en une éruption de très-petites vésicules réunies en grand nombre qui, en se déchirant, laissent échapper de la sérosité (ou liquide), tout en produisant une excoriation de la peau et une grande démangeaison que la chaleur du lit exaspère (rend plus vive).

Il se montre ordinairement aux poignets, aux avant-bras, aux cuisses, aux jambes et souvent au bas du ventre, où il forme des groupes plus ou moins serrés.

Parmi le vulgaire, on le prend souvent pour la gale, à laquelle il ressemble beaucoup; seulement il n'est pas compliqué de la présence de l'insecte microscopique qu'on retrouve dans les boutons de la gale, et il n'est pas contagieux.

Traitement.

Cette éruption, excessivement tenace, qui quelquefois disparaît pour revenir peu après, et dont la démangeaison est des plus insupportables, brave souvent les médicaments de l'école allopathique. Ayant expérimenté contre elle le traitement recommandé par M. le docteur Teste (1), j'ai pu me convaincre qu'il était des plus rapides dans ses effets, et qu'on pouvait le considérer comme le plus sûr antagoniste de cette affection ; aussi je le reproduis ici ; il m'a rendu de tels services, que je ne saurais mieux faire que de le vulgariser.

Deux médicaments en font justice, ce sont : *Ledum pa-*

____

(1) Teste, *Traité homœopathique des maladies aiguës et chroniques des enfants.* Paris, 1856, p. 179.

lustre et *Rhus toxicodendron.* Voici comment on doit les administrer :

Ledum palustre, 12ᵉ dilution......... 7 globules.
Eau.................................. 120 grammes.
Rhus toxicodendron, 12ᵉ dilution.... 7 globules.
Eau.................................. 120 grammes.

Doses. — Alterner (un jour l'un, un jour l'autre), à la dose d'une cuillerée, matin et soir.

Au bout de quatre ou cinq jours l'éruption s'éteindra ; mais, malgré ce, il faudra continuer encore les médicaments pendant une semaine, en se bornant toutefois à n'en prendre qu'une fois par jour au lieu de deux.

ART. 3. — AFFECTIONS PUSTULEUSES.

§ 1ᵉʳ. — Impétigo.

L'*Impétigo*, vulgairement *Dartre crustacée*, est une éruption de petites pustules réunies ou éparses, qui, en se desséchant, forment des croûtes *demi-transparentes*, sont *rugueuses* (raboteuses), très-épaisses, et d'une couleur jaune verdâtre.

Il présente cinq variétés, qui sont : l'*impetigo figurata*, l'*impetigo rodans*, l'*impetigo sparsa*, l'*impetigo larvalis*, et l'*impetigo granulata*.

L'*impetigo figurata* occupe la face, et spécialement les joues ; il se développe plus rarement sur les membres, et encore moins souvent sur le tronc.

Au début, quelques points de la peau deviennent rouges ; cette rougeur est accompagnée de chaleur et de démangeaison ; puis apparaissent de petites pustules, qui, au bout de quatre ou cinq jours, se déchirent et laissent échapper un liquide qui se transforme en croûtes jaunes et transparentes, qui adhèrent à la peau, et qui, après leur chute, laissent cette dernière tuméfiée, excoriée ou crevassée ; quelquefois même elles produisent de véritables ulcérations ; alors cet impétigo est dit *impetigo rodens*. Quand l'*impetigo figurata* a son siége aux membres et au tronc, les plaques sont plus larges, et par conséquent les croûtes sont plus étendues ; leur couleur est presque celle du pain d'épices, et leur persistance est très-grande.

On appelle *impetigo figurata*, celui dont les pustules sont réunies sur une surface de la peau qui offre une forme quelconque, mais déterminée, c'est-à-dire triangulaire, carrée, ronde ou ovale.

L'*impetigo sparsa* est celui dont les pustules éparses n'offrent ou n'affectent aucune forme régulière ; il ne se rencontre guère que sur les membres, surtout aux jambes, pour lesquelles il semble avoir une prédilection particulière. Il passe plus souvent à l'état chronique que les autres variétés.

L'*impetigo larvalis* (ou masque) est special à l'enfance ; c'est ce qu'on appelle vulgairement *gourmes* ou *croûtes de lait*. Il occupe le front, les joues et le menton.

L'*impetigo granulata* (vulgairement teigne granulée). Cette affection se développe sur le cuir chevelu des enfants malpropres ; elle offre des croûtes qui, une fois sèches, ressemblent à des débris de plâtras ou de mortier grisâtre, qui s'agglutinent (s'attachent) aux cheveux et y adhèrent fortement ; la chute des croûtes entraîne celle des cheveux, mais ces derniers repoussent assez promptement.

Traitement.

Contre l'*impetigo figurata* et l'*impetigo sparsa* j'employais la prescription suivante :

Rhus toxicodendron, 12ᵉ dilution...   6 globules.
Eau..................................   90 grammes.

Doses. — Deux cuillerées le matin, à quatre heures de distance l'une de l'autre.

Mercurius vivus, 12ᵉ dilution....   6 globules.
Eau..................................   90 grammes.

Doses. — Une cuillerée le soir.

Continuer ainsi jusqu'à cessation du mal.

Plus tard, j'essayai la prescription de M. le docteur Teste ; cette prescription m'a très-bien réussi. On pourra donc faire l'une ou l'autre, ou toutes deux, si l'on n'obtenait pas tout le succès voulu de l'une d'elles. Voici sa formule :

Dulcamara, 12ᵉ dilution....   6 globules.
Eau.......................   90 grammes.

Doses. — Deux cuillerées dans la matinée, à six heures d'intervalle.

Puis :

Clematis erecta 12ᵉ dilution...   6 globules.
Eau..................................   90 grammes.

Doses. — Une seule cuillerée le soir.

Si la démangeaison était vive, avec douleurs d'élancements, et qu'il y eût une suppuration abondante, on prescrirait, d'après M. Teste :

Silicea, 30ᵉ dilution...   7 globules.
Eau...................   120 grammes.

Doses. — Une cuillerée matin et soir.

Un médicament peu connu en France contre les *Dartres crustacées*, ou *impétigo*, est celui-ci :

Psorolca bituminosa, 2ᵉ dilution....   4 gouttes.
                    ou.....................   7 globules.
Eau.................................   120 grammes.

Doses. — Une cuillerée matin et soir.

Il recommande aussi contre l'*impetigo rodens*, qui occupe le plus souvent le nez : *Copaivæ bals*, *Cuprum* et *Digitalis*.

> **Copaivæ bals**, 12e dilution... 7 globules.
> **Eau**........................ 120 grammes.

Doses. — Une cuillerée, matin et soir.

On prendra cette potion pendant une semaine, puis on administrera pendant une semaine encore celle qui suit :

> **Cuprum metallicum**, 12e dilution.... 6 globules.
> **Eau**............................... 120 grammes.

Doses. — Une cuillerée matin et soir.

Enfin, l'on prendra, pendant le même laps de temps :

> **Digitalis**, 12e dilution... 6 globules.
> **Eau**................... 120 grammes.

Doses. — Une cuillerée, matin et soir.

On prescrira contre l'*impetigo larvalis*, ou *croûtes de lait*, *gale de lait*, les médicaments suivants :

> **Dulcamara**, 30e dilution... 4 globules.
> **Eau**...................... 90 grammes.

Doses. — Une cuillerée à café, toutes les quatre heures, pendant le jour seulement.

Si, au bout de trois jours, il n'y a pas d'amélioration, on prescrira :

> **Viola tricolor**, 12e dilution... 4 globules.
> **Eau**....................... 120 grammes.

Doses. — Une cuillerée à café toutes les quatre heures, pendant le jour seulement, et continuer cette potion une semaine de temps, pour cesser alors d'en donner et la laisser agir.

Si, par hasard, *Viola tricolor* n'amenait pas la guérison (ce qui est rare, comme j'ai pu m'en assurer), on donnera :

> **Sepia**, 30e dilution... 4 globules.
> **Eau**............... 90 grammes.

Doses. — Une cuillerée matin et soir.

Silicea et *Sulfur* peuvent être aussi employés l'un après l'autre de la même manière que *Sepia*, si elle ne suffisait pas (1).

Contre l'*impetigo granulata* ou *teigne granulée* on fera prendre un médicament encore peu employé, à ce que je sache, contre cette affection, et qui m'a réussi deux ou trois fois dans des cas de *favus* très-rebelles ; ce médicament est *Acidum fluoris*.

Acidum fluoris, 12ᵉ dilution...　6 globules.
Eau.........................　90 grammes.

Doses. — Une cuillerée à café matin et soir, pour les enfants ; une cuillerée à bouche, pour les adultes.

D'après quelques expériences, je crois que *Silicea* est l'antidote d'*Acidum fluoris*.

Voici maintenant le traitement de M. le docteur Teste contre la même affection :

Dulcamara, 12ᵉ dilution....　6 globules.
Eau.......................　90 grammes.

Doses. — Une cuillerée à café pour les enfants ; une cuillerée à bouche de quatre en quatre heures pour les adultes.

Le lendemain on donnera :

Sulfur, 30ᵉ dilution.................　6 globules.
Eau...............................　120 grammes.

Doses. — Une cuillerée à café matin et soir, pour les enfants.

On alternera ainsi ces deux médicaments, un jour l'un, un jour l'autre.

S'il survenait une forte démangeaison, on alternerait *Vio-*

(1) Teste, *Traitement homœopathique des maladies aiguës et chroniques des enfants*, 2ᵉ édition. Paris, 1856, p. 190.

la tricolor avec *Dulcamara* ou *Sulfur* ; *Viola tricolor* se préparerait comme *Dulcamara*, et se donnerait de la même manière ; ainsi elle remplacerait *Sulfur* ou *Dulcamara*.

Si la teigne granulée atteignait la *nuque* ou la *face*, ou s'il survenait une ophthalmie, on prescrirait :

Hepar sulfur, 12e dilution...   4 globules.
Eau........................   90 grammes.

Doses. — Une cuillerée, matin et soir, pour les adultes ; une cuillerée à café de quatre en quatre heures le jour seulement, pour les enfants.

Petroleum, 30e dilution, prescrit et pris comme *Hepar sulfur*, agit aussi très-bien contre la teigne granulée, surtout lorsqu'il y a tuméfaction (enflure) du cuir chevelu.

§ 2. — Ecthyma.

L'*Ecthyma* consiste en une éruption de pustules arrondies, d'un volume plus ou moins considérable et de couleur blanche, à cause du pus qu'elles contiennent. Elles présentent une base dure, rouge et enflammée ; lorsqu'au bout de sept ou huit jours elles s'entr'ouvrent, le pus qu'elles laissent échapper se concrète (durcit) sous la forme de croûtes jaunes, vertes ou brunes, qui finissent par tomber du douzième au quinzième jour, en laissant une petite tache rougeâtre à la peau.

L'*Ecthyma* occupe le plus souvent les membres, les fesses ou la poitrine : on peut le rencontrer à l'état aigu ou chronique.

Traitement.

Mercurius vivus, 12e ou 15e dilution...   6 globules.
Eau........................   90 grammes.
Sulfur, 30e dilution................   6 globules.
Eau........................   90 grammes.

Doses. — Alterner ces deux médicaments (un jour l'un, un jour l'autre), à la dose d'une cuillerée, trois fois par jour (le matin, deux heures après dîner et le soir).

Si, une fois ces deux potions prises, une grande amélioration ne s'ensuit pas, on prescrira :

Rhus toxicodendron, 12e dilution.....   6 globules.
Eau...............................   90 grammes.

Doses. — Une cuillerée toutes les quatre heures.

Si les personnes atteintes d'*ecthyma* étaient d'une constitution débile et souffreteuse, qu'elles eussent le teint jaunâtre, et surtout si elles habitaient un sol marécageux, qu'elles aient une nourriture presque exclusivement végétale et soient sujettes à la diarrhée, on prescrirait au début l'alternance d'*Arsenicum album* avec *Sulfur*, au lieu de celle de *Mercurius*; les doses et la manière de prendre seraient les mêmes : ensuite on redonnerait *Rhus*, comme il est dit, s'il en était nécessaire.

ART. 4. — AFFECTIONS SPÉCIALES.

§ 1er. — Favus.

Le *Favus*, vulgairement *Teigne*, qui occupe le cuir chevelu, se présente sous la forme de croûtes d'un jaune terne ou sale, plus humides au centre qu'à la circonférence, ayant un léger rebord et étant toujours déprimées *en forme de godet ;* elles occupent entièrement le cuir chevelu, ou y sont seulement disséminées.

Traitement.

Son traitement est celui de l'*impétigo granulé*. (Voyez ce mot, page 321.)

Il est encore une autre variété de *favus*, appelée *Favus*

annulaire. Cette variété offre, pour caractère distinctif, des croûtes disposées en forme d'anneaux ; et quand bien même plusieurs sont réunies entre elles, on peut déterminer toujours cette forme primitive, ce qui n'existe pas pour le *favus* proprement dit. Son traitement ne doit pas différer, je le crois, de celui de la teigne ci-dessus, et par conséquent de celui de l'*impétigo granulé ;* cependant M. le docteur Teste l'a guéri avec *Spigelia, Tabacum* et *Ferrum magneticum. Spigelia*, 12ᵉ dilution, fut donnée pendant une semaine (6 globules pour six cuillerées d'eau, une cuillerée à café, quatre fois par jour); *Tabacum* fut donné ensuite à la 6ᵉ dilution, pendant une semaine aussi, à la même dose que *Spigelia ;* enfin *Ferrum magneticum*, 6ᵉ dilution, fut donné pendant quinze jours (6 globules pour 90 grammes d'eau, une cuillerée, matin et soir).

§ 2. — Urticaire.

L'*Urticaire,* vulgairement *Fièvre ortiée, Porcelaine,* etc., consiste en une éruption de plaques saillantes et irrégulières, arrondies ou ovales, offrant une teinte plus blanche ou plus rouge que celle de la peau environnante.

Elle s'accompagne de cuisson et de démangeaison.

Ces plaques peuvent avoir de 4 millimètres à 4 et même 5 centimètres d'étendue, elles ressemblent aux piqûres d'orties.

Cette éruption peut être précédée de malaise, d'un peu de fièvre, d'inappétence, et quelquefois de nausées et de diarrhée ; elle se manifeste sous deux formes différentes : dans la première, sa durée est de quelques heures; dans la seconde forme, elle est plus tenace, peut même passer à l'état chronique, et affecte de préférence le bas ventre et les flancs.

selles de matières non digérées; émission involontaire d'une urine rouge ou brune, avec sédiment de même couleur, ou bien rétention d'urine.

On administrera *Pulsatilla*, s'il y a : profond assoupissement et perte de connaissance, avec face bouffie d'un rouge bleuâtre ; violent battement de cœur ; perte du mouvement, perte de la vue par suite d'obscurcissement des yeux ; pouls à peine sensible ; respiration râlante ; hoquet, vomissements verdâtres, diarrhée ; émission involontaire d'urines rouges ou sanguinolentes ; resserrement du larynx ou de la poitrine ; engourdissement des mains, des pieds et des orteils, avec douleur dans les bras et les talons; tremblement des membres.

(Voyez *Coup de sang*, et compulsez les détails qui pourraient aider au traitement.)

ART. 7. — APOPLEXIE PULMONAIRE.

L'apoplexie ou *congestion de sang aux poumons* peut être *active* ou *passive;* dans le premier cas, elle provient d'un surcroît d'activité ou d'énergie des organes pulmonaires et de la circulation; dans le second, au contraire, elle provient de la faiblesse ou du relâchement de ces mêmes organes.

Souvent elle est latente, et ne se révèle au dehors par aucun symptôme ; cependant, si elle est intense, on observe de l'oppression, de la dyspnée (difficulté de respirer), de l'étouffement; il y a douleurs sourdes ou vives dans la poitrine et toux, avec rejet par la bouche d'un sang noirâtre.

Traitement.

Chez les individus âgés, ou pâles, faibles et épuisés, on prescrira :

China, 6ᵉ ou 12ᵉ dilution . . . .   6 globules.
Eau . . . .   90 grammes.
Phosphorus, 6ᵉ ou 12ᵉ dilution . . .   6 globules.
Eau . . . .   90 grammes.

Doses. — Alterner ces deux médicaments à la dose d'une cuillerée, matin et soir (un jour l'un, un jour l'autre). Si le cas était grave, on donnerait ces médicaments à la dose de trois cuillerées par jour.

Si ces deux médicaments ne produisaient pas tout l'effet désiré, on donnerait douze heures après :

Ipecacuanha, 6ᵉ ou 12ᵉ dilution . . .   6 globules.
Eau . . . .   90 grammes.

Doses. — Une cuillerée, matin et soir.

Chez les individus vigoureux ou pléthoriques, on prescrira :

Aconitum, 12ᵉ dilution . . . . . .   6 globules.
Eau . . . .   90 grammes.

Doses. — Une cuillerée, matin et soir, ou trois cuillerées par jour, si le cas était grave.

Si *Aconit* n'agit pas suffisamment, on redonnera :

Belladona, 12ᵉ dilution . . . . .   6 globules.
Eau . . . .   90 grammes.

Doses. — Une cuillerée à dessert trois fois par jour.

Chez les sujets *psoriques* (sujets aux dartres, abcès ou éruptions quelconques), on fera bien d'administrer une dose de *Sulfur* (3 globules, 30ᵉ dilution dans une cuillerée d'eau, à la fin du traitement, ou même, si l'affection résistait aux médicaments désignés, ou s'il en restait quelque trace.

ART. 8. — SCORBUT.

Symptômes.

Tuméfaction des gencives, qui deviennent fongueuses ou

mollasses, bleuâtres et saignantes ; haleine infecte ; la peau, sur divers points, se recouvre de taches noires ou jaunes, et des tumeurs sanguines se dessinent sur le trajet de quelques muscles.

Si le sujet a été atteint d'anciennes blessures, elles se rouvrent et donnent lieu à des hémorrhagies ; ces dernières ont également lieu par les muqueuses, et le sang qu'elles exhalent est noirâtre.

Les dents se déchaussent et les os se carient ; l'urine devient rare, les selles sont fétides, la faiblesse extrême ; il survient des diarrhées sanguinolentes, des lipothymies, et même des syncopes (défaillances).

Cette maladie est grave, à cause des hémorrhagies répétées qu'elle occasionne, et des syncopes souvent mortelles qui en sont la suite.

Le scorbut règne surtout à bord des vaisseaux et dans les camps ; la misère, l'insuffisance des aliments, les viandes fumées et salées, l'humidité, etc., sont ordinairement les causes du scorbut, et y prédisposent.

Traitement.

On donnera, au début de la maladie :

Carbo vegetabilis, 12° dilution...   6 globules.
Eau.................................   90 grammes.

Doses. — Une cuillerée, trois fois par jour.

Si la maladie résiste à ce médicament, ou bien si le mal avait déjà fait des progrès, lorsqu'on a commencé le traitement, on prescrira :

Lachesis, 30° dilution..........   6 globules.
Eau.............................   90 grammes.
Mercurius vivus, 12° dilution.   6 globules.
Eau.............................   90 grammes.

Doses. — Alterner ces deux médicaments (un jour l'un, un jour l'autre), à la dose d'une cuillerée à dessert, trois fois par jour.

S'il survenait une hémorrhagie buccale, on prescrirait :

Belladona, 12ᵉ dilution. .   6 globules.
Eau......................   90 grammes.

Doses. —'Une cuillerée à café, d'heure en heure, ou de deux en deux heures.

Carbo vegetabilis est d'un grand secours contre les affections scorbutiques; mais les deux médicaments les plus puissants, dont nul jusqu'ici, à ce que je sache, n'a recommandé l'emploi contre cette maladie, sont *Lachesis* et *Mercurius vivus*; ils conviennent à presque toutes les périodes du mal, et m'ont réussi plus que tous ceux qu'on a préconisés en pareil cas.

Si l'affection scorbutique se compliquait de symptômes adynamiques (prostration des forces), on prescrirait:

Rhus toxicodendron, 12ᵉ dilution...   6 globules.
Eau....................................   90 grammes.

Doses. — Une cuillerée de quatre en quatre heures.

Si des symptômes ataxiques (délire, etc.) survenaient, on donnerait :

Belladona, 12ᵉ dilution...........   6 globules.
Eau..............................   90 grammes.

Doses. — Une cuillerée à café de deux en deux heures, jusqu'à cessation du délire.

Pendant la convalescence, s'il y a grande faiblesse, on donnera :

China, 12ᵉ dilution....   6 globules.
Eau.................   90 grammes.

Doses. — Une cuillerée, matin et soir.

Si, la guérison achevée, il reste dans la bouche des excoriations douloureuses, on prescrira :

Acidum muriaticum, 12ᵉ dilution...   6 globules.
Eau............................... . 90 grammes.

Doses. — Une cuillerée, matin et soir.

En outre, il faudra que le malade respire un air pur et
sec, qu'il ait de bons vêtements chauds et des aliments
sains, tirés du règne végétal et animal ; la mélancolie doit
être aussi combattue chez lui. On tâchera donc de l'égayer
par des moyens appropriés à cette fin, tels que : musique,
chants, récits, etc., etc.

CINQUIÈME CLASSE

SÉCRÉTIONS MORBIDES

On désigne, sous ce nom, les affections causées par l'augmentation d'un fluide naturel ou la sécrétion d'un fluide
accidentel.

Si le produit sécrété s'écoule au dehors, on dit qu'il y a
flux; si, au contraire, il reste dans les endroits mêmes
où il a été sécrété, on dit qu'il y a *collection* ou *épanchement.*

Ces secrétions morbides comprennent : l'*Hydropisie,*
qui se divise en *Anasarque, Œdème, Hydrothorax* et *Ascite ;* l'*Hydrocéphale,* le *Choléra,* la *Bronchorrée* ou *Catarrhe pituiteux ;* la *Diarrhée catharrale,* la *Leucorrhée,*
l'*Éphydrose,* la *Sialorrhée,* la *Polyurie,* la *Galactorrhée,* la
Spermatorrhée, le *Catarrhe vésical,* les *Coliques venteuses,*
les *Renvois,* les *Borborygmes,* etc.

CHAPITRE PREMIER

HYDROPYSIES OU SÉCRÉTIONS SÉREUSES.

ART. 1er. — ANASARQUE.

L'*Anasarque* (signifie *autour de la chair*) est une infiltration de sérosité dans les mailles du tissu cellulaire (vulgairement entre cuir et chair). Chez les malades atteints de cette affection, la peau est pâle et présente un gonflement indolent (sans douleur), qui cède sous le doigt et en conserve plus ou moins l'empreinte comme une cire molle, surtout aux jambes.

Il y a en outre de la faiblesse, de la soif, et, à une période plus avancée, de la diarrhée : de plus, la sécrétion urinaire est presque nulle.

Elle survient souvent à la suite d'un refroidissement, d'une fièvre intermittente chronique ou éruptive, d'un état cachectique, d'une affection du cœur ou d'une altération des reins (maladie de Bright) ; mais il est souvent très-difficile de constater la cause qui l'a produite.

Traitement.

En général, deux médicaments combattent cette affection ; ce sont : *Arsenicum album* et *China*, alternés.

Arsenicum album, 12e dilution...	6 globules.
Eau...........................	90 grammes.
China, 12e dilution.............	6 globules.
Eau...........................	90 grammes.

Doses. — Alterner ces deux médicaments (un jour l'un, un jour l'autre), à la dose d'une forte cuillerée à café, toutes les trois heures.

Si ces deux médicaments n'amenaient pas un changement favorable dans l'état du malade, on prescrirait :

Digitalis purpurea, 12ᵉ dilution...   6 globules.
Eau...................................   90 grammes.
Squilla maritima, 12ᵉ dilution...   6 globules.
Eau...................................   90 grammes.

Doses. — Comme *Arsenicum* et *China*.

Si l'anasarque provenait d'une grande faiblesse par suite des pertes débilitantes de sang ou d'humeur, ou bien se liait à un état cachectique, on prescrirait :

China, 12ᵉ dilution...   6 globules.
Eau...............   90 grammes.

Doses. — Une cuillerée matin et soir.

Si elle se liait à un appauvrissement du sang (voyez *chlorose*, 3ᵉ classe de maladies, page 137), on ferait prendre :

Ferrum metallicum, 12ᵉ dilution...   6 globules.
Eau...................................   90 grammes.

Doses. — Une cuillerée, matin et soir.

Si l'hydropisie est aiguë, soit qu'elle constitue une ascite ou un hydrothorax, et qu'il y eût grande faiblesse, envie de dormir continuelle, douleurs dans les membres avec fièvre, diarrhée et urine presque supprimée, on pourra prescrire :

Helleborus niger, 12ᵉ dilution...   6 globules.
Eau...................................   90 grammes.

Doses. — Une cuillerée, matin et soir.

Si l'hydropisie est générale, et que les autres médicaments cités n'aient pu la combattre, on prescrira :

Prunus spinosa, 12ᵉ dilution...   6 globules.
Eau...................................   90 grammes.

Doses. — Une cuillerée, trois fois par jour.

ART. 2. — ŒDÈME.

L'*Œdème* ne diffère de l'anasarque que parce que l'infiltration, au lieu d'être générale comme dans cette dernière, est limitée à une partie du corps, soit le cou, la face, les bras, la moitié du tronc, etc. ; mais le plus souvent il est presque toujours borné aux jambes.

Traitement.

Le même que celui de l'anasarque.

ART. 3. — HYDROTHORAX.

Les symptômes de l'*hydrothorax* ou *hydropisie de poitrine* sont : douleur à peu près nulle; difficulté extrême de respirer, avec grande oppression; pouls petit et fréquent; face violette; œdème ou enflure des jambes et des pieds; bruits anormaux du cœur à l'auscultation; fluctuation perçue en secouant le tronc.

Traitement.

Les médicaments qui ont presque toujours le mieux correspondu aux symptômes, sont: *Arsenicum*, *Lachesis* et *Spigelia;* mais c'est sur ces deux premiers qu'on doit le plus compter.

Arsenicum album, 12ᵉ dilution...	6 globules.
Eau...............................	90 grammes.
Lachesis, 12ᵉ dilution.............	6 globules.
Eau...............................	90 grammes.

Doses. — Alterner ces deux médicaments (un jour l'un, un jour l'autre), à la dose d'une cuillerée, matin et soir.

S'il y avait menace de suffocation au moindre mouvement, avec lancinations dans la poitrine ; ondulations ou battements de cœur très-violents, avec élancements dans cette région; battements du pouls ne correspondant pas avec ceux du cœur, on prescrirait :

Spigelia, 12e dilution....   6 globules.
Eau.....................   90 grammes.

Doses. — Une cuillerée, matin et soir.

Si *Spigelia* ne produit pas l'effet qu'on en attend, ou ne complète pas l'amélioration, on donnera *Arsenicum* et *Lachesis*, comme il est dit plus haut.

ART. 4. — ASCITE.

L'*Ascite* ou *Hydropisie du ventre,* est une accumulation de sérosité dans la cavité du péritoine (ventre), qui en produit la tuméfaction d'une manière uniforme ; il y a matité du son et fluctuation perçue par la percussion. Les symptômes généraux sont ceux de l'anasarque, et le traitement en est le même.

ART. 5. — HYDROCÉPHALE.

L'*Hydrocéphale* est l'augmentation uniforme du volume de la tête chez les enfants, soit plusieurs mois, soit plusieurs années après la naissance.

Traitement.

Calcarea carbonica, 30e dilution...   6 globules.
Eau.............................   120 grammes.
Sulfur, 30e dilution..................   4 globules.
Eau.............................   120 grammes.

Doses. — Alterner ces deux médicaments (un jour l'un,

un jour l'autre), à la dose d'une cuillerée, tous les matins, ou d'une demi-cuillerée, matin et soir.

Si ces deux médicaments n'amènent pas d'amélioration, on donnera à l'enfant le traitement de la scrofule. (Voyez *Huitième classe de maladies.*)

ART. 6. — HYDROPISIE DE L'OVAIRE.

Affection dont le début est lent, obscur, sans gêne et sans douleur, et dont le principal phénomène est le développement de l'abdomen sur un des côtés seulement de la ligne blanche (ligne qui, partant de l'épigastre, passe sur le nombril et aboutit au sommet du pubis), du côté où se trouve l'ovaire atteint.

La malade plus tard éprouve un sentiment de pesanteur dans le ventre et les reins; un besoin fréquent d'uriner ou une grande difficulté à le faire, et de la constipation; plus tard, les membres inférieurs s'infiltrent, la respiration devient courte, l'oppression parfois extrême.

Cette maladie, qui ne se reconnaît bien que par la palpation et la percussion, peut persister pendant quinze et même trente ans.

Le traitement le plus préconisé contre cette affection est :

Apis mellifica, 3ᵉ dilution....   7 globules.
Eau............................   120 grammes.

Doses. — Une cuillerée matin et soir.

Puis, après quatre jours de suspension du remède, on reprendra ce même traitement pour le continuer en variant les dilutions du médicament.

CHAPITRE II

CHOLÉRA, VULGAIREMENT TROUSSE-GALANT.

On en distingue deux variétés : le *Choléra sporadique* ou *européen*, et le *Choléra asiatique* ou *épidémique*.

Symptômes.

Lassitude extrême, malaise, angoisse, physionomie triste et abattue, face pâle et froide; ralentissement du pouls, avec refroidissement partiel ou général; vertiges, avec tintement dans les oreilles; brûlement au creux de l'estomac, avec sensibilité au toucher; légères crampes dans les mollets ou d'autres muscles; engourdissement des doigts, absence de vomissements et de diarrhée, moral triste et inquiétude vague.

Traitement curatif.

On fera coucher le malade dans un lit bien chaud, et on lui fera prendre :

Esprit de camphre de Hahnemann........   2 gouttes

sur un morceau de sucre ou dans une cuillerée d'eau.

Doses. — Répétez cette dose toutes les cinq minutes, jusqu'à ce que la chaleur revienne, et qu'une sueur générale se déclare, ce qui arrive, au plus tard, à la 6ᵉ dose.

Le choléra, attaqué ainsi à son début, est anéanti sûrement et complétement; mais il faut agir promptement, parce que cette période d'invasion est très-courte et rapide, et qu'une fois les vomissements et la diarrhée survenus, l'esprit de camphre n'est plus spécifique et ne peut plus rien contre la maladie.

Si les vomissements sont plus fréquents que la diarrhée, on ordonnera :

Ipecacuanha, 6ᵉ dilution..   10 globules.
Eau......................   90 grammes.

Doses. — Une cuillerée de demi-heure en demi-heure, en reculant l'intervalle des doses lorsque le mieux se fera sentir.

S'il y a peu de vomissements, mais des coliques vives, avec diarrhée blanchâtre, on prescrira :

Phosphori acidum, Cᵉ dilution.....   8 globules.
Eau............ ....   90 grammes.

Doses.—Une cuillerée, d'heure en heure, et eau fraîche pour boisson, donnée seulement par petites cuillerées à café, de demi-heure en demi-heure, dans l'intervalle des doses.

Si la voix devient rauque ou affaiblie, avec amaigrissement et faiblesse excessives, yeux caves, froid glacial du corps, surtout des pieds, des mains, de la face et de la langue ; sueur froide et poisseuse ; vomissements et diarrhée verdâtres ou blanchâtres, semblables à de l'eau de riz ; pouls peu sensible, respiration embarrassée ; dans ce cas, on prescrira :

Veratrum album, 3ᵉ dilution...   10 globules.
Eau.......................   120 grammes.

Doses. — Une cuillerée, de dix en dix minutes, puis de demi-heure en demi-heure, si le mieux se produit.

S'il survient des crampes fréquentes et très-douloureuses, on fera prendre :

Cuprum metallicum, 12ᵉ dilution...   10 globules.
Eau.......... ....   120 grammes.

Doses. — Une cuillerée d'heure en heure, en l'alternant avec *Veratrum* (une fois de l'un, une fois de l'autre), on reculera l'intervalle des doses au fur et à mesure que le malade ira mieux, et dès que les crampes auront cessé, on donnera *Veratrum* seul.

Si, au froid de tout le corps, aux vomissements et à la diarrhée, pour lesquels on a donné *Veratrum*, il se joint une grande agitation qui porte le malade à remuer sans cesse, à se découvrir, et même à sortir du lit ; si, en outre, il se plaint d'une brûlure au creux de l'estomac, comme s'il y avait un charbon allumé ; qu'il ait une grande angoisse avec crainte de la mort, on cessera provisoirement tout médicament pour donner :

Arsenicum album, 6ᵉ dilution....   6 globules.
Eau...........................   90 grammes.

Doses. — Une cuillerée de demi-heure en demi-heure, jusqu'à ce que le mieux arrive, et reculer alors l'intervalle des doses d'autant, pour les cesser graduellement.

Si le corps devient ou est bleuâtre et froid comme glace ; si le globe de l'œil, dont on ne voit plus que la cornée opaque (le blanc), est pâle et renfoncé dans l'orbite, avec voix éteinte, oppression extrême, respiration lente, difficile, haleine froide et absence de pouls, on prescrira dans ce cas extrême :

Carbo vegetabilis, 6ᵉ dilution...   10 globules.
Eau...........................   120 grammes.

Doses. — Une cuillerée de dix en dix minutes.

Si, après une heure environ d'attente, il reste sans effet, on donnera :

Acidum hydrocyanicum, 3ᵉ dilution. .   3 globules.

Doses. — Une cuillerée à café de quart en quart d'heure.

Si, chez les vieillards ou chez les sujets faibles et épuisés, on remarque que la tête est embarrassée et étourdie comme dans l'ivresse ; si les sens sont émoussés, surtout l'ouïe; s'il y a découragement et préoccupation continuelle de la mort, on prescrira :

> **Secale cornutum**, 12ᵉ dilution...   10 globules.
> **Eau**...........................   120 grammes.

Doses. — Une cuillerée de dix en dix minutes ; puis, de demi-heure en demi-heure, dès que le mieux arrivera ; et enfin d'heure en heure.

Si, le vomissement étant apaisé totalement ou en partie, les selles restaient toujours blanches et ne se coloraient pas en jaune ou en vert, on donnerait aussi *Secale cornutum*, même prescription que celle qui précède ; seulement on en ferait prendre une cuillerée d'heure en heure.

Si, les vomissements, la diarrhée, le froid, les crampes et la cyanose (couleur bleuâtre de la peau) ayant disparu, il survenait chez le malade : expression d'imbécillité de la face, regard stupide et étonné, langue rouge, sèche et râ-peuse, ou noirâtre et croûteuse ; stupeur ou hébétude ; réponses nulles, ou lentes et difficiles aux questions qu'on lui adresse ; constipation ; dans ce cas, qui indique une réaction avec symptômes typhoïques, on prescrira :

> **Bryonia**, 12ᵉ dilution....   6 globules.
> **Eau**...................   90 grammes.

Doses. — Une cuillerée toutes les quatre heures.

Si, au contraire, il y avait délire et grande agitation, cris ou visions imaginaires, paroles incohérentes, yeux brillants, on donnerait alors :

> **Belladona**, 12ᵉ dilution....   6 globules.
> **Eau**......,..............   90 grammes.

Doses. — Une cuillerée toutes les deux heures, en recu-lant l'intervalle des doses au fur et à mesure que le délire cessera :

Enfin si, au lieu d'offrir les deux états précédents, le

malade présentait les symptômes suivants : chaleur sèche de la peau, grande soif, pouls dur, fréquent, mal de tête, yeux vifs, très-sensibles à la lumière ; lèvres rouges et brûlantes, langue rouge, respiration accélérée ou oppression, dans ce cas on donnera :

Aconitum, 12ᵉ dilution.....   6 globules.
Eau.......................   90 grammes.

Doses. — Une cuillerée de deux en deux heures, jusqu'à cessation des symptômes décrits (1).

L'un ou l'autre de ces trois états ne se présente jamais qu'après la cessation de tous les symptômes cholériques.

Pendant toute la durée des symptômes du choléra, on fera prendre de petits fragments de glace au malade, mais peu à la fois et pas trop souvent.

Contre la grande faiblesse du malade lors de la convalescence, on ordonnera :

China, 12ᵉ dilution...   6 globules.
Eau................   90 grammes.

Doses. — Une cuillerée matin et soir.

Donner, aussitôt que la convalescence se déclarera, de bons potages au malade, mais peu à peu et avec précau-

(1) E. P. Cramoisy donne l'alcoolature d'aconit dans tous les cas, légers ou graves, la cholérine, le choléra ataxique ou le choléra cyanique d'emblée ou foudroyant, à la dose de 10, 15 ou 20 gouttes dans 250 grammes d'eau distillée, sucrée ou non. Le malade en prend 1 cuillerée à bouche toutes les 10 minutes, toutes les demi-heures ou toutes les heures, selon l'intensité du mal.

Pour boisson, si les malades ont soif, E. P. Cramoisy donne, dans l'intervalle des cuillerées, quelques gorgées d'eau de seltz ou d'eau sucrée, et surtout les laisse tranquilles dans leur lit, sans recourir à aucun traitement externe. E. P. Cramoisy affirme que tous les cholériques qu'il a traités par ce moyen ont été guéris très-rapidement, et si bien, que pour lui aujourd'hui le traitement du choléra est extrêmement simple, et sa guérison certaine, il disait même infaillible (*l'Alcoolature d'aconit Napel, dans le traitement du choléra-morbus épidémique,* par E. P. Cramoisy ; Paris, 1866).

tion, jusqu'à ce qu'enfin il reprenne graduellement ses habitudes d'autrefois.

Tel est le traitement succinct, mais *sûr* et *certain*, du choléra ; que les médecins de bonne foi l'essayent, et ils en reconnaîtront l'efficacité. Non-seulement l'homœopathie trouve dans son immense arsenal médical des armes qui la rendent victorieuse du choléra, ce qui est déjà un droit à l'admiration et à la reconnaissance des peuples ; mais elle sait en prévenir le développement, et seule elle en a créé la prophylaxie.

Ainsi, il est de toute vérité (et les faits sont là pour le prouver) que le traitement prophylactique suivant préserve du choléra ceux qui en font usage ; j'en parle par l'expérience d'autrui et par la mienne propre.

Traitement prophylactique ou préservatif.

Trois médicaments agissent comme préservatifs du choléra ; ce sont : *Veratrum, Cuprum* et *Arsenicum ;* on les prendra tous les huit jours, dans l'ordre et de la manière suivante :

Veratrum, 3e dilution, 3 globules, à prendre, fondus à froid dans une cuillerée d'eau, ou à sec sur la langue le matin à jeun, deux heures avant de manger.

Trois jours après on prendra : *Cuprum metallicum*, 6e dilution, 3 globules dans une cuillerée d'eau, ou à sec sur la langue le matin, comme *Veratrum*.

Trois jours après, prendre : *Arsenicum album*, 6e dilution, 3 globules dans une cuillerée d'eau, ou à sec sur la langue le matin à jeun, comme les deux précédents.

Enfin, trois jours après, on reprendra *Veratrum*, pour continuer de même, de trois jours en trois jours, durant toute la durée de l'épidémie.

Il est bien entendu qu'on observera en même temps le régime homœopathique (page 21).

Ceux qui suivront ce traitement n'auront nullement à redouter le choléra; ils pourront éprouver quelques malaises, mais tout se bornera là, quelque violente que soit l'épidémie; l'expérience acquise à cet égard, et le témoignage de plus de cent mille personnes, en sont les sûrs garants (1).

CHAPITRE III

SÉCRÉTIONS MORBIDES MUQUEUSES.

ART. 1er. — BRONCHORRHÉE OU CATARRHE PITUITEUX.

Symptômes.

Toux sèche, pénible, convulsive, avec grande difficulté de respirer; oppression, avec quintes de toux produisant une congestion de la face (face rouge), et presque de la suffocation.

Le malade, après cette crise, rejette alors avec plus ou moins de difficulté une grande quantité de crachats blancs, filants, presque transparents et semblables à du blanc d'œuf mêlé de bulles d'air.

Cette affection, indépendante de tout travail inflammatoire, se rencontre chez les adultes, et surtout chez les vieillards ou chez les individus replets, d'un tempérament lymphatique, menant une vie sédentaire. Cette maladie n'est

(1) On lira avec intérêt : Gueyrard, *Traitement homœopathique du choléra-morbus,* Lyon, 1832. — Jahr, *Du traitement homœopathique du choléra,* Paris, 1848.

grave qu'autant que, par suite de la trop grande abondance du flux sécrété, l'asphyxie pourrait en être la terminaison; elle existe à l'état aigu et chronique; parvenue à ce dernier état, les malades qui en sont atteints meurent ordinairement dans le marasme, ou par suite d'une pneumonie ou d'une affection du cœur.

La durée de cette maladie est très-longue.

Traitement.

On donnera d'abord :

Arsenicum album, 30ᵉ dilution...   6 globules.
Eau.................................   120 grammes.

Doses. — Une cuillerée tous les matins.

S'il fait du bien, on le continuera; s'il n'amène pas d'amélioration, on prescrira :

Calcarea carbonica, 30ᵉ dilution...   6 globules.
Eau.................................   90 grammes.
Carbo vegetabilis, 30ᵉ dilution.....   6 globules.
Eau.................................   90 grammes.

Doses. — Alterner ces deux médicaments, à la dose d'une cuillerée matin et soir (un jour l'un, un jour l'autre).

Si ces deux médicaments font du bien, on les répétera; mais à la 100ᵉ dilution, s'ils ne remplissent pas complétement le but, on donnera :

Stannum, 30ᵉ dilution...   6 globules.
Eau.....................   120 grammes.

Doses. — Une cuillerée matin et soir.

Si le sujet était atteint de dartres ou autres éruptions chroniques, on alternerait *Sulfur* avec *Stannum,* un jour l'un, un jour l'autre; dans ce cas *Sulfur* se donnerait à la même dilution et aux mêmes doses que *Stannum.*

ART. 2. — LEUCORRHÉE OU FLUEURS BLANCHES.

Symptômes.

Écoulement blanchâtre, jaunâtre, gris ou rosé, épais ou aqueux, inodore ou odorant, qui se fait par la vulve, et auquel beaucoup de femmes sont sujettes. Ce flux ou écoulement s'accompagne ordinairement de pâleur de la face, tiraillements d'estomac, digestions pénibles, palpitations et essouflement à la moindre marche ; règles irrégulières ou suspendues, céphalalgie, frilosité (crainte du froid), etc.

Traitement.

Il est une plante avec laquelle j'ai fait cesser jadis presque toutes les leucorrhées qui se sont présentées à moi : une pincée de la plante en infusion, prise pendant cinq ou six jours de suite, suffisait pour cela ; cette plante, qu'il serait bon de soumettre à l'expérimentation homœopathique, est l'*Asperula odorata* (aspérule odorante), vulgairement *Reine des bois*.

En dehors de ce traitement empirique, on prescrira, si la leucorrhée est corrosive ou âcre, c'est-à-dire si elle excorie la peau des parties environnantes :

Arsenicum album, 30e dilution....   6 globules.
Eau..............................   120 grammes.
Conium maculatum, 15e dilution.   6 globules.
Eau ....   120 grammes.

Doses. — Alterner ces deux médicaments à la dose d'une cuillerée, matin et soir (un jour l'un, un jour l'autre).

Si, chez les personnes blondes, les règles sont en même temps très-faibles ou supprimées, on leur donnera d'abord :

Pulsatilla, 12e dilution...   6 globules.
Eau....... ....   90 grammes.

Doses. — Une cuillerée matin et soir.

Si *Pulsatilla* ne dissipait pas les flueurs blanches, on donnerait alors les deux médicaments cités plus haut; de même, si *Arsenicum* et *Conium* ne remplissaient pas leur but, on donnerait *Pulsatilla* comme il vient d'être dit.

Si les flueurs blanches sont comme de l'eau, ou épaisses comme de la crème, ou laiteuses, ou comme des mucosités, et qu'elles surviennent après les règles chez des femmes ou jeunes filles au teint pâle, ce sera encore *Pulsatilla* qu'il faudra donner de la même manière que nous venons déjà de prescrire.

Si la leucorrhée est rougâtre, on prescrira :

China, 12ᵉ dilution...   6 globules.
Eau.................   90 grammes.

Doses. — Une cuillerée matin et soir.

Si *China* n'amène pas de mieux, on donnera :

Cocculus, 12ᵉ dilution....   6 globules.
Eau.....................   90 grammes.

Doses. — Une cuillerée matin et soir.

Si la leucorrhée paraît avant les règles, et qu'elle occasionn ou non de la démangeaison, on prescrira :

Calcarea carbonica, 12ᵉ dilution...   6 globules.
Eau..........................   90 grammes.

Doses. — Une cuillerée matin et soir.

Si la leucorrhée se montre pendant les règles, ce sera

Alumina, 30ᵉ dilution.

Doses. — Mêmes que *Calcarea*.

Si la leucorrhée ressemble à du pus, on donnera :

Mercurius vivus, 12ᵉ ou 15ᵉ dilution .   6 globules.
Eau..........................   90 grammes.

Doses. — Une cuillerée matin et soir.

Si elle est transparente ou jaunâtre, on donnera :

> **Stannum**, 30e dilution...   6 globules.
> **Eau**.....................   90 grammes.

Doses. — Une cuillerée tous les matins.

Si elle est verdâtre, avec ou sans ballonnement du ventre, face jaune ou pâle, on prescrira :

> **Sepia**, 12e dilution...   6 globules.
> **Eau**...............   90 grammes.

Doses. — Une cuillerée tous les matins.

Si la leucorrhée s'accompagne de coliques, on donnera, surtout aux personnes mélancoliques et en proie à de profonds chagrins :

> **Ignatia amara**, 12e dilution...   6 globules.
> **Eau**.........................   90 grammes.

Doses. — Une cuillerée tous les matins.

Chez les personnes faibles et épuisées, atteintes de leucorrhée, on prescrira *China*, comme la formule donnée un peu plus haut le prescrit.

CHAPITRE IV

SÉCRÉTIONS MORBIDES PARTICULIÈRES.

ART. 1er. — ÉPHIDOSE.

Exhalaison assez considérable de sueurs morbides, paraissant ne dépendre d'aucune lésion, et constituant une affection spéciale.

Traitement.

Je n'ai trouvé que deux médicaments qui m'aient réussi

contre des sueurs excessivement abondantes ; ce sont :
China et *Sambucus nigra*, donnés comme suit :

China, 12e dilution...   6 globules.
Eau..................   90 grammes,

Doses. — Une cuillerée matin et soir.

Si *China* ne modère pas les sueurs, on donnera :

Sambucus nigra, 12e dilution...   7 globules.
Eau...........................   120 grammes.

Doses. — Une cuillerée matin et soir.

Si les sueurs avaient lieu spécialement la nuit, on donnerait, si *China* et *Sambucus* ne produisaient pas d'effet :

Sulfur, 30e dilution...   6 globules.
Eau..................   90 grammes.

Doses. — Une cuillerée tous les matins.

ART. 2. — SIALORRHÉE OU PTYALISME.

Le *Ptyalisme* est considéré ici comme un flux abondant de salive, ne se liant à aucune lésion matérielle appréciable ; s'il est abondant, il peut amener le marasme à la longue.

Traitement.

Le seul cas que j'aie vu est celui que j'ai traité chez un enfant de la campagne âgé de douze ans ; il a été guéri en peu de jours, au moyen de cette prescription-ci :

Mercurius vivus, 12e dilution...   6 globules.
Eau...........................   90 grammes.

Doses. — Une demi-cuillerée matin et soir.

Si le flux de salive était provoqué par l'abus des préparations mercurielles, on prescrirait :

Sepia, 12e dilution...   6 globules.
Eau..................   90 grammes.

Doses. — Une demi-cuillerée matin et soir.

On peut aussi, si *Mercurius vivus* ne détruisait pas cette affection, donner soit *Pulsatilla*, soit *Phosphorus*, aux mêmes dilutions et de la même manière que *Mercurius*, surtout chez les personnes blondes au tempérament lymphatique.

ART. 3. — POLYURIE OU FAUX DIABÈTE.

Émission abondante d'urines aqueuses (semblables à de l'eau claire) ne contenant aucun principe sucré.

Traitement.

Pulsatilla, 12ᵉ dilution...   6 globules.
Eau.....................   90 grammes.

Doses. — Une cuillerée matin et soir.

Si *Pulsatilla* n'amenait pas de changement, on prescrirait *Rhus*, 30ᵉ dilution, à prendre de la même manière ; enfin, si *Rhus* n'opérait encore pas, on fera prendre *Argentum foliatum* ou *Cocculus*, 12ᵉ dilution, de la même manière que *Pulsatilla* et *Rhus*.

ART. 4. — SPERMATORRHÉE.

Pollutions ou pertes de sperme, s'opérant spontanément sans que des rêves lascifs ou des pensées impures en soient la cause.

Traitement.

Graphites, 12ᵉ dilution...   6 globules.
Eau.....................   90 grammes.

Doses. — Une cuillerée tous les matins.

Si *Graphites* ne suffit pas, on donnera :

Sepia, 12ᵉ dilution...   6 globules.
Eau.................   90 grammes.

Sulfur, 12e dilution..   7 globules.
Eau................   90 grammes.

Doses. — Une cuillerée tous les matins (un jour de l'un, un jour de l'autre).

On peut aussi avoir recours, si ces trois médicaments n'agissaient pas, à *Carbo vegetabilis*, 30e dilution, préparé et pris de la même manière que *Graphites*.

ART. 5. — GALACTORRHÉE.

Flux de lait par les seins, hors le temps de l'allaitement.

Traitement.

Belladona, 12e dilution............   6 globules.
Eau...............................   90 grammes.
Calcarea carbonica, 12e dilution..   6 globules.
Eau...............................   90 grammes.

Doses. — Alterner ces deux médicaments, à la dose d'une cuillerée tous les matins (un jour de l'un, un jour de l'autre).

ART. 6. — CATARRHE VÉSICAL.

Il peut être primitif ou consécutif à une inflammation de la vessie.

Symptômes.

Sentiment de pesanteur dans le bas-ventre ou au périnée (espace compris entre l'anus et les parties), avec douleurs légères et fréquentes envies d'uriner.

L'urine excrétée (rendue) exhale un peu après une forte odeur d'ammoniaque (alcali), et se sépare en deux parties dans le vase : celle du haut est très-limpide ; celle qui occupe le fond du vase est épaisse, visqueuse, blanchâtre, filante, ressemble à du blanc d'œuf, et tremblote comme de la gelée de viande.

La quantité d'urine rendue est plus abondante par les temps froids ou humides que pendant la chaleur.

Quand cette affection est simple, elle ne porte aucun préjudice à la santé.

Traitement.

Pulsatilla, 12e ou 30e dilution...   6 globules.
Eau...........................   90 grammes.

Doses. — Une cuillerée tous les matins et tous les soirs, si le cas est récent, et le matin seulement, s'il est chronique.

Si *Pulsatilla* ne suffisait pas, on donnerait :

Dulcamara, 12e dilution.   6 globules.
Eau......................   90 grammes.
Sulfur, 30e dilution......   6 globules.
Eau......................   90 grammes.

Doses. — Alterner ces deux médicaments, à la dose d'une cuillerée, tous les matins (un jour l'un, un jour l'autre).

Si ces deux médicaments ne suffisent pas pour combattre cette affection, on donnera :

Kali nitricum, 3e dilution...   7 globules.
Eau.........................   120 grammes.

Doses. — Une cuillerée matin et soir.

CHAPITRE V

SÉCRÉTIONS MORBIDES GAZEUSES.

Développement de gaz dans les intestins ou dans l'estomac.

ART. 1ᵉʳ. — COLIQUES VENTEUSES.

Traitement.

Nux vomica, 12ᵉ dilution.........   6 globules.
Eau...............................   90 grammes.
Carbo vegetabilis, 12ᵉ dilution...   6 globules.
Eau...............................   90 grammes.

Doses. — Alterner ces deux médicaments (une fois de l'un, une fois de l'autre), à la dose d'une cuillerée à café, de deux en deux heures.

Si ces deux médicaments n'agissent pas, on prescrira au bout de quelques heures :

Chamomilla, 12ᵉ dilution...   6 globules.
Eau........................   90 grammes.

Doses. — Une cuillerée à bouche de deux en deux heures.

Si ces médicaments ne remplissent pas le but, on donnera :

China, 12ᵉ dilution...   6 globules.
Eau..................   90 grammes.

Doses. — Une cuillerée de deux en deux heures.

ART. 2. — BORBORYGMES.

Cette affection consiste en bruits et gargouillements dans le ventre, avec incarcération de vents.

Traitement.

China, 12ᵉ dilution...   6 globules.
Eau..................   90 grammes.

Doses.— Une cuillerée à café de quatre en quatre heures.
Si *China* ne suffit pas, on donnera :

Lycopodium, 30e dilution... 6 globules.
Eau......................... 90 grammes.

Doses. — Une cuillerée à café de quatre en quatre heures.

On pourra aussi, s'il y a grande constipation, donner *Nux vomica,* de la même manière et à la même dilution que *Lycopodium.*

ART. 3. — RENVOIS.

Traitement.

En général, deux médicaments m'ont presque toujours réussi ; voici leur formule :

China, 12e dilution... 6 globules.
Eau................. 90 grammes.

Doses. — Une cuillerée matin et soir.
On prendra après :

Nux vomica, 12e dilution... 6 globules.
Eau........................ 90 grammes.

Doses. — Une cuillerée tous les soirs.

Si les renvois sont *aigres,* on prescrira *Carbo vegetabilis, Sulfur,* ou *Phosphorus.*

S'ils ont le goût des aliments qu'on a pris, ou celui d'œufs pourris, on donnera : *Carbo vegetabilis,* ou *Antimonium crudum,* suivi de *Pulsatilla.*

S'ils sont continuels, on prescrira *Lachesis.*

Si les renvois n'ont ni goût, ni odeur, on prescrira *Bryonia* ou *Carbo vegetabilis.*

Doses. — Tous les médicaments cités ci-dessus, après la formule de *Nux vomica,* se donneront à la **12e** dilution et à la dose de 6 globules pour 90 grammes d'eau. On en prendra une cuillerée matin et soir.

SIXIÈME CLASSE

EMPOISONNEMENTS PAR INOCULATION OU ABSORPTION.

CHAPITRE PREMIER

MALADIES VÉNÉRIENNES.

Nous ne traiterons que sommairement ces différentes affections ; les divers médicaments que nous allons conseiller s'appliqueront aux symptômes généraux caractéristiques, et ces médicaments seront des médicaments de fond. L'immense variété des accidents que ces maladies entraînent, nécessiterait un énorme volume ; ceux qui désireraient trouver plus de détails pourront consulter l'excellent *Traité des maladies vénériennes* de M. le docteur Léon Simon fils (1).

ART. 1ᵉʳ. — SYPHILIS.

Symptômes.

L'annonce de cette infection vénérienne débute premièrement par un chancre sécrétant un pus contagieux et inoculable.

Il peut se développer sur la partie même où le pus a été déposé : les parties naturelles, la langue, les gencives, le dedans des joues, le mamelon, etc.

(1) Léon Simon fils, *Des maladies vénériennes et de leur traitement homœopathique.* Paris, 1860. — Consultez aussi Rückert, *Traitement homœopathique des maladies de la peau, considérées sous le rapport de leur forme, des sensations qu'elles produisent, et des parties qu'elles affectent ; suivi du traitement homœopathique des maladies vénériennes*, par le docteur Attomyr. Traduit de l'allemand par Sarrazin. Paris, 1838, in-18. — Davasse, *la syphilis, ses formes, son unité.* Paris, 1865.

On distingue deux sortes de chancres : le mou et l'induré, mais cette distinction est inutile pour le traitement dont voici la formule :

> **Mercurius vivus**, 12e dilution...   7 globules.
> **Eau**.............................   120 grammes.

Doses. — Une cuillerée toutes les quatre heures, pendant le jour.

Si cela ne produisait nul effet (ce qui arrive souvent), on prescrirait :

> **Mercurius vivus**, 2e trituration...   12 paquets
>   de 1 centigramme chaque.

Doses. — En prendre un paquet matin et soir, à sec sur la langue, pendant six jours.

Si l'usage de ces préparations amenait de la salivation, douleurs et gonflement des gencives, courbature dans les membres, avec fièvre, on donnerait :

> **Sulfur**, 12e dilution...........   7 globules.
> **Eau**.............................   120 grammes.
> **Nitri acidum**, 12e dilution...   7 globules.
> **Eau**.............................   120 grammes.

Doses. — Alterner ces deux médicaments (un jour de l'un, un jour de l'autre) à la dose de trois cuillerées par jour.

Ce même traitement convient pour les bubons; seulement, si la suppuration tarde à s'y établir, on donnera (en suspendant les autres médicaments) :

> **Hepar sulfur**, 6e dilution...   7 globules.
> **Eau**.............................   120 grammes.

Doses. — Une cuillerée trois fois par jour.

Si le bubon reste induré, on prendra *Iodium*, 6e dilution, de la même manière et aux mêmes doses qu'*Hepar*. Si le sujet est scrofuleux, on alternera *Sulfur* avec *Phosphorus*, 12e dilution, comme il est alterné plus haut avec

Nitri acidum, dans le cas où, par le fait de cette constitution, la guérison serait entravée.

Si l'ulcère devenait gangréneux, on prescrirait :

Arsenicum, 6e dilution.... 7 globules.
Eau.......................... 120 grammes.
Lachesis, 12e dilution...... 7 globules.
Eau.......................... 120 grammes.

Doses. — Alterner ces deux médicaments (un jour l'un,
un jour l'autre) à la dose de trois cuillerées par jour.

S'il s'y formait des trajets fistuleux, on ferait prendre :

Silicea, 12e dilution... 7 globules.
Eau................... 120 grammes.

Doses. — Une cuillerée trois fois par jour.

On peut, lorsque la suppuration est établie dans le bubon, l'ouvrir avec un bistouri.

ART. 2. — BLENNORRHAGIE

(VULGAIREMENT CHAUDE-PISSE).

Traitement.

On doit débuter par :

Mercurius vivus, 3e dilution... 7 globules.
Eau.............................. 90 grammes.

Doses. — Une cuillerée toutes les quatre heures.
Ce médicament achevé, on prendra :

Sulfur, 6e dilution... 7 globules.
Eau................... 90 grammes.

Doses. — Une cuillerée toutes les quatre heures.

Ce second médicament achevé, on reprendra *mercurius*
comme il est dit plus haut, et après l'avoir achevé, on fera
usage de la prescription suivante qui m'a bien réussi jusqu'ici :

> **Zincum**, 6e dilution...   7 globules.
> **Eau**....................   90 grammes.
> **Sulfur**, 6e dilution.....   7 globules.
> **Eau**....................   90 grammes.

Doses. — Alterner ces deux médicaments (un jour l'un, un jour l'autre) à la dose d'une cuillerée toutes les quatre heures.

S'il survenait des symptômes inflammatoires avec difficulté d'uriner et brûlement dans l'urèthre, on prescrirait :

> **Belladona**, 6e dilution...   7 globules.
> **Eau**.....................   90 grammes.
> **Canabis**, 6e dilution.....   7 globules.
> **Eau**.....................   120 grammes.

Doses. — Alterner ces deux médicaments à la dose d'une forte cuillerée à café, de quatre en quatre heures.

Si ces deux médicaments n'amenaient pas la résolution de l'inflammation, ou qu'à celle-ci il se joignît des érections fréquentes et douloureuses, on prescrirait :

> **Cantharis**, 12e dilution..   6 globules.
> **Eau**.....................   120 grammes.

Doses. — Une cuillerée à café, de quatre en quatre heures.

S'il survenait de l'hématurie (pissement de sang), on prendrait :

> **Camphora**, teinture mère...   2 gouttes.
> **Eau**.......................   1 cuillerée.

Doses. — A prendre en une seule fois.

Puis, quatre heures après, on prendrait :

> **Ipeca**, 3e dilution...   7 globules.
> **Eau**.................   90 grammes.

Doses. — Une cuillerée toutes les quatre heures.

Contre condylomes (crêtes de coq), ou fics, on prescrira :

Tuya, 3e dilution... .. 7 globules.
Eau............... 90 gramme.

Doses. — Une cuillerée trois fois par jour.

Il faudra se garder d'exciser ou de couper ces végétations, ou de les cautériser ; la prescription de *Tuya* suffira pour les faire disparaître. (*Voyez* page 381.)

Contre les ulcérations du palais ou de la gorge, on fera prendre :

Mercurius vivus, 6e dilution... 7 grammes.
Eau........................ 90 grammes.
Aurum foliatum, 3e dilution . 7 globules.
Eau........................ 90 grammes.

Doses. — Alterner ces deux médicaments (un jour l'un, un jour l'autre) à la dose d'une cuillerée matin et soir.

S'il survenait des symptômes de nécrose (carie des os), on ferait prendre :

Mercurius vivus, 6e dilution... 7 globules.
Eau........................ 90 grammes.
Silicea, 12e dilution............ 7 globules.
Eau........................ 90 grammes.

Doses. — Alterner ces deux médicaments (un jour l'un, un jour l'autre) à la dose d'une cuillerée matin et soir.

Contre les taches ou plaques cuivrées syphilitiques (syphilides exanthématiques).

Au début, lorsque l'éruption n'a encore qu'une teinte rouge cerise, on prescrira :

Lachesis, 12e dilution... 7 globules.
Eau.................. 90 grammes.
Sulfur, 12e dilution..... 7 globules.
Eau.................. 90 grammes.

Doses. — Alterner ces deux médicaments (un jour l'un, un jour l'autre) à la dose d'une cuillerée matin et soir, jusqu'a disparition de la rougeur, en augmentant la dilu-

tion de ces médicaments au fur et à mesure qu'on les re-
nouvellera.

Si l'exanthème ou les plaques syphilitiques ont passé de
la teinte rouge à celle d'un jaune clair ou couleur cuivre,
on remplacera *Lachesis*, désigné plus haut, par *Crotalus
horridus*, 12ᵉ dilution, que l'on alternera avec *Sulfur*,
comme il est dit à la prescription ci-avant; ensuite, la disparition des plaques ayant lieu, on donnera pendant quinze
jours la prescription suivante :

Salsaparilla, 6ᵉ dilution...   7 globules.
Eau. ....   90 grammes.

Doses. — Une cuillerée matin et soir.

ART. 3. — VÉGÉTATIONS SYCOSTIQUES.

Si ces végétations (vulgairement : *choux-fleurs*, *crêtes
de coq*, *poireaux*, *verrues*, *condylomes*) sont molles, rougeâtres, humides et portées sur une large base, on donnera, quel que soit leur siége :

Tuya occidentalis, 6ᵉ dilution...   2 globules.
Eau...........................   250 grammes.

Doses. — Une cuillerée trois fois par jour.

Lotions sur les condylomes, et charpie à demeure, imbibée de deux gouttes de *Tuya*, 6ᵉ dilution, mises dans 190
grammes d'eau alcoolisée (six à dix gouttes d'alcool anhy-
dre pour 190 grammes d'eau).

Continuer cette prescription jusqu'à disparition des végétations sycosiques.

On donnera ensuite :

Sulfur, 12ᵉ dilution...   7 globules.
Eau...............   190 grammes.

Doses. — Une cuillerée matin et soir.

CHAPITRE II

HYDROPHOBIE.

L'*Hydrophobie* (*horreur de l'eau*) ou *Rage* est une maladie inconnue dans son essence, qui se développe spontanément chez le chien et le loup, et qu'ils communiquent par morsure à l'homme ou à d'autres animaux.

Symptômes.

Les symptômes de la rage ne se développent pas de suite chez l'individu mordu; la plaie suit la même marche que les autres plaies par morsures; mais, au bout d'une quarantaine de jours environ, arrivent les symptômes suivants :

La cicatrice de la plaie devient rouge, tuméfiée, et donne issue, en s'ouvrant, à un liquide sanieux; le malade devient triste, mélancolique; son teint s'altère; des rêves effrayants le réveillent en sursant; il éprouve un frisson général, et ressent un sentiment de chaleur âcre, qui, partant de la partie mordue, s'étend à tout le corps, mais s'arrête principalement à la poitrine et à la gorge.

Le pouls est petit et serré; une fièvre nerveuse très-intense se déclare; le malade se plaint d'une chaleur atroce à la région épigastrique, et il vomit souvent de la bile d'un vert porracé.

La face est rouge, la voix forte, l'œil étonné et le regard farouche; la respiration est pénible et le pouls précipité; le malade sanglotte et soupire involontairement; il a horreur des liquides, et presque toujours une contraction spasmodique du pharynx, qui empêche la déglutition.

Bientôt les yeux deviennent étincelants; leur pupille

dilatée et immobile jette un regard sinistre, qui est un avant-coureur d'un accès de rage et de fureur, avant lequel il est bon de lier le malade, qui est souvent tourmenté par un besoin invincible de mordre ceux qui l'entourent.

Après quelques accès de fureur, il survient un affaissement considérable ; les extrémités se refroidissent, une faiblesse excessive se déclare, la respiration s'embarrasse, et au bout de quatre ou cinq jours le malade succombe.

Traitement.

Il est certain que la rage est guérissable sans cautérisation, qui, si elle est tardivement faite, ne peut nullement agir sur le virus absorbé et par conséquent, est tout à fait inutile.

De nombreux faits de guérison, relatés dans les annales homœopathiques, viennent à l'appui de ce que j'avance.

Je vais donner succinctement ici le traitement de la rage déclarée ou non déclarée.

Laver la plaie à grande eau, puis, si la morsure est récente, faites rougir un fer à blanc, et cautérisez-la. Si la morsure remonte à un ou deux jours, la cautérisation est inutile ; l'absorption du virus étant produite, ce ne serait qu'une torture de plus pour le malade. Enfin, que la cautérisation soit faite ou non, on fera prendre immédiatement au malade la prescription suivante :

Belladona, 3ᵉ dilution... 4 gouttes ou   8 globules.
Eau............................... 120 grammes.

Doses. — Une cuillerée matin et soir.

Si, par l'usage de ce médicament, il survenait des maux de tête, il faudrait, d'après M. le docteur Teste, suspendre *Belladona,* pour la reprendre deux jours plus tard de la même manière, mais à une dilution plus élevée (à la 12ᵉ).

On continuera ainsi ce traitement pendant une vingtaine de jours, et après, on *cessera* avec confiance toute médication.

Contre l'hydrophobie pendant la période d'incubation, afin d'empêcher le développement de la rage, M. le docteur Ach. Hoffmann (1) recommande de laver et panser la plaie avec le mélange suivant :

Stramonium, teinture mère...　4 gouttes.
Eau..............................　125 grammes.

Continuer l'application de charpie imbibée de cette liqueur jusqu'à parfaite cicatrisation, et donner au malade, savoir :

Le même jour de l'accident :

Aconitum, 30ᵉ dilution...　3 globules.
Eau........................　1 cuillerée à café.

Verser le tout dans la bouche du malade ; donner ensuite le lendemain, à sec sur la langue :

Datura Stramonium, 30ᵉ dilution.　3 globules.

Laisser agir cela pendant cinq jours.

Donner le sixième jour *Aconitum*, comme il a déjà été prescrit.

Vingt-quatre heures après, on donnera :

Belladona, 30ᵉ dilution...　3 globules.

A prendre à sec sur la langue.

Laisser agir *Belladona* pendant cinq jours, et donner le sixième jour, *Aconitum*, comme plus haut.

Vingt-quatre heures après on donnera :

Lachesis, 30ᵉ dilution...　3 globules.

A prendre à sec sur la langue.

Laisser agir *Lachesis* pendant cinq jours : puis, le sixième

______

(1) *La rage et le choléra, traitement préservatif et curatif.*

jour, donner *Aconitum*, comme il a déjà été expliqué, pour prescrire vingt-quatre après :

Hyosciamus nigêr, 30ᵉ dilution...   3 globules.

A prendre à sec sur la langue.

Laisser agir ce médicament pendant huit jours, et le neuvième, donner une dernière fois *Aconitum*, comme d'habitude, et s'en tenir là.

Tous ceux qui suivront cette prescription, en se conformant aü régime homœopathique, n'auront rien à redouter pour l'avenir.

Je crois que le premier traitement donné est tout aussi efficace, sinon plus, que ce dernier, car la *Belladona* est le spécifique de la rage.

CHAPITRE III

MALADIES CHARBONNEUSES.

ART. 1ᵉʳ. — ANTHRAX OU CHARBON MALIN.

Maladie transmise à l'homme par le contact du sang ou des dépouilles d'animaux surmenés, ou atteints de maladies charbonneuses, ayant pour caractères une tumeur dure et très-douloureuse, peu saillante, dont la circonférence est d'un rouge vif, tandis que son centre présente des vésicules livides, auxquelles succède, dans un court espace de temps, une eschare noire comme du charbon.

Symptômes.

Tumeur dure, présentant à son centre des pustules livides qui ont pour base un noyau dur et insensible, qui bientôt devient d'un noir lisse ; il est entouré d'un cercle rouge vif, qui est le siége d'une châleur âcre et brûlante.

Le charbon s'étendant toujours en surface et en profondeur, détruit muscles, vaisseaux et nerfs ; quant au noyau noir ou à l'eschare, elle finit par se ramollir et tomber en putréfaction.

Comme symptômes généraux, on remarque chez le malade une grande anxiété, une perte de forces subite et excessive, du délire et des syncopes, soit avant, soit au moment de l'apparition du charbon.

Pronostic.

Cette affection a une marche très-rapide : la mort arrive en vingt-quatre heures, et au plus tard, du deuxième au quatrième jour.

Diagnostic.

Le charbon peut être confondu avec la *pustule maligne* (ou puce maligne) ; voici en quoi on les différenciera l'un de l'autre : le charbon peut se développer spontanément, tandis que la pustule maligne est toujours communiquée à l'homme.

Le charbon est l'indice d'une infection générale, marchant du *dedans au dehors*, tandis que la pustule maligne est une infection *locale d'abord*, qui ne devient générale que consécutivement, et qui marche de *dehors en dedans*.

La pustule maligne ne se développe que sur les parties du corps *qui sont à découvert ;* le charbon se développe partout indistinctement.

L'eschare de la pustule maligne est brune ou citronnée (couleur citron ou orange), et grenue comme de la peau de chagrin ; la peau qui l'avoisine est engorgée, luisante, tendue et demi-emphysémateuse.

La tumeur du charbon est circonscrite plus nettement ou plus régulière ; l'eschare en est lisse, noire comme du charbon, et la tumeur est entourée d'un cercle plus ou moins rouge à sa circonférence.

Le charbon est une maladie très-grave, qui emporte le malade en vingt-quatre heures, car son apparition est l'indice d'un empoisonnement général déjà complet ; aussi le traitement doit-il être purement *interne*.

Traitement.

Les médicaments à consulter contre cette affection sont : *Arsenicum album*, *Belladona*, *Silicea* et *Lachesis*.

    Arsenicum album, 12ᵉ dilution...   6 globules.
    Eau...........................   90 grammes.

Doses. — Une cuillerée à café, d'heure en heure, pendant le jour.

    Belladona, 12ᵉ dilution...   globules.
    Eau....................   90 grammes.

Doses. — Une cuillerée à café de deux en deux heures, pendant la nuit.

Si, vingt-quatre heures après ce traitement, nulle amélioration ne se présente, on prescrira :

    Silicea, 30ᵉ dilution...   6 globules.
    Eau....................   90 grammes.
    Lachesis, 30ᵉ dilution..   6 globules.
    Eau....................   90 grammes.

Doses. — Alterner ces deux médicaments à la dose d'une cuillerée à café d'heure en heure (une fois de l'un, une fois de l'autre).

Il est bien entendu que si *Arsenicum* et *Belladona* avaient produit de l'amélioration, on les continuerait.

Eau sucrée, légèrement rougie avec du vin vieux, pour boisson.

ART. 2. — PUSTULE MALIGNE.

La *Pustule maligne* ou *Puce maligne* est une affection dont la nature est essentiellement gangréneuse. Elle se produit à la suite de l'inoculation (ou introduction) sur la peau ou les muqueuses d'un virus inconnu, provenant des animaux, et ne se développe jamais spontanément chez l'homme. Toutes les parties du corps qui sont à découvert, sont exposées à l'action de ce virus.

Symptômes.

Première période. — Douze, vingt-quatre ou trente-six heures après l'inoculation, apparaît au lieu infecté une petite tache ressemblant à une morsure de puce, qui s'élève bientôt sous la forme d'un petit bouton auquel on fait peu attention. Il se couronne d'une petite vésicule qu'accompagne un peu de chaleur et de démangeaison, et que le malade ne tarde pas à déchirer en se grattant.

Deuxième période. — A la place de la vésicule apparaît une petite induration, ou un petit tubercule dur, mobile et circonscrit (se dessinant nettement), qui, d'une couleur livide, ne tarde pas à acquérir le volume d'une lentille, et offre une surface raboteuse, parsemée de petites éminences.

Tout autour du susdit tubercule, la peau s'enflamme, se tuméfie, et prend une teinte d'un rouge violet livide ; de petites phlyctènes (ou vessies) remplies d'un liquide brunâtre ou roux, se forment autour du tubercule ou eschare (croûte noire ou brune) qui se développe de plus en plus.

Troisième période. — L'eschare gangréneuse envahit une plus grande surface ; le cercle rouge violacé qui l'environne s'étend dans la même proportion; la peau est tendue, brillante, et d'un rouge livide ; le tissu cellulaire s'infiltre, et si c'est un membre qui est atteint, il se trouve complétement envahi par la maladie ; de l'anxiété et de l'oppression commencent à se déclarer chez le malade (pas chez tous).

Quatrième période. — Tous les accidents ci-dessus doublent d'intensité ; l'eschare centrale se sépare et tombe, en laissant écouler un liquide séreux de couleur citron ; le tissu cellulaire et la peau se gangrènent ; la soif devient ardente, la langue sèche, le pouls petit et inégal ; des vomissements surviennent, ainsi que des hémorrhagies et des sueurs affaiblissantes; enfin la respiration s'embarrasse, des syncopes et du délire se manifestent, et le malade succombe.

Pronostic.

La mort arrive quelquefois vingt-quatre heures après l'invasion du mal, tant la marche de cette maladie fort grave, qui n'est qu'une variété du charbon, est rapide.

Si les symptômes de la pustule maligne s'arrêtent à la fin de la deuxième période, le malade guérit.

Causes.

Les équarrisseurs (tueurs de chevaux hors de service), les matelassiers, les bouchers, les éleveurs de bestiaux, les corroyeurs, tous ceux enfin qui sont exposés à toucher des débris ou des cadavres d'animaux malades ou pestiférés sont le plus sujets à en être atteints.

La piqûre d'une mouche qui a sucé des sucs de cadavres putréfiés ou d'animaux morts d'affections charbonneuses, peut également inoculer le virus et faire contracter la pustule maligne (1).

Traitement.

Le même que celui du charbon.

CHAPITRE IV

MORVE ET FARCIN.

Cette affreuse maladie se transmet du cheval à l'homme par voie d'infection ou d'inoculation ; elle peut être aiguë ou chronique.

ART. 1er. — MORVE AIGUE.

Symptômes.

Elle présente pour caractère particulier un état fébrile continu, compliqué d'éruptions gangréneuses, de pustules à la peau, d'un coryza ou rhume de cerveau spécial, avec écoulement par les narines d'un mucus composé de pus et de sang, et de tumeurs ou abcès purulents ou lymphatiques à diverses parties de la surface du corps, qui passent rapidement à l'état gangréneux ; de plus, de vives douleurs articulaires se font sentir.

Tous les symptômes s'accroissent, jusqu'à ce que le malade tombe dans un état adynamique complet et s'éteigne, ce qui arrive ordinairement du vingt au vingt-cinquième jour.

(1) Voyez Bourgeois, *Traité pratique de la pustule maligne et de l'œdème malin.* Paris, 1861.

La mort est la terminaison constante de la morve, dont nous n'avons tracé ici que les symptômes les plus saillants.

Traitement.

La médecine allopathique avoue que la morve est la plus terrible maladie qui puisse affecter l'homme, et qu'elle ne connaît aucun traitement à lui opposer. L'homœopathie lui oppose la puissance des médicaments ciaprès, obtenue par la dynamisation, et dont nul encore n'a parlé ; ce sont *Arsenicum album* et *Lachesis*, alternés entre eux pendant le jour, et *Rhus toxicodendron*, donné seul, pendant la nuit.

Donner pendant le jour :

Arsenicum album, 12ᵉ dilution...   8 globules.
Eau...............................   120 grammes.
Lachesis, 12ᵉ dilution.............   8 globules.
Eau................................   120 grammes.

Doses. — Alterner ces deux médicaments à la dose d'une cuillerée à dessert, de trois en trois heures.

On donnera pendant la nuit :

Rhus toxicodendron, 12ᵉ dilution...   8 globules.
Eau................................   120 grammes.

Doses. — Une cuillerée à dessert toutes les trois heures.

ART. 2. — FARCIN AIGU.

Le coryza, ou écoulement purulo-sanguin des fosses nasales, manque dans le farcin ; on n'y observe que l'engorgement douloureux des ganglions lymphatiques, ou une phlébite (inflammation des veines), avec fièvre. Ces symptômes s'accompagnent ensuite de l'éruption pustuleuse et gangréneuse de la morve aiguë.

Cette maladie est moins grave que la morve ; elle provient également d'un virus communiqué du cheval à l'homme, et est de la même essence qu'elle.

Traitement.

Celui de la morve aiguë.

CHAPITRE V

PIQURES ET MORSURES D'ANIMAUX.

ART. 1er. — PIQURES D'ABEILLES, GUÊPES,
COUSINS, SCORPIONS.

Le seul médicament à opposer tout de suite est :

Ledum palustre, 12e dilution...   6 globules.
Eau...........................   6 cuillerées.

Doses. — Une cuillerée à café de demi-heure en demiheure.

Presque toujours, une minute après la prise de la première cuillerée à café, la douleur cesse immédiatement. Je l'ai éprouvé moi-même, et M. le docteur Teste l'a expérimenté.

ART. 2. — MORSURES DE VIPÈRE.

Ordinairement on prescrit l'ammoniaque liquide contre cet accident ; mais, penchant pour l'avis du docteur Teste, je pense que le *Ledum palustre*, ou mieux encore le *Cédron*, combat avantageusement le venin du serpent trigonocéphale ; *Lachesis* pourrait être employé aussi avec avantage.

On pourrait donc donner de prime abord :

Ledum palustre, 6ᵉ dilution...   6 globules.
Eau............................   60 grammes.

Doses. — Une cuillerée à café de vingt en vingt minutes, ou une cuillerée à dessert d'heure en heure, en reculant les doses au fur et à mesure que l'amélioration arrivera.

Une même potion servira à y tremper des linges pour appliquer sur la plaie.

Si, au bout de six à huit heures, nulle amélioration ne se produisait, j'administrerais dans une cuillerée d'eau trois globules de *Rhus*, qui est l'antidote du *Ledum*, et je donnerais une heure après :

Cédron, 6ᵉ dilution...   4 gouttes.
Eau.................   120 grammes.

Doses. — Une cuillerée d'heure en heure, en reculant les doses au fur et à mesure que l'amélioration arrivera.

Une même potion servira à y tremper des compresses pour les appliquer sur la plaie.

CHAPITRE VI

DELIRIUM TREMENS DES IVROGNES.

Symptômes.

Au début, les malades sont inquiets ; le regard est vague, égaré, et les membres sont agités et tremblants.

Ensuite surviennent des accès de fureur ; les malades blasphèment, injurient les personnes présentes, et se livrent à mille emportements.

Arrivent ensuite des hallucinations de la vue et de l'ouïe ; ils croient être poursuivis par des rats, des serpents ; ils les voient courir et grimper sur leur lit ou vers eux ; ils ont de l'insomnie, ou, s'ils dorment, ils ont des visions ou des rêves extravagants ; il y a soif, constipation, manque d'appétit et quelquefois des vomissements bilieux ; enfin, un sommeil de douze à vingt-quatre heures termine l'accès.

Beaucoup de ces individus meurent par accident ou se suicident ; d'autres tombent en démence, meurent fous, ou des suites d'une paralysie générale.

Traitement.

Nux vomica, *Opium* et *Belladona* sont les seuls médicaments sur lesquels on puisse compter. Si les accès de fureur consistent en injures, envies de mordre, de frapper, de briser ou de déchirer ce qui tombe sous la main, on donnera :

Belladona, 12e dilution....   6 globules.
Eau.......................   90 grammes.

Doses. — Une cuillerée à café d'heure en heure.

Dans tous les cas, lorsque les accès de fureur sont passés, ou qu'ils ne se produisent pas, on prescrira :

Nux vomica, 10e ou 12e dilution... 6 globules.
Eau............................. 90 grammes.
Opium, 12e dilution.............. 6 globules.
Eau............................. 90 grammes.

Doses. — Alterner ces deux médicaments, *Nux* pendant la nuit, et *Opium* pendant le jour, à la dose d'une cuillerée à dessert toutes les deux ou trois heures.

Nous ne parlerons pas de l'empoisonnement causé par certaines substances minérales ou végétales ; nous renvoyons, pour cela, aux traités spéciaux de toxicologie pour y trouver les indications nécessaires (1).

SEPTIÈME CLASSE

LÉSIONS DE NUTRITION.

Hypertrophies (excès de vie, de volume) ou altération dans la nutrition d'un organe, consistant en l'augmentation exagérée de son volume (2).

CHAPITRE PREMIER.

GOITRE.

Le *Goître*, vulgairement *gros cou*, n'est, à proprement parler, que l'hypertrophie du corps, ou glande thyroïde, qui se trouve située à la partie antérieure et inférieure du larynx.

Symptômes.

Tumeur d'un volume variable et de formes diverses, offrant la couleur ordinaire de la peau, de la mollesse, de l'empâtement et de l'indolence ; elle est sillonnée de grosses veines, souvent dilatées ou variqueuses.

Si l'hypertrophie occupe toute la glande, le goître affecte

(1) Tardieu, *Étude médico-légale sur l'empoisonnement.* Paris, 1866.
(2) Je ne parlerai ni de l'hypertrophie du cœur, ni de celle d'autres organes ; ces maladies, exigeant une auscultation précise et rigoureuse, sont du ressort des gens de l'art. Nous mentionnerons seulement pour eux, les médicaments les plus convenables à ordonner dans les divers cas.

alors la forme ovale ou ronde ; si l'hypertrophie n'occupe que le lobe droit ou le lobe gauche de la glande, la tumeur est située alors sur le côté droit ou le côté gauche du cou ; elle peut, par la suite, acquérir un volume monstrueux, et, par sa compression sur les veines jugulaires, occasionner des vertiges, de la pesanteur de tête, une augmentation dans la coloration de la face ; d'autres fois, si le goître comprime l'œsophage, il empêche le malade d'avaler facilement les aliments.

Cette affection, particulière à certaines localités, met rarement la vie en danger.

Traitement.

Je ne connais encore que deux médicaments sur lesquels on puisse compter dans le traitement du goître ; ce sont : *Iodium* et *Spongia tosta*.

    Iodium, 30ᵉ dilution...   6 globules.
    Eau.................   90 grammes.

Doses. — Une cuillerée à dessert matin et soir, dans les cas récents ou aigus ; et tous les matins seulement, dans les cas chroniques.

Si, au bout de quinze à vingt jours, nulle amélioration ne se produit, on fera alterner *Iodium* avec le médicament qui suit :

    Spongia tosta, 30ᵉ dilution...   7 globules.
    Eau....................   90 grammes.

Doses. — Alterner ces deux médicaments (un jour l'un, un jour l'autre), à la dose d'une ou de deux cuillerées à dessert par jour, selon le cas.

Si, chez les sujets lymphatiques ou scrofuleux, les deux médicaments ci-dessus, malgré leur efficacité, opéraient peu ou pas, on donnerait :

Calcarea carbonica, 30ᵉ dilution...   7 globules.
Eau............................... 120 grammes.

Doses. — Une cuillerée matin et soir.

Cette potion achevée, on la laissera agir pendant six jours; si elle fait du bien, on la continuera; sinon, on prescrira :

Natrum muriaticum, 30ᵉ dilution...   7 globules.
Eau............................... 120 grammes.

Doses. — Une cuillerée matin et soir.

Laisser agir ensuite six ou huit jours cette potion, la répéter si elle fait marcher l'amélioration, ou sinon, redonner *Iodium* et *Spongia*, comme il est recommandé de le faire, et continuer comme ci-dessus.

CHAPITRE II

RACHITISME.

Le *rachitisme* (ou *épine du dos*) offre pour symptômes le ramollissement et la déformation des os, soit par leur courbure ou le gonflement de leurs extrémités, la déviation du rachis (courbure de la colonne vertébrale, ou épine du dos); la tuméfaction du ventre, la maigreur, la faiblesse, la diarrhée colliquative, la fièvre lente ou hectique, et comme contraste, le développement plus ou moins grand ou du volume de la tête, ou des facultés intellectuelles.

Cette maladie qui n'est, à mon avis, qu'une forme particulière de la *scrofule*, ne nécessite d'autre traitement que celui de cette dernière. (Voyez *Scrofule*, huitième classe de maladies.)

CHAPITRE III

GANGRÈNE.

La *gangrène* est la mortification des parties molles du corps, qui alors se trouvent complétement privées de vie. Elle est dite *sèche* ou *humide : sèche*, quand les parties atteintes sont desséchées, dures, et résonnent lorsqu'on les frappe, comme si elles étaient de bois, ou séchées à la cheminée comme certains jambons ; *humide*, quand les parties atteintes sont molles, comme putréfiées, et que la moindre pression les écrase ou les réduit en boue.

STOMATITE GANGRÉNEUSE.

Cette affection, ou gangrène de la bouche, survient .souvent chez les enfants, à la suite d'une maladie aiguë ou chronique.

Symptômes.

Elle débute le plus ordinairement par des aphthes ou par une petite ulcération d'une couleur grisâtre qui se forme sur la muqueuse buccale, soit à la face interne de la lèvre, de la joue, ou à la base des gencives.

Bientôt la joue ou la lèvre atteinte s'infiltre et s'œdématise ; la peau de ces parties devient tendue et se couvre de vergetures (espèces de marbrures ou de raies) d'un rouge violet plus ou moins foncé.

L'eschare, ou l'ulcération interne de la bouche, gagne en surface, s'entoure d'un cercle violacé ou livide, et prend une couleur de café brûlé.

La salive qui s'échappe de la bouche est semblable à du

jus de pruneaux très-étendu d'eau, ou bien sanguinolent, et des lambeaux putrilagineux se séparent des parties frappées de gangrène. L'enfant continue cependant à manger ; la peau n'est point chaude et le pouls est peu développé ; seulement il arrive quelque peu de délire pendant la nuit.

Au bout d'un temps qui varie de trois à six jours, une nouvelle eschare se développe à la partie externe des tissus affectés : cette eschare noire et sèche s'étend énormément, et envahit les parties externes de la face, tandis que l'autre eschare envahit les internes ; alors, spectacle affreux à voir, l'enfant détache souvent lui-même de larges lambeaux de tissus gangrenés, qui laissent écouler un ichor (ou sanie infecte) d'odeur *sui generis*, et de couleur noirâtre ; plus tard, si la mort n'arrive pas y mettre un terme, l'eschare tombe et laisse une large ouverture à la joue, à travers laquelle s'aperçoivent les dents et les os maxillaires mis à nu et calcinés.

Je me rappelle avoir vu, à Dôle, l'enfant d'une pauvre femme atteint de cette affection, qui était arrivée à sa dernière période. En opérant une légère traction avec le pouce et l'index sur les dernières molaires, qui, ainsi qu'une portion du maxillaire supérieur, étaient mises à nu, trois des cavités alvéolaires avec leurs dents, et une portion considérable de l'os maxillaire se détachèrent et me restèrent entre les doigts, tant la friabilité était grande.

Arrivée à cette période, il survient chez l'enfant de la maigreur, de la diarrhée, du ralentissement dans le pouls ; puis l'enfant s'éteint peu à peu, et meurt ordinairement du sixième au douzième jour.

Cette affection, presque toujours mortelle, offre cependant des exemples de guérison ; mais il est vrai de dire qu'ils sont très-rares.

Traitement.

Bien des médicaments ont été préconisés contre la gangrène de la bouche ; Hartmann (1) en cite plusieurs, et, entre autres, *Secale cornutum;* M. Teste dit (2) que l'homœopathie n'a point encore découvert de spécifique contre cette affection, mais qu'il ferait prendre *Acidum muriaticum*, 6 à 7 globules de la 6ᵉ dilution pour 120 grammes d'eau, et *Kreosotum,* même dilution et même dose, pour les alterner entre eux, par cuillerée à café, à des doses très-rapprochées ; de plus, qu'il cautériserait les ulcérations avec l'*acide muriatique pur* (au moyen d'un petit pinceau trempé dedans).

N'ayant jamais eu occasion de traiter cette affection qui est assez rare, je crois cependant, à la suite d'une étude comparative entre le génie de la maladie et les effets pathogénétiques de quelques médicaments, qu'on pourrait bien lui opposer avec espoir, sinon avec certitude, les médicaments suivants : *Arsenicum album, Lachesis* et *Mercurius vivus.*

Arsenicum album, 6ᵉ dilution....	7 globules.
Eau............................	120 grammes.
Lachesis, 6ᵉ dilution.............	7 globules.
Eau............................	120 grammes.

Doses. — Alterner ces deux médicaments (l'un le matin, l'autre l'après-midi), à la dose d'une cuillerée à café de deux en deux heures.

Si ces deux médicaments n'amenaient pas d'amélioration au bout de quelques jours, on prescrirait :

(1) Hartmann, *Thérapeutique homœopathique des maladies des enfants*, trad. de l'allemand par le docteur Simon. Paris, 1853.
(2) Teste, *Du traitement homœopathique des maladies des enfants*. Paris, 1856.

Lachesis, 30ᵉ dilution..........   7 globules.
Eau..........................   120 grammes.
Mercurius vivus, 30ᵉ dilution..   7 globules.
Eau..........................   120 grammes.

Doses. — Alterner ces deux médicaments (l'un le matin, l'autre l'après-midi), à la dose d'une cuillerée à café, de deux en deux heures.

Si la gangrène était *sèche*, c'est-à-dire si les parties lésées étaient brunes, dures et racornies, on pourrait peut-être prescrire :

Secale cornutum, 6ᵉ dilution. ..   7 globules.
Eau..........................   120 grammes.

Doses. — Une cuillerée à café, de trois en trois heures.

CHAPITRE IV

ULCÉRATIONS.

On appelle *ulcération* ou *ulcère* toute solution de continuité des tissus, qui tend à s'agrandir avec perte de substance.

Les ulcères se reconnaissent facilement de toute autre lésion, en ce que, contrairement aux autres plaies qui tendent toujours à se cicatriser et à guérir, ils sont enclins à envahir les parties environnantes, ou à rester dans le même état ; de plus, au lieu d'être, comme les autres plaies, le produit d'une cause mécanique (contusion, blessure), ils le sont d'un vice interne de la constitution.

Ils peuvent offrir une dimension de quelquescentimètres, ou envahir toute la circonférence d'un membre ; car c'est surtout aux jambes qu'est leur siége ordinaire. Le fond de l'ulcère est ordinairement d'un gris sale, strié de violet, et parsemé de petits mamelons mous, spongieux, saignant assez facilement pour peu qu'on y touche, et dont les intervalles sont remplis d'un détritus formé de pus, de sang et de filaments de matières organiques. Quelques-uns de ces abcès sont ou indolents, ou peu douloureux ; ils peuvent durer des années entières, et se compliquer d'inflammation, de gangrène ou de fongosités (végétations molles, rougeâtres, spongieuses et charnues, en forme de cône ou de champignons, qui se développent à la surface des plaies ou des ulcérations).

On a divisé les ulcères en plusieurs variétés, qui sont : les *ulcères variqueux*, les *ulcères calleux*, les *ulcères scrofuleux*, les *ulcères scorbutiques*, les *ulcères fistuleux*, les *ulcères fongueux*, les *ulcères cancéreux*.

ART. 1ᵉʳ. — ULCÈRES VARIQUEUX.

Symptômes.

Les *ulcères variqueux* occupent la surface de la peau ; ils sont ronds ou ovalaires, à fond bleuâtre et à bords durs, avec œdème des parties environnantes ; tout autour d'eux se groupent des réseaux de veines variqueuses, sous lesquelles la peau est de couleur bistre clair ; ces ulcères sécrètent une sérosité jaunâtre mêlée de sang.

Traitement.

Donner d'abord, avant tout :

Pulsatilla, 12ᵉ ou 30ᵉ dilution. .   7 globules.
    (selon l'ancienneté du cas).
Eau. . . . . 120 grammes.

Doses. — Une cuillerée, tous les matins et tous les soirs, si le cas est aigu ; et tous les deux jours, le matin seulement, s'il est chronique.

Dès que les varices auront disparu, et que le fond de l'ulcère aura perdu sa teinte plombée ou **bleuâtre**, on prescrira :

Calcarea carbonica, 30ᵉ dilution...	7 globules.
Eau................................	120 grammes.
Sulfur, 30ᵉ dilution................	7 globules.
Eau................................	120 grammes.

Doses. — Alterner ces deux médicaments, à la dose d'une cuillerée, matin et soir, tous les trois jours.

ART. 2. — ULCÈRES CALLEUX.

Leurs bords sont épais, de couleur blanchâtre et durs au toucher ; on dirait les bords d'un cor dont on vient d'extirper la racine ; cette callosité se remarque même quelquefois jusque dans le fond de l'ulcère ; ils sont souvent indolents.

ART. 3. — ULCÈRES SCROFULEUX.

Leurs bords sont durs, très-inégaux ; la peau environnante est rouge ou violacée ; leur tuméfaction est dure et comme cartilagineuse, et, de plus, il y a presque toujours gonflement des parties spongieuses des os, ou engorgement des glandes qui se trouvent près du foyer de ces ulcères qui sont indolents, et dont le pus est clair comme du petit-lait.

Traitement.

Pour ces deux variétés d'ulcères, donner *Calcarea* et *Sulfur*, comme pour les ulcères variqueux.

ART. 4. — ULCÈRES SCORBUTIQUES.

Presque plats, avec tuméfaction ou œdème des parties

environnantes; leurs bords sont bleuâtres ou noirâtres; leur fond sanieux et couvert de petites carnosités qui saignent facilement.

Ces ulcères sécrètent le plus souvent de la sanie jaunâtre, parmi laquelle un sang noir et infect prédomine.

Traitement.

Celui du scorbut d'abord (voyez *Scorbut*); puis *Calcarea carbonica* et *Sulfur*, comme ci-devant.

ART. 5. — ULCÈRES FISTULEUX.

Reconnaissables à ce qu'ils sont causés et entretenus par des trajets fistuleux, ou un décollement plus ou moins étendu de la peau; leur forme est ordinairement ovoïde, et leur sécrétion est un pus le plus souvent mal lié.

Traitement.

Silicea, 30ᵉ dilution........ 7 globules.
Eau..................... 120 grammes.

Doses. — Une cuillerée tous les matins, ou tous les trois jours seulement (selon la chronicité ou le cas récent de l'affection).

Dès qu'on s'apercevra que les trajets fistuleux s'oblitèrent, ou que le recollement de la peau s'opère, on cessera *Silicea*, et on prescrira *Calcarea* et *Sulfur*, comme nous l'avons déjà dit.

ART. 6. — ULCÈRES FONGUEUX.

Reconnaissables aux excroissances flasques, rouges, violettes et insensibles, ou bleuâtres, très-douloureuses, et saignant au moindre contact, qui, sous la forme de framboises ou de champignons, recouvrent leur surface.

Traitement.

Carbo vegetabilis, 30e dilution...   7 globules.
Eau........................... 120 grammes.

Doses. — Une cuillerée tous les matins.

Une fois la potion prise, prescrire, quatre jours après, *Sulfur* et *Calcarea,* comme il est dit plus haut.

ART. 7. — ULCÈRES CANCÉREUX OU PHAGÉDÉNIQUES.

Fond et bords durs, inégaux, comme mamelonnés, de couleur plombée, rouge ou grisâtre ; ils sont plats, et exercent spécialement leur action sur la peau ou les muqueuses ; leur sécrétion est un pus mal lié et infect, qui, par son âcreté, corrode souvent les parties environnantes.

Ces ulcères, presque toujours très-douloureux, sont rongeants, et tendent toujours à s'accroître : leur forme est ronde, comme si l'on eût perforé la peau avec un emporte-pièce.

Traitement.

Arsenicum album, 12e ou 30e dilution...   7 globules.
Eau........................... 120 grammes.
Lachesis, 10e ou 30e dilution...... ......   7 globules.
Eau........................... 120 grammes.

Doses. —Alterner ces deux médicaments, à la dose d'une cuillerée à bouche, tous les matins, si le cas est récent ; ou tous les trois jours, matin et soir, si le cas est chronique.

Huit jours après ces deux potions achevées, on donnera *Calcarea carbonica* et *Sulfur,* comme il a été dit plus haut.

Plus de cent cas d'ulcères de toute espèce traités par moi, m'ont mis à même d'expérimenter que *Calcarea carbonica* et *Sulfur* sont les principaux remèdes de fond pour ces affections, et qu'ils suffisent à eux seuls, dans la majorité des cas, pour en opérer la cure.

Si l'ulcère *siégeait à la malléole* de l'un ou de l'autre pied, il faudrait alors donner, avant tout, savoir :

Pulsatilla, s'il y avait des veines variqueuses autour de l'ulcère ; puis, après cette potion prise :

Acidum fluoris, 12e dilution...　　6 globules.
Eau.............................　　90 grammes.

Doses. —Une cuillerée tous les matins, ou tous les deux jours, selon le cas.

Plusieurs fois je n'ai pu réussir à guérir l'ulcération qu'au moyen de ce dernier médicament, lorsque son siége était situé près de la malléole, ou sur la malléole externe même.

S'il n'y existait pas de varices, au lieu de débuter par *Pulsatilla*, on donnerait de suite *Acidum fluoris*.

Puis, comme complément du traitement, donner *Calcarea* et *Sulfur*, comme il a déjà été dit, quand bien même l'ulcère serait guéri.

HUITIÈME CLASSE

PRODUCTIONS MORBIDES ACCIDENTELLES

CHAPITRE PREMIER

POLYPES.

Excroissances variables dans leur forme et leur volume, qui se développent et croissent dans les cavités tapissées par les membranes fibreuses et muqueuses, et finissent par les oblitérer (obstruer) complétement.

Nous ne parlerons ici que du polype de l'oreille et de celui des fosses nasales, sans nous préoccuper de leur division en polypes *vésiculeux*, *sarcomateux*, *fongueux*, *fibreux*, etc.

ART. 1er. — POLYPE DU CONDUIT AUDITIF, OU DE L'OREILLE.

Traitement.

Staphis agria, 12e dilution...　　7 globules.
Eau........................　120 grammes.

Doses. — Une cuillerée matin et soir.

Si, au bout d'un mois, *Staphis* ne produisait nulle amélioration, on prescrirait alors :

Calcarea carbonica, 12e dilution...　7 globules.
Eau.............................　120 grammes.
Teucrium marum,12e dilution......　7 globules.
Eau.............................　120 grammes.

Doses.—Alterner ces deux médicaments, à la dose d'une grande cuillerée à bouche, tous les matins.

ART. 2. — POLYPES DU NEZ.

On donnera les mêmes médicaments que ci-dessus; seulement, s'il survenait quelque épistaxis d'une trop grande durée, on prescrirait :

Phosphorus, 12e dilution...　6 globules.
Eau......................　90 grammes.

Doses.—Une cuillerée de quatre en quatre heures.

Si *Phosphorus* ne suffisait pas pour arrêter l'écoulement, on consulterait alors le traitement indiqué contre l'*Épistaxis*.

N'ayant traité qu'un seul cas de polypes du nez, je ne puis affirmer la réussite toujours certaine du traitement ci-dessus ; c'est à ceux qui l'expérimenteront plus fréquemment, d'en constater ou non l'efficacité, un cas isolé de guérison ne prouvant rien.

ART. 3. — VERRUES.

Si les verrues sont pédicellées (c'est-à-dire si elles sont resserrées à la base, et élargies au sommet), si, en outre, leur sommet est fendillé, on prescrira :

> **Lycopodium**, 12ᵉ dilution....   7 globules.
> **Eau**.........................   90 grammes.

Doses.—Une cuillerée matin et soir.

Continuer ce remède en baissant les dilutions de 6 en 6, jusqu'à la guérison qui arrive rapidement; les verrues disparaissent sans laisser de traces.

Pour les autres verrues, lisses, plates, ou non pédicellées, on prescrira :

> **Dulcamara**, 6ᵉ dilution...   7 globules.
> **Eau**.....................   90 grammes.
> **Sulfur**, 12ᵉ dilution.......   7 globules.
> **Eau**.....................   90 grammes.

Doses.—Alterner ces deux médicaments (un jour l'un, un jour l'autre) à la dose d'une cuillerée matin et soir.

Ces deux médicaments pris, on donnera :

> **Calcarea carbonica**, 12ᵉ dilution....   7 globules.
> **Eau**................................   90 grammes.

Doses.—Une cuillerée matin et soir.

Continuer ce même traitement jusqu'à guérison. Contre celles qui résisteraient à ce traitement, ce qui est rare, on donnera :

Chelidonium majus, 6ᵉ dilution....   7 globules.
Eau................................   90 grammes.
Natrum muriaticum, 6ᵉ dilution...   7 globules.
Eau................................   90 grammes.

Doses.—Alterner ces deux médicaments (un jour l'un, un jour l'autre) à la dose d'une cuillerée matin et soir.

CHAPITRE II

CALCULS.

Les *calculs*, vulgairement *pierre*, *gravelle*, sont des corps étrangers inorganiques, de forme, grosseur et composition des plus variables, qui se forment accidentellement par agglomération ou superposition dans les réservoirs naturels du corps, tapissés par une membrane muqueuse.

Ainsi, il peut s'en rencontrer dans les canaux et la vésicule biliaire, dans le foie, dans la vessie, dans les reins, dans les intestins (surtout chez les animaux), etc.

Nous ne parlerons ici que des calculs *rénaux* et *vésicaux* (des reins et de la vessie).

ART. 1ᵉʳ. — CALCULS RÉNAUX OU DES REINS.

Symptômes.

Douleur lancinante, vive, atroce et continue, s'exaspérant graduellement de plus en plus par le mouvement ou la pression ; se faisant sentir dans les lombes, et rayonnant jusqu'à la vessie, l'aine et la cuisse du côté affecté, qui est engourdie et roide ; nausées, vomissements de bile, perte du sommeil, agitation, et souvent délire ou convulsions quand les douleurs arrivent à leur maximum d'intensité ; il s'y joint en outre une extrême difficulté dans la miction de l'urine, qui ne sort souvent que goutte à goutte, avec beaucoup d'épreintes ou de ténesme vésical, et est ou trouble ou sanguinolente.

Un appareil fébrile plus ou moins intense accompagne presque toujours ces symptômes, qui sont provoqués par le déplacement d'un calcul dans les reins, ou son passage dans les uretères.

Ces symptômes peuvent se prolonger de vingt-quatre à quarante-huit heures ; leur continuité peut amener la mort par suite de la désorganisation des reins, par péritonite ou par épuisement.

Diagnostic.

Les graviers rendus avec l'urine par le malade.

Traitement.

On oppose ordinairement à cette affection : *Cantharis, Lycopodium, Silicea* et *Cannabis*.

On commencera par donner :

Cantharis, 12e dilution....   4 globules.
Eau.......................   90 grammes.

Doses.—Une cuillerée à café de quatre en quatre heures.

Si *Cantharis* ne suffisait pas à lui seul, et que, un ou deux jours après la prise de la potion, nulle amélioration ne se produisît, on administrerait :

Lycopodium, 30e dilution...   6 globules.
Eau.......................   90 grammes.
Silicea, 30e dilution........   6 globules.
Eau.......................   90 grammes.

Doses.—Alterner ces deux médicaments (un jour l'un, un jour l'autre) à la dose d'une cuillerée à café de quatre en quatre heures, si le cas est aigu ; ou d'une cuillerée à bouche tous les matins, s'il est chronique.

Si enfin ces deux derniers médicaments ne remplissaient pas encore le but qu'on se propose, on ferait prendre :

Cannabis sativa, 12e dilution...   6 globules.
Eau...........................   90 grammes.

Doses.— Une cuillerée matin et soir.

ART. 2. — CALCULS VÉSICAUX OU DE LA VESSIE.

Symptômes.

Les mêmes que ceux de la *Cystite*, ou inflammation de la vessie. (Voyez *Cystite* et *Dysurie*.)

Traitement.

Cannabis, 12e dilution...   6 globules.
Eau...................   90 grammes.

Doses.—Une cuillerée trois fois par jour.

Si, vingt-quatre heures après la prise de cette potion, nul mieux ne survient, on donnera :

Cantharis, 12o dilution....   4 globules.
Eau.....................   90 grammes.

Doses. — Une cuillerée à café de quatre en quatre heures.

CHAPITRE III

TUBERCULES (1)

ART. 1ᵉʳ. — PHTHISIE PULMONAIRE OU MALADIE DE POITRINE.

Dépérissement progressif de l'individu atteint de cette maladie, par suite de l'existence de tubercules dans les poumons.

Cette affection pouvant se transmetre héréditairement, peut également survenir à la suite de quelques maladies débilitantes, de quelques fièvres éruptives ou fièvres intermittentes trop prolongées ; mais encore faut-il pour cela que le malade y soit déjà prédisposé par suite de l'existence de tubercules dans le tissu pulmonaire, tubercules qui jusque-là étaient demeurés à l'état latent, n'attendant qu'une circonstance déterminante quelconque pour enflammer et détruire les parties avec lesquelles ils se trouvent en contact.

Symptômes.

Toux débutant sans antécédents, et restant sèche pendant longtemps, ou bien expulsion (rejet) de crachats qui demeurent longtemps mousseux, clairs et blancs ; le tout s'accompagnant de douleurs dans le dos ou sur les côtés de la poitrine ; maigreur malgré un bon appétit ; fièvre le soir ou pendant la nuit, avec sueur nocturne, soit à la tête, à

---

(1) Le tubercule est un corps d'un blanc jaunâtre ou grisâtre, ordinairement sphérique, d'un volume variable, s'accroissant peu à peu, puis se ramollissant pour se transformer ensuite en une matière puriforme qui détruit les parties avec lesquelles elle est en contact.

Quand elle occupe les poumons, elle y forme les excavations désignées sous le nom de cavernes ; c'est cette matière puriforme que les phthisiques rejettent par la toux.

L'inoculation de la matière tuberculeuse serait un essai à tenter.

a poitrine ou au creux des mains pendant le sommeil.

La présomption sera plus forte, si l'individu est d'un tempérament lymphatique, avec poitrine étroite, omoplates saillantes, rougeur vive des pommettes.

Traitement.

Calcarea carbonica, 30e dilution...   6 globules.
Eau..............................   90 grammes.
Sulfur, 30e dilution..................   6 globules.
Eau..............................   90 grammes.

Doses.—Alterner ces deux médicaments de deux en deux jours (c'est-à-dire, en laissant entre la prise de chacun d'eux un jour, pendant lequel on ne prend pas de remède), à la dose d'une cuillerée à dessert matin et soir.

Ces deux potions achevées, on leur laisse huit jours d'action, au bout desquels on les redonne, mais à la 100e dilution; puis, les laissant agir ensuite quinze jours au lieu de huit, on les fera prendre à la 200e dilution, une cuillerée matin et soir, tous les quatre jours seulement, en les alternant.

S'il survenait un crachement de sang, on suspendrait provisoirement *Calcarea* et *Sulfur*, et l'on prescrirait :

Ipeca, 6e dilution...   6 globules.
Eau................   90 grammes.

Doses.—Une cuillerée trois fois par jour.

Une fois l'hémoptysie arrêtée, on redonnera *Sulfur* et *Calcarea.*

Si la diarrhée devenait très-abondante, avec chute rapide des forces, on prescrirait :

China, 6e dilution...............   6 globules.
Eau............................   90 grammes.
Acidum phosphori, 6e dilution..   6 globules.
Eau............................   90 grammes.

Doses.—Alterner ces deux médicaments (un jour de l'un, un jour de l'autre) à la dose d'une cuillerée matin et soir.

La diarrhée cédant, on reviendra à *Calcarea* et *Sulfur.*

S'il survient des ulcérations au larynx, on fera prendre exclusivement :

Carbo vegetabilis, 30ᵉ dilution...   7 globules.
Eau...... ....   90 grammes.

Doses.—Une cuillerée matin et soir.

Revenir à *Calcarea* et *Sulfur*, après la prise de cette potion.

Soutenir les forces par une bonne alimentation, renouveler l'air de la chambre du malade, et entretenir une grande propreté autour de lui.

Bien que l'on ait cité des cas de guérison de phthisie pulmonaire tuberculeuse par suite de la transformation des tubercules en substance crétacée, je ne la regarde pas moins comme une maladie incurable, malgré le traitement rationnel le mieux suivi; peut-être trouvera-t-on un jour le moyen de la combattre ou d'en empêcher le développement (1).

On voit aussi se former chez les enfants des abcès dans les poumons, à la suite de fièvres éruptives ou typhoïdes; mais ils ne sont pas la conséquence d'un développement des tubercules, et occupent rarement, pour ne pas dire jamais, le sommet ou lobe supérieur de ces organes, lieu où la tuberculisation s'établit de préférence ; ces abcès, produits par suite d'une inflammation aiguë des organes de la respiration, ne présentent nulle trace de tubercules, et se guérissent, d'après M. le docteur Teste, au moyen de

(1) Voir Feuillet, *Note sur la phthisie pulmonaire en Algérie.* Paris, 1855. — Hoffmann, *Renseignements sur la phthisie pulmonaire.* Paris, 1858. — Fonssagrives, *Thérapeutique de la phthisie pulmonaire.*

Chelidonium, de *Phosphorus* et de *Carbo vegetabilis*, administrés à de très-petites doses.

ART. 2. — CARREAU.

Le *carreau* ou *tuberculisation des ganglions mésentériques*, est une affection spéciale à l'enfance, qui ne se développe guère que chez les enfants de cinq à dix ans; il est rare qu'ils en soient atteints avant ou passé cet âge.

Symptômes.

Le début de cette maladie est lent et obscur; chez les enfants qui en sont atteints, il y a pâleur de la face, faiblesse, selles diarrhéiques; puis, après une période de temps variable, on remarque : tuméfaction du ventre, existence dans la région ombilicale, ou vers les flancs, de tumeurs rondes et dures, de volume variable, qui se reconnaissent au palper (en déprimant avec précaution les parois du ventre) ; diarrhée alternant avec constipation ; toux, avec sueurs nocturnes (ces deux derniers symptômes ne sont pas constants); langue à l'état normal, appétit généralement conservé, maigreur excessive et atrophie (privation de nourriture) des membres supérieurs et inférieurs ; tristesse et pleurs fréquents ; puis enfin, fièvre hectique, dépérissement et mort.

La durée de cette affection n'a rien de fixe.

Traitement.

Je ne me suis servi jusqu'ici que des médicaments suivants, qui peuvent couvrir tout l'ensemble des symptômes ordinaires à cette maladie; ce sont : *Arsenicum album*, *Sulfur*, *Calcarea carbonica* et *Nux juglans*, ou, à son défaut, *Oleum jecorum moruæ ;* on administrera, selon l'état aigu ou chronique :

Arsenicum album, 12ᵉ ou 30ᵉ dilution...	6 globules.
Eau..	90 grammes.
Sulfur, 30ᵉ dilution...	6 globules.
Eau..	90 grammes.

Doses. — Alterner ces deux médicaments (un jour l'un, un jour l'autre) à la dose d'une cuillerée à café matin et soir.

Ces deux potions achevées, laissez-les agir pendant huit jours ; puis, ce temps expiré, faites prendre à l'enfant :

Calcarea carbonica, 30ᵉ dilution...	7 globules.
Eau..............................	120 grammes
Sulfur, 30ᵉ dilution...............	7 globules.
Eau..............................	120 grammes.

Doses. — Alterner ces deux médicaments comme les deux précédents et aux mêmes doses.

Ces deux potions achevées, laissez-les agir huit jours encore, puis faites prendre :

Nux juglans, 22ᵉ dilution...	7 globules.
Eau alcoolisée..............	120 grammes.
Iodium, 12ᵉ dilution..........	7 globules.
Eau alcoolisée..............	120 grammes.

Doses. — Alterner ces deux médicaments à la dose d'une cuillerée à dessert, matin et soir, tous les trois jours seulement.

CHAPITRE IV

ANIMAUX PARASITES.

Nous ne parlerons ici que des vers intestinaux ou para-

sites intérieurs, ayant déjà traité des parasites extérieurs
au chapitre des productions accidentelles
de la peau, page 342.

ART. 1ᵉʳ. — LOMBRICS.

L'*Ascaride lombricoïde* (fig. 1), est un
ver de 12 à 20 et même 40 centimètres de long, de forme cylindroïde (ronde),
ayant de 3 à 5 millimètres de diamètre.

On remarque sur le corps des rides an-
nulaires et quatre lignes longitudinales,
une dorsale, une abdominale, et deux sur
les côtés.

Corps lisse, brillant, demi-transparent,
d'une teinte jaunâtre, rouge ou rougeâtre, corps aminci et presque pointu à ses
deux extrémités.

Ce ver occupe spécialement l'intestin
grêle, mais il parcourt le tube intestinal
dans toute sa longueur.

Symptômes.

Le symptôme le plus positif de l'existence des vers chez les enfants, est
l'expulsion d'un ou de plusieurs de ces
animaux par les voies basses ou autrement; mais comme ils peuvent en être
farcis sans que l'expulsion des vers au
dehors s'ensuive, voici ordinairement ce qu'on observe
chez eux :

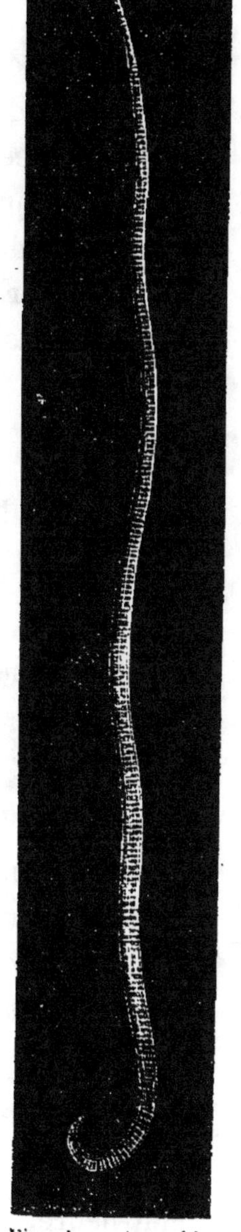

Fig. 1. — Ascaride.

Coliques vives ou sourdes, picotements et ballonnement du ventre, avec diarrhée ; langue blanche et envies continuelles de cracher ; vomissements ou nausées, avec appétit irrégulier ou nul, et haleine ayant une odeur aigre ; face pâle et plombée, yeux ternes, cernés d'un cercle bleuâtre, avec pupilles dilatées (élargies) ; propension à mettre continuellement les doigts dans les narines, par suite de la démangeaison qu'ils y éprouvent ; sommeil agité, avec grincement des dents ; pouls irrégulier et lent ; amaigrissement, urine trouble et laiteuse ; quelquefois délire ou convulsions, coma, etc.

Traitement.

D'après M. le docteur Teste, le meilleur serait celui-ci :

> **Viola odorata**, 6ᵉ dilution...   7 globules.
> **Eau**........................, 120 grammes.

Doses.—Une cuillerée à dessert trois fois par jour.
Je me suis servi souvent aussi du médicament suivant :

> **China**, 6ᵉ dilution...   7 globules.
> **Eau**...............   120 grammes.

Doses.—Une cuillerée matin et soir.
Si l'enfant venait à être atteint de délire, de défaillances, d'épilepsie, de spasmes, de convulsions ou de toux violente, on prescrirait :

> **Stannum**, 30ᵉ dilution.....   7 globules.
> **Eau**..........................   120 grammes.

Doses. — Une demi-cuillerée à café de demi-heure en demi-heure, pendant les crises.
Hors ce cas, une seule cuillerée à bouche le matin à jeun, pendant six jours de suite.

ART. 2. — ASCARIDES.

Les *Ascarides* ou *Oxyures vermiculaires* (fig. 2), sont des vers ayant élection de domicile dans le gros intestin, et surtout dans le rectum, où ils habitent en grand nombre.

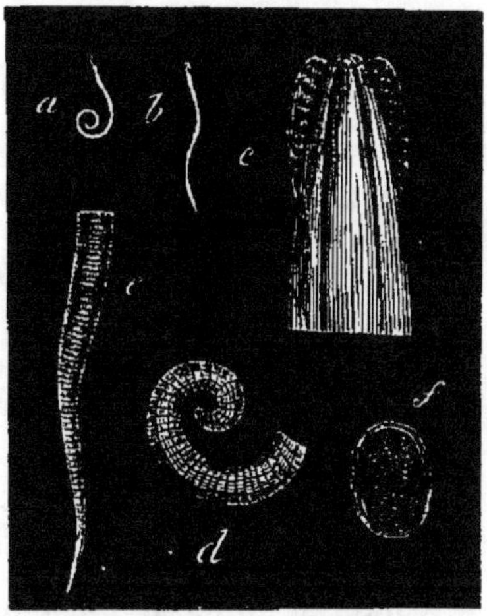

Ces helminthes sont linéaires (comme une petite ligne tirée à la plume); leur corps, de 2 à 3 millimètres de long (celui des femelles est de 5 à 6 millimètres plus allongé), est blanc et presque transparent. Ils sont filiformes, atténués aux deux extrémités, offrant des rides transversales, peu apparentes, d'un tissu très-élastique, un peu rigide.

Fig. 2. —Oxyure. — *a*, mâle; *b*, femelle; *c*, extrémité céphalique montrant les trois nodules et le gonflement aliforme; *d*, extrémité caudale du mâle; *e*, extrémité caudale de la femelle; *f*, œuf.

Symptômes.

Démangeaisons insupportables à l'orifice de l'anus.

Leur présence et surtout l'irritation presque continuelle qu'ils développent sur la muqueuse intestinale, amènent chez les enfants une espèce d'entérite compliquée de diarrhée.

Traitement.

Voici le traitement préconisé par M. le docteur Teste, traitement qui m'a rendu de grands services.

Si l'affection est récente, on donnera :

> **Lycopodium**, 30e dilution...   7 globules.
> **Eau**........................   120 grammes.

Doses.—Pendant deux jours seulement, une cuillerée à café, ou une cuillerée à dessert (selon l'âge du malade toutes les quatre heures.

Au bout de deux jours on prendra :

> **Veratrum album**, 12e dilution...   7 globules.
> **Eau**............................   120 grammes.

Doses. — Mêmes que *Lycopodium*.

Enfin deux jours après, on fera prendre :

> **Ipeca**, 12e dilution...   7 globules.
> **Eau**................   120 grammes.

Doses.—Une cuillerée matin et soir (une cuillerée à café pour les jeunes enfants) pendant quatre jours.

Mais si l'affection est ancienne, ce traitement est inefficace ; il faudra, pour guérir :

> **Veratrum album**, 3e dilution...   7 globules.
> **Eau**............................   120 grammes.

Doses.—Une cuillerée matin et soir pendant trois jours, dès que la diarrhée ou les selles diarrhéiques annonceront le retour des vers, ou même lorsqu'ils se feront sentir sans l'apparition de la diarrhée.

Pendant trois autres jours, on ne prendra plus le médicament qu'à la dose d'une cuillerée tous les deux jours.

Dès que de nouveaux symptômes l'exigent, on revient à ce médicament ; mais il est rare qu'au bout d'une vingtaine de jours, l'affection ne soit pas détruite.

Je préviens que l'usage du *Veratrum* produit très-souvent chez les enfants une cécité subite (ou perte de la vue), qui ne dure que quelques instants. Ce symptôme n'a rien de dangereux ; on peut le faire cesser avec un seul globule de

Staphys agria, mis à sec sur la langue une heure et demie après avoir mangé, ou avant de manger.

Il faut en outre soumettre les enfants atteints d'affections vermineuses à un régime tonique, composé spécialement de viandes rôties et de bon vin ; on doit les priver de crudités, de pâtisseries et de laitage, ou du moins ne pas faire abus de ce dernier.

On peut aussi, pour détruire la prédisposition aux vers et en empêcher la reproduction, donner pendant quelques mois (trois mois par exemple), mais tous les quinze jours seulement, une dose de deux ou trois globules de *Sulfur*, 30e dilution, mis à sec sur la langue, le matin à jeun, suivis, deux jours après, d'une semblable dose de *Calcarea carbonica*, 30e dilution.

<h3 style="text-align:center">ART. 3. — TÉNIA.</h3>

Le *ténia*, vulgairement *ver solitaire* (fig. 3), a le corps blanc, plat comme une tresse, et composé d'articulations semblables à des pepins ou noyaux de courge ajoutés bout à bout. Il habite l'intestin grêle, et peut acquérir une longueur de trente à quarante pieds.

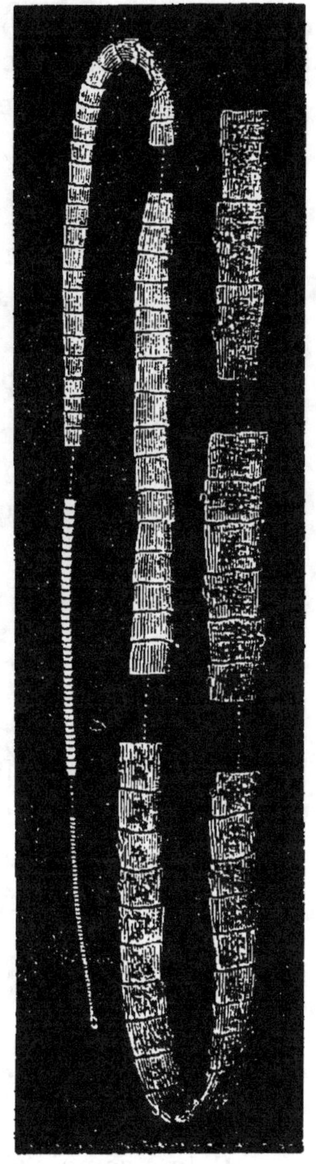

Fig. 3. — Ténia ordinaire.

Symptômes.

Les symptômes qu'il provoque chez l'homme ou la femme ne diffèrent pas de ceux des lombrics; mais l'expulsion de fragments du ténia est le signe le plus certain de son existence.

Traitement.

Bien des médicaments ont été préconisés contre le ténia, tels que : *Filix max, Granatum, Stannum*, etc., etc.; aucun d'eux n'a, non pas procuré l'expulsion du ténia, mais fait cesser les symptômes qu'il provoquait chez un enfant de douze ans que j'ai eu en traitement.

C'est alors que, m'étant procuré du *Kousso*, je le fis préparer homœopathiquement par M. Maür, pharmacien à Dôle, et je l'administrai comme suit :

Kousso, 1re dilution...   10 gouttes.
Eau...................   120 grammes.

Doses.—Une cuillerée à dessert trois fois par jour.

Après la prise de cette potion, l'enfant qui avait déjà rendu des fragments de ténia, et qui était en proie à des coliques, des convulsions et des défaillances presque continuelles, fut plus tranquille; il n'accusa plus que quelques ondulations du ver, qui, disait-il, le piquait dans tel ou tel endroit.

Je lui fis cette seconde prescription :

Kousso, 4e dilution...   10 globules.
Eau...................   120 grammes.

Doses.—A prendre comme d'habitude.

Calme complet à la suite de cette potion; l'enfant redevient gai et semble revivre; il dit ne plus sentir le ver, seulement, il accuse des étourdissements tournoyants pour peu qu'il remue la tête, avec des douleurs vives dans les coudes.

Sont-ce des effets pathogénétiques du *Kousso?*... Je m'en assurerai.

Mon intention est de faire prendre à cet enfant de la 6ᵉ dilution de *Kousso*, puis d'attendre les effets de la prescription.

Il serait bon de faire préparer du *Kousso* par MM. Catellan, à Paris, et de l'expérimenter; je pense être le seul encore qui l'ait employé homœopathiquement.

CHAPITRE V

CANCER.

Matière d'une formation inconnue, sans analogue dans l'économie, tendant sans cesse à envahir et à détruire les parties environnantes. Si on l'extirpe, il se reproduit presque toujours, soit au même lieu, soit sur un autre point(1).

ART. 1ᵉʳ. — CANCER DES LÈVRES.

Le cancer des lèvres, ou *ulcère carcinomateux*, est une tumeur squirrheuse, qui se transforme ensuite en ulcération, et est souvent produite chez les fumeurs, par la pression du tuyau de la pipe; aussi, le mal siége-t-il presque toujours à la lèvre inférieure.

Traitement.

Au début :

Conium maculatum, 12ᵉ dilution...   7 globules.
Eau.............................. 120 grammes.

____

(1) Consultez Perrussel, *Guide du médecin dans le choix d'une méthode comprenant des études cliniques et thérapeutiques sur le cancer.* Paris, 1860.

Doses. — Une cuillerée, matin et soir.

Si *Conium* ne produisait pas au bout de quelque temps l'effet voulu, on donnerait en place :

Arsenicum album, 30ᵉ dilution...   7 globules.
Eau.................................   120 grammes.

Doses. — Une cuillerée, matin et soir (si le cas est chronique, une cuillerée le matin seulement).

Arsenicum album convient pour le cancer siégeant spécialement à la face ; il se prescrit comme il vient d'être dit.

Il y a deux ans, j'ai guéri avec ce médicament, d'un cancer situé à la lèvre inférieure (côté gauche), un homme qui avait été cautérisé plusieurs fois, et à qui M. Colbert, chirurgien en chef de l'hôpital Saint-Jacques de Besançon, avait conseillé l'ablation de la lèvre, comme la seule chance de guérison.

Au moyen de la méthode homœopathique, un mois suffit pour opérer sa guérison, qui ne s'est pas démentie depuis.

ART. 2. — CANCER DU SEIN.

Contre le cancer naissant du sein, lorsqu'il n'est qu'à l'état de glandes douloureuses, j'ai obtenu d'excellents résultats de : *Conium maculatum* et *Phosphorus*, alternés comme suit :

Conium maculatum, 12ᵉ dilution...   7 globules.
Eau.................................   120 grammes.

Doses. — Une cuillerée, matin et soir.

Quatre jours après avoir achevé la potion, on prendra :

Phosphorus, 12ᵉ dilution.........   7 globules.
Eau.............................   120 grammes.

Doses. — Une cuillerée, matin et soir.

Revenir à *Conium*, quatre jours après, et continuer de

même, en ayant soin de diminuer les doses au fur et à mesure que le mieux se produira, pour les cesser dès que les symptômes alarmants auront disparu.

CHAPITRE VI

SCROFULES, VULGAIREMENT HUMEURS FROIDES, ÉCROUELLES, ETC.

Maladie caractérisée par des lésions, tant des os que des parties molles, mais spécialement par l'engorgement chronique des ganglions lymphatiques.

Symptômes.

Engorgement et tuméfaction parfois énorme des ganglions (ou glandes) situés sous la mâchoire inférieure et le long du cou; puis, au bout d'un temps variable, ramollissement et ulcération de ces tumeurs , sans inflammation préalable la plupart du temps; écoulement d'un pus séreux, mêlé de grumeaux caséeux, etc. (Voyez *Abcès froids ou lymphatiques*, page 262.)

Ces ganglions engorgés peuvent occuper aussi les aines, les aisselles, le creux poplité (sous le jarret); en même temps, les articulations s'engorgent, se tuméfient et suppurent; les os se carient, se nécrosent, ou bien se ramollissent et se dévient; la plupart des malades sont pâles, étiolés, sans force, et ont de la diarrhée; d'autres, au contraire, sont frais et ont de l'embonpoint; presque tous présentent des tubercules dans divers organes, ou du moins, ont une tendance à la diathèse tuberculeuse. Les tempéraments lymphatiques y sont prédisposés ; cette affection est héréditaire.

Les logements humides, privés d'air et de soleil, ou l'exposition prolongée à un froid humide, déterminent l'apparition du mal, et réveillent la diathèse scrofuleuse (1).

Traitement.

Cette maladie étant malheureusement très-commune dans les villages situés sur les confins de la Bresse, les sujets ne m'ont pas manqué ; j'ai essayé une foule de médicaments contre la scrofule ; or, voici le traitement qui m'a toujours réussi dans presque tous les cas :

Calcarea carbonica, 12e ou 30e dilution...
    selon que le cas est récent ou ancien.   7 globules
Eau.. 120 grammes.
Sulfur, 12e ou 30e dilution.................. 7 globules.
Eau.. 120 grammes.

Doses. — Alterner ces deux médicaments (un jour l'un, un jour l'autre), à la dose d'une cuillerée, matin et soir, tous les deux jours.

Ces potions achevées, laissez-les agir pendant six jours ; puis, s'il y a quelque carie des os, on prescrira :

Silicea, 30e dilution...   6 globules.
Eau....................   90 grammes.

Doses. — Une cuillerée tous les matins ; puis, au bout de six jours, on donnera *Nux juglans*, comme il est dit plus bas.

S'il n'y avait pas de carie, on donnera, au lieu de *Silicea* :

Nux juglans, 12e dilution...   7 globules
Eau.............................   120 grammes.

(1) Lebert, *Traité pratique des maladies scrofuleuses et tubercu. leuses*, Paris, 1849. — Milcent, *De la scrofule*, Paris, 1846.

Doses. — Une cuillerée matin et soir.

Cette potion achevée (soit *Silicea* ou *Nux juglans*), on la laissera agir pendant six jours, et l'on recommencera le traitement comme ci-avant, mais en laissant un jour de plus entre chaque dose ; ainsi, donner *Calcarea* et *Sulfur* tous les trois jours au lieu de tous les deux jours ; et *Silicea* tous les deux jours, et *Nux juglans* tous les matins seulement.

Ce traitement m'a réussi sur plus de soixante enfants scrofuleux.

Il faut en même temps une nourriture tonique, composée de viandes rôties et de bon vin ; éviter les légumes aqueux, les fruits verts et les crudités ; exposition au soleil et à l'air pur ; exercices gymnastiques gradués ; promenades à l'air libre, etc. ; propreté excessive ; éviter les lieux bas et humides.

NEUVIÈME CLASSE

NÉVROSES.

Maladies sans fièvre, caractérisées par diverses perturbations du système nerveux, sans lésion matérielle appréciable.

CHAPITRE PREMIER

NÉVRALGIES.

Les névralgies, ou *douleurs des nerfs*, sont des névroses caractérisées par une douleur excessivement vive. Nous ne parlerons ici que de quelques-unes, qui sont : la *névral-*

gie faciale, l'*odontalgie*, la *migraine*, la *céphalalgie*, la *scia-tique*, la *gastralgie* et l'*entéralgie*.

ART. 1ᵉʳ. — NÉVRALGIE FACIALE OU PROSOPALGIE.

Douleurs à la face, dont l'une est fixe, contusive, et va en s'aggravant ; l'autre, vive et lancinante, semblable à des traits de feu, à une torsion, à un tenaillement ou à un déchirement.

Ces douleurs, qui suivent le trajet du nerf *trifacial*, re-viennent à des intervalles plus ou moins rapprochés.

Traitement.

Si le siége de la névralgie occupe spécialement les os malaires (pommettes), ou tous les os de la face, avec vio-lentes douleurs, palpitations ou frémissements des mus-cles du visage, rougeur et gonflement de la joue ou de la figure, avec plaques rouges et sensation d'une chaleur vive ; ou si les douleurs occupent le front, ou bien le côté droit ou le côté gauche de la face, on prescrira :

> **Belladona**, 12ᵉ dilution...   6 globules.
> **Eau**......................   90 grammes.

Doses. — Une cuillerée à café ou à dessert (selon l'âge) de trois en trois heures.

Si le malade ressent des douleurs d'arrachement, d'é-lancement ou de brûlement dans la tête, les tempes, l'o-reille et les mâchoires d'un des côtés de la tête, mais sur-tout le *gauche*, avec cris et redoublement des souffrances par le toucher ou par la moindre pression, on prescrira :

> **Colocynthis**, 12ᵉ dilution...   6 globules.
> **Eau**......................   90 grammes.

Doses. — Une cuillerée à café de trois en trois heures.

Comme ce médicament produit souvent une forte aggravation, on y remédiera en administrant une petite cuillerée de café à l'eau, chaque fois qu'elle se produira.

Si la névralgie était semi-latérale, c'est-à-dire si elle occupait un seul côté de la face, et qu'elle consistât en douleurs de pression, de crampes, de contractions ou de pulsations (battements), avec pleurs, gémissements, et aggravation des souffrances par le plus léger travail, ainsi qu'à l'approche du soir ou pendant la nuit, on ordonnera :

Pulsatilla, 12ᵉ dilution.................... 6 globules.
Eau.. 90 grammes.
Mercurius vivus ou **solubilis**, 12ᵉ dilution. 6 globules.
Eau.. 90 grammes.

Doses. — Alterner ces deux médicaments (une fois de l'un, une fois de l'autre), à la dose d'une cuillerée à café, de trois en trois heures.

Si les douleurs névralgiques occupent toute la cavité orbitaire (fond de l'œil), pour, de là, se répandre aux os malaires et maxillaires (pommettes et mâchoires), ainsi qu'au front et jusque dans la profondeur du cerveau, avec agitation, cris, découragement, yeux rouges, avec sensation comme si l'un d'eux était arraché de l'orbite, on prescrira :

Spigelia, 12ᵉ dilution... 6 globules.
Eau......................... 90 grammes.

Doses. — Une cuillerée à café de deux en deux heures.

S'il y avait du délire, on l'alternerait avec *Belladona*, une fois de l'une, une fois de l'autre (*Belladona* se préparerait comme *Spigelia*).

Si, chez les personnes irritables, sujettes surtout à la constipation, la névralgie occupe la tempe ou le trou sous-orbitaire (au-dessous de l'œil); ou la racine du nez, avec sensation d'une douleur violente, semblable à celle d'un clou ou d'une vrille que l'on enfoncerait dans la chair ou les os du crâne ; aggravation de ces douleurs par la chaleur du lit et pendant la nuit, avec cris, jactation (remuement continuel), emportements ; sensation de froid et d'engourdissement dans les parties atteintes, avec larmoiement ; dans ce cas on prescrira :

Nux vomica, 12e dilution..... 6 globules.
Eau....................... 90 grammes.
Chamomilla, 12e dilution.... 6 globules.
Eau....................... 90 grammes.

Doses. — Alterner ces deux médicaments (une fois de l'un, une fois de l'autre), à la dose d'une cuillerée à café, de trois en trois heures.

Si la névralgie ne consiste qu'en légers tiraillements des muscles de la face, avec mouvements convulsifs de ces derniers, on donnera :

Coffea cruda, 12e dilution... 6 globules.
Eau....................... 90 grammes.

Doses. — Une cuillerée à café de trois en trois heures.

Si l'on avait à traiter ce cas chez des personnes prenant habituellement du café, au lieu de prescrire *Coffea cruda*, on ferait prendre *Causticum* de la même manière.

ART. 2. — ODONTALGIE OU MAUX DE DENTS.

Nous ne donnerons ici que des indications générales, vu que des détails circonstanciés nous entraîneraient trop loin, et pourraient fourvoyer, ou du moins, fatiguer le lecteur en pure perte.

Nous diviserons l'odontalgie selon ses causes, en quatre catégories, qui sont : *l'odontalgie, ou mal de dents proprement dit ; l'odontalgie rhumatismale ; l'odontalgie nerveuse ou névralgique ;* et *l'odontalgie inflammatoire* ou *par congestion* (afflux de sang).

§ 1er. — Odontalgie proprement dite.

Traitement.

Arsenicum ; China ; Creosotum ; Mercurius vivus ; Magnesia carbonica ; Mezereum ; Staphys agria ; Silicea ; employés à la 6e ou à la 12e dilution, conviennent surtout, lorsqu'il y a *carie des dents ;* les principaux sont : *Creosotum, Mercurius, Magnesia carbonica* et *Staphys.*

Silicea convient, lorsqu'il y a carie de l'alvéole, ou d'une portion de l'os de la mâchoire; ces trois médicaments se prennent dans l'ordre ci-dessus, si le premier ou le second ne suffit pas à la guérison.

On en mettrait dissoudre six globules, dans six cuillerées à bouche d'eau, pour en prendre une cuillerée à café, de deux en deux heures, ou de quatre en quatre heures, selon l'acuïté du mal.

Un nouveau médicament employé généralement en Italie, pour combattre le mal de dents proprement dit, est la préparation homœopathique de la plante nommée *Clematis vitalba ;* en voici la formule :

Clematis vitalba, 6e dilution...   7 globules.
Eau..............................   120 grammes.

Doses. — Une cuillerée à café, de trois en trois heures.
En touchant la dent malade avec la teinture mère on en obtient la destruction.

§ 2. — Odontalgie rhumatismale.

Traitement.

Aconitum, Spigelia, Nux vomica, Sulfur, Pulsatilla, Rhus, Bryonia, Mercurius solubilis, Chamomilla, sont les principaux médicaments employés contre l'odontalgie rhumatismale ; *Spigelia* est surtout indiquée lorsque le siége de la douleur occupe *l'orbite*, et que les douleurs ressemblent à des décharges électriques.

Rhus, lorsque le repos aggrave le mal, et que la marche ou le mouvement le soulage.

Bryonia, lorsque l'inverse a lieu.

Pulsatilla, chez les personnes lymphatiques, et lorsque la pression soulage ou arrête les douleurs.

Chamomilla, lorsque la joue du côté malade est rouge, gonflée ; qu'il y a grande agitation, maussaderie, et que le café aggrave les souffrances.

Tous ces médicaments se prendront de la même manière que celle indiquée pour ceux par cause d'odontalgie proprement dite.

§ 3. — Odontalgie nerveuse ou névralgique.

Traitement.

Hyoscyamus, Spigelia, Pulsatilla, Rhus, Ignatia, Nux vomica : tels sont les principaux médicaments à employer de la même façon que les précédents, contre cette forme d'odontalgie. (Voyez aussi *Névralgie.*)

§ 4. — Odontalgie inflammatoire ou par congestion.

Traitement.

On oppose avec succès à cette affection, les médicaments suivants : *Belladona, Agaricus muscarius, Mercurius, Chamomilla, Pulsatilla, Nux vomica, Sulfur, Sepia,* et *Carbo vegetabilis.*

Si les gencives sont rouges, tuméfiées et douloureuses,

avec saignement facile, pour peu qu'on la presse, on donnera : *Belladona ;* si ce médicament ne suffit pas, ce sera : *Agaricus muscarius*, puis (en supposant toujours l'insuffisance du remède) *Nux vomica, Sepia, Pulsatilla* et *Sulfur* alternés (une fois de l'un, une fois de l'autre); ou enfin *Carbo vegetabilis.*

Si, outré les maux de dents par congestion, et même par suite de carie, il y avait : gencives rouges, tuméfiées ou pâles, décolorées, avec ulcération ou décollement, grande sensibilité ou douleur d'excoriation qui s'y développe au moindre contact ; odeur putride de la bouche, avec gonflement inflammatoire, vésicules, aphthes, ulcérations, ou enduit crémeux, tapissant l'intérieur de la cavité buccale ; engorgement des glandes maxillaires ; dans ce cas, on prescrira : *Mercurius solubilis*, 12e dilution, six globules dans 90 grammes d'eau ; en prendre une cuillerée à café, de quatre en quatre heures. S'il ne suffit pas, donner *Carbo vegetabilis*, de la même manière.

Tous les médicaments désignés contre l'odontalgie inflammatoire, se prendront aux mêmes doses et de la même manière, que ceux recommandés dans les autres cas d'odontalgie.

ART. 3. — MIGRAINE OU HÉMICRANIE.

Névrose caractérisée par une douleur plus ou moins vive, presque toujours bornée à la moitié frontale de la tête.

Elle occupe le plus souvent la région sourcilière, la tempe ou la cavité de l'orbite, et s'accompagne de perte d'appétit, nausées ou vomissements ; photophobie (aversion pour la lumière) ; malaise, avec face rouge ou pâle ; l'œil du côté affecté est contracté, larmoyant, et quelquefois très-rouge.

Cette affection présente souvent un type périodique (revient, à peu de chose près, à une époque fixe).

Traitement.

Chez les individus aux yeux noirs et cheveux bruns, d'un tempérament bilieux et irritable, sujets à la constipation, on prescrira, selon l'ancienneté du mal :

Nux vomica, 12ᵉ ou 30ᵉ dilution... 6 globules.
Eau............................... 90 grammes.

Doses. — Une cuillerée à dessert de quatre en quatre heures pendant les accès, et une cuillerée le soir seulement, pendant trois jours de suite, une fois la névralgie passée.

On donne *Nux* le soir, car ce médicament, pris dans la journée, trouble les digestions et ôte l'appétit.

Si *Nux* ne remplit pas le but, on prescrira :

Glonoinum, 12ᵉ ou 30ᵉ dilution... 6 globules.
Eau............................... 90 grammes.

Doses. — Une cuillerée à dessert, de quatre en quatre heures.

Ce médicament, nouvellement introduit dans la matière médicale homœopathique, m'a rendu d'immenses services ; il embrasse presque toutes les variétés de la migraine dans sa sphère d'action ; et beaucoup de ces affections qui s'étaient montrées rebelles jusqu'ici à beaucoup de médicaments homœopathiquement choisis, ont été radicalement guéries par quelques cuillerées d'une solution de *Glonoinum*.

S'il y a douleur de tête, surtout au front, avec sensation d'ondulation ou de ballonnement dans le cerveau en remuant la tête ; face rouge, ou alternativement rouge et pâle ; impossibilité de supporter la lumière ni le moindre bruit, qui semble se répercuter dans le cerveau ; veines de la tête enflées et comme engorgées ; élancements au front ou au côté droit du crâne, ou bien, battements, bouillonnement, sensation de balancement ou de fluctuation d'un liquide dans le cerveau, ou sensation de froid glacial ou de chaleur brûlante au vertex (sommet de la tête); yeux rouges, larmoyants, avec nausées ou vomissements. Si les douleurs s'aggravent par le mouvement, le toucher, et si, en appuyant la tête sur quelque chose, ou en la renversant en arrière on éprouve du soulagement, on prescrira :

Aconitum, 12e dilution....	6 globules.
Eau......................	90 grammes.
Belladona, 12e dilution....	6 globules.
Eau......................	90 grammes.

Doses. — Alterner ces deux médicaments (une fois de l'un, une fois de l'autre), à la dose d'une cuillerée à café, de trois en trois heures.

Si ces deux médicaments ne soulageaient pas, on prescrirait :

Sanguinaria canadensis, 12e dilution..	6 globules.
Eau...................................	90 grammes.

Doses. — Une cuillerée à café de deux en deux heures.

Ce médicament convient à une foule de migraines présentant les symptômes d'*Aconitum* et *Belladona ;* aussi peut-on le donner de prime abord, ou le faire prendre après *Aconitum* et *Belladona*, si ces derniers ne suffisaient pas.

Chez les personnes d'un tempérament scrofuleux qui ressentent : douleurs, principalement au sommet de la tête et au front, consistant en battements réguliers, comme ceux d'un marteau ; ou en pression, avec aggravation le matin par le bruit, la parole et en étant dehors ; froid à la tête, douleur au cuir chevelu, nausées ; soulagement des douleurs lorsqu'on est couché, on prescrira :

Calcarea carbonica, 12ᵉ dilution...   6 globules.
Eau............................   90 grammes.

Doses. — Une cuillerée de quatre en quatre heures.

Si *Calcarea* ne produisait pas d'effet, on donnerait *Sepia*, 30ᵉ dilution, aux mêmes doses et de la même manière que *Calcarea*. *Sepia* convient surtout aux femmes au teint jaune et sale.

Si, chez les personnes d'un caractère doux et facile, d'un tempérament lymphatique, ayant les yeux bleus, les cheveux bruns ou blonds, on observe les symptômes suivants : douleurs de tête pressives, lancinantes, pulsatives ou douleurs de térébration (d'enfoncement), de déchirement dans le cerveau, apparaissant le soir et occupant surtout l'occiput (derrière de la tête), ou un seul côté de la face ; dégoût pour la nourriture ; absence de soif, vomissements, frissons ; aggravation des douleurs en étant couché ou dans la chambre, avec soulagement au grand air et en pressant la partie affectée ; migraine débutant surtout avant ou après les règles, on prescrira :

Pulsatilla, 12ᵉ dilution...   6 globules.
Eau......................   90 grammes.

Doses. — Une cuillerée à café de trois en trois heures.

Si les douleurs se propageaient aux dents, à l'oreille, à la gorge, et au cou, avec engorgement ou sans engorgement des glandes sous-maxillaires, on alternera *Mercurius solubilis* avec *Pulsatilla*. (*Mercurius* se préparera absolument comme *Pulsatilla*.)

Si, chez les personnes au teint jaunâtre, il y a : douleurs martelantes ou déchirantes, occupant surtout le sommet de la tête et s'améliorant au grand air, ou en y appliquant quelque chose de chaud ; jactation continuelle de la tête et des jambes ; bouffissure de la face ou du corps, avec frissons, grande faiblesse, et besoin de se chauffer, on prescrira :

Arsenicum album, 12e dilution...   6 globules.
Eau.........................   90 grammes.

Doses. — Une cuillerée à café de trois en trois heures.

Si les douleurs deviennent insupportables chez les personnes nerveuses, avec pleurs, cris, hurlements, jactation continuelle, avec frissons et horreur des courants d'air ; sensibilité excessive à tout bruit quelconque, avec sensation d'une vrille qu'on enfonce dans un des côtés de la tête, ou sensation de contusion et de lacération (déchirement du cerveau), on prescrira :

Coffea cruda, 12e dilution...   6 globules.
Eau.........................   90 grammes.

Doses. — Une cuillerée à café de deux en deux heures.

Si *Coffea*, au bout de quelques doses, ne remplissait pas le but, on le cesserait pour donner de la même manière *Ignatia amara*.

Si le mal de tête se déclarait à la suite d'une éruption répercutée, on prescrirait :

Bryonia, 12e dilution...   6 globules.
Eau.........................   90 grammes.

Doses. — Une cuillerée matin et soir.

Cette potion achevée, si le mal persistait, on redonnerait :

Sulfur, 12e dilution....   6 globules.
Eau.........................   90 grammes.

Doses. — Une cuillerée matin et soir.

ART. 4. — CÉPHALALGIE OU MAL DE TÊTE PROPREMENT
DIT.

Si le mal de tête provient de veilles ou de travaux intellectuels, qu'il y ait embarras de la tête, comme après avoir fait une débauche, avec vertiges, et vacillation du cerveau, surtout en marchant à l'air libre ; avec pesanteur dans le front, douleur de meurtrissure, ou douleurs vives, principalement au-dessus des yeux, sensation douloureuse dans le globe de ces derniers organes, en les remuant, ou les ouvrant, et douleurs contusives à l'occiput (derrière de la tête), avec rapports, nausées ou vomissements ; si la face est pâle ou jaunâtre ; si cet état s'aggrave par l'étude ou la méditation, et qu'il y ait constipation ou selles difficiles, ou bien diarrhée avec ténesme, on donnera :

Nux vomica, 12ᵉ dilution...　　6 globules.
Eau........................　　90 grammes.

Doses. — Une cuillerée tous les soirs seulement.

Si le mal de tête consiste en une sensation d'ivresse, avec obscurcissement passager de la vue, envies de vomir, ou même vomissements ; sensation comme si le front allait éclater, avec vertiges que la marche ou le mouvement augmente ; courbature dans les membres, qui sont comme brisés ; battements ou élancements dans la tête, avec chaleur, rougeur du visage et afflux de sang au cerveau, on prendra :

Aconitum, 12ᵉ dilution...　　6 globules.
Eau ....　　90 grammes.

Doses. — Une cuillerée toutes les quatre heures.

S'il y a vertiges, avec tendance à chanceler, ou même chancellement, avec face pâle ou rouge ; chaleur au visage, tremblement des extrémités ; envie de vomir ou vomissements ; tournoiements de tête, avec pesanteur excessive dans cette partie ; grande angoisse, ou même rêvasseries, stupeur, pupilles dilatées, yeux rouges, élancements aigus, ou battements dans le cerveau, surtout au-dessus des yeux et aux tempes ; si, en marchant, il y a secousses dans le cerveau, ou sensation comme si un corps étranger s'y balançait, et surtout, si le mouvement soit de la tête ou des yeux, et l'impression de l'air extérieur (ou du dehors) aggravent les souffrances, on prescrira :

Belladona, 12e dilution....   6 globules.
Eau.......................   90 grammes.

Doses. — Une forte cuillerée à café de deux en deux heures, jusqu'à rémission (diminution) des symptômes.

Si, au bout de vingt-quatre heures, ce médicament n'amenait pas d'amélioration, on le remplacerait par :

Bryonia, 12e dilution...   6 globules.
Eau...................   90 grammes.

Doses. — A prendre comme *Belladona*.

Si, particulièrement chez des sujets lymphatiques, le mal de tête offre les symptômes suivants : sensation de lourdeur ou de vide dans le cerveau, avec vertiges, étourdissements ; face pâle ou violacée et bouffie, avec violents battements de cœur ; ou bien, embarras dans la tête, avec douleur et sensation d'écartement des os, bourdonnements, bruit de vent ou pétillements ; horripilations (chair de poule), envies de pleurer, nausées, sensibilité des yeux à la lumière, avec sensation de resserrement de la poitrine : si, en outre, le mal de tête est semi-latéral (n'occupant qu'un côté) et que la compression diminue les douleurs, on fera prendre :

Pulsatilla, 12e dilution...   6 globules.
Eau...................   90 grammes.

Doses. — Une cuillerée toutes les quatre heures.

Si le mal de tête se déclarait, surtout chez des individus d'une constitution lymphatique ou scrofuleuse, prédisposés aux dartres, clous, ou autres éruptions soit à la peau, soit au cuir chevelu ; qu'en outre, les maux de tête fussent chroniques, quotidiens, périodiques, intermittents, ou quelquefois semi-latéraux ; se faisant ressentir principalement le soir ou la nuit, ou même de bon matin ; que, de plus, le mouvement, l'air libre ou les travaux d'esprit les aggravent ; si ces maux de tête offrent en outre les symptômes suivants : embarras de la tête, comme si un cercle ou un bandeau l'étreignait, avec idées difficiles à rassembler ; vertiges ou étourdissements, surtout étant assis, en montant, en regardant en l'air, avec sensation de meurtrissure dans le cerveau, et ballottement de cet organe dans le crâne ; douleurs vives, tiraillantes dans la tête, ou élancements, avec pression et pesanteur, surtout au front, à l'occiput (derrière de la tête) ou le vertex (sommet de la tête) ; congestion de sang à la tête, avec pulsation, bourdonnements et bruits divers dans la tête et les oreilles ; grande faiblesse de la mémoire, avec tristesse et irritabilité (disposition à se fâcher) ; face pâle ou jaunâtre, ou bien rougeur circonscrite de quelques-unes de ses parties ; devant l'ensemble de ces symptômes, on prescrira :

Sulfur, 30ᵉ dilution....   6 globules.
Eau....................   90 grammes.

Doses. — Une cuillerée, matin et soir.

Si *Sulfur* ne suffisait pas, on donnerait *Arsenicum* de la même manière, ou enfin, *Calcarea*.

ART. 5. — SCIATIQUE.

La *sciatique*, ou *névralgie fémoro-poplitée*, est une douleur atroce s'étendant du pli de la fesse à la hanche, la cuisse, et même à toute l'étendue de l'une ou de l'autre jambe, avec exacerbation des douleurs le soir après le repas, ou la nuit ; cette affection s'accompagne rarement de fièvre.

Traitement.

Chez les femmes ou chez les hommes aux yeux bleus, aux cheveux blonds ou châtains, et au tempérament lymphatique, on prescrira : *Pulsatilla*, *Chamomilla*, *Ignatia* et *Calcarea carbonica*.

Pulsatilla, 12e dilution.........   6 globules.
Eau...........................   90 grammes.
Chamomilla, 12e dilution......   6 globules.
Eau...........................   90 grammes.

Doses. — Alterner ces deux médicaments (un jour l'un, un jour l'autre) à la dose d'une cuillerée, toutes les quatre heures.

Si ces deux médicaments n'amènent pas de changement, on prescrira :

Ignatia amara, 12e dilution.........   6 globules.
Eau...............................   90 grammes.

Doses. — Une cuillerée à dessert de quatre en quatre heures.

Ce médicament convient surtout aux femmes hystériques, d'humeur chagrine et pleureuse, et qui s'affectent facilement.

Enfin, si *Ignatia* ne suffit encore pas, on donnera *Calcarea carbonica*, de la même manière et à la même dilution, en l'alternant avec *Chinum sulfuricum*, 12e dilution, mêmes doses.

Chez les hommes ou chez les femmes aux yeux et cheveux noirs, au caractère irritable, au tempérament bilioso-nérveux, on prescrira : *Bryonia*, *Rhus*, *Arsenicum*, *Colocynthis*, *Chinum sulfuricum* et *Nux vomica*.

Bryonia alba, 12e dilution...   6 globules.
Eau.......................   90 grammes.
Rhus, 10e ou 12e dilution......   6 globules.
Eau.......................   90 grammes.

Doses. — Alterner ces deux médicaments (un jour l'un, un jour l'autre), à la dose d'une cuillerée à dessert, de quatre en quatre heures.

S'il y avait frissons ou froid, avec besoin de remuer constamment le membre malade ; constipation ou diarrhée, on donnerait :

Arsenicum album, 12e dilution...   6 globules.
Eau..............................   90 grammes.
Nux vomica, 12e dilution.........   6 globules.
Eau..............................   90 grammes.

Doses. — Alterner ces deux médicaments (un jour l'un, un jour l'autre), à la dose d'une cuillerée à dessert, trois fois par jour.

Si le malade ressentait des douleurs crampoïdes très-douloureuses, avec contraction du membre, raccourcissement des tendons, avec impossibilité d'étendre la jambe ; élancements, et quelquefois tendance à s'évanouir, on prescrirait :

Colocynthis, 12e dilution...   6 globules.
Eau..................... ....   90 grammes.

Doses. — Une cuillerée à café, de quatre en quatre heures, en suspendant le médicament dès qu'une aggravation se fera sentir.

Si ni l'un ni l'autre des médicaments cités n'ont apporté de changement dans l'état, et surtout si les douleurs revêtent une forme périodique, on fera prendre :

Chinum sulfuricum, 12e dilution...   6 globules.
Eau..............................   90 grammes.

Doses. — Une cuillerée toutes les quatre heures.

On pourra aussi, si rien de ce qui vient d'être prescrit n'amène d'amélioration, ordonner le traitement recommandé pour les tempéraments lymphatiques, aux yeux bleus et cheveux châtains ou blonds.

Les sciatiques que j'ai guéries, l'ont été au moyen des premières prescriptions de l'un ou de l'autre des deux traitements que je viens d'exposer.

ART. 6. — GASTRALGIE.

La *gastralgie*, vulgairement appelée *crampes* ou *coliques d'estomac*, est une affection caractérisée par une douleur vive, lancinante, déchirante ou brûlante, ou par un sentiment de pression, distension, ou de ballonnement.

Cette douleur se répand dans le dos et vers les épaules, et il y a assez souvent constipation, renvois, nausées, régurgitations des aliments, ou régurgitations acides et amères, quelquefois il y a grande anxiété, suffocation, défaillance, et même délire ; afflux de matières liquides ou glaireuses dans la bouche.

Cette affection, dans laquelle l'appétit est conservé, offre des intermittences et existe sans fièvre ; ce qui la différencie de la gastrite chronique, qui présente perte d'appétit, vomissement des aliments, marche continue de la maladie, et souvent mouvement fébrile peu de temps après avoir mangé, etc.

Traitement.

Aux personnes brunes, irascibles, sujettes à la constipation, on prescrira :

Nux vomica, 12ᵉ ou 30ᵉ dilution...	6 globules.
Eau...............................	90 grammes.
Bryonia, 12ᵉ ou 30ᵉ dilution.......	6 globules.
Eau...............................	90 grammes.

Doses. — Alterner ces deux médicaments (un jour l'un, un jour l'autre), à la dose d'une cuillerée, matin et soir.

Si ces deux médicaments font du bien, sans cependant suffire complétement à la guérison, on donnera après :

Carbo vegetabilis, 30e dilution...   6 globules.
Eau..........................   90 grammes.

Doses. — Une cuillerée matin et soir.

Chez les femmes nerveuses et délicates, on pourra prescrire aussi :

Chamomilla, 12e dilution...   6 globules.
Eau.......................   90 grammes.

Doses. — Une cuillerée matin et soir.

Ce médicament est très-efficace chez les jeunes personnes ou les jeunes femmes, et s'il ne détruit pas complétement l'affection, on fera prendre après :

Belladona, 12e dilution...........   6 globules.
Eau.............................   90 grammes.

Doses. — Une cuillerée à dessert matin et soir.

Aux tempéraments scrofuleux ou sujets aux ulcérations et maladies de la peau, on prescrira :

Calcarea carbonica, 30e dilution...   6 globules.
Eau............................   90 grammes.
Sulfur, 30e dilution..............   6 globules.
Eau............................   90 grammes.

Doses. — Une cuillerée, matin et soir, en les alternant (un jour l'un, un jour l'autre).

Si le malade se plaint d'une grande faiblesse de la digestion, avec ballonnement de l'estomac et pression douloureuse dans cet organe après avoir bu et mangé fort peu, on prescrira :

China, 12e dilution..........   6 globules.
Eau......................   90 grammes.

Doses. — Une cuillerée matin et soir.

Si le malade, outre la perte d'appétit, offre un teint pâle, avec ballonnement de l'estomac, vomissements, sensibilité douloureuse excessive de l'épigastre (creux de l'estomac) au toucher, avec chaleur ardente dans l'estomac, pression comme par une pierre, frissons, diarrhée, soif vive et dégoût des aliments, on prescrira :

Arsenicum album, 12e dilution...   6 globules.
Eau........................ ....   90 grammes.

Doses. — Une cuillerée matin et soir.

Dans le cas où la gastralgie serait très-opiniâtre et résisterait aux médicaments ci-dessus (ce qui arrive rarement), on pourra prescrire, surtout si le symptôme dominant est une *douleur pressive*, ou la sensation d'un *poids excessif* dans l'estomac :

Bismuthum, 30e dilution...   6 globules.
Eau...................... ....   90 grammes.

Doses. — Une cuillerée à dessert matin et soir.

Si la gastralgie est produite par l'abus du café, on devra donner avant tout, la prescription ci-après :

Coffea cruda, 12e dilution...   6 globules.
Eau........................ ......   90 grammes.

Doses. — Une cuillerée matin et soir.

ART. 7. — ENTÉRALGIE OU COLIQUE NERVEUSE.

Douleur vive se répandant dans tout le ventre, mais plus forte à la région ombilicale, avec cris, traits de la face plus ou moins altérés, pieds et mains froids et sueur abondante, borborygmes (grondement dans le ventre), évacuations de vents par le bas qui soulagent.

Traitement.

Les meilleurs médicaments à employer dans cette affection sont : *Aconitum* et *Belladona*, *Chamomilla*, *Colocynthis*,

Nux vomica, *Arsenicum*, *Mercurius vivus*, *Carbo vegetabilis*, et *Croton tiglium*.

Si les coliques occupent la région ombilicale, qu'il y ait sensibilité douloureuse du ventre au contact, avec borborygmes, douleurs de crampes, de griffement, de torsion des intestins, ou élancements dans le ventre, comme par des coups de couteaux, avec constipation ou ténesme, et selles diarrhéiques, sueur et chaleur, face rouge ou alternativement rouge et pâle, on prescrira :

<table>
<tr><td>Aconitum, 12e dilution....</td><td>6 globules.</td></tr>
<tr><td>Eau......................</td><td>90 grammes.</td></tr>
<tr><td>Belladona, 12e dilution. ...</td><td>6 globules.</td></tr>
<tr><td>Eau......................</td><td>90 grammes.</td></tr>
</table>

Doses. — Alterner ces deux médicaments, à la dose d'une cuillerée à dessert, de trois en trois heures (une fois de l'un, une fois de l'autre).

S'il y a : face rouge, ou pâle et creuse ; yeux cernés, ou rougeur d'une des joues et pâleur de l'autre ; jactation, cris et gémissements, avec coliques venteuses excessivement douloureuses ; ballonnement du ventre, avec tranchées et tiraillement ; renouvellement des souffrances par l'air froid, et surimpressionnabilité de tout le système nerveux ; selles muqueuses ou aqueuses, jaunes, vertes ou blanchâtres ou semblables à des œufs brouillés, avec odeur fétide ou sulfureuse ; dans ce cas, on fera prendre, surtout aux femmes et aux enfants :

<table>
<tr><td>Chamomilla vulgaris, 12e dilution...</td><td>6 globules.</td></tr>
<tr><td>Eau...............................</td><td>90 grammes.</td></tr>
</table>

Doses. —Une cuillerée à café d'heure en heure.

Ce médicament agit très-efficacement dans ce cas.

Si, dans le premier traitement cité, l'alternation d'*Aco-*

nitum et *Belladona* n'avait pas amené de mieux au bout de quelques doses, on les remplacera par :

Mercurius solubilis, 12e dilution....... 6 globules.
Eau.. 90 grammes.

Doses. — Une cuillerée à dessert de trois en trois heures.

Ce médicament convient surtout lorsque le moindre mouvement aggrave les douleurs.

S'il y a : ballonnement du ventre; coliques effroyablement atroces, forçant à se plier en deux, avec anxiété; horripilation à la face, frissonnement des membres, sensation de meurtrissure dans le ventre, avec élancements comme par des coups de poignard; grondements avec sensation de griffement soulagé par des mouvements brusques et violents; face pâle et souffrante, avec yeux abattus; soulagement des coliques par le café, et l'action de fumer ou de respirer l'odeur de la fumée de tabac; dans ce cas, on fera prendre :

Colocynthis, 12e dilution... 6 globules.
Eau...................... 90 grammes.

Doses. — Une cuillerée à café d'heure en heure.

S'il survient de l'aggravation, on donnera quelques petites cuillerées de café à l'eau.

Si, après quelques doses de *Colocynthis*, nulle amélioration ne se produisait, on administrera :

Croton tiglium, 6e dilution... 4 globules.
Eau......................... 90 grammes.

Doses. — Une cuillerée à café d'heure en heure.

Ce médicament convient surtout lorsqu'il y a beaucoup de borborygmes ou ballonnement du ventre, avec sortie de vents fétides et prolapsus du rectum (chute ou sortie de l'anus).

Si, outre les coliques, il y avait : borborygmes, mouve-

ments dans le ventre, sortie bruyante de flatuosités, oppression et vents inodores ou infects, on prescrirait :

Carbo vegetabilis, 6ᵉ dilution.. 6 globules.
Eau........................... 90 grammes.

Doses. — Une cuillerée à dessert de quatre en quatre
heures.

S'il y avait : maux de ventre intolérables, surtout du
côté gauche, avec déchirement, rongement, tiraillement,
sensation de froid, ou bien brûlement intolérable dans
le ventre, avec gonflement, borborygmes ou grondements
et flatuosités d'odeur putride; frissons, avec besoin de se
réchauffer; face pâle; renouvellement des coliques aussitôt
après avoir bu ou mangé; nausées, constipation, ou bien
ténesme, avec brûlement à l'anus et diarrhée; à l'aspect
de ces symptômes, on fera prendre :

Arsenicum album, 12ᵉ dilution... 6 globules.
Eau........................... 90 grammes.

Doses. — Une cuillerée à café de deux en deux heures.
Si, chez les personnes au tempérament bilieux, il y a :
coliques flatueuses (causées par des vents), avec incarcération (ou emprisonnement) des vents, qui ne peuvent sortir
et se ramassent dans les hypochondres (coins du ventre), ou
remontent vers l'estomac, avec tension et pression dans le
ventre comme par des pierres; borborygmes et bruits divers, douleurs dans les reins et constipation opiniâtre; dans
ce cas, on prescrira :

Nux vomica, 12ᵉ dilution... .. .. 6 globules.
Eau........................... 90 grammes.

Doses. — Une cuillerée à café de trois en trois heures.
Chez les femmes ou les jeunes filles au tempérament
lymphatique, yeux bleus et cheveux blonds, on pourra
prescrire dans des cas de coliques flatueuses se produisant

le soir après le repas ou pendant la nuit, avec bruits, grouillements ou grondements dans le ventre ; sortie de vents fétides, avec lancinations à l'anus ; leucorrhée ou règles irrégulières ; envie fréquente d'aller à la selle, humeur pleureuse, bâillements ; on prescrira, dis-je :

Pulsatilla, 12e dilution...   6 globules.
Eau...................   90 grammes.

Doses. — Une cuillerée à café de deux en deux heures.

On peut aussi, comme palliatif, appliquer sur le ventre dans la colique nerveuse, des serviettes chaudes, pliées en quatre.

CHAPITRE II

CONVULSIONS.

Névroses caractérisées par des lésions de mouvements ; contractions involontaires violentes et désordonnées, des muscles soumis à l'empire de la volonté. On les divise en *toniques*, ou contractions permanentes dans lesquelles les parties affectées sont immobiles et raides ; et en *cloniques*, ou contractions dans lesquelles il y a alternativement contraction et relâchement ; on peut s'en faire une idée par les mouvements qu'exécute un pantin dont on tire et relâche tour à tour le fil qui fait mouvoir ses membres.

ART. 1er. — TÉTANOS.

Symptômes.

Cette terrible névrose réclame les soins spéciaux d'un médecin ; nous dirons seulement que, dans le *tétanos gé-*

néral, les membres sont fixes et dans une complète immobilité ; le malade privé de tout mouvement, ressemble à une statue de pierre, et on peut le lever tout d'une pièce soit en le prenant par les pieds ou par la tête, tant la roideur est grande ; aucune force humaine ne peut faire céder les muscles ainsi convulsés. Dans ce terrible état, l'intelligence reste intacte ; généralement, les malades sont plus calmes la nuit ; les crises cessent, quoique la roideur existe toujours ; il n'y a ni fièvre, ni délire ; quelquefois le malade devient hydrophobe (a horreur de l'eau).

Dans le *tétanos partiel*, la roideur tétanique ne s'empare que de quelques muscles ; si elle envahit ceux qui servent à élever la mâchoire inférieure, la maladie se désigne sous le nom de *trismus ;* si elle s'empare des muscles de la partie antérieure du tronc, le corps est fléchi en avant, de telle façon que le menton touche la poitrine, et que les genoux sont portés très-en avant ; cet état se désigne sous le nom d'*emprosthotonos* (tension en devant).

Si, au contraire, la tête est renversée en arrière, et que le corps suive la même direction, on désigne cet état sous le nom d'*opisthotonos* (tension en arrière).

Si le corps est fléchi dans le sens latéral ou de côté, c'est alors le tétanos latéral, ou le *pleurototonos* (tension latérale).

Traitement.

Six médicaments, parmi tous ceux cités, sont surtout précieux pour combattre cette redoutable affection, si toutefois on peut l'espérer, quand elle n'est pas la suite d'une lésion traumatique, ce sont : *Cicuta, Belladona, Ipeca, Opium, Camphora* et *Nux vomica*.

Si le tétanos a une origine traumatique, c'est-à-dire s'il

survient à la suite d'une plaie contuse, d'une chute sur la tête, ou après une opération chirurgicale, on doit d'abord débrider la plaie, s'il est nécessaire, ou la débarrasser des corps étrangers qu'elle peut contenir ; souvent une esquille osseuse peut produire le tétanos ; puis après, les médicaments à donner de prime abord, sont : *Arnica*, *Angustura* et *Rhus*.

Contre le tétanos des nouveau-nés, *Chamomilla*, puis *Ipeca*, si *Chamomilla* ne produit pas l'effet voulu ; et contre le *trismus* (serrement des mâchoires), dont quelques-uns sont affectés, *Aconitum* et *Belladona* alternés, et s'ils ne suffisent pas, *Opium* ou *Ignatia*. (Ce dernier convient surtout aux petites filles.)

Doses. — Quatre globules dans 60 grammes d'eau ; une cuillerée à café toutes les deux heures.

Contre le tétanos *traumatique*, on prescrira, pendant le jour :

> **Arnica**, 6ᵉ ou 12ᵉ dilution.......... 7 globules.
> **Eau**............................ 90 grammes.

Doses. — Une cuillerée à café d'heure en heure.

On donnera pendant la nuit, surtout s'il y a des nausées :

> **Ipeca**, 6ᵉ ou 12ᵉ dilution... 7 globules.
> **Eau**...................... 90 grammes.

Doses. — Une cuillerée à café d'heure en heure.

Si, au bout de vingt-quatre heures, il n'y a pas de mieux, on donnera :

> **Angustura**, 12ᵉ dilution... 7 globules.
> **Eau**...................... 90 grammes.

Doses.—Une cuillerée à café de deux en deux heures.

Si le tétanos ne consiste qu'en un violent *trismus* (serrement convulsif des mâchoires, que nulle force ne peut écarter), ce qui se produit ordinairement, surtout au début, on donnera :

> **Belladona**, 12e dilution............. 7 globules.
> **Eau**.......................... ..... 90 grammes.
> **Mercurius vivus**, 12e dilution...... 7 globules.
> **Eau**.......................... .... 90 grammes.

Doses. — Une cuillerée à café de deux en deux heures, en les alternant (une fois de l'un, une fois de l'autre).

Contre le tétanos *non traumatique*, on prescrira :

> **Cicuta virosa**, 12e dilution... 7 globules.
> **Eau**.......................... 90 grammes.

Doses. — Une cuillerée à café, de deux en deux heures.

Si, au bout de vingt-quatre heures, *Cicuta* n'amène pas de mieux, on prescrira, pendant le jour :

> **Belladona**, 12e dilution... 7 globules.
> **Eau**.................... 90 grammes.

Doses. — Une cuillerée à café de deux en deux heures. Et pendant la nuit :

> **Opium**, 6e ou 12e dilution..... 7 globules.
> **Eau**....................... 90 grammes.

Doses. — Une cuillerée à café, de deux en deux heures.

Si enfin ces deux médicaments n'amenaient pas de résultat au bout de vingt-quatre heures, on fera prendre :

> **Ipeca**, 6e ou 12e dilution....... 7 globules.
> **Eau**...................... 90 grammes.

Doses. — Une cuillerée à café, de deux heures en deux heures, pendant le jour.

> **Nux vomica**, 12e dilution.......... 7 globules.
> **Eau**......................... 90 grammes.

Doses. — Une cuillerée à café, de deux en deux heures pendant la nuit.

Si l'individu atteint du tétanos offre, en outre, les symptômes suivants : extension rigide du corps, avec perte de connaissance ; froid, haleine courte, mouvements convulsifs, serrement des mâchoires, figure bleuâtre et froide comme marbre, ainsi que les mains et les avant-bras ; ouïe presque nulle, pouls très-lent, soupirs, plaintes, douleurs ou crampes dans les muscles des membres inférieurs ; dans ce cas, on prescrira d'abord de préférence :

Camphora, 6e dilution...   8 gouttes.
Eau.....................   90 grammes.

Doses. — Une cuillerée à café, de demi-heure en demi-heure.

Ces symptômes dissipés, on reprendra le traitement *Cicuta*, puis *Belladona* et *Opium*, s'il est nécessaire.

Contre le tétanos qui atteint les femmes, on prescrira, après *Cicuta : Belladona* et *Platina* aux mêmes doses et de la même manière que sont prescrits *Belladona* et *Opium*.

Si le tétanos est partiel, et s'il ne consiste qu'en une roideur du dos et de la nuque, on prescrira :

Sepia, 12e dilution...........   7 globules.
Eau.......................   90 grammes.

Doses. — Une cuillerée à café, de deux en deux heures.

Si, avec le renversement de la tête en arrière, il y a tremblement convulsif des muscles, on donnera :

Stramonium, 12e dilution....   7 globules.
Eau.......................   90 grammes.

Doses. — Une cuillerée à café, de deux en deux heures (1).

(1) Pour plus de développements on consultera avec fruit, l'ouvrage de M. le docteur Jahr, intitulé : *Du traitement homœopathique des affections nerveuses et des maladies mentales*, Paris, 1854.

ART. 2. — CHORÉE.

La chorée, ou *danse de Saint-Guy, de Saint-Witt*, est une maladie apyrétique (sans fièvre), caractérisée par des mouvements irréguliers et involontaires, limités à plusieurs membres ou à un seul, ou bien à certains muscles de la face ; dans ce dernier cas, il y a grimaces et contorsions des plus ridicules et des plus bizarres.

Si l'affection occupe les membres, ils se portent en tous sens, malgré la volonté la plus énergique ; la démarche est irrégulière et semblable à celle d'un homme ivre, qui décrit des courbes en tous sens ; ou bien, sautillée.

Si elle siége dans les muscles du cou, la tête oscille de droite à gauche, ou se balance d'avant en arrière ; enfin, si l'affection est intense, il y a agitation continuelle de la face, rotation (tournoiement) incessante du globe de l'œil, et impossibilité de se servir de ses membres ; le malade est irritable ; il rit ou pleure sans sujet.

Cette maladie est plus commune à l'enfance qu'à l'âge adulte ; elle peut être partielle, c'est-à-dire n'envahir qu'une moitié du corps.

Traitement.

Les médicaments à employer dans la *chorée* partielle ou peu intense, sont : *Causticum, Silicea, Colchicum, Cocculus.*

Dans la *chorée* intense (ou grande *chorée* générale) : *Belladona, Stramonium, Conium, Silicea, Cuprum, Opium, Colchicum, Zincum sulfuricum.*

Causticum, 12e dilution...	7 globules.
Eau......................	120 grammes.

Doses. — Une cuillerée matin et soir.

Continuer ce remède pendant une semaine, puis laisser le malade tranquille pendant six jours, et s'il ne va pas mieux, lui donner la semaine suivante :

Cocculus, 12e dilution....   7 globules.
Eau.......................   120 grammes.

Doses. — Une cuillerée à dessert, matin et soir, pendant une semaine.

Laisser encore une semaine s'écouler sans donner de médicaments ; puis, si le malade ne va pas mieux, on prescrira :

Colchicum, 12e dilution...   7 globules.
Eau......................   120 grammes.

Doses. — Une cuillerée à dessert matin et soir, pendant une semaine.

Quinze jours après, si les accidents se produisent toujours, on prescrira :

Silicea, 12e dilution...   6 globules.
Eau..................   90 grammes.

Doses. — Une cuillerée à dessert, matin et soir.

Contre la *grande chorée*, caractérisée par des mouvements convulsifs, violents de tous les membres, on prescrira :

Petroleum, 12e dilution...   6 globules.
Eau......................   90 grammes.

Doses. — Une cuillerée matin et soir.

Si *Petroleum* fait du bien, on le répétera à une dilution plus élevée (à la 30e dilution) : s'il ne produit rien, on donnera :

Stramonium, 12e dilution....   6 globules.
Eau.......................   90 grammes.

Belladona, 12e dilution......   6 globules.
Eau......................   90 grammes.

Doses. — Alternés (une semaine de l'un, une semaine de

l'autre), à la dose d'une cuillerée à dessert, matin et soir, en laissant une semaine d'action au médicament donné avant de passer à l'autre.

Si ces deux médicaments ne produisent rien, on prescrira :

Cuprum metallicum, 12ᵉ dilution...   6 globules.
Eau..............................   90 grammes.

Doses. — Une cuillerée à dessert matin et soir.

Si *Cuprum* est impuissant, ce qui est rare, on donnera :

Conium maculatum, 12ᵉ dilution...   6 globules.
Eau..............................   90 grammes.

Si la *chorée* se déclare chez une jeune fille à l'âge de la puberté, par suite de troubles dans la menstruation, on prescrira :

Pulsatilla, 12ᵉ dilution...   6 globules.
Eau......................   90 grammes.

Doses. — Une cuillerée matin et soir.

On pourra aussi, en cas d'insuccès dans la *chorée*, faire prendre le médicament suivant :

Zincum sulfuricum, 12ᵉ dilution...   6 globules.
Eau..............................   90 grammes.

Doses. Une cuillerée matin et soir.

Bains froids pendant la saison d'été (1).

ART. 3. — TREMBLEMENT DES MEMBRES.

Agitation rapide et en sens contraire des membres, par des mouvements de va-et-vient égaux.

____

(1) Comparez Roth, *Histoire de la musculation irrésistible.* Paris, 1850.

Traitement.

Cicuta, 12ᵉ dilution.........   6 globules.
Eau......................   90 grammes.

Doses. — Une cuillerée à dessert matin et soir.

Si *Cicuta* n'amène aucun changement, on donnera *Cuprum* de la même manière et à la même dilution.

ART. 4. — PARALYSIE.

Perte absolue, ou bien diminution du sentiment et du mouvement. La paralysie du sentiment, qui fait qu'on ne sent point la douleur qu'un coup, une blessure ou une brûlure pourrait produire, s'appelle *anesthésie* (privation de la sensibilité).

§ 1ᵉʳ. — Hémiplégie.

Si la paralysie n'occupe qu'un côté du corps, on la nomme *hémiplégie* (frappé à moitié).

Traitement.

Causticum, 12ᵉ ou 30ᵉ dilution...   7 globules.
Eau..........................   120 grammes.

Doses. — Une cuillerée matin et soir, ou une seule cuillerée le matin, selon la chronicité du cas.

Si *Causticum* n'amène pas d'amélioration, on le remplacera par *Cocculus,* qu'on donnera aux mêmes doses et de la même manière.

Si *Cocculus* est impuissant, on administrera *Plumbum,* 30ᵉ dilution, de la même manière.

Chez les individus replets et sanguins, au teint coloré et aux yeux bleus, on administrera de prime abord :

> **Belladona,** 12e ou 30e dilution....　6 globules.
> **Eau**.............................. 90 grammes.

Et on l'alternera avec *Argentum nitricum*, 12e dilution, donné aux mêmes doses que *Belladona* (un jour l'un, un jour l'autre).

Chez les sujets épuisés, maigres, au tempérament triste ou colérique, on prescrira :

> **Lachesis,** 30e dilution...　6 globules.
> **Eau**........................ 90 grammes.

Doses. — Une cuillerée matin et soir.

Si *Lachesis* ne produit rien, on l'alternera avec *Causticum*, 12e ou 30e dilution, donné aux mêmes doses que *Lachesis* (un jour de l'un, un jour de l'autre).

§ 2. — Paraplégie.

Si la paralysie envahit les jambes, elle prend le nom de *paraplégie*.

Traitement.

> **Cocculus,** 12e ou 30e dilution...　7 globules.
> **Eau**........................ 120 grammes.

Doses. — Une cuillerée une ou deux fois par jour, selon la chronicité du cas.

Si *Cocculus* ne suffit pas, il faudra prescrire :

> **Nux vomica,** 30e dilution...　6 globules.
> **Eau**........................ 90 grammes.

Doses. — Une cuillerée à soupe tous les soirs.

Si *Nux vomica* ne remplissait encore pas le but, on donnerait *Belladona* et *Rhus toxicodendron*, 12e ou 30e dilution, 7 globules de chacun pour 120 grammes d'eau ; en prendre une cuillerée matin et soir, en les alternant (un jour de l'un, un jour de l'autre).

Enfin, on pourra donner aussi *Plumbum*, 24e dilution,

6 globules pour 90 grammes d'eau, une cuillerée tous les matins.

§ 3. — Paralysie croisée.

Si la paralysie affecte le bras droit et la jambe gauche, ou *vice versâ*, elle est dite *croisée*.

> **Calcarea**, 30e dilution... 7 globules.
> **Eau**...................... 120 grammes.

S'il ne produit pas l'effet voulu, on le fera suivre des suivants :

> **Lachesis**, 30e dilution.... 7 globules.
> **Eau**...................... 120 grammes.
>
> **Silicea**, 30e dilution...... 6 globules.
> **Eau**...................... 120 grammes.

Doses. — Alterner ces deux médicaments (un jour l'un, un jour l'autre), à la dose d'une cuillerée, matin et soir.

§ 4. — Paralysies locales.

Contre l'état paralytique de l'articulation scapulo-humé-rale (jonction du bras à l'épaule) ou du bras, on prescrira :

> **Lachesis**, 30e dilution.... 7 globules.
> **Eau**...................... 120 grammes.

Doses. — Une cuillerée matin et soir.

Ce médicament est le seul qui m'ait réussi dans ce cas ; cependant on pourrait prescrire aussi, surtout chez les individus psoriques (sujets aux dartres, furoncles et autres éruptions) :

> **Staphis agria**, 12e dilution... 7 globules.
> **Eau**...................... 120 grammes.

Doses. — Une cuillerée matin et soir.

Outre *Staphis*, un médicament qui peut rendre de grands

services, est *Natrum muriaticum*; on le donnera à la 30ᵉ dilution, et aux mêmes choses que *Staphis*.

Si la paralysie, ayant son siége dans l'articulation humé-ro-cubitale (coude), a envahi l'avant-bras, on donnera :

Silicea, 30ᵉ dilution...   7 globules.
Eau...................   120 grammes.

Doses. — Une cuillerée matin et soir.

On donnera, s'il n'y a pas de mieux :

Ambra grisea, même dilution, même préparation et mêmes doses que *Silicea*.

La paralysie des mains ou des poignets exige :

Carbo vegetabilis, 30ᵉ dilution...   7 globules.
Eau...................   120 grammes.
Mercurius vivus, 12ᵉ dilution.....   7 globules.
Eau...................   120 grammes.

Doses. — Alterner ces deux médicaments (un jour l'un, un jour l'autre), à la dose d'une cuillerée, matin et soir.

S'ils ne suffisent pas, on pourra donner :

Bovista, même dilution, même préparation et mêmes doses que *Mercurius*.

Contre la paralysie des doigts, on prescrira :

Calcarea carbonica, 12ᵉ dilution...   7 globules.
Eau...................   120 grammes.
Silicea, 30ᵉ dilution.............   7 globules.
Eau...................   120 grammes.

Doses. — Alterner ces deux médicaments (un jour l'un, un jour l'autre), à la dose d'une cuillerée à dessert, matin et soir.

Contre celle des genoux ou des jambes, on donnera :

Anacardium orientale, 30ᵉ dilution...   7 globules.
Eau...................   120 grammes.

Doses. — Une cuillerée matin et soir.

Ce médicament rendra, dans ce cas, les plus grands services.

On pourra prescrire aussi, en cas d'insuffisance :

Berberis vulgaris, 12e dilution... 7 globules.
Eau............................ 120 grammes.

Doses. — Une cuillerée matin et soir.

Ou bien : *Oleander*, 12e dilution, même préparation et mêmes doses que *Berberis*.

Si la paralysie siége dans les pieds, on ordonnera: *Oleander*, comme plus haut.

Ou bien :

Plumbum, 30e dilution..... 7 globules.
Eau...................... 120 grammes.

Ou après *Plumbum*, s'il ne suffit pas :

Ruta graveolens, 12e dilution.... 6 globules.
Eau........................... 90 grammes.

Doses. — Une cuillerée tous les matins.

Ruta convient surtout aux femmes ayant des règles abondantes, ou des règles de trop courte durée.

Contre la paralysie des orteils, on administrera :

Aurum foliatum, 9e ou 12e dilution... 6 globules.
Eau............................ 90 grammes.

Doses. — Une cuillerée matin et soir.

La paralysie des muscles de la face se combat par les médicaments suivants :

Causticum, 30e dilution... 7 globules.
Eau...................... 120 grammes.

Doses. — Une cuillerée tous les matins et tous les soirs.

Si *Causticum* n'améliorait que légèrement l'état, et que le mieux ne fît plus de progrès, on donnera :

Graphites, même dilution, mêmes doses et même prescription que *Causticum*.

S'il y avait distorsion de la bouche (bouche tordue), on pourrait prescrire :

> **Opium**, 12e dilution...   6 globules.
> **Eau**................   120 grammes.

Doses. — Une cuillerée matin et soir.

Contre la paralysie des paupières, on prescrira :

> **Sepia**, 12e dilution...   7 globules.
> **Eau**..............   120 grammes.

Doses. — Une cuillerée, matin et soir.

Ce médicament convient surtout aux filles ou aux femmes.

Si *Sepia* ne suffit pas, on prescrira dans l'ordre où ils sont les médicaments suivants : *Spigelia, Veratrum, Zincum*, tous, à la 12e dilution, mêmes doses et même prescription que *Sepia ;* seulement on aura soin de laisser une semaine d'intervalle entre chacun d'eux, avant de passer de l'un à l'autre.

La paralysie de la langue réclame .

> **Belladona**, 12e ou 30e dilution.   6 globules.
> **Eau**.....................   90 grammes.

Doses. — Une cuillerée matin et soir.

Si *Belladona* ne remplit pas le but, on donnera *Causticum*, même préparation et mêmes doses que *Belladona*.

Enfin, si ni l'un ni l'autre n'avançaient la guérison, on donnerait :

> **Dulcamara**, 30e dilution...   7 globules.
> **Eau**...................   120 grammes.
> **Lachesis**, 30e dilution......   7 globules.
> **Eau**.....................   120 grammes.

Doses. — Alterner ces deux médicaments (un jour l'un,

un jour l'autre), à la dose d'une cuillerée tous les matins et tous les soirs.

Contre la paralysie du larynx (gorge), ou de l'œsophage (conduit alimentaire), on prescrira :

Arsenicum album, 30e dilution. . 6 globules.
Eau............................... 90 grammes.

Lachesis, 30e dilution............. 6 globules.
Eau............................... 90 grammes.

Doses. — Alterner ces deux médicaments à la dose d'une cuillerée matin et soir (un jour l'un, un jour l'autre).

Si ces deux médicaments ne suffisaient pas, on donnerait :

Causticum, 30e dilution... 7 globules.
Eau...................... 120 grammes.

Doses. — Une cuillerée matin et soir.

Si, à la paralysie de la gorge, il se joint une saveur métallique ou un goût de cuivre dans la bouche, on prescrira:

Cuprum metallicum, 12e dilution... 6 globules.
Eau................................. 90 grammes.

Doses. — Une cuillerée matin et soir.

Contre la paralysie du rectum (anus), on prescrira *Aconitum* et *Belladona*, tous deux à la 12e dilution et à la dose de 6 globules pour 90 grammes d'eau; une cuillerée matin et soir, en les alternant (un jour l'un, un jour l'autre).

Hyoscyamus niger, 12e dilution... 7 globules.
Eau.......................... 120 grammes.

Doses. — Une cuillerée matin et soir.

La paralysie de la vessie sera combattue par :

Belladona, 12e dilution.... 6 globules.
Eau...................... 120 grammes.

Hyoscyamus, 12e dilution.. 6 globules.
Eau...................... 120 grammes.

Doses. — Alterner ces deux médicaments (de deux en deux jours) à la dose d'une cuillerée matin et soir.

S'ils ne suffisent pas, ou s'ils ne produisent nul bien, on prescrira :

> **Dulcamara,** 12e dilution...   6 globules.
> **Eau**........................   120 grammes.

Doses. — Une cuillerée trois fois par jour.

Enfin, on pourra donner aussi :

> **Arsenicum album,** 30e dilution...   6 globules.
> **Eau**.............................   90 grammes.

Doses. — Une cuillerée matin et soir.

Si la paralysie s'est produite à la suite de causes affaiblissantes(onanisme, perte de sang, d'humeurs, de sperme), il faudra choisir de préférence dans les médicaments suivants : *China, Ferrum, Sulfur, Rhus, Nux vomica, Cocculus,* 30e dilution, et mêmes doses que les dernières formules de la paralysie de la vessie ; ainsi l'on donnera d'abord : *Nux vomica* et *Sulfur,* alternés (un jour l'un, un jour l'autre ; puis après, *China,* s'il est nécessaire de le faire ; puis *Cocculus,* et, en dernier lieu, *Ferrum.*

Si elle s'est produite à la suite de convulsions, on choisira dans les médicaments suivants : *Causticum* et *Cuprum,* alternés entre eux ; puis ensuite, *Calcarea* et *Silicea,* alternés aussi ; enfin *Belladona,* puis *Cocculus,* et, en dernier lieu, *Cicuta.* On laisse une semaine d'action avant de passer d'un médicament à un nouveau.

Mêmes doses et même préparation que plus haut.

Si la paralysie est la suite d'une éruption répercutée (ou rentrée), on choisira : *Causticum* et *Sulfur ;* donner *Causticum,* comme il est dit plus haut ; puis, six ou huit jours après, donner *Sulfur* de la même manière.

Si elle est la suite de l'ivrognerie, on donnera : *Nux vomica* et *Sulfur*, 30ᵉ dilution, alternés (un jour l'un, un jour l'autre). Doses et préparation comme il est prescrit plus haut.

Si elle s'est produite par des émotions morales, on choisira ou plutôt on parcourra la série suivante : *Cocculus, Nux vomica, Sepia, Chamomilla, Staphis* et *Belladona*. Mêmes préparation, doses et prescription que plus haut.

Si elle provient d'abus de mercure, on choisira : *Sepia, Opium* et *Plumbum*, toujours 30ᵉ dilution; mêmes doses et même prescription que celles recommandées dans l'alinéa plus haut. Laisser toujours six jours d'intervalle entre chaque médicament, avant d'en changer.

CHAPITRE III

NÉVROSES DE L'INTELLIGENCE.

ART. 1ᵉʳ. — DÉLIRE.

Mots sans suite, visions, idées étranges ou ridicules, divagations et actes opposés à la raison.

Traitement.

Si le délire consiste en délires nocturnes, visions de feu, d'animaux ; fureur, avec envie de mordre, de déchirer ou de frapper ; visions terribles, avec envie de s'enfuir ; face et yeux rouges, étincelants, on prescrira :

Belladona, 12ᵉ dilution............ 6 globules.
Eau............................ 90 grammes.

Doses.—Une forte cuillerée à café de deux en deux heures.

Si le délire consiste en chants, vers, prophéties, improvisations, avec exaltation et véhémence, et qu'il s'y joigne
quelques-uns des symptômes pour lesquels nous venons
de prescrire *Belladona*, alors on fera prendre :

Agaricus muscarius, 12ᵉ dilution...   6 globules.
Eau............................   90 grammes.

Doses. — Une cuillerée à café de deux en deux heures.

Si, après un état de mélancolie et d'abattement, le malade, jusqu'alors silencieux, sort de cet engourdissement ;
si son teint se colore, si ses yeux brillent, et s'il parle à
tort et à travers, en ne faisant alternativement que parler
et rire sans motifs ; si, de plus, il a une petite toux sèche,
il faut donner :

Coffea cruda, 6ᵉ dilution...   6 globules.
Eau......................   90 grammes.

Doses. — Une cuillerée à café d'heure en heure.

Si le délire consiste en fureur et envie de tuer quelqu'un, convulsions, gestes bouffons, ridicules, lascivité,
rires, vue de diables ou de fantômes, on prescrira :

Hyoscyamus niger, 12ᵉ dilution...   6 globules.
Eau............................   90 grammes.

Doses. — Une cuillerée à café de deux en deux heures.

Si le délire est composé de divagations, prières, gestes
pieux, chants, extases, fureur, perte de connaissance ou
visions de fantômes, entretiens avec le diable ou avec les
anges, danses ou bouffonneries, alternant avec des gestes
tristes et de la mélancolie ; dans ces cas on fera prendre :

Stramonium, 12ᵉ dilution...   6 globules.
Eau...........................   90 grammes.

Doses. — Une cuillerée à café de deux en deux heures.

ART. 2. — HYPOCHONDRIE OU VAPEURS.

Maladie imaginaire, reconnaissable à une tristesse vague, une préoccupation ridicule et incessante de sa santé, et dans laquelle, quoique bien portant ou ayant une légère affection, on se croit atteint d'une maladie des plus graves, devant amener une mort certaine, plus ou moins proche.

Traitement.

China, 12e ou 30e dilution..	6 globules.
Eau.................................	90 grammes.
Calcarea carbonica, 12e ou 30e dilution.	6 globules.
Eau.................................	90 grammes.

Doses. — Alterner ces deux médicaments (un jour l'un, un jour l'autre) à la dose d'une cuillerée matin et soir.

Si ces deux médicaments ne suffisaient pas, on donnera :

Nux vomica, 30e dilution.
Sulfur....... 30e dilution.

Les préparer de la même manière que *China* et *Calcarea*, en observant seulement de faire prendre *Sulfur* le matin, et *Nux* le surlendemain au soir.

Doses. — Les alterner tous les deux jours.

ART. 3. — ÉCLAMPSIE.

§ 1er. — Convulsions des enfants.

Elles présentent trois formes distinctes qu'il importe de connaître, si l'on veut les traiter avec succès ; nous allons les passer en revue rapidement.

Symptômes de la première forme.

Coloration subite de la face, avec yeux largement ouverts et fixes ; vacillations légères, puis renversement de la tête en arrière ; allongement et roideur du corps ; trismus (ou serrement des mâchoires) ; secousses dans les membres ; après un léger temps d'arrêt, la respiration semble se suspendre ; la face devient violacée ou bleuâtre ; les veines se gonflent, puis tout à coup les yeux se renversent et semblent disparaître sous la paupière supérieure ou sont agités dans tous les sens ; le visage contracté prend les expressions diverses les plus étranges, et est parfois hideux ou effrayant ; les doigts, les mains, les bras et les jambes sont pris par intervalles de spasmes cloniques, qui les font se démener comme ceux d'un pantin dont on tire la ficelle ; la respiration est irrégulière et précipitée ; l'urine et les selles sont rendues involontairement ; le pouls est très-accéléré : enfin, cette crise se termine quelquefois par de profonds soupirs ou par un cri, et l'enfant pendant un certain temps, reste comme hébété ou tombe dans un profond sommeil.

Traitement.

Belladona, 12e dilution.

Dose.—Un globule mis dans la bouche, d'heure en heure. Ou bien :

Belladona, teinture mère.

Doses. — 6 à 8 gouttes dans un tube de verre, pour les faire respirer au malade (pendant une minute) de dix en dix minutes.

Symptômes de la deuxième forme.

Le début ressemble à celui de la première forme ; seulement, au lieu de devenir violet ou bleuâtre, le visage devient pâle, les paupières sont fermées ; mais, si on les soulève, on voit que le globe de l'œil est fixe ou convulsé (tourné légèrement en haut) ; les mâchoires sont légèrement serrées, et, quand on les entr'ouvre, elles restent dans cette position ; la respiration est régulière, mais très-faible ; tous les muscles sont relâchés, et les membres obéissent assez aux impulsions qu'on leur donne ; le pouls est mou, petit ; l'intelligence paraît suspendue ; les selles sortent involontairement, et souvent des sueurs froides et des vomissements ont lieu ; quelquefois le malade ouvre les yeux, regarde, puis il les referme et retombe dans le même état qu'auparavant ; cet accès peut se terminer ou par un profond sommeil, ou par des mouvements précipités d'extension et de flexion des membres, ou enfin, par un retour brusque à l'état habituel.

La durée de cet accès varie de quelques minutes à plusieurs heures, et même à plusieurs jours.

Traitement.

Opium, 6e ou 12e dilution.

Doses. — Un globule introduit dans la bouche d'heure en heure.

Ou bien :

Opium, teinture mère.

Doses. — 6 à 8 gouttes dans un tube de verre, pour les faire respirer au malade toutes les dix minutes (pendant une minute).

Symptômes de la troisième forme.

Cette forme n'est autre que le *tétanos*, elle offre : roideur, extension ou courbure du corps en divers sens ; c'est la plus redoutable des formes de l'*éclampsie ;* la mort est certaine, si elle se prolonge au delà de quatre ou cinq heures. (Voyez *Tétanos*.)

Traitement.

Conium maculatum, 6e ou 12e dilution.

Doses. — Un ou deux globules dans la bouche d'heure en heure, ou bien, respirer la teinture mère de *Conium*, comme celle d'*Opium*.

Si, au bout de deux doses, nulle amélioration n'arrive, on donnera :

Cicuta, 6e ou 12e dilution.

Doses. — Même manière que *Conium*, tant pour les globules que pour la teinture mère à respirer.

Si les convulsions avaient pour cause une chute sur la tête ou une perte de sang un peu grave (hémorrhagie), on prescrirait :

Arnica, 6e ou 12e dilution...

Doses. — Un globule d'heure en heure, dans la bouche, ou bien respirer *Arnica*, teinture mère, comme nous l'avons dit pour *Belladona* et *Opium*.

§ 2. — Convulsions des femmes en couches.

Symptômes.

S'il y a, chez la femme : yeux convulsés, renversement du corps en arrière ou latéralement, sommeil soporeux ou coma, avec face rouge ou pâleur subite ; regard égaré ou hagard, pupilles dilatées, peau très-chaude ; émission involontaire des selles ou des urines, perte de connaissance, avec convulsions fixes ou passant d'un endroit à un autre ; cris, respiration râlante, avec stupeur ou bien délire ; pouls accéléré et fort, avec gonflement des veines du cou et battement violent des artères de la tête.

Traitement.

On prescrira :

Belladona, 12e dilution............	5 globules.
Eau...............................	90 grammes.
Hyoscyamus niger, 12e dilution...	5 globules.
Eau...............................	90 grammes.

Doses. — Alterner ces deux médicaments (l'un le matin, l'autre l'après-midi) à la dose d'une cuillerée à café de demi-heure en demi-heure ou d'heure en heure, selon la gravité des cas.

S'il y a chez la femme : roideur de tout le corps comme dans le tétanos, avec serrement des mâchoires, ou encore, tension et crampes dans les membres, alternant avec des secousses convulsives ; face enflée et rouge ; balbutiement en parlant et difficulté d'avaler, comme si la langue et la gorge étaient paralysées ; coma, ou sommeil profond, avec ronflement ; chaleur, avec soif inextinguible ; traits altérés et langue sèche ; urine abondante ; dans ces cas, on prescrira :

Stramonium, 12e dilution....	5 globules.
Eau	90 grammes.

Doses. — Une cuillerée à café, de demi-heure en demi-heure ou d'heure en heure, selon les cas.

Si, chez la femme, on observe : roideur spasmodique des membres du corps, mais sans perte de connaissance ; serrement des mâchoires, yeux convulsés, avec tremblotement des paupières et des commissures des lèvres (coins de la bouche) ; bâillements convulsifs, décubitus dorsal (coucher sur le dos), avec jambes relevées vers le ventre ; visage pâle ; accès se manifestant surtout dès que le jour paraît : dans ce cas, on prescrira :

Platina, 6e ou 12e dilution...   5 globules.
Eau........................   90 grammes.

Doses. — Une cuillerée à café, de demi-heure en demi-heure, ou d'heure en heure, selon les cas.

Si, chez la femme, on observe les symptômes suivants, et surtout si une frayeur a provoqué l'accès : tremblement convulsif des membres, avec secousses dans le corps et tressaillements spasmodiques des bras ou des jambes, avec cris; ensuite, sommeil soporeux, avec bouche ouverte et ronflement; face rouge, bouffie, et yeux étincelants; accès *apparaissant surtout la nuit ;* dans ce cas, on prescrira :

Opium, 6e dilution...   5 globules.
Eau.................   90 grammes.

Doses. — Une cuillerée à café de demi-heure en demi-heure ou d'heure en heure.

Si les accès avaient subitement lieu, avec perte totale de connaissance, roideur tétanique du corps alternant avec des convulsions excessivement violentes; pouls faible et accéléré, ou petit et presque imperceptible, dans ce cas, on donnera :

Lauro-cerasus, 6e ou 12e dilution..   5 globules.
Eau...............................   90 grammes.

Doses. — Une cuillerée à café, d'heure en heure.

ART. 4. — SOMNAMBULISME.

Névrose caractérisée par une habitude de faire pendant la nuit des actes qui ne se font habituellement que le jour.

Traitement.

On commencera par donner :

Aconitum, 12e ou 30e dilution...   6 globules.
Eau..........................   90 grammes.

Bryonia, 12ᵉ ou 30ᵉ dilution......   6 globules.
Eau..............................   90 grammes.

Doses. — Alterner ces deux médicaments, à la dose d'une cuillerée à dessert matin et soir.

Si l'affection ne cède pas, on fera prendre :

Phosphorus, 12ᵉ ou 30ᵉ dilution...   6 globules.
Eau.............................   90 grammes.

Doses. — Une cuillerée à dessert, matin et soir.

Si *Phosphorus* ne suffit pas, on donnera *Silicea* aux mêmes dilutions et de la même manière que *Phosphorus*, puis enfin *Sulfur*, mêmes doses.

ART. 5. — ÉPILEPSIE OU MAL CADUC, HAUT MAL.

Névrose caractérisée par une perte subite de la connaissance, avec insensibilité complète et relâchement de tous les muscles soumis à l'empire de la volonté, ou bien, le plus souvent, avec convulsions générales ou partielles; gonflement rouge de la face, distorsion des yeux et des lèvres, avec écume à la bouche et pouces appliqués convulsivement contre le creux de la main. Au moment de l'attaque, le malade pousse un cri en tombant. Cette affection est intermittente et apyrétique.

Traitement.

L'allopathie regarde généralement cette affection comme incurable : cela est vrai si l'affection est congénitale ; mais dans beaucoup de cas, la maladie est curable ; je pourrais en citer plusieurs exemples. J'ai traité une jeune fille du village de Parcey, mademoiselle F. P..., atteinte depuis cinq ans de cette névrose, et je l'ai guérie en moins de deux mois de traitement, au moyen de *Lachesis ;* cependant j'avouerai qu'il est des cas excessivement réfractaires à tout traitement, faute de médicaments s'adaptant exactement aux symptômes.

On emploie plus généralement : *Belladona*, *Lachesis*, *Calcarea*, *Silicea*, *Ignatia*, *Argentum nitri* et *Stannum ;* cependant, c'est sur les deux premiers qu'on doit le plus compter, quoique *Calcarea* et *Silicea* puissent être parfois très-utiles.

Chez les sujets au teint jaunâtre, sujets aux éruptions de dartres, boutons, etc., ou adonnés à l'onanisme, on prescrira :

Calcarea carbonica, 30ᵉ dilution... 7 globules.
Eau............................... 120 grammes.
Belladona, 30ᵉ dilution............. 7 globules.
Eau............................... 120 grammes.

Doses. — Alterner ces deux médicaments à la dose d'une cuillerée matin et soir.

Ces potions achevées, laissez huit jours d'intervalle, pendant lesquels le malade ne prendra pas de médicaments ; puis donnez, si la maladie n'a pas été améliorée :

Lachesis, 30ᵉ dilution... 7 globules.
Eau.................... 120 grammes.

Doses. — Une cuillerée, matin et soir.

Si les attaques ont lieu surtout la nuit, et qu'elles soient plus fréquentes à l'époque de la nouvelle lune, on prescrira, après *Calcarea* et *Belladona :*

Silicea, 30ᵉ dilution... 7 globules.
Eau.................... 130 grammes.

Doses. — Une cuillerée matin et soir.

Puis, après huit jours d'intervalle, on donnera *Lachesis*, comme la formule l'indique.

Si l'épilepsie était survenue à la suite d'une frayeur, on donnerait :

Opium ou **Ignatia amara**, 30ᵉ dilution...   7 globules.
Eau..................................... 120 grammes.

Doses. — Une cuillerée, matin et soir.

Après huit jours d'intervalle, on répétera le médicament qui aurait fait du bien, mais à une dilution plus élevée, sinon on donnera *Calcarea* et *Belladona*, puis *Lachesis*.

Si les convulsions épileptiques étaient causées par une affection vermineuse (surtout chez les enfants), on administrerait :

Stannum, 30ᵉ dilution...   7 globules.
Eau................... 120 grammes.

Doses. — Une cuillerée, matin et soir.

Si elle était causée par une chute sur la tête, on prescrirait :

Arnica, 33ᵉ dilution...   7 globules.
Eau................. 120 grammes.

Doses. — Une cuillerée, matin et soir.

Si *Arnica* ne suffisait pas, on donnerait huit jours après :

Cuprum metallicum, 30ᵉ dilution...   6 globules.
Eau............................... 120 grammes.

Doses. — Une cuillerée matin et soir.

Enfin, en l'absence de tous renseignements et de toute indication, on pourra donner, après *Calcarea* et *Belladona*, surtout chez les individus atteints de rhumatismes avec douleurs lancinantes (aux articulations) :

Argentum nitri, 30ᵉ dilution...   4 globules.
Eau........................ 120 grammes.

Doses. — Une cuillerée, matin et soir.

Il est bien entendu que, si l'un des médicaments cités ci-dessus fait du bien, il faudra le répéter, mais en haussant la dilution d'un tiers en plus, et en mettant des intervalles doubles entre les doses ; cependant si l'affection ne cède pas, on aura soin de réserver *Lachesis* comme dernier moyen capital, de n'administrer ce médicament qu'en dernier lieu, et après avoir parcouru la série de tous les autres médicaments indiqués selon les cas qui ont donné naissance à l'affection.

Il est bon aussi d'être prévenu que, par l'usage de *Belladona*, *Lachesis*, etc., etc., les accès deviennent plus rapprochés et plus violents d'abord, puis cèdent peu à peu.

On a aussi préconisé dernièrement les prescriptions suivantes :

Buffo, 6e dilution...   7 globules.
 Eau................ 120 grammes.

Doses.—Une cuillerée, matin et soir, pendant quatre jours.

Attendre huit jours, puis, s'il n'y a nul amendement, on donnera :

Salamandra, 6e dilution...   7 globules.
Eau......................... 120 grammes.

Doses. — Une cuillerée matin et soir, pendant quatre jours, puis, au bout de huit jours, revenir à *Buffo* et continuer ainsi.

Un nouveau médicament nouvellement préconisé par l'école allopathique et expérimenté par le docteur Durand (de Montpellier), est le *Gallium palustre* cultivé ; il le donne comme un *spécifique certain* contre l'épilepsie ; il serait bon de le soumettre à l'expérimentation.

ART. 6. — CATALEPSIE.

Affection intermittente, non fébrile, dans laquelle il y a perte de connaissance, roideur tétanique générale ou partielle (elle diffère du tétanos, en ce que les membres conservent pendant toute l'attaque la position qu'ils avaient au début du mal, ou celle qu'on leur donne, quelque difficile qu'elle soit ; sensibilité nulle ou peu développée ; respiration libre et pouls lent (dans quelques cas, l'un et l'autre sont presque insensibles) ; quelques malades avalent et digèrent ; peau froide, articulations très-roides.

La durée de ces symptômes varie de quelques minutes à quelques heures, et même quelques jours ; l'attaque dissipée, les malades n'en gardent nul souvenir.

Traitement.

L'esprit de camphre de Hahnemann en olfaction (respiré), ou à la dose d'une goutte dans une cuillerée d'eau de quart en quart d'heure ; si cela ne peut détruire la crise, on donnera *Belladona* et *Hyoscyamus*, alternés, comme nous l'avons dit dans l'*éclampsie ;* ou *Lauro-cerasus*, si le malade offre l'image complète d'un mort ; et si *Lauro-cerasus* ne suffit pas, on donnera *Cicuta*. Ces divers médicaments s'administreront absolument de la même manière que ceux prescrits dans l'*éclampsie* ou les *convulsions.*

Chamomilla se prescrira aux enfants qui seraient atteints de catalepsie, ou bien *Mercurius solubilis*, s'il y avait affections vermineuses, avec immobilité complète du corps, face rouge et animée.

ART. 7. — CAUCHEMAR, VULGAIREMENT INCUBE.

Rêve effrayant, dans lequel l'existence se trouve compromise, ou bien dans lequel un corps fantastique, hideux, s'accroupit sur la poitrine, ou poursuit le rêveur ; il y a alors oppression, étouffement, efforts inutiles pour crier, fuir ou se défendre ; sueur abondante, pouls accéléré, battements de cœur et anxiété terrible. Le réveil met heureusement un terme à ce pénible état. C'est ordinairement pendant le premier sommeil que le cauchemar se produit.

Traitement.

Aconitum, 12e dilution...   6 globules.
Eau.......................   90 grammes.
Pulsatilla, 12e dilution...   6 globules.
Eau.......................   90 grammes.

Doses. — Alterner ces deux médicaments (un jour l'un, un jour l'autre) à la dose d'une cuillerée matin et soir.

S'ils ne détruisent pas complétement cet état, on donnera :

Opium, 6e ou 9e dilution...   6 globules.
Eau.......................   60 grammes.

Doses. — Une cuillerée matin et soir.

CHAPITRE IV

NÉVROSE DE LA RESPIRATION.

COQUELUCHE.

Symptômes.

Toux convulsive revenant par quintes, pendant lesquelles plusieurs mouvements d'expiration bruyante se succèdent avec rapidité, et sont suivis d'une inspiration lente, pénible et retentissante.

Dans les fortes quintes, la respiration est difficile, et la suffocation presque imminente ; la face se congestionne et bleuit ; les yeux sont saillants, larmoyants, et les efforts du malade amènent souvent des vomissements.

On lui connaît *trois périodes :* la première est dite *catarrhale*, vu que cette affection commence par un simple catarrhe, avec enrouement ; la seconde est dite *spasmodique*, et la troisième de *déclin*.

Cette affection peut se compliquer de pneumonie, de bronchite capillaire, ou amener la formation d'une hernie.

Traitement.

Le traitement consiste en des médicaments appropriés au génie de cette épidémie ; une foule ont été préconisés, mais leur choix laissait le public dans l'embarras ; ce qui était convenable une année, se trouvait nul pour l'autre, même d'individu à individu, le médicament variant selon la constitution.

Je rapporte ici le traitement conseillé par M. le docteur Teste, car, outre qu'il est judicieux, c'est celui qui m'a toujours le mieux réussi.

On commencera donc par donner au début (conseil de Hahnemann) :

Drosera, 12ᵉ dilution...   4 globules.
Eau......................   60 grammes.

Doses. — Une cuillerée matin et soir.

Laissez agir ce médicament pendant six jours ; puis, s'il y a du mieux, répétez-le : sinon, donnez :

Coralia rubra, 30ᵉ dilution...   7 globules.
Eau..............................   120 grammes.

Doses. — Une cuillerée trois fois par jour pendant quatre jours.

Dès que l'amélioration produite par ce médicament cessera, on donnera :

Chelidonium majus, 6ᵉ dilution...   7 globules.
Eau...............................   120 grammes.

Doses. — Une cuillerée matin et soir.

On continuera ce médicament tant qu'il ne surviendra pas de fortes quintes spasmodiques ou de convulsions chez les jeunes enfants, car, dans ce cas, il faudrait redonner *Coralia* jusqu'à ce que la coqueluche se transforme en *rhume simple.*

Dès que cette transformation aura lieu, on cessera tout pour donner :

> **Pulsatilla**, 12e dilution.....　7 globules.
> **Eau**........................　120 grammes.

Doses. — Une cuillerée, matin et soir.

Quand la coqueluche est à sa période d'état chez des enfants sanguins ou blonds, d'humeur vive ayant des sueurs pendant les accès ou pendant la nuit, selles molles ou diarrhéiques, on prescrira :

> **Ipeca**, 12e dilution.........　6 globules.
> 　　ou en teinture mère......　10 gouttes.
> **Eau**.....................　120 grammes.

Doses. — Quatre cuillerées à café par jour.

Chez les enfants nerveux, vifs, irritables, plutôt *constipés* que *relâchés*, on pourra prescrire, pour ramener la coqueluche à l'état de simple bronchite : *Coffea, Cocculus* et *Causticum*, 12e dilution, aux mêmes doses qu'*Ipeca.*

Un médicament précieux contre les coqueluches qui apparaissent au commencement de l'automne, et surtout chez les petites filles robustes, très-brunes, aux cheveux noirs, ayant des selles à l'état normal, et sujettes à des névralgies, est celui-ci :

> **Capsicum**, 12e dilution....　7 globules.
> **Eau**......................　120 grammes.

Doses. — Une cuillerée à dessert trois fois par jour.

S'il y a : rêvasseries, spasmes, convulsions, surtout chez des enfants lymphatico-nerveux, à la tête volumineuse, on prescrira *Belladona*, 12e dilution, à préparer et prendre comme *Capsicum.*

Si la coqueluche passait à l'état chronique, mais en perdant en partie son caractère spasmodique ou convulsif, on donnera :

> **China**, 12e dilution...   7 globules.
> **Eau**. .... 120 grammes.

Doses. — Une cuillerée matin et soir.

Dans les cas où le sujet est maigre, jaune, débile, épuisé, et où l'on n'agit qu'en désespoir de cause, on donnera :

> **Arsenicum album**, 30e dilution...   6 globules.
> **Eau**......................... 90 grammes.

Doses. — Une cuillerée matin et soir.

En outre, il faut pendant le traitement une alimentation tonique, et changer d'air lorsque la coqueluche commence à disparaître.

CHAPITRE V

NÉVROSES DE LA CIRCULATION.

ART. 1er. — PALPITATIONS NERVEUSES DU CŒUR.

Symptômes.

Mouvements plus accélérés, plus brusques, plus désordonnés du cœur qu'à l'état normal, accompagnés souvent d'un sentiment de malaise et de douleur, avec accélération de la respiration, et anxiété ; elles se montrent particulièrement pendant le premier sommeil et sous l'influence d'émotions vives ; leur durée est courte et elles se reproduisent à des intervalles plus ou moins éloignés ; les urines des sujets qui en sont atteints sont claires, ténues et incolores (comme de l'eau).

Traitement.

Aconitum, 12e dilution......   6 globules.
Eau.......................   90 grammes.
Pulsatilla, 12e dilution......   6 globules.
Eau...................... .....   90 grammes.

Doses. — Alterner ces deux médicaments (un jour l'un, un jour l'autre) à la dose d'une cuillerée matin et soir.

Si ces deux médicaments ne réussissent pas, ce qui est rare, on prescrira, chez les individus aux yeux bleus et cheveux blonds, au tempérament lymphatique :

Phosphorus, 30e dilution....   7 globules.
Eau..... ....   120 grammes.

Doses. — Une cuillerée matin et soir.

Chez les individus pâles, maigres, frileux, offrant la cachexie particulière à ceux qui habitent des localités marécageuses, on prescrira :

Arsenicum, 30e dilution....   7 globules.
Eau.......................   110 grammes.

Doses. — Les mêmes que pour *Phosphorus* ; on peut le donner à la 100e dilution, si on le répète.

Aux personnes faibles et épuisées par de longues maladies ou des pertes de sang, d'humeur, on prescrira :

China, 30e dilution...   7 globules.
Eau................   120 grammes.

Doses. — Une cuillerée matin et soir.

ART. 2. — SYNCOPE OU DÉFAILLANCES.

Perte complète et plus ou moins prompte du sentiment et du mouvement, avec suspension des battements du cœur et de la respiration ; on croirait que l'individu a cessé de vivre, car la face est pâle, les lèvres sont décolorées, les bras et les jambes sont froids, et une sueur gluante couvre une partie du corps ; le sentiment et le mouvement sont anéantis; enfin les battements du cœur ainsi que la respiration ne sont plus perçus.

On dit qu'il y a *lipothymie,* lorsque le sentiment et le mouvement sont seulement diminués, et que la respiration et la circulation continuent leurs fonctions.

Traitement.

Il est bien entendu que nous ne parlons ici que des syncopes fortuites ou accidentelles, et non des syncopes symptomatiques qui ont lieu dans le cours de graves maladies.

Si la défaillance a été causée par une frayeur ou autre vive émotion, et qu'il y ait de forts battements de cœur, avec congestion de sang à la tête, face alternativement rouge et pâle, renouvellement de l'accès en se redressant de la position couchée, on prescrira :

Aconitum, 12ᵉ dilution...   4 globules.
Eau.........................   60 grammes.

Doses. — Une cuillerée à café de quart en quart d'heure pendant une heure, et s'il ne survient pas d'amélioration au bout de ce temps, on administrera :

Opium, 6ᵉ ou 9ᵉ dilution...   4 globules.
Eau..........................   60 grammes.

Doses. — Une cuillerée à café de quart en quart d'heure.

Chez les personnes excessivement nerveuses et impressionnables, on pourra prescrire de préférence : *Coffea, Ignatia* ou *Chamomilla,* aux mêmes doses et mêmes dilutions que les précédents, *Coffea* ou *Chamomilla* conviennent également quand ce sont de vives douleurs qui provoquent les syncopes.

Si les défaillances proviennent de fortes pertes débilitantes (sang ou humeur), ou bien si elles sont la suite de graves et longues maladies, onadministrera :

> **Phosphorus**, 30ᵉ dilution...　　7 globules.
> **Eau**.....................　120 grammes.
> **China**, 30ᵉ dilution.........　7 globules.
> **Eau**.....................　120 grammes.

Doses. — Alterner ces deux médicaments (un jour l'un, un jour l'autre) à la dose d'une cuillerée à dessert matin et soir.

Si les syncopes survenaient à la suite d'une maladie aiguë, de courte durée, ces deux médicaments seraient également applicables, mais à la 12ᵉ au lieu de la 30ᵉ dilution.

CHAPITRE VI

NÉVROSES DE LA DIGESTION.

ART. 1ᵉʳ. — DYSPEPSIE (DIGESTION DIFFICILE).

Symptômes.

Lenteur et difficulté des digestions ; pesanteur des aliments dans l'estomac, malaise, douleurs, bâillements, éructation (rots) fréquentes, renvois aigres, envies de vomir, borborygmes, quelquefois douleur vive dans l'estomac avec gêne, par suite des gaz qui s'y forment ; ballonnement du ventre chez quelques-uns ; vomissements, constipation alternant quelquefois avec la diarrhée ; tête lourde, embarrassée, mélancolie.

La durée de cette maladie est longue et indéterminée.

Traitement.

Si la dyspepsie est récente, et qu'il y ait diarrhée jaunâtre ou diarrhée muqueuse, avec aliments non digérés, teint pâle ou jaune, on prescrira :

China, 12e ou 30e dilution........   7 globules.
Eau............................   120 grammes.

Doses. — Une cuillerée matin et soir.

S'il ne suffit pas, on donnera trois ou quatre jours après :

Arnica, 6e ou 12e dilution...   7 globules.
Eau..........................   120 grammes.

Doses. — Une cuillerée matin et soir.

Ces deux médicaments conviennent aux personnes sèches, nerveuses, épuisées, au teint jaunâtre ayant souvent des renvois d'un goût d'œufs pourris et de la diarrhée.

Chez les personnes sujettes à la constipation, on prescrira aussi *China;* et si ce médicament est insuffisant, on le fera suivre de *Bryonia,* surtout s'il y a dégoût pour tous les aliments, avec goût amer, ou fade et pâteux ; pression à l'estomac comme par une pierre, surtout après avoir mangé du pain ; renvois fréquents après le repas ; régurgitation ou vomissement des aliments ; écoulement par la bouche d'une eau douceâtre et abondante, semblable à de la pituite ; sensibilité douloureuse de l'épigastre (creux de l'estomac) au toucher, avec impossibilité de souffrir des vêtements serrant la ceinture ; sensation de brûlure ou de gonflement au creux de l'estomac ; constipation ou selles dures et difficiles ; caractère emporté et irascible.

Bryonia, 12e dilution....   7 globules.
Eau.....................   120 grammes.

Doses. — Une cuillerée matin et soir.

Si *Bryonia* ne suffit pas, on prescrira :

Nux vomica, 12e dilution....   7 globules.
Eau.........................   120 grammes.
Sulfur, 12e dilution.........   7 globules.
Eau.........................   120 grammes.

Doses. — Alterner ces deux médicaments de la manière qui suit : une cuillerée de *Nux*, matin et soir ; puis, le surlendemain, prendre une cuillerée de *Sulfur*, matin et soir aussi, pour, après avoir laissé un jour d'intervalle, reprendre *Nux*, et continuer de même.

Si la dyspepsie est passée à l'état chronique, on administrera de prime abord :

Hepar sulfur, 30ᵉ dilution...   4 globules.

Doses. — Pris matin et soir, dissous dans une cuillerée d'eau, tous les six jours seulement.

Si *Hepar* ne suffit pas, on donnera *Nux* et *Sulfur*, mais à la 30ᵉ dilution, et à la dose de deux globules matin et soir, en les alternant de six en six jours (c'est-à-dire, deux globules de *Nux* matin et soir, pour, après six jours, pendant lesquels on ne prend pas de remède, prendre *Sulfur*, deux globules matin et soir, pour, après six jours encore, prendre *Nux*, etc.).

S'il se joint des crampes d'estomac à la dyspepsie, et que le malade y éprouve des espèces de picotements insupportables, on intercalera dans le traitement le médicament suivant pendant les jours d'intervalle :

Coffea cruda, 12ᵉ dilution....   6 globules.
Eau.......................   90 grammes.

Doses. — Une cuillerée matin et soir.

Si la dyspepsie provient d'atonie de l'estomac (vulgairement estomac froid), on prescrira un médicament que je ne saurais trop préconiser, vu que, par l'expérimentation que j'en ai faite sur moi-même et sur d'autres personnes, tous les symptômes qu'il développe agissent spécialement sur l'estomac dans le même sens que les dyspepsies atoniques les plus intenses ; ce médicament est le *Gingembre*.

J'ignore s'il en existe une préparation homœopathique, ne l'ayant vue figurer encore dans aucune pathogénésie. Voici sa formule :

Zingiber, 12e dilution...   6 globules.
Eau.......................   90 grammes.

Doses. — Une cuillerée matin et soir.

Je ne connais pas l'antidote du *Gingembre.*

Si la dyspepsie a atteint des individus de constitution maladive et scrofuleuse, on prescrira *Calcarea carbonica* et *Sulfur,* aux mêmes doses, mêmes dilutions, alternés de la même manière que nous avons prescrit *Nux* et *Sulfur* (voyez après la formule de *Bryonia*) (1).

ART. 2. — APPÉTIT DÉPRAVÉ, OU MALACIE ET PICA.

Cette maladie occasionne une telle dépravation du goût, que ceux qui en sont atteints mangent, ou désirent manger ou boire, des substances non usitées comme aliments, mais qui cependant contiennent des principes nutritifs (nourrissants), tels que des rats, du cheval, de la chair humaine, des punaises, poux ou araignées, etc. ; ou bien, boire de l'encre, de l'eau bourbeuse, de l'urine, etc. : dans ce cas, on dit qu'il y a *malacie* (mollesse) ; ou bien l'appétit convoite des objets qui n'ont rien d'assimilable, tels que du charbon, de la craie, de la terre, etc. ; dans ce second cas, on dit alors qu'il y a *pica*.

Les femmes enceintes et les filles à l'époque de la puberté y sont sujettes.

Traitement.

On prescrira d'abord, surtout si l'on a affaire à des in-

____

(1) Comparez Jahr, *Du traitement homœopathique des maladies de la digestion,* Paris, 1859.

dividus au teint et cheveux bruns, au tempérament colérique, irritable, et sujets à la constipation :

Nux vomica, 10e ou 12e dilution... 7 globules.
Eau................................. 120 grammes.
Bryonia, 12e dilution............. 7 globules.
Eau................................. 120 grammes.

Doses. — Une cuillerée matin et soir, en les alternant (un jour l'un, un jour l'autre).

Si la guérison se fait attendre, ou que ces deux médicaments n'aient produit nulle amélioration, on prescrira :

Nitri acidum, 30e dilution... 7 globules.
Eau........................ 120 grammes.

Doses. — Une cuillerée matin et soir.

ART. 3. — BOULIMIE.

La *boulimie* (*faim canine,* et vulgairement *fringale*) consiste en une faim dévorante, et, pour ainsi dire, insatiable, qui est tellement pressante, que, si on ne la satisfait pas immédiatement, elle occasionne des défaillances, et même des syncopes.

Traitement.

Calcarea carbonica, 12e dilution.... 7 globules.
Eau..................................... 120 grammes.
China, 12e ou 30e dilution........... 7 globules.
Eau..................................... 120 grammes.

Doses. — Alterner ces deux médicaments à la dose d'une cuillerée matin et soir (un jour l'un, un jour l'autre).

ART. 4. — VOMISSEMENTS.

Ils peuvent être nerveux ou sympathiques d'une lésion organique de l'estomac.

§ 1er. — Vomissements nerveux.

Symptômes.

Ces vomissements, qui se lient à une névrose de l'estomac, ont lieu quelquefois spontanément, et sans symptômes précurseurs. D'autres fois il y a : malaise, nausées, amertume de la bouche, sensation de dérangement de l'estomac ; ils s'accompagnent d'efforts, peuvent avoir lieu à jeun, et se composent ou de matières filantes, semblables à du blanc d'œuf cru, ou de bile jaune verdâtre.

S'ils arrivent enfin quelque temps après les repas, ils se composent alors d'aliments plus ou moins altérés.

Par une étrange bizarrerie, les mets les plus lourds et les plus indigestes sont conservés et digérés ; tandis que les aliments légers sont rejetés.

Beaucoup d'individus sont soulagés après ces vomissements, ils éprouvent le besoin de manger de nouveau, et digèrent bien ce second repas.

Nonobstant cette incommodité, beaucoup conservent leurs forces et leur embonpoint.

Quelques malades préviennent les vomissements, soit en marchant, soit en se tenant en repos ou dans une immobilité complète, ou enfin, par des affusions d'eau froide.

Cette affection a une durée excessivement variable, et son issue n'est funeste qu'autant que les aliments seraient toujours rendus invariablement après le repas.

Pronostic.

Les vomissements nerveux qui se lient à la grossesse sont très-fâcheux par leur opiniâtreté qui entraîne souvent la mort, bien que fréquemment l'accouchement prématuré ou naturel y mette fin.

§ 2. — Vomissements symptomatiques.

Causes.

Les autres vomissements peuvent provenir d'une hernie de l'estomac à travers la ligne blanche, d'une lésion organique du pylore, ou d'un cancer.

Diagnostic.

On distinguera les vomissements symptomatiques d'une lésion, de ceux purement nerveux, par l'exploration du péritoine, du ventre et de l'utérus chez la femme ; car les vomissements nerveux peuvent se rattacher ou à une grossesse commençante, ou à une inflammation de la matrice.

Si les vomissements sont dus à une hernie, il faut examiner attentivement la région ombilicale et l'épigastre, afin de savoir s'il ne s'y trouverait pas une petite tumeur herniaire peu douloureuse, susceptible de réduction (d'être repoussée en dedans, avec ménagement), car, en la rentrant, et la maintenant ainsi au moyen d'un bandage approprié, les vomissements cessent presque tout de suite.

S'il y a lésion organique ou cancer, il y a : amaigrissement et diminution des forces ; trouble continuel des digestions ; perte d'appétit ; les vomissements deviennent brunâtres, puis noirs, et semblables à du marc de café ; en outre, l'aspect d'une tumeur, ou sa présence constatée par le palper, indique un carcinôme (cancer) de l'estomac.

Les vomissements nerveux n'ont le plus souvent de gravité que dans l'état de grossesse, où ils prennent le nom d'*incoercibles*. Quant à ceux qui se lient à une lésion or-

ganique, ils ont presque toujours une terminaison fâcheuse.

Traitement.

Les vomissements incoercibles (qu'on ne peut maîtriser)
des femmes enceintes peuvent présenter divers symptômes
qui tous, selon leur variété, demandent divers médicaments; nous allons les exposer ici.

S'il y a vomissements incessants des aliments, des boissons, ou de matières spumeuses (écumeuses), blanchâtres,
striées de sang, avec aigreur et grande faiblesse; douleur
à l'épigastre; face et sclérotique jaunâtres; frissons, avec
froid et engourdissement; tremblement des membres; insomnie; intelligence obtuse, ou hébétude, avec bruits
dans les oreilles, trouble de la vue, et constipation opiniâtre; dans ce cas, on fera prendre :

Plumbum metallicum, 12ᵉ dilution...	6 globules.
Eau......................................	90 grammes.
Opium, 6ᵉ dilution.......................	6 globules.
Eau......................................	90 grammes.

Doses. — Alterner ces deux médicaments, *Plumbum* le
jour, et *Opium* la nuit, à la dose d'un cuillerée à café, de
deux heures en deux heures.

S'il y a frissons violents, avec fièvre qui s'aggrave le soir;
pouls faible et fréquent ; marasme ou consomption faisant
de rapides progrès; langue sèche, rouge; soif vive; prostration complète; vomissements opiniâtres de tous les
aliments et de toute boisson quelconque; face pâle, cadavéreuse, ou rouge et bouffie; chaleur interne ardente,
avec douleur excessive dans l'estomac, et épigastre très-
douloureux au toucher : urine rare, ou envie fréquente
d'uriner; constipation ou diarrhée ; mélancolie, avec an-

goisses, crainte de la mort, faiblesse de la mémoire et stupeur avec vertiges.

Devant cet ensemble de symptômes, on prescrira :

Arsenicum album, 12e dilution...   6 globules.
Eau........................... 120 grammes.

Doses. — Une cuillerée à café de deux heures en deux heures.

Si les vomissements ont lieu surtout vers le matin, et que les matières rendues ne soient qu'un fluide visqueux semblable à de la pituite, avec constipation et humeur acariâtre, on prescrira :

Nux vomica, 12e dilution....... 6 globules.
Eau........................... 90 grammes.

Doses. — Une cuillerée à dessert toutes les quatre heures.

Ce médicament est, avec *Ipeca*, un de ceux qui conviennent le mieux dans les cas ordinaires.

Si, les vomissements sont presque continuels, et que la malade rejette tous les aliments et boissons ; on prescrira (surtout chez les personnes blondes, d'un naturel sensuel) :

Ipeca, 6e dilution....... 6 globules.
Eau.................... 90 grammes.

Doses. — Une cuillerée à café toutes les deux heures.

Si, quelques heures après le repas, les malades rejettent tout d'un coup les aliments ingérés, et cela, sans grands efforts, on prescrira :

Ferrum metallicum, 6e dilution... 6 globules.
Eau.............................. 90 grammes.

Doses. — Une cuillerée matin et soir.

Si, chez les personnes blondes et lymphatiques les vomissements ont lieu surtout le soir, et qu'ils ne soient composés que d'une eau claire ou filante, on prescrira :

Pulsatilla, 6e dilution...   6 globules.
Eau............................   90 grammes.

Doses. —Une cuillerée à dessert toutes les quatre heures.

Mais si ni l'un ni l'autre de ces quatre derniers médicaments n'amenaient d'amélioration bien caractérisée, il faudrait donner :

Arsenicum, comme il est dit plus haut, sauf à donner *Plumbum* et *Opium*, ainsi que le prescrit M. le docteur Jousset, si *Arsenicum* ne produisait aucun changement en bien, ce qui est rare.

Il est positif qu'au moyen de ce traitement approprié, et en dépit du fameux soi-disant mémoire Gallard, le praticien évitera presque toujours (95 fois sur 100) de pratiquer la honteuse et homicide opération de l'accouchement prématuré ; méthode blâmable, à laquelle on ne saurait appliquer une épithète qui convienne.

Quant aux vomissements qui sont symptomatiques d'une lésion de l'estomac, et qui consistent en matières noires, brunes et sanguinolentes, la meilleure prescription que je connaisse est celle-ci :

Arsenicum album, 12e dilution...   6 globules.
Eau.......................................   90 grammes.
Lachesis, 12e dilution..............   6 globules.
Eau......................................   90 grammes.

Doses. — Une cuillerée matin et soir, en les alternant un jour l'un, un jour l'autre.

Ces deux potions prises, laissez le malade sans remèdes pendant quatre jours, puis, le cinquième jour, faites-lui prendre :

Carbo vegetabilis, 12e dilution....   6 globules.
Eau.....................................   90 grammes.

Doses. — Une cuillerée à dessert toutes les quatre heures.

Carbo étant pris, rester quatre jours sans remèdes, puis, reprendre *Arsenicum* et *Lachesis,* comme cela a été prescrit, en doublant le nombre de jours pendant lesquels on ne prend pas de médicaments, et continuer le traitement en reculant de plus en plus les doses, au fur et à mesure que le mieux se produira.

CHAPITRE VII

NÉVROSES DES VOIES URINAIRES.

ART. 1ᵉʳ. — INCONTINENCE D'URINE.

Écoulement involontaire de ce liquide ; celle qui est nocturne est particulière aux enfants et aux jeunes gens de l'un et de l'autre sexe.

Traitement.

Si l'incontinence d'urine a lieu principalement pendant le jour, on prescrira :

Causticum, 12ᵉ ou 30ᵉ dilution...   8 globules.
Eau............................ 120 grammes.

Doses. — Une cuillerée à café ou à dessert (selon l'âge) matin et soir.

Si *Causticum* ne remplissait qu'imparfaitement le but qu'on se propose, on donnerait quelques jours après :

Pulsatilla, 12ᵉ ou 30ᵉ dilution............   8 globules.
Eau............................ 120 grammes.
Rhus toxicodendron, 12ᵉ ou 30ᵉ dilution..   8 globules.
Eau............................ 120 grammes.

Doses. — Alterner ces deux médicaments à la dose d'une cuillerée à café ou à dessert, matin et soir.

Si l'incontinence d'urine n'a lieu que la nuit (pissement au lit), on prescrira (surtout chez les enfants blonds, à tête largement développée) :

Belladona, 12ᵉ ou 30ᵉ dilution...   7 globules.
Eau............................. 120 grammes.

Doses. — Une cuillerée à café ou à dessert matin et soir.

Si *Belladona* ne suffit pas (cela est rare), on donnera *Pulsatilla* et *Rhus*, alternés, comme plus haut; enfin, si cela ne suffit pas, on prescrira (surtout chez les enfants au teint jaune, souffreteux ou prédisposés aux scrofules) :

Sulfur, 12ᵉ ou 30ᵉ dilution...........   7 globules.
Eau............................. 90 grammes.

Doses. — Une cuillerée à café, matin et soir, ou une cuillerée à dessert le matin.

On peut donner aussi *Silicea* après *Sulfur*, de la même manière.

ART. 2. — PARALYSIE DE LA VESSIE.

Dans cette maladie, la vessie perd le pouvoir de se con-tracter pour expulser l'urine, qui alors s'amasse dans sa cavité, et la distend outre mesure.

Symptômes.

Douleur, gêne dans le ventre; si l'urine coule à la suite d'efforts, elle ne forme pas un jet arqué, mais elle s'échappe le long des cuisses ; et si elle ne peut avoir son cours, alors le contour de la vessie se dessine à travers la paroi du ventre.

Dans les graves rétentions d'urine, les reins deviennent le siége de lésions importantes ; alors, il peut y avoir fièvre, délire, coma, diarrhée et odeur urineuse ou fétide des sueurs, si l'urine venait à être résorbée.

Traitement.

Belladona, 12e ou 30e dilution..
    selon l'état aigu ou chronique..   6 globules.
Eau............................   90 grammes.
Arsenicum, 30e dilution........   6 globules.
Eau............................   90 grammes.

Doses. — Alterner ces deux médicaments (un jour l'un, un jour l'autre), à la dose d'une cuillerée à dessert matin et soir.

Si ce traitement ne produit qu'une amélioration passagère, on fera prendre :

Belladona, 12e ou 30e dilution.....   6 globules.
Eau............................   90 grammes.
Hyoscyamus, 12e ou 30e dilution...   6 globules.
Eau............................   90 grammes.

Doses. — Alterner ces deux médicaments à la dose d'une cuillerée à dessert matin et soir (un jour l'un, un jour l'autre).

On pourra administrer aussi :

Dulcamara, 12e ou 30e dilution...   8 globules.
Eau............................   120 grammes.

Doses. — Une cuillerée, matin et soir.

DIXIÈME CLASSE

MALADIES AFFECTANT CERTAINS ORGANES

CHAPITRE PREMIER

DENTS.

ART. 1ᵉʳ. — ACCIDENTS DE LA DENTITION.

Nous allons donner un aperçu des médicaments propres à combattre les accidents que la dentition détermine si souvent chez les jeunes enfants ; nous serons excessivement succincts, et c'est encore à l'ouvrage de M. le docteur Teste (1) que nous ferons nos emprunts.

Traitement.

Si l'on remarque chez l'enfant : insomnie inquiète, flatuosités, avec diarrhée blanchâtre ou verdâtre, ou présentant l'aspect d'œufs brouillés, avec coliques avant la selle, et formation de gaz (vents) ; rougeur d'une des joues, avec froid et pâleur de l'autre ; colère ou cris et mauvaise humeur, on prescrira :

Chamomilla, 6ᵉ ou 12ᵉ dilution...   8 globules.
Eau.............................   120 grammes.

Doses. — Une cuillerée à café, matin et soir.

Si des symptômes à peu près semblables à ceux que nous venons de décrire existaient, mais qu'il n'y ait pas de diar-

(1) Teste, *Du traitement homœopathique des maladies des enfants*, Paris, 1856.

rhée, ou même qu'il y ait constipation, besoin fréquent d'uriner, tendance des mains, et surtout des pieds, à se refroidir, on fera prendre *Coffea cruda* de la même manière que *Chamomilla*.

Si l'on observe chez l'enfant : insomnie complète, avec pâleur du visage ; douleurs se produisant par accès, tristesse et mauvaise humeur continuelle, renvois, froid des pieds, constipation ; dans ce cas, on préparerait :

Causticum, 12ᵉ ou 30ᵉ dilution...   8 globules.
Eau.................................   120 grammes.

Doses. — Une cuillerée à café le matin, et une demi-cuillerée à café le soir.

Si, outre les symptômes que nous venons de décrire, il survenait subitement une violente diarrhée précédée de constipation, il faudrait, dans ce cas, donner *Causticum* à la dose d'une cuillerée à café d'heure en heure, puis de deux en deux heures, dès que l'amélioration se produira.

Si l'on remarque chez l'enfant : bouffissure rouge ou pâle de la face, gonflement mou des gencives et autres parties de la bouche, avec aphthes dans cette dernière ; grosseur du ventre, diarrhée le matin surtout, avec ténesme et selles délayées de couleur blanchâtre, d'odeur aigre, avec matières non digérées ; humeur maussade ; chair molle, flasque ; salivation excessive et visqueuse ; engorgement des glandes du cou et de la mâchoire (parotides) ; pleurs continuels et à tout propos ; on fera prendre :

Calcarea carbonica, 12ᵉ ou 30ᵉ dilution..   6 globules.
Eau....................................   90 grammes.

Doses. —Une cuillerée à café, tous les matins seulement.

Chez les enfants souffreteux, à peau maladive, et presque habituellement constipés, si l'on observe à peu de chose près les symptômes indiqués pour *Calcarea*, on leur donnera :

Kreosotum, 12ᵉ dilution... 6 globules.
Eau........................ 90 grammes.

Doses. — Une cuillerée à café, trois fois par jour.

Si, par suite de l'éruption des dents, une violente diarrhée jaunâtre se déclarait chez l'enfant, on lui donnerait :

Bismuthum, 12ᵉ ou 30ᵉ dilution... 6 globules.
Eau.............................. 90 grammes.

Doses. — Une cuillerée à café, matin et soir.

S'il y avait forte fièvre chez l'enfant (surtout s'il est d'un tempérament vif et sanguin), on lui fera prendre :

Aconitum, 12ᵉ dilution.

Doses. — Un globule à sec sur la langue, ou dans une cuillerée à café d'eau, de deux en deux, ou de trois en trois heures.

Si, par suite de l'éruption des dents canines (vulgairement œillères, dents de l'œil), il survenait chez l'enfant une ophthalmie indolente, on lui fait prendre :

Dulcamara, 12ᵉ dilution... 6 globules.
Eau...................... 90 grammes.

Doses. — Une cuillerée à café, matin et soir.

Si, par suite d'une dentition difficile, il survenait des convulsions, on administrerait à l'enfant *Belladona* et *Opium*, s'il y avait des symptômes tétaniques. (Voyez *neuvième classe de maladies*, à l'article *Eclampsie des enfants*.)

____

CHAPITRE II

ESTOMAC.

ART. 1ᵉʳ. — INDIGESTION.

Trouble plus ou moins grand et passager de la digestion.

Traitement.

Voyez *Gastrite aiguë*.

ART. 2. — EMBARRAS GASTRIQUE.

Maladie apyrétique (sans fièvre).

Symptômes.

Langue blanche ou jaunâtre ; bouche amère, inappétence, envies de vomir ; mal de tête occupant la partie supérieure des orbites, avec malaise, accablement, soif vive, haleine fétide, constipation alternant avec diarrhée ; les aliments pris semblent amers.

Traitement.

Malgré le traitement que nous allons donner ici, on pourra consulter *Gastrite aiguë, Gastralgie*.

Si le malade présente les symptômes suivants : nausées ou vomissements de matières amères, verdâtres ou muqueuses ; sensibilité dans la région du foie, avec tension des hypochondres ; constipation, ou petites selles répétées, avec ténesme ; mal de tête qui s'aggrave par le mouvement ou la parole, consistant en douleurs d'élancements ou de pulsations ; goût amer de la bouche et de tout ce que l'on boit ou mange (hors l'eau pure qu'on trouve bonne), avec

renvois amers et langue chargée d'un enduit jaunâtre ;
dans ce cas, on prescrira :

Aconitum, 12e dilution....   6 globules.
Eau......................   90 grammes.

Doses. — Une cuillerée à café, matin et soir.

S'il y a affection gastrique à la suite d'une chute, d'un
coup reçu dans l'estomac, ou bien à la suite de travaux
prolongés trop avant dans la nuit, ou exigeant une application continuelle de l'esprit, et que cette affection présente les symptômes suivants : langue sèche ou jaune ;
goût aigre, amer ou nauséabond, avec mauvaise odeur de
l'haleine ; désir de choses acides ; renvois ayant le goût
d'œufs pourris ; envies de vomir ; flatuosités, accablement
ou lourdeur du corps ; mal de tête, avec chaleur et étourdissements ; on prescrira alors :

Arnica, 6e ou 12e dilution...   6 globules.
Eau.......................   90 grammes.

Doses. — Comme *Aconitum*.

Si l'on ressent : douleur et plénitude dans la tête, avec
sensation comme si les hypochondres et le creux de l'estomac étaient tendus et ballonnés ; diarrhée verdâtre, ou
semblable à des œufs brouillés, ou écumeuse et d'odeur
aigre, face brûlante et rouge, ou rougeur d'une des joues
et pâleur de l'autre ; fétidité de l'haleine, avec goût amer
des aliments ; nausées, renvois, ou bien vomissements verdâtres, amers ou aigres ; emportement ou susceptibilité
excessive ; dans ce cas, on prendra :

Chamomilla, 6e ou 12e dilution...   6 globules.
Eau...........................   90 grammes.

Doses. — Une cuillerée à café, matin et soir.

Ce médicament convient surtout aux femmes et aux enfants, ainsi qu'à ceux qui font abus du café.

Si le malade éprouve aussi comme une sensation de brûlure au creux de l'estomac, avec sensibilité douloureuse de cette partie au toucher ; grande faiblesse, diarrhée, comme de l'eau, de couleur verdâtre ou brunâtre, qui se reproduit dès qu'il prend des boissons ; renvois brûlants et amers, avec grande soif et besoin de boire peu mais souvent ; nausées continuelles ou vomissements de matières bilieuses, jaunâtres, verdâtres ou d'aliments ; douleurs brûlantes, ou coliques dans le ventre et l'estomac, avec frisson ou froid et anxiété ; en présence de ces symptômes, on prescrira :

Arsenicum album, 12ᵉ dilution....   6 globules.
Eau.............................   90 grammes.

Doses. — Une cuillerée à café de deux en deux heures.

Si l'on observe (surtout pendant les chaleurs de l'été), grande soif, goût amer, punais, ou pâteux ; langue blanche ou jaune, avec de petites vésicules à la pointe ou sur les côtés ; répugnance pour les aliments solides (pain, viande, beurre, etc.), avec désir de vin, de café ou de liquides acides ; constipation, avec pression au creux de l'estomac comme par une pierre, surtout après avoir mangé ; mal de tête, principalement au front, avec vertiges (étourdissements) ; froid avec frissons, ou chaleur âcre et sèche, dans ce cas, on fera prendre :

Bryonia, 12ᵉ dilution...   6 globules.
Eau...................   90 grammes.

Doses. — Une cuillerée matin et soir.

Si l'on observe : fétidité de l'haleine, avec goût amer de tout ce qu'on prend ; langue malpropre et chargée d'un enduit épais ou jaunâtre ; dégoût des aliments, somnolence, vomissement des aliments ou de glaires ; vives douleurs dans l'estomac, avec pesanteur ; coliques, avec diarrhée jaunâtre ; froid ou frissons, teint pâle ou terreux, pesanteur

de tête, avec douleurs dans le front ou dans tout le crâne ;
donner dans ce cas :

Ipeca, 6e ou 12e dilution...   6 globules.
Eau.....................   90 grammes.

Doses. — Une cuillerée, trois fois par jour.

Si l'on remarque chez le malade : lèvres sèches et brûlantes (et quelquefois couvertes de petites vésicules) ; langue
humide, blanchâtre ou jaunâtre ; goût amer ou de fumier
dans la bouche ; envies de vomir, ou vomissements muqueux ou bilieux ; sensibilité du ventre et de l'estomac à
tout contact ; somnolence le jour et insomnie la nuit ; soif,
avec répugnance pour les boissons ; inquiétude sur son
état ; dans ce cas, on lui fera prendre (selon le sexe) :

Mercurius vivus ou **solubilis**, 12e dilution.   6 globules.
Eau..   90 grammes.

Doses. — Une cuillerée, matin et soir.

Si l'on observe : amertume, ou mauvais goût de la bouche, avec langue sèche, blanche ou jaune ; nausées continuelles, ou vomissements des aliments ; absence de soif,
ou soif ardente, avec *pyrosis* (brûle-cou) ; amas de glaires
ou d'eau dans la bouche, avec goût et renvois amers ; poids,
avec douleur dans tout l'épigastre et les hypocondres ; constipation, ou envie incessante et inutile d'aller à la selle ;
ou encore, petites selles presque en diarrhée ou en petits
rubans comme de la coulisse ; vertiges et mal de tête, surtout à l'occiput (derrière la tête) ; grande fatigue, avec face
rouge ou jaune ; caractère colérique et emporté ; on prescrira, dans ce cas :

Nux vomica, 12e dilution....   6 globules.
Eau.......................   90 grammes.

Doses. — Une cuillerée, matin et soir.

Si, chez les personnes douces et d'humeur tranquille ou

mélancolique, aux yeux bleus et cheveux blonds ou châtains, on observe : langue blanche avec goût amer ou désagréable ; répugnance pour les aliments cuits, et surtout
pour la viande et la graisse ; écoulement d'une salive liquide par la bouche, désir de boissons acides ou d'eau-
de-vie et de liqueurs ; régurgitations des aliments, ou envies
de vomir, surtout après avoir mangé ; vomissement des
aliments ou de matières amères, aigres ou aqueuses ; constipation ou diarrhée ; aigreurs.d'estomac ; ventre dur, un
peu ballonné, avec vents et borborygmes ; frissons, lassitude, mauvaise humeur, prédisposition à se fâcher pour
rien, quoiqu'on ait un caractère tout opposé (c'est-à-dire
très-doux).

On prescrira alors :

Pulsatilla, 12e dilution...   6 globules.
Eau.....................   90 grammes.

Doses. — Une cuillerée, matin et soir.

CHAPITRE III

INTESTINS.

ART. 1er. — LIENTÉRIE.

Affection diarrhéique dans laquelle les aliments sont
rendus par le bas, peu ou point digérés, c'est-à-dire avec
leur forme et leur couleur naturelles.

Traitement. .

M. le docteur Teste préconise contre cette affection:
Arsenicum, China, Phosphori acidum ; puis il en recom-

mande un quatrième, qui est *Oleander*, mais, dit-il, je n'ai pas encore vérifié par moi-même sa spécialité dans cette affection, quoiqu'il soit très-vanté par Hartmann.

Ayant eu à traiter bon nombre de lienteries chez des enfants de la classe pauvre, on me pardonnera de donner ici mon avis après celui d'un médecin aussi distingué que M. le docteur Teste. Je crois que *Arsenicum* est, en effet, un remède héroïque dans la plupart des lienteries; mais il en est qu'il ne fait qu'aggraver, surtout chez les enfants aux yeux et cheveux noirs et au tempérament colérique; je ne sais si cela tient à la latitude du lieu ou à une idiosyncrasie; mais cela m'est arrivé plusieurs fois. Quant à *China*, je ne me rappelle pas en avoir tiré grand avantage, sinon qu'un peu plus de dénaturation dans la forme ou la couleur des aliments rendus parmi les selles; quant à l'*Acide phosphorique*, il ne se montre le plus souvent efficace que lorsque la coction des aliments s'opère à peu près entièrement; il modifie alors la diarrhée, autrement il est rare qu'on en retire toujours un avantage marqué ou une amélioration soutenue; quant à *Oleander*, il n'a de sûre réussite que chez les enfants débiles et acariâtres, aux facultés intellectuelles peu développées, à l'esprit obtus, sujets surtout aux dartres et autres éruptions de la peau ou du cuir chevelu; aussi *Arsenicum* lui est-il préférable, quoiqu'il soit infidèle (dans la localité que j'habite), lorsqu'on l'emploie chez les enfants dont j'ai parlé.

Maintenant il est un médicament que j'ai employé à doses homœopathiques (empiriquement, il est vrai), dans l'affection dont il s'agit, et dont on retirera toujours un grand avantage : ce médicament est *Zingiber* (gingembre). Toutes les fois qu'*Arsenicum* ne remplira pas le but qu'on se propose, on administrera au malade, sur un peu de sucre, une goutte d'esprit de camphre de Hahnemann (comme antidote), puis, une heure après, on lui donnera :

Zingiber, 12ᵉ dilution... 9 globules.
Eau..................... 120 grammes.

Doses. — Une cuillerée, trois et même quatre fois par jour.

L'amélioration ne se fait pas attendre au delà de trois ou quatre jours. Maintenant je vais décrire le traitement conseillé par M. le docteur Teste. On peut toujours débuter par *Arsenicum*, comme je l'ai déjà dit ; puis donner ensuite *Oleander*, car il y a peu à compter sur *China*, et *Phosphori acidum* n'est efficace que dans la circonstance que j'ai rapportée plus haut. Ainsi si *Arsenicum* et *Oleander* échouent, on aura recours au *Gingembre*, dont on verra l'effet. Qu'on me pardonne cet empirisme basé sur des observations faites pendant mon séjour aux îles situées dans la mer des Indes, et que j'ai expérimenté ici.

Arsenicum album, 12ᵉ dilution... 9 globules.
Eau............................ 120 grammes.

Doses. — Une cuillérée, matin et soir.

Si la bouche est sèche, qu'il y ait de la soif, avec perte d'appétit ; lèvres et langue sèches, brunâtres ; âpreté ou saveur métallique dans la gorge, on prescrira :

China, 12ᵉ dilution... 9 globules.
Eau................. 120 grammes.

Doses. — Une cuillerée, matin et soir. On peut l'alterner avec *Arsenicum*, un jour l'un, un jour l'autre.

Si la coction (ou digestion) des aliments semble se mieux faire, ou qu'elle soit à peu près complète, mais que les selles soient diarrhétiques et grisâtres, on donnera :

Phosphori acidum, 6ᵉ ou 12ᵉ dilution... 8 globules.
Eau............................ 120 grammes.

Doses. — Une cuillerée, trois fois par jour.

Si aucun des médicaments cités n'arrête le cours de la maladie, on prescrira :

Oleander, 12e dilution...   8 globules.
Eau.....................   120 grammes.

Doses. — Une cuillerée, trois fois par jour.

Enfin si *Oleander* ne réussit pas mieux que les autres médicaments, c'est alors qu'on donnera *Zingiber*, comme il a été prescrit de le faire, si déjà on ne l'a pas donné après *Arsenicum*.

ART. 2. — CONSTIPATION.

Rétention plus ou moins longue des selles dans l'intestin, avec difficulté extrême de les excréter (rendre).

Traitement.

Si la constipation est chronique et opiniâtre, avec besoin continuel d'aller, mais sans résultat, et s'il y a souffrances hémorrhoïdales, on pourra débuter par :

Sulfur, 30e dilution...............   8 globules.
Eau..........................   120 grammes.
Nux vomica, 30e dilution..........   8 globules.
Eau.............................   120 grammes.

Doses. — Alterner ces deux médicaments, à la dose d'une cuillerée de *Sulfur* le matin, et d'une cuillerée de *Nux* le soir du même jour ; continuer ainsi jusqu'à amélioration évidente, pour reculer ensuite l'intervalle des doses.

Si la constipation résiste et semble se lier à un état de faiblesse ou d'inaction des intestins, on prescrira :

Natrum muriaticum, 30e dilution...   9 globules.
Eau.................................   120 grammes.

Doses. — Une cuillerée, matin et soir.

Si la constipation est la suite d'une vie trop sédentaire, il faudra, tout en prenant le plus d'exercice que l'on pourra, faire usage du médicament ci-après :

Bryonia, 12e ou 30e dilution...   6 globules.
Eau........................   90 grammes.

Doses. — Une cuillerée, matin et soir, pour, après avoir pris cette potion, rester six jours à en attendre l'effet, et, s'il est nul, prendre *Nux* et *Sulfur*, alternés, comme plus haut.

S'il semble au malade que l'anus est resserré au point d'être complétement fermé, avec douleur de pression ou de resserrement dans l'estomac ; sécheresse de la bouche, perte d'appétit, sentiment de pesanteur dans le ventre, tête lourde et embarrassée, avec rougeur du visage, on prescrira :

Opium, 12e dilution...   6 globules.
Eau................   90 grammes.

Doses. — Une cuillerée, matin et soir.

La constipation des femmes enceintes se détruit au moyen de *Sepia*, surtout s'il y a envie fréquente d'aller à la selle sans pouvoir rien rendre, ou émission seulement de vents et de mucosités ; *Sepia* se prépare et se donne comme *Opium*.

Si *Sepia* ne suffisait pas, on pourrait donner aussi *Opium*, puis *Nux*, toujours préparés et administrés comme *Sepia* ou *Opium:* seulement on mettra une semaine d'intervalle entre l'administration de chaque médicament.

Si la constipation consiste en des selles rares, très-dures et difficiles à expulser, par suite d'une espèce d'atonie des intestins, et quelquefois mélangées de glaires, avec douleur ou démangeaison à l'anus, on prescrira :

Alumina, 30ᵉ dilution...   6 globules.
Eau......................   90 grammes.

Doses. — Une cuillerée, matin et soir.

Si la constipation est opiniâtre, avec besoin fréquente d'aller à la selle, et simple expulsion de petits fragments d'excréments après de violents efforts ; s'il survient : sensation d'un frisonnement de tout le corps, ou faiblesse dans le bas ventre, avec ténesme et fourmillement à l'anus, on ordonnera :

Platina, 30ᵉ dilution...   6 globules.
Eau......................   90 grammes.

Doses. — Une cuillerée, matin et soir.

S'il y a constipation excessivement opiniâtre, avec envie fréquente et sans résultat d'aller à la selle ; ou bien selles très-difficiles et douloureuses à évacuer, semblables à des crottes de mouton ou de chèvre ou à de petites billes très-dures, accompagnées quelquefois de resserrement spasmodique très-douloureux de l'anus ou de chute du rectum ; on prescrira :

Sulfur, 6ᵉ dilution.....   7 globules.
Eau......................   90 grammes.

Doses. — Une cuillerée, matin et soir.

Chez les personnes blondes, d'un tempérament lymphatique et d'un caractère doux et mélancolique, on pourra prescrire *Pulsatilla,* 12ᵉ ou 30ᵉ dilution, dans les mêmes cas où *Nux* est indiqué ci-dessus.

La constipation des jeunes enfants réclame (d'après M. le docteur Teste) *Nux vomica, Lycopodium* et *Belladona.* Aux enfants vifs et irritables on prescrira :

Nux vomica, 12ᵉ dilution.

Doses. — Un globule sur la langue, le soir, en couchant l'enfant, pendant deux ou trois jours de suite.

Aux enfants nourris encore au lait et à la fécule (ou bouillie), on prescrira :

Lycopodium, 30ᵉ dilution.

Doses. — Un globule sur la langue tous les matins. [On cessera de l'administrer dès qu'il se manifestera une petite érosion ou fissure oblique au coin des lèvres ; c'est un signe que le *Lycopodium* ne convenait pas ou ne convient plus (M. Teste)].

Chez les enfants nerveux, à grosse tête, aux pupilles dilatées, sujets aux rêvasseries, aux soubresauts et aux mouvements convulsifs pendant le sommeil, on prescrira :

Belladona, 12ᵉ dilution.

Doses. — Un globule sur la langue matin et soir, pendant deux ou trois jours de suite.

ART. 3. — CHUTE DU RECTUM.

Si le rectum paraît noirâtre et sanguinolent à sa sortie, on administrera :

Mercurius vivus, ou **solubilis** (selon l'âge
et le sexe), 12ᵉ dilution.................. 6 globules.
Eau................................. 90 grammes.

Doses. — Une cuillerée à café ou à bouche (selon l'âge), matin et soir.

Si l'accident se produit toutes les fois qu'on va à la selle, on prescrira :

Sulfur, 30ᵉ dilution............... 6 globules.
Eau................................. 90 grammes.
Calcarea carbonica, 30ᵉ dilution. 6 globules.
Eau................................. 90 grammes.

Doses. — Alterner ces deux médicaments (un jour l'un, un jour l'autre) à la dose d'une cuillerée à soupe tous les matins pour les adultes, et à café pour les enfants.

Si *Calcarea* et *Sulfur* ne guérissaient pas cette affection, on remplacera *Calcarea* par *Nux vomica*, et on alternera *Nux* et *Sulfur* de la même manière qu'on a donné *Calcarea* et *Sulfur*.

CHAPITRE IV

ORGANES URINAIRES.

ART. 1ᵉʳ. — DIABÈTE.

Affection très-grave, dans laquelle la quantité de l'urine rendue augmente successivement jusqu'à des quantités énormes, qui cependant sont en rapport avec les boissons absorbées pendant la journée.

Il s'y joint une soif insatiable, un énorme appétit et un grand dépérissement ; les urines rendues contiennent une plus ou moins grande quantité de sucre de fécule. La terminaison la plus ordinaire de la maladie est la mort par épuisement, ou par suite d'une affection de poitrine intercurrente (venant s'ajouter).

Traitement.

On connaît encore très-peu de médicaments susceptibles de guérir cette affection ; cependant on peut obtenir une grande amélioration, sinon guérison, de la prescription ci-après :

Causticum, 30ᵉ dilution...   6 globules.
Eau......................   90 grammes.

Doses. — Une cuillerée, matin et soir.

Si ce médicament ne produit nulle amélioration, on prescrira :

Phosphori acidum, 12e dilution...   8 globules.
Eau............................ 120 grammes.

Doses. — Une cuillerée, matin et soir.

ART. 2. — DYSURIE OU STRANGURIE.

Dans cette affection, l'urine ne sort que goutte à goutte, avec douleur et sensation brûlante : il y a, en outre, ténesme vésical, ou sensation d'un besoin continuel d'uriner abondamment, sans pouvoir le satisfaire, ou du moins très-imparfaitement ; il y a aussi pesanteur très-douloureuse dans le bas ventre, avec un peu de fièvre.

ART. 3. — ISCHURIE.

Dans l'*ischurie* (rétention d'urine), il se produit une fièvre intense ; il y a distension (gonflement) énorme de la vessie, qui peut se rompre, se gangrener, ou contracter une inflammation des plus graves. (Voyez *troisième classe de maladies*, article *Cystite ou inflammation de la vessie*.)

Ces diverses affections peuvent provenir des calculs urinaires (pierre ou gravelle), d'inflammation ou de rétrécissement de l'urèthre, ou de paralysie de la vessie. (Voyez *huitième classe de maladies, Produits morbides accidentels ;* l'article *Gravelle ou Calculs ;* voyez aussi *neuvième classe de maladies, Névroses caractérisées par des lésions de mouvements, art. Paralysie de la vessie.*)

Traitement.

Le même que celui de la *Cystite*.

(Voyez ce mot ; voyez aussi celui réclamé par les différentes affections de la vessie aux articles *Gravelle*, *Paralysie de la vessie*, etc.)

CHAPITRE V

ŒSOPHAGE.

PYROSIS (FEU), VULGAIREMENT BRULE-COU.

Sensation brûlante qui, partant de l'estomac, se propage
de l'œsophage jusqu'à la gorge, en y produisant l'impression d'un fer chaud ; souvent il s'y joint de la soif et de la
constipation.

Traitement.

Deux médicaments combattent avantageusement cette
affection, qui a le plus ordinairement pour cause l'usage
d'aliments trop gras, de salaisons ou de vieux fromage ; ce
sont :

Capsicum annuum, 12ᵉ dilution...   6 globules.
Eau.................................   90 grammes.

Doses. — Une cuillerée, matin et soir.

Ce médicament convient surtout lorsqu'il y a prédominance d'un goût aigre dans la bouche, avec brûlement à
l'estomac (surtout au creux), après avoir mangé, et tension
du ventre, avec beaucoup de vents.

On prescrira aussi, surtout s'il y a nombreux renvois
amers ou sans goût, avec sensation de constriction de l'estomac et vomissements aqueux ; coliques très-violentes situées dans le bas ventre, et s'irradiant jusqu'aux reins :

Acidum sulfuris, 12e dilution... 6 globules.
Eau.......................... 90 grammes.

Doses. — Une cuillerée, matin et soir.

CHAPITRE VI

FOIE.

ICTÈRE, VULGAIREMENT JAUNISSE.

Maladie caractérisée par la coloration en jaune de la peau par suite du passage de la matière colorante de la bile dans le sang, avec urines épaisses, jaunes ou rougeâtres, peu abondantes, et selles de couleur grise, cendrée, ou argileuse.

L'ictère simple, idiopathique (existant par lui-même), est sans fièvre.

Traitement.

Les deux médicaments qui couvrent à eux seuls tous les symptômes de cette affection, et qui m'ont toujours réussi, même dans des cas où la maladie datait de trois ans, sont :

Mercurius vivus ou **solubilis**,
12e ou 30e dilution.......... 6 globules.
Eau.......................... 120 grammes.
China, 12e ou 30e dilution....... 8 globules.
Eau.......................... 120 grammes.

Doses. — Alterner ces deux médicaments de deux en deux jours, en laissant toujours un jour d'action à chacun d'eux, à la dose d'une cuillerée matin et soir.

Si l'*ictère* survenait à la suite d'une chute ou d'une contusion du foie, on prescrirait de prime abord :

> **Arnica,** 12e dilution...   6 globules.
> **Eau.................**   90 grammes.

Doses. — Une cuillerée, matin et soir.

On le continuera tant qu'il fera du bien ; dès qu'il n'agira plus, on donnera *Mercurius* et *China*, comme il est dit plus haut.

CHAPITRE VII

ORGANES SEXUELS DE LA FEMME (1).

ART. 1er. — DYSMÉNORRHÉE (RÈGLES DIFFICILES).

Dans cette maladie, l'époque des règles s'accompagne de vives douleurs à l'utérus (matrice), à la partie inférieure de la poitrine, aux reins et aux cuisses ; il s'y joint des coliques, des frissons, des maux de tête, quelquefois des vomissements, de la perte de connaissance, et plus rarement des convulsions. Il y a perte de l'appétit, ou appétit dépravé ; courbature, palpitations et malaise général.

Traitement.

Chez les jeunes filles frêles et délicates, de constitution phthisique, on administrera :

> **Kali carbonicum,** 12e dilution...   6 globules.
> **Eau...........................**   90 grammes.

Doses. — Une cuillerée, tous les matins.

(1) Nous renvoyons pour plus de développement au traité de M. le docteur Jahr, *Du traité homœopathique des maladies des femmes.* Paris, 1856.

Si ce médicament ne suffit pas, on prescrira, quelques jours après son administration :

Sepia, 12ᵉ dilution...   6 globules.
Eau............... 120 grammes.

Doses. — Une cuillerée, matin et soir.

Après *Sepia*, on pourra donner *Sulfur*, mêmes doses, si *Sepia* ne suffit pas.

Chez les jeunes personnes au tempérament lymphatique ou scrofuleux, on donnera :

Graphites, 12ᵉ dilution....   6 globules.
Eau........................ 90 grammes.

Doses. — Une cuillerée, tous les matins.

On pourra, s'il ne suffit pas, le faire suivre de *Sulfur*, comme il est prescrit plus haut.

Chez les jeunes personnes, au tempérament vif, sanguin et colérique, au teint coloré, menant une vie sédentaire, et sujettes aux congestions, on prescrira d'abord :

Aconitum, 12ᵉ dilution....   6 globules.
Eau........................ 90 grammes.

Doses. — Une cuillerée, matin et soir.

Ensuite on donnera, surtout s'il y a grande oppression, battements de cœur, vertiges, etc. :

Natrum muriaticum, 12ᵉ dilution...   6 globules.
Eau.......................... 90 grammes.

Doses. — Une cuillerée, matin et soir.

Chez es jeunes filles à la taille svelte, au tempérament lymphatique, aux yeux bleus et cheveux blonds, à l'humeur douce et mélancolique, on prescrira :

Pulsatilla, 12ᵉ dilution..   6 globules.
Eau.................... 90 grammes.

Doses. — Une cuillerée, matin et soir.

Si la jeune personne éprouve des vertiges et des chaleurs à la face, avec pesanteur de tête, somnolence, oppression, battements de cœur, tressaillement au moindre bruit, on alternera :

Aconitum, 12ᵉ dilution...   6 globules.
Eau.......................   90 grammes.
Pulsatilla, 12ᵉ dilution...   6 globules.
Eau........ ....   90 grammes.

Doses. — Une cuillerée, matin et soir (un jour l'un, un jour l'autre).

Chez les jeunes filles au tempérament froid ou phlegmatique, sujettes à une grande fatigue après la moindre marche (surtout dans les genoux), avec douleurs articulaires par les temps froids ou humides, somnolence, et difficulté habituelle de digérer après le repas, on prescrira d'abord:

Nux moschata, 12ᵉ dilution..   7 globules.
Eau..... ....   90 grammes.

Doses. — Une cuillerée, matin et soir.

Si, chez les jeunes filles faibles de constitution, il survient des symptômes chlorotiques (pâles couleurs), on prescrira :

Ferrum metallicum, 30ᵉ dilution....   3 globules.
Eau...............................   90 grammes.

Doses. — A prendre tout d'un coup, tous les deux jours, le matin. (Voyez *Anémie* et *Chlorose*.)

Une fois les symptômes chlorotiques dissipés, si les règles ne se montrent pas, on cherchera dans les médicaments que nous venons de citer celui qui sera le plus convenable, selon l'état symptomatique actuel.

ART. 2. — AMÉNORRHÉE.

Absence, suppression, ou grande diminution des règles.

Pour les symptômes divers et le traitement, voyez *Anémie*, on y trouvera des indications suffisantes ; on peut aussi consulter l'article *Dysménorrhée*, page 522, afin de compléter les recherches.

ART. 3. — MÉTRORRHAGIE.

Écoulement de sang considérable pendant ou hors l'époque menstruelle, avec caillots sanguins plus ou moins volumineux.

Cette maladie indique souvent une grave lésion du col de l'utérus, ou l'existence de polypes dans cet organe ; cependant elle peut se relier à aucun de ces symptômes, et n'être qu'une anomalie de la menstruation.

Traitement.

Les médicaments sur lesquels on peut compter sûrement dans cette affection, sont : *Chamomilla*, *Ipeca*, *Platina*, *Sabina*, *China*, *Belladona*, *Calcarea carbonica*, *Secale*, *Ferrum*, *Crocus*, *Arnica*, *Hyoscyamus*, etc.

Si le sang qui s'écoule présente une couleur d'un rouge sombre ou noirâtre, parmi lequel se trouvent des caillots, avec violentes coliques ; pieds, jambes, mains et avant-bras froids ; pâleur du visage, avec bourdonnement dans les oreilles ; vue trouble et sensation comme si l'on allait s'évanouir ; on prescrira :

Chamomilla, 12ᵉ dilution...   7 globules.
Eau........................   90 grammes.

Doses. — Une forte cuillerée à café d'heure en heure.

Si le sang s'écoule en grande quantité sans intermittence (continuellement), et s'il est liquide et d'un rouge clair ; s'il y a coliques autour du nombril et pression dans le bas ventre ; frissons, avec froid au tronc et aux membres ; grande débilité, face pâle, chaleur humide à la tête et envies de vomir ; dans ce cas, on prescrira :

Ipeca, 6e ou 9e dilution...   7 globules.
Eau...................   90 grammes.

Doses. — Une cuillerée à café d'heure en heure.

Si le sang est noirâtre et épais, avec sensation de pesanteur ou traction dans le bas ventre, douleurs dans les reins, surexcitation des parties; dans ce cas, on ordonnera:

Platina, 12e ou 30e dilution....   7 globules.
Eau........................   90 grammes.

Doses. — Une cuillerée à café d'heure en heure.

Si le sang est très-foncé (presque noir) et mélangé de nombreux caillots, avec tranchées dans le ventre ; douleurs atroces dans les reins, les bras, les jambes et la tête ; urines rouges, brûlantes, s'évacuant difficilement et avec douleurs ; augmentation de la perte par le moindre mouvement ou changement de position ; dans ce cas, on prescrira :

Sabina, 12e dilution......   6 globules.
Eau....................   90 grammes.

Doses. — Une cuillerée à café, d'heure en heure.

Si l'écoulement offre un sang à l'état normal, avec douleurs violentes dans le ventre, semblables à des coups de couteau ; maux de reins, comme si les os étaient brisés par des tenailles ; face rouge, boursouflée, avec violent mal de tête ; étourdissements et violentes pulsations des artères carotides et temporales ; dans ce cas, on fera prendre *Belladona* de la même manière et aux mêmes doses que *Sabina*.

Belladona convient surtout aux personnes blondes et obèses (grasses).

Si *Belladona* ne remplissait pas le but, on l'alternera avec *Calcarea carbonica*, qui se préparera et s'administrera de la même manière.

Si la perte de sang survient chez des personnes faibles, épuisées, d'un tempérament cachectique, avec visage pâle ou couleur de terre, extrémités froides, pouls petit ou presque nul, anxiété avec crainte de mourir, il faudra donner alors :

Secale cornutum, 12e dilution....   6 globules.
Eau............................   90 grammes.

Doses. — Une cuillerée à café d'heure en heure.

Si l'écoulement est en grande quantité, avec sang dont une partie est liquide et l'autre épaisse, et, pour ainsi dire, presque coagulée, de couleur rouge très-foncée ; s'il y a en outre, maux de reins, coliques, mal de tête et étourdissements, pouls plein, dur, avec visage excessivement coloré, il faut donner alors :

Ferrum metallicum, 12e dilution...   7 globules.
Eau............................   90 grammes.

Doses. — Une cuillerée à café, d'heure en heure.

Si le sang est très-noir, visqueux (ou gluant), rempli de caillots, avec teint hâve, terreux, vertiges, défaillances, pleurs, tristesse, anxiété et sensation d'un corps qui se meut dans le ventre; dans ce cas, si *Ferrum* ou *Chamomilla* n'avaient pas suffi pour dissiper ces symptômes, on prescrira :

Crocus sativa, 9e ou 12e dilution...   6 globules.
Eau............................   90 grammes.

Doses. — Une cuillerée à café, d'heure en heure.

Si, outre l'écoulement, il y avait : grande chaleur du corps, avec pouls large et accéléré; coliques, avec douleurs dans les reins ; gonflement et saillie des veines des extrémiltés; grande agitation, avec tremblement des membres, ou encore engourdissement des bras et des jambes ; ouïe dure, vue trouble, délire, secousses convulsives des membres interrompues par une roideur du corps, comme dans le tétanos ; dans ce cas, on donnera :

Hyoscyamus, 12e dilution...   6 globules.
Eau.......................   90 grammes.

Doses. — Une cuillerée à café, d'heure en heure.

Si la métrorrhagie est survenue à la suite d'un coup ou d'une chute, on prescrira :

Arnica, 6e ou 12e dilution...   6 globules.
Eau.......................   90 grammes.

Doses. — Une cuillerée à café, d'heure en heure.

Si l'on était appelé tardivement à combattre une perte, et qu'il y eût déjà une grande quantité de sang de perdu, avec lourdeur de tête, vertiges, ouïe et vue ne remplissant plus leurs fonctions qu'avec peine ; froid glacial des extrémités, avec pouls presque insensible ; face pâle, syncopes ou défaillances, mouvements convulsifs du corps ; dans ce cas des plus graves, on prescrira :

China, 6e ou 9e dilution......   7 globules.
Eau.......................   90 grammes.

Doses. — Une cuillerée à café de quart d'heure en quart d'heure, puis de demi-heure en demi-heure, et enfin d'heure en heure.

Si le sang qui s'écoule est pâle, aqueux, avec face jaune; grande débilité, chute des forces et accès d'évanouissement: dans ce cas, on prescrira :

Ferrum metallicum, . 12e dilution...   7 globules.
Eau.......................   90 grammes.

Doses. — Une cuillerée à café, de demi-heure en demi-heure.

Malgré tous ces détails, c'est sur *Chamomilla*, *Ipeca*, *Sabina*, *Platina* et *Secale* sur lesquels on doit le plus compter.

ART. 4. — MÉNOPAUSE (VULGAIREMENT AGE CRITIQUE).

L'âge où arrive la suppression des règles varie selon les individus et les climats; l'époque ordinaire est de quarante-cinq à cinquante ans; à ce moment, la plupart des femmes sont affectées de divers troubles du côté du cerveau ou des organes digestifs.

Traitement.

Il est, à peu de chose près, celui de l'*Aménorrhée* et de l'*Anémie.* (Voyez *Aménorrhée, Métrorrhagie,* pour les complications qui pourraient survenir). Cependant nous allons donner quelques indications pour l'emploi des médicaments qui pourront leur procurer le plus de soulagement, parce que leurs symptômes couvrent à peu près la variété de ceux qu'elles éprouvent; ce sont : *Aconitum, Belladona, Pulsatilla, Sulfur, Nux vomica, Sepia* et surtout *Lachesis.*

S'il y a vertiges, pesanteur de tête, yeux et face rouges, ou face alternativement rouge et pâle; envie de dormir après le repas; bouffées de chaleur montant des pieds à la tête; jambes et pieds froids, battements de cœur, frissons, oppression; ces symptômes exigent :

Aconitum, 12ᵉ dilution...   7 globules.
Eau....................   90 grammes.

Doses. — Une cuillerée, matin et soir.

S'il y a face rouge et comme bouffie, yeux injectés de sang, sensation d'eau bouillante dans le cerveau, ou sensation comme si le cerveau ballottait dans la boîte osseuse de la tête ; céphalalgie atroce occupant le front ou le vertex ; ou bien, sentiment d'un froid glacial sur le sommet de la tête, nausées ou vomissements, avec sommeil agité ou délire ; dans ce cas, on prescrira *Belladona* à la même dilution et aux mêmes doses qu'*Aconitum*.

S'il y a violents maux de reins, avec constipation et mal de tête occupant surtout la tempe, avec sensation comme si une vrille y perçait un trou ; caractère emporté et colérique ; dans ces cas, on fera prendre :

Nux vomica, 10e ou 12e dilution.... 6 globules.
Eau............................. 90 grammes.

Doses. — Une cuillerée, tous les soirs.

S'il y a mal de tête semi-latéral, avec douleurs se propageant jusque dans l'oreille et les mâchoires ; douleurs d'estomac, avec écoulement d'eau par la bouche ; nausées, flueurs blanches, suppression des règles, avec battements de cœur ; mélancolie et humeur pleureuse ; alors on prescrira :

Pulsatilla, 12e dilution... 7 globules.
Eau...................... 60 grammes.

Doses. — Une cuillerée, matin et soir.

Ce médicament convient surtout aux personnes blondes et élancées, de constitution lymphatique.

Si *Pulsatilla* n'améliorait pas l'état, et qu'il y eût constipation opiniâtre, on prescrirait *Sepia*, 30e dilution. (Même préparation et mêmes doses que *Pulsatilla*.)

Chez les femmes psoriques, c'est-à-dire chez celles atteintes d'éruptions à la peau, de nature dartreuse ou vésiculeuse, on prescrira :

Sulfur, 12e ou 30e dilution... 6 globules.
Eau...................... 90 grammes.

Doses. — Une cuillerée, tous les matins.

Si l'on observe chez la malade : grande faiblesse, avec perte journalière des forces ; accès d'évanouissement, grande oppression, avec sueur glaciale ; envie de vomir et étourdissements avec pâleur de la face : syncopes, avec immobilité, absence du pouls, suspension des sens et insensibilité ; accès de convulsions, hémorrhagies ou ecchymoses dans les tissus des organes ; somnolence le jour avec insomnie la nuit ; chaleur et agitation ; chaleur sèche, ou froid glacial, avec frissons (alternativement) ; violent mal de tête, consistant en battements et pulsations, avec étincelles devant les yeux ; bruits dans les oreilles ; manque d'appétit ou faim maladive, avec soif qu'on ne peut satisfaire ; douleurs et crampes à l'estomac, avec sensibilité telle, que toute pression y est insupportable ; nausées ou vomissements ; ventre dur, ballonné avec tranchées, tiraillements ou brûlement ; constipation, ou bien diarrhée, avec chute du rectum ; envie fréquente d'uriner, avec brûlement dans l'urèthre ; règles faibles, avec beaucoup de souffrances, et souvent sensation d'un corps rond qui du ventre remonte dans l'estomac ; enrouement ou toux sèche, avec sensation d'étranglement ; haleine courte, avec accès de suffocation ; battements de cœur, avec pression à la poitrine comme par un corps lourd ; douleurs rhumatismales dans les reins, la nuque, les bras et les jambes ; souvent les souffrances siégent au bras droit et à la jambe gauche, et *vice versâ.*

Devant l'ensemble de tous ces symptômes, on prescrira :

> **Lachesis**, 30° dilution...   8 globules.
> **Eau**...................   120 grammes.

Doses. —Une cuillerée, tous les matins.

C'est un des meilleurs médicaments à opposer aux troubles de l'âge critique, dont il représente la plupart du temps tous les symptômes.

ART. 5. — SÉCRÉTION DU LAIT CHEZ LES NOURRICES.

Trois médicaments, dont un inconnu dans nos officines, sont employés pour faire passer le lait aux nourrices ; ce sont *Pulsatilla*, *Calcarea carbonica* et *Gossypium*.

Voici comme on les administrera :

Pulsatilla, 6e dilution.....   7 globules.
Eau......................   120 grammes.

Doses. — Une cuillerée, trois fois par jour.

Si *Pulsatilla* ne suffisait pas, on l'alternerait avec *Calcarea carbonica*, préparé de la même manière (même dilution et mêmes doses), et l'on donnerait un jour de l'un, un jour de l'autre.

Si (ce qui est rare) ces deux médicaments n'opéraient pas la résorption de la sécrétion laiteuse, on ferait prendre:

Gossypium, 1re dilution...   4 gouttes ou 7 globules.
Eau......................   120 grammes.

Doses. — Une cuillerée, matin et soir.

ART. 6. — CHUTE DE L'UTÉRUS OU DE LA MATRICE.

Elle est incomplète (relâchement) ou complète (chute, descente).

Cette affection ne se constate que par l'inspection des parties ou par le toucher.

Dans le simple relâchement de cet organe, l'orifice de la matrice (ou museau de tanche) repose sur la partie moyenne du coccyx (croupion), ou se fait apercevoir vers l'ouverture du vagin : le corps de la matrice est incliné d'arrière en avant, et les trompes de Fallope, au lieu d'être horizontales, sont dans une position presque verticale ; de plus, l'intestin grêle remplit une partie du vide qu'occupait ordinairement l'utérus.

Dans la chute complète, le vagin, renversé en partie ou en totalité sur lui-même, laisse saillir au dehors le col de la matrice.

Les malades atteintes de simple relâchement de l'utérus accusent les symptômes suivants :

Sensation de traction (tiraillement) dans les régions lombaires et inguinales (à côté des reins et dans les aines) ; épreintes avec sensation d'un poids dans l'anus ; il leur semble que les organes contenus dans le bas ventre vont sortir par les parties ; elles accusent des maux de reins, du trouble dans les digestions, des maux d'estomac, de fréquentes envies d'uriner, ou une rétention d'urine ; de plus, elles sont atteintes d'une leucorrhée (flueurs blanches) presque permanente, et il y a inflammation plus ou moins prononcée de la matrice.

Dans la chute complète, tous ces symptômes existent à un plus haut degré ; de plus, l'urine qui inonde presque constamment et le vagin et l'utérus, qui font saillie au dehors, y détermine une irritation et une inflammation qui peuvent amener de graves résultats.

Causes.

Les causes prédisposantes de cette infirmité sont : un tempérament lymphatique, les leucorrhées abondantes et chroniques ; une trop vaste amplitude (largeur) du bassin ; une tumeur abdominale pesant sur la matrice, etc., etc.

Les causes occasionnelles sont : les accouchements laborieux ou multipliés; une chute brusque sur les fesses, les genoux ou les pieds; une forte secousse; des cahots prolongés; l'extension forcée des bras en haut (lever les bras); enfin, l'existence d'un polype ou d'une tumeur dans la matrice qui, par son poids, tendrait à en opérer le prolapsus (chute).

Le plus sûr diagnostic de cette affection est l'inspection des parties.

Traitement.

Cinq médicaments sont efficaces dans cette affection; ce sont : *Belladona, Nux vomica, Calcarea carbonica, Aurum* et *Sepia*, que l'on administrera comme suit :

Belladona, 12e ou 30e dilution (selon
       la chronicité du mal)...   6 globules.
Eau...................................   90 grammes.

Doses. — Une cuillerée à dessert, matin et soir.

Trois jours après cette dose prise, on la répétera si le malade en a éprouvé du soulagement; sinon on fera prendre :

Aurum foliatum, 9e ou 30e dilution....   6 globules.
Eau.. 90 grammes.

Doses. — Une cuillerée à dessert, matin et soir.

S'il y avait constipation opiniâtre chez la malade, on donnerait, au lieu d'*Aurum foliatum*, la potion qui suit :

Nux vomica, 12e ou 30e dilution (si le cas est ancien).   6 globules.
Eau... 90 grammes.

Doses. — Une cuillerée, matin et soir.

Si la personne affectée était d'un tempérament lymphatique, ou présentait les indices d'une diathèse scrofuleuse, on lui ferait prendre après *Belladona* :

Calcarea carbonica, 12e ou 30e dilution...   6 globules.
Eau .... 90 grammes.

Doses. — Une cuillerée, matin et soir.

Si, en outre, il y avait aménorrhée (suppression des règles) avec flueurs blanches abondantes, on donnerait après *Calcarea :*

Sepia, 12e ou 30e dilution....   6 globules.
Eau........................   90 grammes.

Doses. — Une cuillerée, matin et soir.

Dans les cas essentiellement chroniques, il serait bon d'administrer ces médicaments à hautes dilutions (celles de Bœninghausen), 200e dilution.

On devra aider au traitement par des moyens externes appropriés, tels que : pessaire de gomme, ceinture hypogastrique (fig. 4, 5), placée autour du ventre, pour sou-

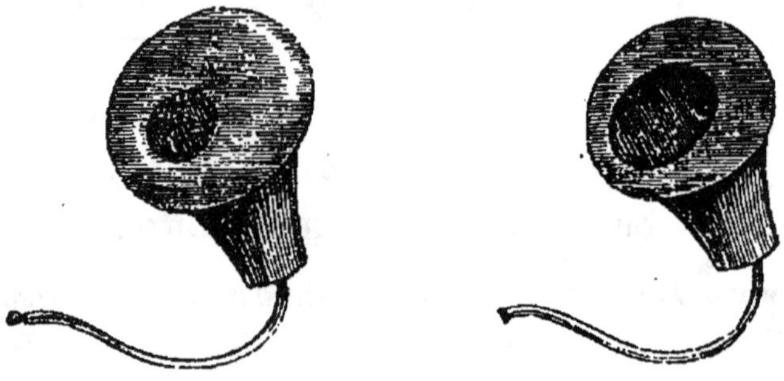

Fig. 4. — Pessaire à cuvette droite.   Fig. 5. — Pessaire à cuvette oblique.

tenir ou maintenir l'utérus (fig. 6). Gariel a imaginé, pour le prolapsus, des pessaires à réservoir d'air offrant toutes les formes anciennes : pessaire en gimblette, pessaire à cuvette droite ou oblique (fig. 4, 5). Ces instruments sont préférables aux pessaires rigides, en ce sens que leur introduction est plus facile, puisqu'on les introduit vides d'air et qu'ils sont insufflés en place ; mais l'ouverture centrale devient inutile, puisque la possibilité de rétiner le pessaire chaque jour permet aux mucosités utérines et au sang des règles de s'écouler aussi facilement qu'on le désire. Les pessaires à pelote ont l'avantage de s'accommo-

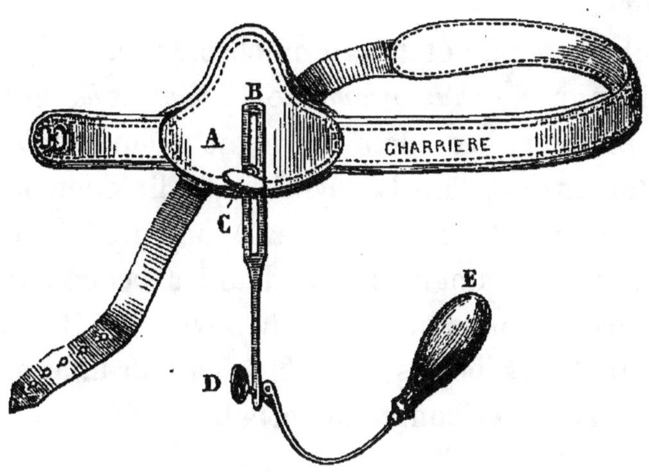

Fig. 6. — Ceintures pour les chutes de l'utérus. — A, plaque dorsale munie d'une ceinture à ressort de bandages s'attachant en avant; B, tige d'acier trempé en ressort, fendue au milieu, glissant de haut en bas, et de bas en haut, et fixée par la vis de pression. CD, articulation dite à marteau, servant à incliner plus ou moins la tige partant de la pelote E.

derà tous les déplacements possibles de l'utérus. On évitera ce qui pourrait provoquer une récidive.

CHAPITRE VIII

MUSCLES ET TISSUS FIBREUX.

ART. 1er. — RHUMATISME.

Maladie excessivement mobile, sujette aux déplacements, aux récidives, et siégeant communément dans les parties musculaires et fibreuses; ses symptômes sont : douleur plus ou moins vive, que le mouvement ou la pression aggrave ou diminue.

On le divise en *Rhumatisme musculaire*, lorsqu'il siége

dans les muscles, et en *articulaire*, s'il réside dans les articulations.

Il peut exister à l'état aigu ou chronique.

On distingue le *rhumatisme* de la *névralgie*, en ce que, dans le premier, la douleur est vague et suit une route indécise, tandis que, dans la névralgie, la direction de la douleur est bien déterminée, et reste toujours la même; de plus, dans le rhumatisme, la douleur occupé un assez grand espace, tandis que, dans la névralgie, elle existe çà et là, sur divers points, on suit assez ordinairement le trajet invariable et connu de certains nerfs.

ART. 2. — RHUMATISME MUSCULAIRE.

Le muscle qui en est atteint est le siége d'une douleur, ou sourde, ou vive, ou lancinante, ou déchirante, qui s'exaspère ou se calme par le mouvement. Quand le rhumatisme musculaire est peu intense, il ne s'accompagne pas de fièvre.

Traitement.

Deux médicaments m'ont toujours rendu de grands services au début de cette affection; ce sont : *Aconitum* et *Arnica*, employés tous deux alternativement comme suit :

Aconitum, 12° dilution....	6 globules.
Eau.......................	90 grammes.
Arnica, 12° dilution........	6 globules.
Eau.......................	90 grammes.

Doses. — Alterner ces deux médicaments (un jour l'un, un jour l'autre) à la dose d'une cuillerée, matin et soir.

Si (surtout chez les femmes ou filles blondes et élancées), la moindre pression sur les muscles affectés est douloureuse, et que les deux médicaments ci-dessus n'aient pas suffi, on prescrira :

Pulsatilla, 12e dilution......	6 globules.
-**Eau**.............................	90 grammes.

Doses. — Une cuillerée, matin et soir.

Voyez, pour les détails de divers traitements, l'article qui suit le traitement du *Rhumatisme articulaire*.

§ 1er. — Rhumatisme de la tête.

Le muscle *occipito-frontal* (ou cuir chevelu) est le plus souvent atteint de rhumatisme; toute pression sur la tête, ou tout mouvement de contraction est excessivement sensible; la chaleur ou l'affluence du sang vers la tête augmente cette douleur.

La cause consiste le plus ordinairement en une brusque exposition à l'air froid ayant la tête en sueur, ou à la suite d'une immersion dans l'eau.

Traitement.

On oppose à cette affection les deux médicaments suivants :

Aconitum, 12e dilution ...	6 globules.
Eau...........................	90 grammes.
Pulsatilla, 12e dilution...	6 globules.
Eau...........................	90 grammes.

Doses. — Alterner ces deux médicaments (un jour l'un, un jour l'autre) à la dose d'une cuillerée, matin et soir.

§ 2. — Rhumatisme des muscles des parois de la poitrine, pleurodynie (douleur de côté).

Symptômes.

Douleur vive, lancinante ou déchirante, siégeant près du sein, et devenant plus vive, soit par la toux, soit par les

mouvements du corps ou ceux du bras qui y correspond :
il y a rarement de la fièvre.

Traitement.

Aconitum, 12e dilution...   6 globules.
Eau........................   90 grammes.

Doses. — Une cuillerée, trois fois par jour.

Si *Aconitum* ne détruit pas complétement la douleur, on
fera prendre au malade *Arnica*, 12e dilution, mêmes doses
qu'*Aconitum*.

§ 3. — Torticolis, ou rhumatisme des muscles du cou.

Le médicament à opposer à cette affection est *Lycopodium*, 30e dilution, six globules pour six cuillerées d'eau,
une cuillerée matin et soir.

§ 4. — Lumbago, ou rhumatisme des muscles de la région des lombes.

Rhumatisme caractérisé par une douleur occupant un
seul, ou les deux côtés des lombes à la fois ; le malade ne
peut se ployer ni en avant ni en arrière, sans que la douleur devienne insupportable, ni lever un corps lourd ; et,
quand le mal est violent, il est forcé de rester couché sur
le dos dans une complète immobilité.

Traitement.

Nux vomica, 10e ou 12e dilution...   6 globules.
Eau..............................   90 grammes.

Doses. — Une cuillerée à café, de trois en trois heures.
Si *Nux* ne suffit pas, on donnera *Rhus toxicodendron* à
la même dilution et de la même manière, et enfin, dans les
cas les plus rebelles, on prescrira *Sulfur*, 30e dilution,

six globules pour huit cuillerées d'eau, en prendre une cuillerée matin et soir.

§ 5. — Notalgie ou maux de reins.

Douleur vive dans la région des reins, qui, lorsqu'on est couché, ne permet souvent pas de se relever, et que les mouvements du corps ou la marche exaspèrent.

Traitement.

Le même que celui du *Lumbago*.

ART. 3. — RHUMATISME ARTICULAIRE.

Reconnaissable à une douleur plus ou moins insupportable, qui occupe une ou plusieurs jointures, et occasionne le plus souvent du gonflement et de la rougeur aux parties malades ; de plus, il y a presque toujours une fièvre plus ou moins vive.

Les douleurs, qui sont plus vives la nuit, augmentent ou diminuent par le mouvement ou la pression ; mais il arrive très-fréquemment que tout mouvement de la partie atteinte est presque impossible.

Cette maladie peut se compliquer de deux graves affections, qui sont : la *Péricardite* (ou inflammation d'une membrane appelée *péricarde*, qui enveloppe le cœur, sans le contenir cependant dans sa cavité), et l'autre, l'*Endocardite* [ou inflammation de la partie interne de la membrane *endocarde*, qui tapisse les cavités internes du cœur (1)].

(1) Voy. Escallier, *Traitement comparé du rhumatisme aigu ; incertitude et danger des médications officielles.* Paris, 1855.

Traitement.

Une foule de médicaments ont été recommandés contre le rhumatisme articulaire aigu ; les principaux sont : *Aconitum, Bryonia, Rhus, Lycopodium, Sulfur, Chamomilla, Pulsatilla, Ignatia.*

S'il y a fièvre très-vive, avec douleurs d'élancement qui augmentent d'intensité la nuit ; gonflement rouge, brillant et tendu de la partie atteinte, avec sensibilité extrême au moindre mouvement et même au toucher ; chaleur ardente, avec soif ; rougeur du visage (ou rougeur alternant avec de la pâleur) ; irritation, plaintes, murmures, etc. ; aggravation des accidents par le vin et les boissons échauffantes ou par toute émotion quelconque ; dans ce cas, on prescrira :

> **Aconitum**, 12ᵉ dilution....   6 globules.
> **Eau**......................   90 grammes.   ' "

Doses. — Une cuillerée, trois fois par jour.

S'il y a gonflement pâle ou rouge et luisant de la partie affectée, avec tension et chaleur, aggravation des douleurs par le mouvement, et surtout si le rhumatisme occupe les articulations (principalement les genoux) : dans ce cas, on prescrira *Bryonia* de la même manière et aux mêmes doses qu'*Aconitum.*

S'il y a roideur des articulations, avec sensation comme si la chair était arrachée d'après les os ; élancements ou douleur de déchirement dans les reins, les membres et leurs articulations, avec aggravation excessive pendant le repos, et soulagement quand on donne du mouvement à la partie atteinte, on prescrira *Rhus toxicodendron*, de la même manière que *Bryonia.*

Si *Rhus* ne remplissait pas le même but, et surtout si l'on avait affaire à des individus sujets à la constipation,

d'un tempérament lymphatique ou scrofuleux, ou d'un
caractère doux, mélancolique ; dans ce cas, on donnerait :

Lycopodium, 30e dilution...   6 globules.
Eau........................   90 grammes.

Doses. — Une cuillerée, matin et soir.

Ce médicament convient surtout aux femmes dans le cas
dont nous venons de parler.

Si, chez les femmes hystériques ou chez celles qui sont
excessivement sensibles ou nerveuses, en proie à un chagrin
concentré, disposées aux pleurs et à la tristesse, on observe
les symptômes rhumatismaux suivants : douleurs de luxa-
tion ou d'écartement dans les articulations, ou douleurs
contusives, comme si les os étaient meurtris ; ou bien encore,
douleurs violentes, semblables à des élancements, se produisant en appuyant sur les parties affectées, ou ayant lieu
immédiatement après le repas, ainsi qu'étant couchée, ou le
matin en se levant, et s'améliorant par le changement de
position ; dans ce cas, on prescrira :

Ignatia, 12e dilution....   6 globules.
Eau.................   90 grammes.

Doses. — Une cuillerée, matin et soir.

Si, chez ces mêmes personnes, les douleurs étaient soulagées par la pression, ou bien si *Ignatia* n'avait pas suffi
pour faire cesser entièrement les symptômes rhumatismaux, on leur administrerait *Pulsatilla*, 12e dilution, de
la même manière et aux mêmes doses que *Ignatia*.

S'il y avait (surtout chez les femmes et les enfants) douleurs rhumatismales consistant en une espèce de *traction*
(tirement), ou de pulsation, avec sensation d'engourdissement ou de paralysie dans les parties atteintes, ce qui force
à les mouvoir très-souvent ; si ces douleurs apparaissaient
principalement la nuit, et qu'il y eût sensibilité excessive

à la douleur, avec surexcitation du système nerveux, soif et rougeur d'une joue, avec pâleur de l'autre ; diarrhée ou constipation, dans ce cas, on prescrirait :

Chamomilla, 6e ou 12e dilution...   6 globules.
Eau...............................   90 grammes.

Doses. — Une cuillerée à café de trois en trois heures dans les cas aigus, et une cuillerée ordinaire, matin et soir, dans ceux chroniques.

Dans les cas de rhumatisme aigu ou chronique, chez lesquels aucun des remèdes ci-dessus désignés n'aurait suffi, et surtout si le sujet est d'une constitution psorique ou scrofuleuse, on administrera les deux médicaments ci-après, alternés (un jour l'un, un jour l'autre).

Sulfur, 30e dilution...   6 globules.
Eau..................   120 grammes.

Doses. — Une cuillerée, matin et soir.

Zincum, 30e dilution....   7 globules.
Eau..................   120 grammes.

Doses. — Une cuillerée, matin et soir.

On continuera cette formule pour les cas de rhumatisme aigu.

Si l'on a affaire à des cas chroniques, ces deux médicaments seront également prescrits.

ONZIÈME CLASSE

MALADIES DES FONCTIONS INDÉPENDANTES DE LA VOLONTÉ

ET SE PRODUISANT

SANS LÉSIONS MATÉRIELLES APPRÉCIABLES.

CHAPITRE PREMIER

INSOMNIE.

Certains états maladifs sont, le plus souvent, la cause de l'insomnie (ou suspension de l'acte du sommeil), mais il peut arriver aussi que l'absence de sommeil soit le symptôme principal, et je dirai même le symptôme unique à combattre ; dans ces cas, on prendra en considération, pour diriger le traitement, les circonstances suivantes :

Traitement.

Si ce sont des affaires épineuses ou délicates qui empêchent de dormir, on prescrira *Aconitum*.

Si ce sont des terreurs paniques, avec agitation et visions fantastiques dès qu'on ferme les yeux ; ou bien, s'il y a quelque peu de sommeil le soir ou le matin, avec insomnie la nuit, on prescrira *Belladona* ou *Opium*, si la première ne suffit pas.

Si ce sont des événements agréables, l'attente de quelque plaisir, ou une surexitation produite par des veilles fréquentes ou l'abus du café, qui produisent l'insomnie, on donnera *Coffea cruda*, et chez les personnes irritables et habituellement constipées, *Nux vomica*.

Si l'insomnie provient d'une grande surexitation nerveuse par suite de maladies débilitantes, ou bien chez des personnes excessivement impressionnables ou hypochondriaques, on prescrira *Hyoscyamus*, et cela ne suffit pas, on donnera *Moschus*.

Si l'insomnie est causée par des idées tristes, par des chagrins ou des peines cuisantes, on prescrira *Ignatia amara*.

Si c'est une grande affluence d'idées incohérentes, ou bien un afflux de sang à la tête ou à la poitrine, avec bouffées de chaleur qui empêchent de dormir, on prescrira *Pulsatilla*.

L'insomnie chez les enfants se combat par *Aconitum*, s'il y a forte chaleur avec fièvre et légers frissons.

Coffea, s'il y a grande agitation, avec yeux brillants et fièvre.

Chamomilla, s'il y a agitation, mauvaise humeur, cris, diarrhée jaunâtre, avec coliques.

Belladona, s'il y a cris continuels, avec spasmes ou légères convulsions, que rien n'explique.

Doses. — Tous ces médicaments se donneront à la 12e dilution, à la dose de six globules pour six cuillerées d'eau. Le malade en prendra une cuillerée à soupe matin et soir; les enfants n'en prendront qu'une cuillerée à café.

CHAPITRE II

SOMNOLENCE.

Envie de dormir à des heures inaccoutumées, c'est-à-dire soit après le repas, ou le soir de trop bonne heure, ou encore le matin.

Traitement.

On prescrira :

> **Belladona**, 12e dilution....   6 globules.
> **Eau**......................   90 grammes.

Doses. — Une cuillerée, matin et soir.

Si *Belladona* ne suffit pas, on donnera au bout de quatre à six jours :

> **Sulfur**, 30e dilution........   7 globules.
> **Eau**........................   90 grammes.

Doses. — Une cuillerée, matin et soir.

Si, outre la somnolence, il y avait état de stupeur et d'étourdissement au réveil, avec tête pesante et pouls dur ou plein, on prescrirait :

> **Aconitum**, 12e dilution....   7 globules.
> **Eau**.....................   90 grammes.

Doses. — Une cuillerée, matin et soir.

DOUZIÈME CLASSE

PERVERSION DES SENS

CHAPITRE PREMIER

PERVERSION DE LA VUE.

ART. 1er. — AMAUROSE.

L'*Amaurose* (obscurcissement) ou vulgairement *Goutte sereine*, consiste en un affaiblissement ou perte totale de la vue, survenant sans aucune lésion apparente de l'œil et sans qu'il existe un obstacle à l'arrivée des rayons lumineux. Cette affection dépend le plus souvent d'un état d'*anesthésie* ou de *paralysie* de la rétine ou du nerf optique.

Traitement.

Si l'amaurose est la suite d'un coup, d'une contusion, on prescrira :

> **Arnica**, 12ᵉ ou 30ᵉ dilution...   6 globules.
> **Eau**........................   90 grammes.

- *Doses*. — Une cuillerée à dessert, matin et soir.

Si *Arnica* n'a produit ou ne produit plus aucune amélioration, on prescrira :

> **Conium maculatum** 12ᵉ ou 30ᵉ dilution ..   6 globules.
> **Eau**..............................   90 grammes.

Doses. — Une cuillerée à dessert, matin et soir.

Pour les autres cas d'amaurose non traumatique, je me suis toujours bien trouvé de donner au début :

> **Belladona**, 12ᵉ ou 30ᵉ dilution....   6 globules.
> **Eau**.......,.....................   90 grammes.

Cette potion achevée, on restera une semaine sans donner de médicament ; puis, si l'on s'en trouve bien, on reprendra *Belladona* de la même manière ; sinon, on ordonnera :

> **Calcarea carbonica**, 30ᵉ dilution...   6 globules.
> **Eau**............................   120 grammes.
> **Sulfur**, 12ᵉ dilution................   6 globules.
> **Eau**............................   120 grammes.

Doses. — Alterner ces deux médicaments (un jour l'un, un jour l'autre) à la dose d'une cuillerée matin et soir.

On peut encore donner :

Ruta, 12e dilution....   6 globules.
Eau................   90 grammes.

Doses. — Une cuillerée à dessert matin et soir.

ART. 2. — DIPLOPIE.

Affection du sens de la vue, dans laquelle un seul objet perçu paraît double et quelquefois triple ou quadruple.

Ce trouble provient d'un dérangement du parallélisme des deux axes visuels, qui fait que les objets ne se peignent plus sur les deux points correspondants de chaque rétine.

Traitement.

Belladona, 12e ou 30e dilution......   6 globules.
Eau.........................   90 grammes.

Doses. — Une cuillerée à dessert matin et soir.
Si *Belladona* ne suffit pas, on donnera :

Hyoscyamus niger, 12e ou 30e dilution.   6 globules.
Eau.........................   90 grammes.

Doses. — Une cuillerée à dessert matin et soir.

ART. 3. — HÉMÉRALOPIE.

Espèce de névrose, dans laquelle les yeux jouissent de la faculté de voir tant que le soleil est élevé sur l'horizon, c'est-à-dire que *la vue augmente* à mesure qu'il s'élève dans le ciel, et qu'*elle décroît* au fur et à mesure qu'il s'abaisse à l'horizon.

Quelquefois, cette cécité nocturne est complète, et la lumière la plus intense ne produit aucune impression sur les yeux. J'ai guéri mademoiselle M..., de Champvans, près Dôle, d'une semblable affection, qui était survenue à la suite d'une hydropisie ascite.

Dès que le soleil se lève, la vue revient, pour disparaître de nouveau à son coucher.

Traitement.

Trois médicaments combattent très-avantageusement cette affection ; ce sont : *Belladona, Veratrum* et *Stramonium*, administrés l'un après l'autre, dans l'ordre où ils sont mentionnés, et à six jours d'intervalle l'un de l'autre ; mais c'est surtout sur les deux premiers qu'on doit le plus compter.

Belladona, 12ᵉ ou 30ᵉ dilution....　　6 globules.
Eau........................　　90 grammes.

Doses. — Une cuillerée matin et soir.

Si *Belladona* ne suffit pas, on donnera six jours après :

Veratrum, 12ᵉ ou 30ᵉ dilution....　　6 globules.
Eau........................　　90 grammes.

Doses. — Une cuillerée matin et soir.

Six jours après, on donnera *Stramonium*, si *Veratrum* n'a pas opéré la guérison.

ART. 4. — AMBLYOPIE.

L'*Amblyopie*, ou *affaiblissement de la vue*, est le plus souvent un commencement *d'amaurose ;* le traitement est le même que celui de cette dernière affection. (Voyez *Amaurose*.)

ART. 5. — HÉMIOPIE.

Ceux qui sont atteints de cette affection ne voient que la moitié des objets qu'ils regardent, ou n'en voient seulement qu'une faible partie.

Traitement.

Deux médicaments peuvent être opposés à cette affection :

Aurum foliatum, 9ᵉ ou 30ᵉ dilution...   6 globules.
Eau...   90 grammes.

Doses. — Une cuillerée tous les matins dans les cas chroniques, et une cuillerée à dessert matin et soir dans les cas aigus.

Si *Aurum* ne produit nul effet, on le remplacera au bout de six jours par :

Natrum muriaticum, 12ᵉ ou 30ᵉ dilution...   6 globules.
Eau...   90 grammes.

Dose. — La même qu'*Aurum*.

ART. 6. — PTÉRYGION.

Affection des yeux qui consiste en une espèce de pellicule (ou membrane) nébuleuse, s'étendant ordinairement entre la cornée et la caroncule (coin de l'œil), ou bien en un paquet variqueux, composé de vaisseaux capillaires se croisant en tous sens.

Traitement.

Les médicaments sur lesquels on doit le plus compter pour combattre cette affection, sont : *Arnica* et surtout *Lachesis*, qu'on administrera comme suit :

Arnica, 12° dilution.....   7 globules.
Eau....................   120 grammes.

Doses. — Une cuillerée matin et soir jusqu'à prise complète.

Cette dose étant achevée, on restera une semaine sans faire usage de médicaments, puis on prendra :

Lachesis, 12ᵉ dilution. .	7 globules.
Eau...................	120 grammes.

Doses. — Comme *Arnica*, et continuer à alterner les deux médicaments.

ART. 7. — FISTULE LACRYMALE.

La *fistule lacrymale* est une ulcération qui se forme dans le canal de l'angle interne de l'œil.

Cette affection débute ordinairement par une petite tumeur formée par la distension ou l'inflammation du sac lacrymal ; le malade éprouve alors du larmoiement, de la chaleur et un peu de démangeaison ; si l'on presse légèrement la tumeur, le liquide qu'elle contient s'épanche soit par le point lacrymal, soit par la narine correspondante.

Peu à peu, la sécrétion des larmes augmente ; elles s'épaississent et deviennent purulentes ; alors la tumeur s'enflamme, et, par suite, une fistule lacrymale (ou petit canal étroit, profond, de nature ulcéreuse) s'ouvre, ou dans la narine, ou dans la direction de l'œil.

Traitement.

Cette affection, si rebelle aux traitements allopathiques et chirurgicaux, surtout quand, au lieu d'être accidentelle, elle se lie à un état pathologique particulier de l'individu, cède très-rapidement au traitement ci-après :

On prescrira, à quelque époque que ce soit de l'affection, surtout chez les individus scrofuleux ou psoriques :

Calcarea carbonica, 30ᵉ dilution. .	7 globules.
Eau...........................	120 grammes.

Sulfur, 30e dilution................. 6 globules.
Eau............................ 120 grammes.

Doses. — Alterner ces deux médicaments à la dose d'une cuillerée à dessert matin et soir (un jour de l'un, un jour de l'autre).

Ces deux potions achevées, on en attendra l'effet pendant six à huit jours si l'affection cède ; et on les répétera dès que l'amélioration produite par ces deux médicaments ira en diminuant ; mais si ces deux potions ne produisent pas de mieux sensible, on donnera six jours après :

Silicea, 30e dilution... 6 globules.
Eau................. 90 grammes.

Doses. — Une cuillerée à dessert matin et soir.

Si ces trois médicaments ne suffisent pas, on pourra prescrire encore, surtout chez les personnes blondes, au tempérament lymphatique et à l'humeur douce ou mélancolique :

Pulsatilla, 12e ou 30e dilution... 6 globules.
Eau........................... 120 grammes.

Doses. — Une cuillerée à dessert matin et soir.

Si *Pulsatilla* n'amène pas d'amélioration, on donnera *Phosphorus* à la même dilution, même préparation et mêmes doses que *Pulsatilla*.

Enfin, *Chelidonium majus*, 6e ou 30e dilution, sera administré comme *Phosphorus* ou *Pulsatilla*.

Ce n'est que par pure supposition, quand je dis, par exemple : si *Pulsatilla* n'amène pas d'amélioration, etc. ; car ce traitement guérit six cas de fistule lacrymale sur huit.

Contre la sécrétion purulente du sac lacrymal de l'œil, on prescrira :

Natrum muriaticum, 12e dilution... 7 globules.
Eau......................... 120 grammes.

Doses. — Une cuillerée matin et soir.

Continuer ce médicament jusqu'à guérison ; car il est, pour ainsi dire, le spécifique de cette affection.

ART. 8. — TAIES SUR LES YEUX.

On fera prendre :

Nitri acidum, 12ᵉ ou 30ᵉ dilution............ 7 globules.
Eau................................. 120 grammes.
Calcarea carbonica, 12ᵉ ou 30ᵉ dilution.... 7 globules.
Eau................................. 120 grammes.

Doses. — Alterner ces deux médicaments, à la dose d'une cuillerée à dessert, matin et soir (un jour l'un, un jour l'autre).

Si ces deux médicaments ne suffisent pas, on donnera :

Euphrasia, 12ᵉ dilution..... 7 globules.
Eau........................ 6 cuillerées.

Doses. — Une cuillerée matin et soir.

ART. 9. — CORNÉE TROUBLE ET COMME COUVERTE D'UNE POUSSIÈRE GRISATRE.

La *cornée,* vulgairement globe de l'œil, comprend la cornée opaque et la cornée transparente ; c'est de cette dernière que nous voulons parler.

Traitement.

Calcarea carbonica, 12ᵉ ou 30ᵉ dilution... 7 globules.
Eau................................. 120 grammes.
Sulfur, 12ᵉ ou 30ᵉ dilution............. 7 globules.
Eau................................. 120 grammes.

Doses. — Alterner ces deux médicaments (un jour l'un, un jour l'autre) à la dose d'une cuillerée matin et soir.

Si l'affection cède, continuer ce traitement, en laissant huit jours d'intervalle entre chaque prise de nouvelles potions ; si, au contraire, le mieux se ralentit ou ne veut plus se produire, on donnera :

Silicea, 30e dilution...   7 globules.
Eau.................... 120 grammes.

Doses. — Une cuillerée à bouche tous les matins.

Chelidonium majus peut se donner aussi comme *Silicea*, il amène très-souvent d'heureux résultats.

ART. 10. — STRABISME, VULGAIREMENT ŒIL LOUCHE.

On administrera contre le *strabisme :*

Belladona, 12e ou 30e dilution ...   6 globules.
Eau.............................,... 120 grammes.
Hyoscyamus, 12e ou 30e dilution...   6 globules.
Eau............................ 120 grammes.

Doses. — Alterner ces deux médicaments à la dose d'une cuillerée à dessert matin et soir, et d'une cuillerée à café pour les enfants de deux à sept ans ; quant à ceux de trois mois à deux ans, on leur donnera en un globule sur la langue matin et soir.

Si ces deux médicaments ne suffisent pas, on donnera :

Alumina, 30e dilution....   7 globules.
Eau.................... 120 grammes.

A prendre aux mêmes doses et de la même manière que *Belladona* ou *Hyoscyamus*, en observant les mêmes prescriptions pour les différents âges.

CHAPITRE II

PERVERSION DE L'ODORAT OU ANOSMIE.

Diminution ou perte complète de l'odorat, qui fait que nulle odeur ne peut être perçue.

Traitement.

Chez les personnes pléthoriques (replètes et sanguines), ou chez les femmes et les enfants à la tête volumineuse, au tempérament lymphatique, au teint coloré et à la peau très-délicate, surtout si l'*anosmie* s'est déclarée à la suite d'un refroidissement, d'une frayeur ou d'un chagrin, et qu'il y ait prédisposition à l'engorgement des glandes ou inflammations phlegmoneuses, on prescrira :

Belladona, 12e ou 30e dilution...... 6 globules.
Eau............................. 90 grammes.

Doses. — Une cuillerée le matin.

Si ce médicament ne suffit pas, on donnera, six jours près :

Hyoscyamus, 12e ou 30e dilution... 6 globules.
Eau............................. 90 grammes.

Doses. — Mêmes que *Belladona*.

S'il y a en outre (surtout chez les personnes au tempérament scrofuleux) sécheresse du nez ou coryza (rhume de cerveau) chronique, avec ou sans croûtes dans les narines, teint jaunâtre, et surtout si la maladie s'est déclarée à la suite d'une humeur répercutée (rentrée), on prescrira :

Calcarea carbonica, 12ᵉ ou 30ᵉ dilution...   6 globules.
Eau...   90 grammes.
Silicea, 30ᵉ dilution....................   6 globules.
Eau...   90 grammes.

Doses. — Alterner ces deux médicaments (un jour l'un, un jour l'autre) à la dose d'une cuillerée à dessert matin et soir.

Chez les personnes faibles, au tempérament lymphatique, surtout chez les femmes ou filles, à la face jaune et terreuse, aux règles peu abondantes, supprimées ou trop fortes, sujettes aux migraines, aux ophthalmies inflammatoires et à la constipation, on prescrira :

Pulsatilla, 12ᵉ ou 30ᵉ dilution...   6 globules.
Eau.............................   90 grammes.
Sepia, 12ᵉ ou 30ᵉ dilution........   6 globules.
Eau.............................   90 grammes.

Doses. — Alterner ces deux médicaments à la dose d'une cuillerée à dessert, matin et soir (un jour l'un, un jour l'autre).

CHAPITRE III

PERVERSION DU GOUT.

ART. 1ᵉʳ. — MAUVAIS GOUT DANS LA BOUCHE.

Cette affection se lie ordinairement à un état maladif des voies digestives ou d'autres organes ; cependant elle est quelquefois un symptôme unique et isolé; c'est dans ce sens que nous l'entendons ici.

Traitement.

Contre le goût de cuivre ou métallique, on prescrira :

31.

Cuprum metallicum et *Rhus toxicodendron* ou *Cal-carea.*

Contre le goût nauséabond ou infect : *Pulsatilla* et *Mer-curius vivus.*

Contre le goût putride ou d'œufs brûlés : *Arnica, Pulsa-tilla* et *Sulfur* alternés, ou bien *Nux vomica.*

Contre le goût amer : *Chamomilla*, et, si cela ne suffit pas, on donnera *Aconitum* et *Pulsatilla*, alternés. Chez les personnes habituellement constipées, on ordonnera *Nux vomica* et *Sulfur*, alternés ; chez les personnes sujettes aux diarrhées et aux vomissements, *Veratrum ;* chez les personnes épuisées ou hydropiques, au teint jaunâtre ou atteintes d'asthme, *Arsenicum.*

Contre le goût aigre ou acide, on prescrira : chez les personnes replètes et sanguines, au tempérament lymphatique, *Belladona*, et, si cela ne suffit pas, on donnera *Phosphorus ;* chez les personnes épuisées, *China ;* chez celles atteintes de syphilis ou d'un tempérament scrofuleux, *Mercurius vivus ;* chez celles habituellement constipées ou souffrant d'une gastrite, *Nux vomica* et *Sulfur* alternés.

Contre le goût douceâtre, on prescrira : chez les personnes fortement constipées, *Plumbum ;* chez les tempéraments lymphatiques, où chez les femmes ou filles dont les règles pèchent par le trop peu, on prescrira : *Pulsatilla* et *Sulfur*, alternés ; si les médicaments ci-dessus ne produisaient aucun changement, on pourrait donner *Sabadilla*, surtout chez les personnes sujettes aux affections vermineuses, ou *Squilla maritima*, chez celles sujettes à l'hydropisie ou aux œdèmes.

Contre le goût herbacé : *Nux vomica.*

Contre le goût salé : *Mercurius vivus* ou *Pulsatilla.*

Contre le goût pâteux : *Bryonia* (surtout chez les personnes habituellement constipées et d'un caractère irritable) ; *Phosphorus*, chez les femmes surtout, ou chez les individus au tempérament lymphatique.

Contre le goût de terre ou de craie : *Pulsatilla* et *Nux moschata*, surtout chez les filles atteintes de *dysménorrhée*.

Contre le goût empyreumatique ou de brûlé : *Pulsatilla*.

Contre le goût fade, chez les personnes au tempérament bilieux, sujettes à la constipation, on prescrira : *Bryonia* ; chez celles qui sont épuisées par des pertes d'humeurs, de longues maladies, ou des maladies aiguës très-vives, *China* ; chez les personnes très-nerveuses, portées au chagrin et à la mélancolie, ou chez les femmes hystériques, *Ignatia* ; et, si ce remède ne suffit pas, on donnera *Staphis agria*.

Contre le goût de graisse, chez les personnes scrofuleuses, donner : *Asa fœtida* ; chez celles atteintes ou sujettes aux névroses, aux rhumatismes, ou à quelque attaque d'épilepsie, *Valeriana* ; chez les personnes sujettes aux spasmes ou convulsions, *Causticum* ; chez les filles peu ou mal réglées, ou chez les tempéraments lymphatiques, *Pulsatilla*.

Tous ces médicaments se donneront à la 12ᵉ ou 30ᵉ dilution, selon la chronicité du cas ; on en mettra 6 globules dans 90 grammes d'eau, et on les administrera à la dose d'une cuillerée, le matin seulement, dans les cas chroniques, et d'une cuillerée matin et soir, dans les cas récents ou aigus.

ART. 2. — AGEUSTIE (ABSENCE DE GOUT).

Les personnes atteintes de cette affection ont perdu la faculté de percevoir les saveurs quelles qu'elles soient.

Traitement.

Les médicaments sur lesquels on doit le plus compter sont *Silicea*, *Natrum muriaticum* et *Pulsatilla*.

On les administrera à la 12e ou 30e dilution, selon le cas, et dans la proportion d'un globule par chaque cuillerée d'eau.

Doses. — Une cuillerée le matin seulement, dans les affections chroniques, et une cuillerée matin et soir, dans celles aiguës.

Quand un des médicaments cités ne remplira pas le but qu'on se propose, on laissera six jours d'intervalle avant de passer à un autre.

CHAPITRE IV

PERVERSION DE L'OUIE.

ART. 1er. — PERCEPTION DE SONS QUI N'EXISTENT POINT EN RÉALITÉ.

Contre les bourdonnements, bruissements, chants semblables à ceux de la cigale, grondements et bruits de cloche, on prescrira, surtout chez les individus scrofuleux ou chez ceux atteints d'*otorrhée chronique*, avec menace de carie des apophyses mastoïdes ou des osselets, ou même encore des os du nez (ethmoïde, vomer) :

Aurum follatum, 12e ou 30e dilution...   7 globules.
Eau.. 120 grammes.

Doses. — Une cuillerée tous les matins ou tous les deux jours seulement, selon l'ancienneté du cas.

Si *Aurum* ne suffit pas, on donnera *Calcarea carbonica* de la même manière, et six jours après sa prise, on le fera suivre de *Sulfur*, pris à la même dilution et aux mêmes doses.

Chez les individus colériques, au tempérament pléthorique, prédisposés ou sujets aux congestions actives, soit à la tête, soit à la poitrine, on prescrira :

> **Aconitum**, 12e dilution ....   7 globules.
> **Eau**...........................   120 grammes.
> **Pulsatilla**, 12e dilution....   7 globules.
> **Eau**...........................   120 grammes.

Doses. — Alterner ces deux médicaments (un jour l'un, un jour l'autre) à la dose d'une cuillerée matin et soir.

Si ces deux médicaments ne suffisent pas, on prescrira *Belladona*, à prendre à la même dilution et de la même manière qu'*Aconitum*.

Pour les femmes ou jeunes filles à menstruation irrégulière, surtout si elles ont la taille élancée, les yeux bleus, les cheveux blonds et le tempérament lymphatique, on prescrira :

> **Pulsatilla**, 12e eu 30e dilution.......   7 globules.
> **Eau**.................................   120 grammes.

Doses. — Une cuillerée tous les matins seulement, ou matin et soir, selon la chronicité du cas.

En cas d'insuccès, on donnera :

> **Sepia**, 15e ou 30e dilution....   7 globules.
> **Eau**.......................   120 grammes.

Doses. — Mêmes que *Pulsatilla*.

Si les bruits divers ici mentionnés sont perçus par des personnes faibles, épuisées, ou à la suite de longues ma'adies, on prescrira *China*, même dilution, même préparation et même dose que *Pulsatilla*.

Chez les vieillards, surtout s'ils ont des vertiges et de la constipation :

Opium, 9ᵉ ou 30ᵉ dilution....	6 globules.
Eau.......................	6 cuillerées.

Doses. — Une cuillerée matin et soir.

Si, outre les bourdonnements et autres bruits déjà cités, il y a écoulement de pus par l'oreille, on prescrira :

Carbo vegetabilis, 30ᵉ dilution...	6 globules.
Eau.......................	90 grammes.

Doses. — Une cuillerée matin et soir.

Chez les personnes brunes, maigres, colériques et irritables, éprouvant des douleurs dans les os (surtout si elles ont fait abus du mercure) ; ou bien, chez les personnes faibles, pâles et boursouflées, sujettes aux rhumes de cerveau, aux diarrhées, on prescrira :

Nitri acidum, 30ᵉ dilution ...	6 globules.
Eau.......................	90 grammes.

Doses. — Une cuillerée matin et soir.

Bryonia peut aussi leur être donné de la même manière.

Chez les personnes de constitution phthisique, on prescrira *Lycopodium* et *Phosphorus*, alternés (un jour l'un, un jour l'autre), même dilution, même préparation et mêmes doses que *Nitri acidum*.

Chez les personnes nerveuses ou hystériques, ou chez celles qui seraient atteintes d'hémiplégie, on prescrirait :

Causticum, 30ᵉ dilution.

Doses. — Comme *Nitri acidum*.

Chez les personnes faibles, scrofuleuses, ou chez les enfants et les vieillards, on prescrira, surtout si, outre les bruissements, il y a des tintements dans les oreilles :

Baryta carbonica, 12ᵉ ou 30ᵉ dilution...   6 globules.
Eau................................   90 grammes.

Doses. — Une cuillerée matin et soir.

Conium maculatum peut aussi leur être administré comme *Baryta carbonica*.

Chez les sujets psoriques, et aussi chez les scrofuleux, si *Baryta* ne suffit pas, on pourra prescrire :

Sulfur, 30ᵉ dilution....   6 globules.
Eau.................   90 grammes.

Doses. — Une cuillerée tous les matins à jeun.

Si l'on entend un bruit de cloches dans les oreilles, ou des craquements, on prendra :

Calcarea carbonica, 30ᵉ dilution...   7 globules.
Eau..........................   120 grammes.

Doses. — Une cuillerée matin et soir.

Ambra grisea, 30ᵉ dilution, convient aussi pour le même cas ; on le prépare et on le prend comme *Calcarea*.

Si ce sont des détonations, on prescrira :

Calcarea carbonica ou **Silicea**, 30ᵉ dilution....   7 globules.
Eau...................................   120 grammes.

Doses. — Une cuillerée matin et soir.

Si l'on entend un bruit de tonnerre ou des roulements, ce sera *Calcarea*, *Lachesis*, ou bien *Graphites* qu'il faudra consulter ; mais c'est surtout *Platina* qui conviendra par excellence, spécialement chez les femmes ou filles dont les règles sont trop abondantes ou de trop longue durée.

Ces médicaments s'administreront à la 30ᵉ dilution, 6 globules pour 90 grammes ; en prendre une cuillerée à dessert matin et soir.

Si les oreilles sont affectées de sifflements, ce sera encore *Graphites* qui conviendra, surtout chez ceux qui portent des éruptions derrière les oreilles, ou qui sont sujets aux érysipèles; il se préparera et s'administrera comme il vient d'être dit.

ART. 2. — DYSÉCÉE (ENTENDRE DIFFICILEMENT).

La *dysécée* ou *surdité* est l'abolition de l'ouïe.

Elle peut être *intermittente* ou *permanente*, c'est-à-dire cesser à des intervalles indéterminés, ou être continue (ne pas cesser).

Traitement.

Si la surdité est occasionnée par suite de congestion au cerveau, on donnera la préférence à *Aconitum, Aurum, Belladona, Phosphorus* et *Sulfur*.

Si elle se lie à un état nerveux, on choisira parmi *Coffea, Causticum, Pulsatilla, Arsenicum, Belladona, Petroleum*.

A la suite d'un refroidissement ou d'un état rhumatismal, on lui opposera *Pulsatilla, Arsenicum, Mercurius, Belladona, Sulfur*.

A la suite d'une maladie de la peau (variole, scarlatine, etc.), on prescrira : *Mercurius, Sulfur, Belladona* et *Hepar Sulfur*.

Si elle provient de répercussion (ou de la rentrée) de dartres ou autres exanthèmes, on préférera *Sulfur, Causticum, Graphites, Bryonia*.

Si c'est par abus du sulfate de quinine (ou du quinquina), on donnera *Arsenicum, Ferrum, Calcarea carbonica, Pulsatilla*.

Si c'est par suite d'abus de mercure, on prescrira : *Nitri acidum* et *Sepia*.

Tous ces médicaments s'administreront selon l'état aigu ou chronique de la surdité, à la 12ᵉ ou 30ᵉ dilution ; on en mettra 7 globules dans 120 grammes d'eau, pour en prendre une cuillerée matin et soir, dans l'état aigu, et une cuillerée le matin seulement, ou même tous les deux jours, dans l'état chronique.

Si le choc d'un corps, la sonnerie d'une pendule, le tictac d'une montre, étaient entendus, et que la surdité n'existât que pour la voix humaine, ce serait *Arsenicum, Phosphorus, Sulfur* et *Silicea* qu'il faudrait consulter d'abord. Ce dernier convient quand il y a redoublement de la surdité, à la pleine lune ou à la nouvelle lune.

Si les sons résonnaient fortement dans la tête, même sa propre parole, on choisira parmi les remèdes suivants : *Causticum, Mercurius, Phosphorus.*

Si, en même temps qu'il y a surdité, il y avait écoulement de pus ou de sérosité par une ou les deux oreilles, on donnerait la préférence à *Calcarea, Mercurius, Sepia, Pulsatilla, Sulfur*.

S'il y a grande sécheresse dans les oreilles, avec ou sans écoulement, on y opposera *Calcarea carbonica, Graphites, Lachesis, Petroleum, Nitri acidum*.

Ces médicaments se donneront à la 30ᵉ dilution, ou à la 12ᵉ, selon la chronicité du mal ; ils seront préparés et administrés, comme nous l'avons dit avant ce paragraphe-ci.

Quant au choix à faire selon les tempéraments, voyez les détails que nous avons donnés à ce sujet, page 552.

Nous ajouterons ici en passant, et à propos des médicaments *Lachesis* et *Petroleum*, que le premier convient aux personnes maigres et épuisées, au teint maladif, d'un tempérament porté à la mélancolie ou à la colère ; et que le second convient ·plus particulièrement aux individus rachitiques ou scrofuleux, sujets à la teigne ou aux autres éruptions du cuir chevelu.

Cette affection est souvent très-longue à détruire ; il faut, pour cela, de la patience.

Il arrive souvent aussi que la surdité est occasionnée par du *cérumen* endurci, et mélangé avec une foule de petits poils formant une espèce de feutrage qui obstrue complétement le conduit auditif interne ; on comprend, alors, que toute médication prise par la bouche serait impuissante et intempestive ; il ne faut, dans ce cas, qu'opérer le ramollissement du cérumen au moyen d'huile d'amandes douces que l'on fait tiédir, et dont l'on verse quelques gouttes dans une ou les deux oreilles, trois ou quatre fois par jour. Au bout de peu de temps, on retire avec un cure-oreilles le cérumen ramolli qui se détache alors très-facilement, et la surdité cesse sur-le-champ.

Voilà pourquoi il faut, avant tout, examiner attentivement l'intérieur de l'oreille, pour bien s'assurer si la surdité ne tient pas à cette cause, afin de la traiter en conséquence.

TREIZIÈME CLASSE

LÉSIONS TRAUMATIQUES, BLESSURES, CONTUSIONS.

CHAPITRE PREMIER

PLAIES.

ART. 1ᵉʳ. — PLAIES EN GÉNÉRAL.

Si les plaies saignent en abondance, et que l'on craigne une hémorrhagie, on administrera *Lachesis, Carbo vegetabilis* ou *Phosphorus*.

Lachesis, 12ᵉ dilution............	6 globules.
Eau................................	120 grammes.
Carbo vegetabilis, 12ᵉ dilution.	6 globules.
Eau................................	90 grammes.

Doses. — Alterner ces deux médicaments à la dose d'une cuillerée à café de deux en deux heures (une fois de l'un, une fois de l'autre).

Si, au bout d'un certain temps, nulle amélioration n'arrive, on cessera cette prescription pour donner :

Phosphorus, 12ᵉ dilution....	6 globules.
Eau............................	90 grammes.

Doses. — Une cuillerée à café de deux en deux heures.

Si les plaies suppurent avec trop d'abondance, on prescrira :

Hepar sulfur, 12ᵉ ou 30ᵉ dilution....	6 globules.
Eau................................	90 grammes.
Silicea, 12ᵉ dilution................	6 globules.
Eau................................	90 grammes.

Doses. — Alterner ces deux médicaments (un jour l'un, un jour l'autre), à la dose d'une cuillerée matin et soir.

Si les plaies étaient menacées de *gangrène*, on prescrirait le traitement que cette complication réclame. (Voyez *Gangrène.*)

Dans les plaies graves, ainsi qu'à la suite d'amputations ou autres opérations chirurgicales, on préviendra toujours la fièvre traumatique au moyen d'*Aconitum* et d'*Arnica*, pris comme il suit :

Aconitum, 12e dilution...	6 globules.
Eau......................	90 grammes.
Arnica, 12e dilution......	6 globules.
Eau......................	90 grammes.

Doses. — Alterner ces deux médicaments (le premier pendant toute la matinée, et le second pendant toute l'après-midi) à la dose d'une cuillerée à café de deux en deux heures.

S'il se déclarait des symptômes de *tétanos*, il faudrait rechercher s'ils ne sont pas occasionnés par quelque esquille ou quelque gonflement considérable des parties aponévrotiques, ce qui exigerait d'abord ou l'extraction de l'esquille, ou le débridement des aponévroses; puis on appliquerait le traitement que le tétanos réclame. (Voyez *Tétanos.*)

ART. 2. — PLAIES PAR INSTRUMENTS PIQUANTS.

Les plaies par instruments piquants ne réclament que *Ledum palustre* ; ainsi, un coup de poinçon, de pointe de ciseaux ou de compas se traite avec :

Ledum palustre, teinture mère...	6 gouttes.
Eau............................	6 cuillerées.

En lotions sur la plaie deux ou trois fois par jour.

Faute de teinture mère on prendra à l'intérieur :

Ledum, 15e dilution..... 6 globules.
Eau.................... 90 grammes.

Doses. — Une cuillerée à café trois fois par jour.

On pourra se servir de la teinture mère à l'extérieur en même temps que de *Ledum palustre* à l'intérieur.

ART. 3. — PAR INSTRUMENTS TRANCHANTS.

S'il y a section de veines ou d'artères, en faire la ligature, puis, après le pansement chirurgical, arroser l'appareil deux ou trois fois par jour avec :

Arnica, teinture mère........ 20 gouttes.
Eau........................ 240 grammes.

Mêlez bien.

Si la plaie est légère, on se contentera d'y appliquer des compresses trempées dans cette même solution.

Si on veut la faire en moins grande quantité, on mettra 6 gouttes de teinture mère d'*Arnica* dans 8 cuillerées d'eau.

ART. 4. — PLAIES CONTUSES.

Plaies par suite d'un coup de feu, d'une pierre, d'un marteau ou d'un choc contre un corps dur, etc.

C'est encore *Arnica* qu'il faut employer de la même manière qu'il est prescrit plus haut.

En cas d'une chute grave, où il y aurait eu une violente commotion, on fera prendre tout de suite au malade une goutte de teinture mère d'*Arnica* sur un petit morceau de sucre qu'il mangera, puis on lui donnera dans la journée :

Arnica, 6e ou 12e dilution.... 6 globules.
Eau....................... 90 grammes.

Doses. — Une cuillerée à café de deux en deux heures.

Les ecchymoses (meurtrissures) ou contusions, se traiteront de la même manière que les plaies contuses dont nous venons de parler, par la potion d'*Arnica*, comme plus haut.

CHAPITRE II

ENTORSES ET LUXATIONS.

ART. 1ᵉʳ. — ENTORSES.

Le traitement des *Entorses* (vulgairement *Foulures*), réclame de prime abord deux médicaments, qui sont : *Arnica* et *Rhus*.

Si elles sont légères, on mettra vingt gouttes de teinture mère d'*Arnica* dans un verre d'eau ordinaire, et on s'en servira pour lotionner (bassiner) la partie souffrante et en imbiber des compresses qui y resteront à demeure.

ART. 2. — LUXATIONS.

On administrera de suite à l'intérieur :

Arnica, 12ᵉ dilution.....	4 gouttes.
Eau.....................	6 cuillerées.

Doses. — Une cuillerée à café toutes les deux ou trois heures.

Après avoir procédé à la réduction (ramené les os dans leurs cavités naturelles ou leur position primitive), on se servira des lotions de la teinture mère d'*Arnica*, selon la formule que nous avons donnée pour les entorses.

Si *Arnica* ne suffisait pas pour procurer l'amélioration, on administrerait :

Rhus toxicodendron, 12ᵉ dilution...   6 globules.
Eau.............................   90 grammes.

Doses. — Une cuillerée à dessert trois fois par jour.

Si, après la guérison, il restait de la douleur ou de la faiblesse dans le membre lésé, on ferait prendre :

Calcarea carbonica, 12ᵉ dilution....   6 globules.
Eau..............................   90 grammes.
Sulfur, 12ᵉ dilution.................   4 globules.
Eau..............................   90 grammes.

Doses. — Alterner ces deux médicaments à la dose d'une cuillerée matin et soir (un jour l'un, un jour l'autre).

ART. 3. — TOUR DE REINS.

Si, par suite d'efforts, on vient à être atteint d'un tour de reins; si, comme on le dit vulgairement, *on s'est fait mal*, on administrera à l'intérieur :

Arnica, 12ᵉ dilution...   3 globules.

Pris en une seule dose, dans une cuillerée d'eau ; puis, le lendemain, on prendra *Rhus* à l'intérieur, comme nous l'avons prescrit un peu plus haut.

Si *Rhus* ne suffisait pas, ou si à la suite de ces efforts il était survenu une hernie ou une descente de matrice, on administrera le médicament suivant :

Nux vomica, 12ᵉ dilution...   6 globules.
Eau........................   90 grammes.

Doses. — Une cuillerée à dessert matin et soir.

Si, à la suite d'un coup, d'une entorse, etc., la partie lésée était le siége d'une enflure assez considérable, et que cette enflure ne voulût pas céder à *Arnica* ou *Rhus*, on ferait prendre :

> **Pulsatilla**, 12e dilution.. 6 globules.
> **Eau**...................... 90 grammes.
> **Bryonia**, 12e dilution.... 6 globules.
> **Eau**...................... 90 grammes.

Doses. — Alterner ces deux médicaments à la dose d'une cuillerée matin et soir (un jour l'un, un jour l'autre).

CHAPITRE III

FRACTURES.

Les fractures exigent d'abord leur réduction, le seul bon sens l'indique ; puis, une fois opérée et l'appareil placé, des lotions d'*Arnica*, répétées deux fois par jour pendant une quinzaine de jours, suffiront.

CHAPITRE IV

HERNIES.

On donne le nom de *Hernie* à toute tumeur formée par un viscère quelconque faisant saillie au dehors, par suite de son déplacement ou de sa sortie de la cavité naturelle dans laquelle il était contenu.

Les accidents de cette nature qui réclament le plus souvent les secours de l'art, sont les hernies formées par le déplacement ou la sortie d'une anse intestinale, ou d'une portion d'épiploon (sorte de voile qui flotte sur les intestins).

Selon que cette saillie au dehors se fait par l'arcade crurale, ou par l'anneau inguinal, la hernie prend le nom de *hernie crurale* ou *inguinale*.

Il y a aussi deux autres variétés de hernies, qui sont : l'*ombilicale* et la *scrotale*.

Les hernies sont produites par des efforts physiques exagérés, tels que : de soulever des corps trop lourds, crier trop longtemps, etc., etc. ; et souvent sous l'influence de la cause la plus insignifiante, par suite d'une conformation particulière de l'arcade crurale ou de l'anneau inguinal.

Traitement.

S'il y a forte fièvre, ou inflammation assez vive de la partie herniée, avec vomissements de bile, sueurs froides, on prescrira :

> **Aconitum,** 6e dilution.....   6 globules.
> **Eau**.......................   90 grammes.

Doses. — Une cuillerée toutes les trois heures.

Ensuite on prescrira, si la réduction ne peut se faire encore, et que les vomissements continuent :

> **Sulfuris acidum,** 12e dilution...   6 globules.
> **Eau**...........................   90 grammes.

Doses. — Une cuillerée toutes les trois heures.

Si au bout de deux heures nulle amélioration ne s'est produite, et que la respiration soit difficile, ou courte et pénible, on prescrira :

> **Nux vomica,** 12e dilution.   6 globules.
> **Eau**.....................   90 grammes.
> **Opium,** 6e dilution........   6 globules.
> **Eau**.....................   90 grammes.

Doses. — Alterner ces deux médicaments (une fois de l'un, une fois de l'autre) à la dose d'une cuillerée à café de demi-heure en demi-heure.

Si les vomissements devenaient très-fréquents avec sueurs glacées et refroidissement des pieds et des mains, on prescrirait :

Veratrum album, 12ᵉ dilution...   6 globules.
Eau...........................   90 grammes.

Doses. — Une cuillerée à café de demi-heure en demi-heure.

Si au bout de deux heures nulle amélioration ne se produit, on donnera *Belladona,* **12ᵉ** dilution, de la même manière que *Veratrum.*

Si la gangrène se déclarait dans la tumeur, il faudrait prescrire :

Arsenicum album, 12ᵉ dilution...   6 globules.
Eau...........................   90 grammes.
Lachesis, 12ᵉ dilution...........   6 globules.
Eau...........................   90 grammes.

Doses. — Alterner ces deux médicaments à la dose d'une cuillerée à dessert de deux heures en deux heures (une fois de l'un, une fois de l'autre).

ART. 1ᵉʳ. — HERNIE SCROTALE.

Contre la hernie *scrotale* (ou hernie tombée dans les bourses), on prescrira : *Magnesia muriatica,* 12ᵉ dilution, et *Nux vomica,* 12ᵉ dilution, 6 globules pour 90 grammes d'eau, une cuillerée matin et soir ; prendre d'abord *Magnesia,* puis, deux jours après l'avoir achevée, prendre *Nux vomica ;* on continuera ainsi jusqu'à effet, et si cela ne produit rien, on prendra *Sulfuris acidum*, comme on l'a prescrit ci-dessus.

ART. 2. — HERNIE INGUINALE OU CRURALE.

Si la hernie *inguinale* ou *crurale* n'est pas très-considérable, on commencera le traitement par :

Aurum foliatum, 9ᵉ dilution...   6 globules.
Eau...........................   90 grammes.

Doses. — Une cuillerée matin et soir.

Si *Aurum* ne produit pas l'effet voulu, on continuera le traitement comme il est prescrit au commencement de l'article *Hernies*.

ART. 3. — HERNIES CHEZ LES ENFANTS.

Contre la hernie ombilicale, on donnera :

Nux vomica, 12ᵉ dilution.......   6 globules.
Eau..........................   90 grammes.

Doses. — Une cuillerée à café trois fois par jour.
Contre la hernie inguinale, on débutera par :

Aurum foliatum, 9ᵉ dilution...   4 globules.
Eau..........................   60 grammes.

Doses. — Une cuillerée à café trois fois par jour.
Si *Aurum* ne produit pas l'effet voulu, on prescrira :

Nux vomica, 12ᵉ dilution......   4 globules.
Eau..........................   60 grammes.
Sulfuris acidum, 12ᵉ dilution.   4 globules.
Eau..........................   60 grammes.

Doses. — Alterner ces deux médicaments à la dose d'une cuillerée à dessert tous les deux jours, le matin.

QUATORZIÈME CLASSE

MALADIES MORALES OU DE L'AME

CHAPITRE PREMIER

NOSTALGIE.

La *nostalgie* (vulgairement *mal du pays*) est une espèce de névrose de l'intelligence, consistant en une grande tristesse, avec désir irrésistible de revoir son pays. Cette grave affection peut conduire très-rapidement le malade à la tombe.

Traitement.

On donnera :

Capsicum annuum, 9ᵉ ou 12ᵉ dilution..	7 globules.
Eau..	90 grammes.

Doses. — Une cuillerée matin et soir.

Si ce médicament produit peu d'amélioration, ou si cette dernière reste stationnaire, on donnera alors :

Zingiber, 30ᵉ dilution.......	7 globules.
Eau........................	90 grammes.

Doses. — Une cuillerée matin et soir.

CHAPITRE II

DÉGOUT DE LA VIE, PENCHANT AU SUICIDE.

On peut détruire cette idée fixe, au moyen de trois médicaments : *Arsenicum album, Pulsatilla, Nux vomica.*

Chez les personnes épuisées, au tempérament leuco-phlegmatique, sujettes aux dartres et autres éruptions ; ou bien, chez les personnes d'un tempérament bilieux, vif, sujettes à la colère, prédisposées à une grande mélancolie, avec humeur sombre, on prescrira :

Arsenicum album, 30e dilution...   6 globules.
Eau.................................   90 grammes.

Doses. — Une cuillerée tous les matins.

Chez les personnes très-brunes, aux yeux et cheveux noirs, à l'humeur sombre et revêche, ou hypochondriaque et triste, habituellement constipées et sujettes aux hé-morrhoïdes, on prescrira :

Nux vomica, 30e dilution..... ....   6 globules.
Eau.................................   90 grammes.

Doses. — Une cuillerée tous les soirs.

Chez les personnes habituellement d'un caractère doux et plaisant, ou triste et porté aux pleurs, d'une physiono-mie douce et mélancolique, avec teint pâle, yeux bleus et cheveux blonds, sujettes aux rhumes de cerveau, on prescrira :

Pulsatilla, 12e ou 30e dilution...   6 globules.
Eau.................................   90 grammes.

Doses. — Une cuillerée tous les matins (1).

____

(1) Voyez Jousset, *Du suicide et de la monomanie du suicide.* Paris, 1858.

CHAPITRE III

FRAYEUR, PUSILLANIMITÉ, OU PENCHANT
A LA FRAYEUR.

Donner *Aconitum*, surtout si l'on a affaire à des personnes d'un tempérament sanguin, au teint fortement coloré ; mais si l'on avait à traiter l'accident même, c'est-à-dire un accès de saisissement par suite de frayeur (ou même de joie), ce serait *Opium* qu'il faudrait donner immédiatement, surtout s'il y avait diarrhée, évanouissement, ou convulsions ; ou tremblement, cris, sueur froide, sommeil comateux avec ronflement : on ne donnerait *Aconitum* qu'autant qu'on n'aurait pu donner *Opium* de suite, et qu'il y aurait congestion à la tête, avec forte fièvre, chaleur et anxiété.

Si même il y avait cris continuels ou délire, et que ni *Opium* ni *Aconit* n'eussent pu dissiper cet état, il faudrait administrer *Belladona*.

Pour la forte disposition à s'effrayer, surtout étant seul dans l'obscurité, ou à propos de bagatelles, on prescrira, surtout chez les personnes impressionnables et très-nerveuses, *Ignatia amara*.

Au moment même des accidents causés par l'accès de frayeur, on prescrira :

Opium, 9ᵉ ou 12ᵉ dilution, 3 globules sur la langue, ou 6 globules dans six cuillerées d'eau.

Doses. — Une cuillerée à café de demi-heure en demi-heure.

La prescription d'*Aconitum* se fera de même, ainsi que celle de *Belladona*.

Quant à celle d'*Ignatia*, elle se formulera ainsi :

Ignatia amara, 12ᵉ dilution......   6 globules.
Eau...........................   90 grammes.

Doses. — Une cuillerée tous les matins.

CHAPITRE IV

TRISTESSE, TACITURNITÉ, MÉLANCOLIE RELIGIEUSE.

Chez les personnes d'un caractère doux, mélancolique, aux yeux bleus et cheveux blonds, surtout les personnes du sexe, on prescrira :

Pulsatilla, 12ᵉ dilution............   7 globules.
Eau...........................   90 grammes.

Doses. — Une cuillerée matin et soir.

Si *Pulsatilla* ne produit pas tout l'effet cherché, on donnera :

Aurum foliatum, 9ᵉ ou 12ᵉ dilution.....   6 globules.
Eau...........................   90 grammes.

Doses. — Une cuillerée tous les matins.

Chez les personnes au teint jaunâtre et souffrant, au tempérament lymphatique et scrofuleux, on prescrira :

Calcarea carbonica, 15ᵉ ou 30ᵉ dilution....   6 globules.
Eau...........................   90 grammes.
Sulfur, 15ᵉ ou 30ᵉ dilution.................   6 globules.
Eau...........................   90 grammes.

Doses.— Alterner ces deux médicaments (un jour de l'un, un jour de l'autre) à la dose d'une cuillerée tous les matins.

Chez les personnes nerveuses, très-impressionnables ou hystériques, on prescrira :

Ignatia, 12ᵉ dilution........   6 globules.
Eau...........................   90 grammes.

Doses. — Une cuillerée tous les matins.

Il est bien entendu que le choix de tel ou tel médicament, selon les tempéraments, est, autant que faire se peut, de rigueur ; mais si cependant il n'était pas possible de déterminer rigoureusement la relation du médicament avec le *facies* ou le tempérament de la personne, il n'en faudrait pas moins administrer les médicaments, en se basant sur un *à peu près*, qui offre au moins quelque vague ressemblance avec l'*habitude* physique ou morale de l'individu.

CHAPITRE V

MISANTHROPIE.

Cet état se combat par : *Natrum muriaticum ;* s'il ne suffit pas pour détruire l'état morbide de l'intellect, on fera prendre *Acidum fluoris ;* puis, en cas d'insuffisance encore, *Calcarea carbonica,* et enfin *Aurum foliatum*, s'il en est besoin.

Avant de passer à un autre médicament, on laissera agir pendant quatre ou cinq jours le dernier qu'on aura donné.

C'est sur *Natrum muriaticum* et *Fluoris acidum* qu'on doit le plus compter.

On les administrera à la 12° ou 30° dilution, selon le plus ou moins d'ancienneté de la maladie, et à la dose de six globules pour autant de cuillerées d'eau.

Doses. — Une cuillerée matin et soir, si l'état est aigu, ou une cuillerée tous les matins, seulement s'il est chronique.

TABLE ALPHABÉTIQUE

DES MATIÈRES

FIN DE LA TABLE ALPHABÉTIQUE DES MATIÈRES.

J. B. BAILLIÈRE et FILS

LIBRAIRES DE L'ACADÉMIE IMPÉRIALE DE MÉDECINE

Rue Hautefeuille, 19, à Paris.

BOENNINGHAUSEN (C. DE). Manuel de thérapeutique homœopathique, pour servir de guide au lit des malades et à l'étude de la matière médicale pure ; traduit de l'allemand par le docteur D. Roth. Paris, 1846, 1 vol. grand in-12, LVIII-570 p..   7 fr.

CHAPIEL (J.). Des rapports de l'homœopathie avec la Doctrine des signatures. Lettre à M. le docteur F. Frédault. Paris, 1866, in-18 jésus, 184 pages.............................. 2 fr. 50

DAVASSE (JULES). La syphilis, ses formes, son unité. Paris, 1865, in-8 de XII-568 p................................. 8 fr.

ESPANET (LE FRÈRE ALEXIS). Traité méthodique et pratique de matière médicale et de thérapeutique, basé sur la loi des semblables. Paris, 1861, in-8 de XXXII-808 p....... 9 fr.

FRÉDAULT. Physiologie générale. Traité d'anthropologie physiologique et philosophique. Paris, 1863, in-8, XVI-854 p... 11 fr.

GRANIER (MICHEL). Conférences sur l'homœopathie. Paris, 1858, in-8, VIII-524 p.............................. 5 fr.

— **Des homœopathes et de leurs droits.** Paris, 1860, in-8 de 170 p.............................. 2 fr. 50

GRIESSELICH. Manuel pour servir à l'étude critique de l'homœopathie ; traduit de l'allemand par le docteur Schlesinger-Rahier. Paris, 1849, in-12, VIII-416 p.................... 3 fr.

HAHNEMANN (SAMUEL). Exposition de la doctrine homœopathique, ou Organon de l'art de guérir ; traduit de l'allemand, sur la dernière édition, par le docteur J. L. Jourdan. 4e édition, augmentée de commentaires et précédée d'une notice sur la vie, les travaux et la doctrine de Hahnemann, par le docteur Léon Simon père. Paris, 1856, in-8, XLVIII-568 p., avec un portrait gravé sur acier.............................. 8 fr.

— **Études de médecine homœopathique,** par le docteur S. Hahnemann. Paris, 1856. 2 vol. in-8 de chacun 600 p... 14 fr.
Chaque volume se vend séparément.................... 7 fr.

— **Doctrine et traitement homœopathique des maladies chroniques.** Traduit de l'allemand sur la dernière édition, par A. J. L. Jourdan. 2e édition, entièrement refondue et considérablement augmentée. Paris, 1846, 3 vol. in-8, chacun de 600 p.   23 fr.

HARTMANN. Thérapeutique homœopathique des maladies des enfants ; traduit de l'allemand, avec des notes, par le docteur Léon Simon fils, membre de la Société médicale homœopathique de France. Paris, 1853, in-8 de 700 p..................... 8 fr.

HÉRING (C). Médecine homœopathique domestique. Édition française, précédée d'indications générales d'hygiène, par le docteur L. Simon fils. Paris, 1866, in-12, CXX-576 p. avec fig.   6 fr.

HIRSCHEL (B). Guide du médecin homœopathe au lit du malade, et Répertoire de thérapeutique homœopathique. Traduit de l'allemand par le docteur Léon Simon fils. Paris, 1858, in-12, XII-332 p.............................. 3 fr. 50

JAHR (G. H. G.). **Principes et règles** qui doivent guider dans la pratique de l'homœopathie. Exposition raisonnée des points essentiels de la doctrine médicale de Hahnemann. Paris, 1857, in-8, xiv-528 p.. 7 fr.

— **Du traitement homœopathique des maladies des organes de la digestion**, comprenant un précis d'hygiène générale et suivi d'un répertoire diététique à l'usage de toutes les personnes qui veulent suivre le régime rationnel de la méthode de Hahnemann. Paris, 1859, in-18 jésus, xii-520 p................... 6 fr.

— **Notions élémentaires d'homœopathie**. Manière de la pratiquer, avec les effets les plus importants de dix des principaux remèdes homœopathiques, à l'usage de tous les hommes de bonne foi qui veulent se convaincre par des essais de la vérité de cette doctrine. 4ᵉ édition, corrigée et augmentée. Paris, 1861, in-18 de 144 p... 1 fr. 50

— **Nouveau manuel de médecine homœopathique**, divisé en deux parties ; 1° *Manuel de matière médicale*, ou Résumé des principaux effets des médicaments homœopathiques, avec indication des observations cliniques. 2° *Répertoire thérapeutique et symptomatologique*, ou Tables alphabétiques des principaux symptômes des médicaments homœopathiques ; avec des avis cliniques. 7ᵉ édition, revue et considérablement augmentée. Paris, 1862, 4 vol. in-12... 18 fr.

— et **CATELLAN** FRÈRES. **Nouvelle Pharmacopée homœopathique**, ou Histoire naturelle, préparation et posologie ou administration des doses, des médicaments homœopathiques. 3ᵉ édition, revue et considérablement augmentée. Paris, 1862, in-18 jésus, x-430 p., avec 144 fig.......................... 7 fr.

MARCHANT (L.). **Étude sur les maladies épidémiques**, avec une réponse aux Quelques réflexions sur le mémoire de l'angine épidémique. 2ᵉ édition, corrigée et augmentée. Paris, 1861, in-18 jésus, xii-92 p... 1 fr.

ORIARD (T.). **L'homœopathie mise à la portée de tout le monde.** 3ᵉ édition. Paris, 1863, in-18 jésus, 370 p........ 4 fr.

RUOFF (A. J. F.). **Guide de l'homœopathe**, ou Traitement de plus de mille maladies. Divisé en deux parties : la première contient l'indication des maladies sous les dénominations nosologiques de l'ancienne école, les symptômes de ces maladies et les remèdes qui leur ont été opposés avec succès; 2° la liste des médicaments par ordre alphabétique, et, à la suite du nom de chaque substance, les affections guéries par son emploi, etc. Traduit de l'allemand par Q. L. Straus. 2ᵉ édition. Paris, 1851, in-18, viii-460 p..... 5 fr.

SIMON (LÉON) FILS. **Des maladies vénériennes et de leur traitement homœopathique.** Paris, 1860, in-18 de 744 p. 6 fr.

TESTE. Systématisation pratique de la matière médicale homœopathique. Paris, 1853, in-8 de 600 p...... 8 fr.

WEBER (GEORGES P. F.). **Codex des médicaments homœopathiques**, ou Pharmacopée pratique et raisonnée à l'usage des médecins et des pharmaciens. Paris, 1854, in-12, vii-440 p.. 6 fr.

ESPANET (A.). **Traité méthodique et pratique de matière médicale et de thérapeutique**, basé sur la loi des semblables. Paris, 1861. In-8 de 808 pages............... 9 fr.

GRANIER (Michel). **Conférences sur l'Homœopathie.** Paris, 1858. 1 vol. in-8 de 524 pages................ 5 fr.

GRANIER. **De l'Homœopathie et de ses droits.** Paris, 1860. In-8 de 180 pages............................ 2 fr. 50

HAHNEMANN. **Exposition de la doctrine médicale homœopathique,** ou Organon de l'art de guérir, par S. HAHNEMANN; traduit de l'allemand, sur la dernière édition, par le docteur A.-J.-L. JOURDAN. *Quatrième édition*, augmentée de **Commentaires**, et précédée d'une notice sur la vie, les travaux et la doctrine de l'auteur, par le docteur Léon SIMON, avec le portrait de S. Hahnemann, gravé sur acier. Paris, 1856. 1 vol. in-8 de 568 pages............................ 8 fr.

HERING. **Médecine homœopathique domestique.** Nouvelle traduction française, faite sur la douzième édition allemande, et précédée d'indications d'hygiène, par le docteur Léon SIMON fils. Paris, 1866. 1 vol. in-18 jésus de 700 pages. 6 fr.

HIRSCHEL (B.). **Guide du Médecin homœopathe au lit du malade**, et Répertoire de thérapeutique homœopathique. Traduit de l'allemand par le docteur Léon SIMON fils. Paris, 1858. 1 vol. in-12............................ 3 fr. 50

JAHR. **Principes et règles qui doivent guider dans la pratique de l'homœopathie.** Exposition raisonnée des points essentiels de la doctrine médicale homœopathique. Paris, 1857. 1 vol in-8 de 540 pages .... 7 fr.

JAHR. **Du traitement homœopathique des maladies des organes de la digestion,** comprenant un précis d'hygiène générale, et suivi d'un Répertoire diététique à l'usage de toutes les personnes qui veulent suivre le régime rationnel de la méthode de Hahnemann. Paris, 1859. In-12 de 520 pages.... 6 fr.

JAHR. **Du traitement homœopathique des maladies des femmes.** Paris, 1856. 1 vol. in-18 jésus de 496 pages. 6 fr.

ORIARD (T.). **L'homœopathie mise à la portée de tout le monde.** *Troisième édition.* Paris, 1863. In-18 jésus, 370 pages.............................. 4 fr.

SIMON (Léon) fils. **Des maladies vénériennes et de leur traitement homœopathique.** Paris, 1860. 1 vol. in-18 jésus de 750 pages............................ 6 fr.

TESTE. **Systématisation pratique de la matière médicale homœopathique.** Paris, 1853. 1 vol. in-8 de 600 p. 8 fr.

TESTE. **Traitement homœopathique des maladies aiguës et chroniques des enfants.** *Deuxième édition*, revue, corrigée et augmentée. Paris, 1856. In-12 de 516 pages. 4 fr. 50